GUIDE PRATIQUE

POUR L'ÉTUDE ET LE TRAITEMENT

DES MALADIES DES YEUX.

II.

PARIS. — IMPRIMERIE DE COSSON,
rue Saint-Germain-des-Prés, 9.

GUIDE PRATIQUE.

POUR L'ÉTUDE ET LE TRAITEMENT

DES MALADIES DES YEUX,

PAR

CH.-J.-H. CARRON DU VILLARDS,

Docteur en médecine et chirurgie, professeur d'ophthalmologie à Paris, membre de l'Académie royale des sciences de Turin, de la société médicale d'émulation, et de la société de médecine pratique de Paris; associé correspondant de la société médico-chirurgicale de Bologne; des sociétés royales de Marseille, de Toulouse, du département de l'Ain; des sciences et arts de l'Aube, du Bas-Rhin, de la Nouvelle-Orléans, du cercle médico-chirurgical de Montpellier; de la société des sciences médicales et naturelles de Bruxelles; etc.

Les faits bien établis sont la seule puissance en crédit.

GUIZOT.

TOME SECOND.

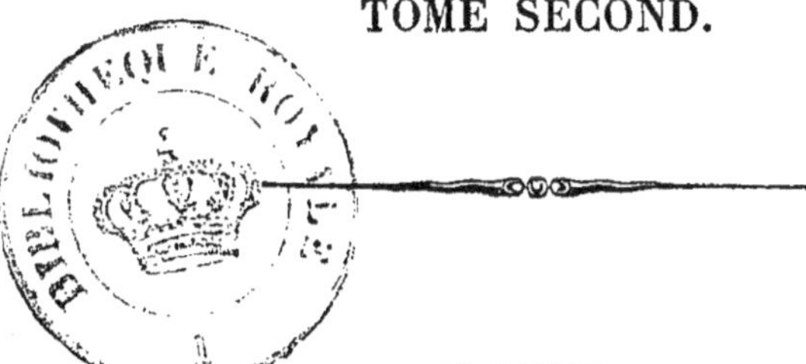

PARIS,

SOCIÉTÉ ENCYCLOGRAPHIQUE DES SCIENCES MÉDICALES,
RUE JACOB, Nº 25.

—

1838.

GUIDE PRATIQUE

POUR L'ÉTUDE ET LE TRAITEMENT

DES MALADIES DES YEUX.

Attamen cujusdam organorum discrimi-
nis mentio erit injicienda, quæ et gravem
constituit ipsius inflammationis differen-
tiam et in cura hujus mali quam maxime
est respicienda, si feliciori successu hujus mali curam agere velis.

TRAUGOTT, G. G. BENEDICT, *De morbis
oculi humani inflammatoriis*, p. 7.

DIVISION DES OPHTHALMIES.

Après avoir énuméré les symptômes généraux propres à toutes les ophthalmies, ainsi que les trois degrés différens dans lesquels elles peuvent se montrer, quelle que soit leur nature : nous devons maintenant les classer sous un point de vue nosologique qui en facilite l'étude.

En prenant pour base de la classification des maladies de l'œil, l'ordre anatomique que nous avons suivi jusqu'à présent, nous ne nous sommes pas dissimulé la difficulté de l'appliquer à la division des ophthalmies, puisque ce mot est devenu aujourd'hui si singulièrement vague. Aussi M. Velpeau (1) a-t-il judicieusement observé qu'il ne peut

(1) Velpeau, *Bulletin thérapeutique*, t. II, p. 250.

plus maintenant être employé qu'à titre de terme générique. Pour s'entendre sur la gravité et le traitement des inflammations de l'œil, il importe de les distinguer dorénavant par leur siége et par la nature de leurs causes.

Benedict (1), un des plus savans ophthalmologistes de l'Allemagne, avait tellement senti la difficulté d'une classification, qu'il renferma dans un seul groupe toutes les maladies inflammatoires de l'œil.

Quant à nous, à l'exemple de Beer et de ses successeurs, nous admettons trois ordres d'ophthalmies bien distincts : ce sont les ophthalmies idiopathiques simples ou phlegmoneuses, les ophthalmies spécifiques, enfin les ophthalmies sympathiques ou composées ; mais pour rendre leur étude plus facile, nous reprendrons l'ordre anatomique pour chacune d'elles en particulier.

DES OPHTHALMIES IDIOPATHIQUES.

L'ophthalmie idiopathique, *ophthalmia vera*, *phlegmonosa* de Beer, Walther, Benedict, Fabini, etc., est dépouillée, de toute complication, ou de toute maladie constitutionnelle. Elle n'a pas de caractère fixe et invariable, puisque tous les tissus peuvent être atteints séparément ou simultanément. Les caractères anatomiques des inflammations idiopathiques varient selon la structure des tissus enflammés, leurs fonctions, et surtout selon les systèmes auxquels ils appartiennent. La constitution du malade, la couleur de la peau influent aussi singulièrement sur eux, car ils ne se manifestent point de la même manière sur un individu cachectique que sur les sujets bien portans.

Les causes de l'ophthalmie idiopathique sont en général les mêmes que celles que nous avons indiquées dans les généralités concernant la production des ophthalmies.

(1) Benedict, *De morbis oculi humani inflammatoriis*, p. 125.

Cependant elles sont plus directes et elles ont une action plus précise sur l'œil lui-même. Ce sont les causes traumatiques, telles que les blessures, les brûlures, les agens chimiques, les corps vulnérans mis en mouvement par la poudre à canon, les vents ou les puissances rotatoires, les émanations animales ou végétales en putréfaction, les travaux prolongés au microscope ou à une lumière trop vive. Ainsi que nous l'avons dit pour les généralités, l'ophthalmie simple ou idiopathique peut avoir diverses périodes, *le début, l'accroissement, la stase, l'état de décroissement et la chronicité*; le traitement est basé sur la division; il doit être énergique en raison du développement des symptômes, continué selon la tenacité de la maladie, et modifié selon la forme qu'elle prend. Dépourvue de toute complication, l'ophthalmie phlegmoneuse réclame surtout un traitement antiphlogistique proportionné à sa gravité. Les réfrigerans sont indiqués dans le début, après eux viennent les saignées à doses proportionnées, les boissons rafraîchissantes, les purgatifs salins : puis, quand l'inflammation est abattue, les topiques et les révulsifs dont nous signalons les avantages et le point d'application en parlant de chaque affection idiopathique en particulier.

DES OPHTHALMIES SPÉCIFIQUES.

Toutes les fois qu'une ophthalmie se déclare chez un individu atteint d'une affection générale, les symptômes qui caractérisent l'ophthalmie ne sont pas aussi tranchés, ni aussi distincts que chez un individu jouissant d'une bonne santé, et surtout chez lequel il n'existe aucun symptôme d'affection virulente, spécifique ou constitutionnelle. La présence de ces complications peut tellement changer les caractères de l'ophthalmie, qu'une affection, dont la marche et les symptômes eussent été simples et naturels, revêt un caractère de gravité d'autant plus prononcé que la maladie aura été plus tard reconnue. Cette manière d'être de l'ophthalmie est surtout évidente chez les individus prédisposés ou affectés de maladies ayant trait au système de la végétation, et qui affectent les systèmes lymphatiques et ceux riches en vaisseaux capillaires tels que la peau et les membranes muqueuses. C'est en raison de ces complications que l'on a donné aux maladies le nom d'ophthalmies spécifiques. Les principales sont : les ophthalmies *catarrhales*, *exanthématiques*, *rhumatismales*, *arthritiques*, *syphilitiques* et *cachectiques*. Quoique certaines maladies générales communiquent leur caractère propre aux inflammations des yeux, elles ne suffisent jamais à elles seules pour donner lieu à des ophthalmies : elles se bornent seulement à prédisposer à ces ophthalmies. Il est bon de faire remarquer que la prédisposition étant très-exaltée, les causes productrices les plus légères suffisent pour développer la maladie oculaire. Ainsi, par exemple, un individu dont l'œil est prédisposé aux inflammations catarrhales en sera à coup sûr atteint, si une inflammation exanthématique de la peau vient modifier, suspendre ou arrêter les fonctions de celle-ci.

C'est pour cette raison qu'une ophthalmie idiopathique peut se changer en spécifique, lorsque pendant son cours il se développe une maladie constitutionnelle, et que, lorsque le principe inflammatoire commun à toutes les ophthalmies est détruit ou abattu, la forme spécifique persiste, et à elle seule peut déterminer dans l'œil des symptômes d'autant plus graves qu'ils auront été moins prévus. Par contre, lorsque pendant le cours d'une maladie générale constitutionnelle, il se manifeste une ophthalmie, il arrive quelquefois que celle-ci ne revêt aucun des symptômes propres aux affections spécifiques dont il s'agit.

Enfin, la spécificité des ophthalmies se montre quelquefois seule et isolée au début comme seul symptôme de l'affection constitutionnelle, et c'est à la présence des symptômes oculaires que l'on doit de l'avoir reconnue. C'est surtout en parlant de l'iritis syphilitique que l'on pourra apprécier toute la valeur de ce que nous venons de dire.

Les ophthalmies spécifiques diffèrent surtout des idiopathiques, en ce qu'elles n'ont point des stades aussi déterminées comme dans les ophthalmies idiopathiques et phlegmoneuses. C'est surtout dans la période inflammatoire que cette diversité est plus appréciable ; tantôt il est si brusque que l'on peut l'observer à peine ; tantôt, au contraire, il persiste malgré l'énergie du traitement antiphlogistique, et l'on ne peut espérer de le combattre convenablement que lorsque l'on a attaqué la cause spécifique.

Le pronostic de ces affections est toujours grave, parce que rarement elles sont susceptibles de résolution. Dans le plus grand nombre de cas, elles sont suivies ou accompagnées de transformations organiques (métamorphoses).

Leur thérapeutique doit donc aussi se ressentir de la variété de leur marche, et lorsqu'elles débutent par un caractère inflammatoire très-tranché, il faut toujours les attaquer vigoureusement au début, parce que l'on ne peut savoir quelle sera la durée du mouvement inflammatoire, et que les transformations organiques peuvent se former au moment où on y pense le moins. Aussitôt que cet état est calmé, il ne faut pas perdre de temps pour attaquer les causes constitutionnelles, sans la disparition desquelles l'on ne peut espérer une guérison. Il est des cas où la combinaison des deux méthodes est indispensable; car, en se bornant à attaquer l'inflammation, ou bien la spécificité isolément, l'on courrait la chance de voir la maladie faire des ravages ; d'autant plus graves qu'ils sont presque toujours irrémédiables.

En parlant de chaque ophthalmie en particulier, nous aurons soin de lui assigner le traitement qui lui est propre.

DES OPHTHALMIES MIXTES OU COMPOSÉES.

On donne le nom d'ophthalmies composées (*compound ophthalmia* Mackensie), à celles qui revêtent simultanément diverses formes qui se combinent entre elles, c'est ainsi que l'ophthalmie catarrhale peut se combiner avec l'affection rhumatismale, et forment ainsi des ophthalmies catarrho-rhumatismales, ou catarrho-scrofuleuses, nous en parlerons en traitant de chacune d'elles en particulier.

Fidèle au plan que nous avons embrassé dans ce traité, nous allons étudier l'inflammation idiopathique des différentes parties qui constituent le globe, en commençant par l'inflammation générale de tous les tissus qui entrent dans sa composition, vulgairement connue sous le nom de phlegmon oculaire; puis nous étudierons l'inflammation de la conjonctive, celle des corps fibreux, séreux et fibro-séreux, enfin les tissus séreux isolés, ou dans leurs rapports avec le système vasculaire, qui joue un si grand rôle dans les inflammations de l'œil.

Après cela nous passerons à l'étude des modifications que l'inflammation a fait subir à chacun de ses tissus.

DE L'OPHTHALMITE, PHLEGMON OCULAIRE OU INFLAMMATION DE LA TOTALITÉ DU GLOBE.

L'inflammation qui attaque une ou plusieurs membranes de l'œil reste bien difficilement circonscrite dans les parties où elle siége. Cette transmission d'un tissu à l'autre est d'autant plus facile que dans tout l'organe il y a continuité et contiguité de vaisseaux, de nerfs, de membranes, ayant entre eux des relations physiques et sympathiques. Aussi est-il bien rare de voir une inflammation d'une partie de l'œil marcher isolée, rester dans sa sphère et ne point se transmettre dans les tissus environnans. Lorsque la nécropsie a permis de vérifier quelques cas où l'on avait

seulement reconnu des symptômes externes, l'on a été
fort étonné de rencontrer des ravages internes dont on
n'avait pas soupçonné l'existence pendant la vie. C'est ce
que rencontra M. Rognetta dans l'observation suivante :
« Un homme âgé, dit-il, qui mourut en 1829 dans le ser-
» vice de M. Lisfranc, d'une fluxion de poitrine, et qui
» était entré pour un ulcère chronique à la jambe, avait
» été atteint, avant sa mort, d'une légère conjonctivite uni-
» latérale, accompagnée de photophobie. J'ai disséqué
» cet œil, et j'ai trouvé, à mon grand étonnement, tous
» les tissus intérieurs enflammés indistinctement ; la hya-
» loïde elle-même et la rétine étaient fort rouges, ce qui
» explique déjà la véritable source de la photophobie,
» ainsi que nous le verrons plus loin (1).»

J'ai eu aussi plus d'une occasion de vérifier que les désordres internes n'étaient pas toujours en raison des symptômes externes et surtout des sensations du malade. Je me
bornerai à rapporter le cas suivant : Une petite fille de six
ans, atteinte d'ophthalmie simple se bornant à une conjonctivite presque sans douleur et ayant huit ou dix jours à
peine d'existence, succomba aux suites d'une erreur pharmaceutique, malheureusement si fréquentes de nos jours.
J'examinai l'œil avec soin vingt-quatre heures après la
mort, et je trouvai, à mon grand étonnement, des désordres oculaires internes, tels qu'en peu de jours, sans contredit l'œil aurait été la proie d'une désorganisation. L'on
comprend maintenant comment une inflammation peut envahir brusquement tous les tissus de l'œil et se transformer
en un véritable phlegmon oculaire, maladie plus connue
sous le nom d'ophthalmite. Le mot de phlegmon lui convient
mieux cependant ; car il envahit non seulement tous les
tissus propres de l'œil, mais encore ceux de ses annexes,
de ses enveloppes et de ses parois osseuses.

L'ophthalmite peut aussi passer des tissus des annexes

(1) Rognetta, Leçons sur les maladies des yeux, p. 65 (*Lancette*, 1838).

et se transmettre au globe lui-même, ainsi que cela arrive souvent dans un grand nombre d'orbitocèles inflammatoires et purulentes.

Le phlegmon oculaire débute graduellement ou spontanément; il peut être monocle ou double; il est accompagné de tous les symptômes propres aux ophthalmies en général : puis ceux-ci augmentent; ils se transforment rapidement en phénomènes intenses. Le phlegmon oculaire a presque toujours son siége à la circonférence de l'œil, dans l'épaisseur des paupières ou dans l'intérieur de l'orbite. Il donne lieu à des symptômes d'autant plus intenses que les corps fibreux de l'œil et de ses annexes ne tardent pas à être envahis, et que leur inflammation est toujours suivie de douleurs plus ou moins vives. La rougeur est d'une intensité extrême, accompagnée d'une tuméfaction étendue, et rendue luisante par la distension des tissus. Ces phénomènes sont surtout appréciables chez les hommes prédisposés aux inflammations de la peau. Celle-ci devient œdémateuse, accompagnée d'une rougeur vineuse, semblable à celles des érysipèles. La douleur est intense, profonde, pulsante, comme dans les phlegmons cutanés, les panaris (Rognetta). Ces douleurs s'irradient au front, aux tempes; l'œil semble prêt à sortir de l'orbite, à éclater; il ne peut supporter la lumière; les plus faibles rayons lumineux arrachent des cris au malade. L'œil devient le siége d'un gonflement phlegmoneux, il est impossible de le toucher ou de le presser; la fièvre s'allume, la tête se prend, le délire est violent ou triste, la suppuration devient imminente, l'œil gonfle, se distend et finit par éclater, si on n'évacue le pus. Rien n'est effrayant comme tout l'ensemble des symptômes que présente le phlegmon oculaire; j'ai vu des hommes pousser des cris affreux, se battre la tête contre les murs, chercher à se suicider, et n'éprouver du soulagement qu'au moment où le pus se faisait jour.

Quand le phlegmon passe en suppuration, le pus est de bonne nature, chaud et bien lié. Dans quelques cas cependant, il charrie des flocons de tissu cellulaire ou des lambeaux de membrane fibreuse. Si l'abcès s'ouvre de lui-même, il est presque toujours accompagné de décollemens plus ou moins considérables, qui revêtent une forme sinueuse. La suppuration peut déterminer dans l'œil ou dans ses annexes des dommages graves, tels que l'atrophie de l'œil, la dénudation des os et la carie. La suppuration laisse quelquefois après elle des endurcissemens qui sont presque toujours l'origine de tumeurs de mauvaise nature. De toutes les inflammations de l'œil, c'est sans contredit la plus dangereuse, non seulement parce qu'elle est rapidement désorganisatrice, mais encore parce qu'elle entraîne promptement au tombeau l'individu qui en est atteint. La maladie sera d'autant plus dangereuse qu'elle se sera manifestée pendant le cours d'une autre affection, ainsi que cela s'observe fréquemment dans les maladies typhoïdes et exanthématiques.

Rarement l'on peut obtenir la résolution de la maladie. Le plus souvent la suppuration a lieu, et après elle l'atrophie du globe de l'œil correspondant : l'évacuation de l'humeur produit presque toujours du soulagement.

Le phlegmon oculaire se produit sous l'influence des mêmes causes qui déterminent en général les ophthalmies. Il en est quelques unes, cependant, qui sont plus directes, et qui jouent un grand rôle dans sa genèse ; ce sont les contusions du globe de l'œil, l'exposition au soleil et surtout à celui qui est réfracté par les sables brûlans. M. Milloz, chirurgien divisionnaire de l'armée d'Égypte, m'a assuré avoir rencontré un grand nombre de soldats atteints de cette affection, pendant leur séjour dans ce pays. Le phlegmon oculaire se développe aussi spontanément chez les hommes qui se sont livrés avec excès aux travaux de l'esprit.

II.

D'après ce qui précède, il est facile d'apprécier que le phlegmon oculaire réclame un traitement excessivement énergique. Les évacuations sanguines à outrance en font les premiers frais ; après elles, le médicament qui offre le plus de chances de guérison, c'est le tartre stibié employé à doses élevées. Dans le début, l'on peut compter sur les irrigations continuelles d'eau froide ; mais il faut les suspendre dès l'instant qu'elles ne produisent pas un soulagement marqué : on doit alors les remplacer par des frictions d'onguent mercuriel, en assez grande quantité. Ceux qui se considèrent comme les inventeurs de la médication abortive de l'inflammation par le mercure, ne liront pas sans désappointement les paroles suivantes, dues au professeur Beer (1) : *Je m'estime bien heureux*, dit-il, *d'avoir pu sanctionner par mon expérience tout ce qu'avait dit Werner, sur l'emploi du mercure pour combattre les inflammations, surtout celles de l'œil et de ses annexes. Depuis que j'emploie le calomel à haute dose, et que je fais étaler largement de l'onguent napolitain tout autour des yeux, je ne rencontre que très-rarement des suppurations de l'œil ; aussi je n'hésite pas à considérer le mercure comme un des meilleurs moyens pour empêcher la suppuration.*

Lorsque la suppuration est évidente, il faut se hâter de l'évacuer, c'est le seul moyen d'empêcher les ravages ultérieurs : l'ouverture doit être large, pour que la sortie soit prompte, rapide, entière ; par ce procédé on évitera les décollemens et les caries.

Quand le globe de l'œil est malade, il faut l'ouvrir largement, l'expérience ayant prouvé que l'ophthalmo-centhèse pratiquée par ponction ne remplissait pas complétement son but et exposait à des accidens consécutifs.

Après l'évacuation du pus, par les efforts de la nature ou par les ressources de l'art, le malade éprouve immé-

(1) Beer, *Bibliotheca ophthalmica*. Vienne, 1799, pag. 85.

diatement un soulagement marqué. Il ne reste plus rien à
faire au chirurgien, si ce n'est de surveiller et diriger la
suppuration, afin d'obtenir une cicatrice sans difformité,
et un moignon convenable, exempt de toute adhérence
avec les paupières, pour que le malade puisse un jour
jouir de tous les bénéfices de la prothèse.

Nous avons exposé, à l'article *orbite*, la conduite que
l'on doit tenir, lorsque les os sont malades.

OBSERVATION.

Phlegmon oculaire à la suite du typhus ; suppuration de l'œil ;
guérison.

Hanz Bozany, soldat hongrois au 1er régiment de hus-
sard de Frimont, fut reçu, à l'hôpital militaire de Pavie,
dans les premiers jours de mai 1818, pour une affection
typhoïde assez grave dont il guérit rapidement sous l'influence d'un traitement antiphlogistique énergique, pratiqué par le docteur Bongiovani : pendant toute la durée de
la maladie, il avait accusé une douleur assez vive mais
profonde dans l'orbite droit : depuis cinq ou six jours il
était en convalescence, lorsqu'il fut tout à coup pris de
douleurs excessivement vives dans l'orbite, accompagnées
de frissons, de fièvre, de vomissemens, qui laissèrent
croire que le convalescent avait fait des écarts de régime, et qu'il allait faire une rechute. En moins de vingt-
quatre heures, les paupières, le globe et l'orbite furent le
siége d'une inflammation phlegmoneuse de l'œil et de ses
annexes, qui fut accompagnée de douleurs tellement atroces, que le malade poussait des cris perçans. Comme le
malade était affaibli par une maladie assez grave, l'on ne
put pas insister sur les moyens antiphlogistiques assez
énergiques, et la maladie ayant marché, il se manifesta
une fluctuation très-évidente, surtout du côté de l'angle

externe. Le chirurgien de service ouvrit l'abcès avec les
précautions convenables. L'évacuation fut très-abondante,
mais elle fit cesser tous les accidens, et fut suivie d'une
guérison rapide et sans aucun dommage dans l'organe.

*Des signes anatomiques considérés comme moyen de dia-
gnostic différentiel des ophthalmies.* L'idée de différentier
les ophthalmies par les formes anatomiques qu'elles présentent, appartient tout entière à l'école de Vienne. Il est
probable que c'est Barth lui-même qui en fut le premier
auteur ; mais, comme l'observe très-bien Benedict (1), ce
célèbre ophthalmologiste n'écrivit que fort peu de chose,
et ses doctrines se renfermèrent dans un cercle étroit, d'é-
lèves de choix, dont Beer et Schmit furent les plus célèbres
et recueillirent l'héritage scientifique de leur maître.

Les formes anatomiqnes jouent sans contredit un grand
rôle dans le diagnostic différentiel des ophthalmies ; mais
c'est tomber dans une erreur étrange que de croire qu'il
indique sûrement et irrévocablement la nature de la maladie : c'est surtout sur la forme des injections que l'on a
beaucoup insisté comme caractère différentiel des ophthalmies ; mais, en voulant lui donner une forme typique, on
s'est écarté de la vérité, et la preuve la plus claire que je
puisse en donner, c'est que ces caractères anatomiques ne
sont point les mêmes pour tous les individus affectés d'ophthalmies, et qu'ils ne sont pas même montrés avec les mêmes
caractères sous la plume de ceux qui les ont observés.
Ainsi Beer (2) dit que les vaisseaux sanguins, dans l'ophthalmie rhumatismale, ne sont pas également nombreux sur
tout le blanc de l'œil, mais qu'ils se trouvent ramassés
çà et là, tandis que M. Wardrop (3), au contraire, affirme

(1) Benedict, ouv. cité, introduct., p. VI.
(2) Beer, ouv. cité, t. I, p. 397 et 398.
(3) Wardrop, *Transact,,* t. X.

que, dans cette espèce d'ophthalmie, les vaisseaux sanguins sont également répartis sur tout le blanc de l'œil, sur lequel ils s'avancent de la circonférence de cet organe jusqu'à la cornée; mais ils ne la franchissent pas et ne laissent point autour d'elle ce cercle pâle si remarquable, lorsque la choroïde ou l'iris sont enflammés. D'un autre côté M. Vetch (1) fait observer que la zone vasculaire, qui apparaît autour de la cornée, indique tout aussi bien l'inflammation de l'iris que celle de la sclérotique : plus loin M. Vetch s'exprime ainsi, en parlant des troncs de vaisseaux épars : « ils n'affectent pas la forme vasculaire; mais ordinairement ils produisent une zone plus ou moins complète de petits vaisseaux capillaires que l'on distingue par leur direction rectiligne et leur concentration uniforme vers les bords de la cornée. » D'un autre côté, M. Travers (2) explique la zone vasculaire que l'on rencontre sur le bord de la cornée par la distribution particulière des vaisseaux. Il serait inutile de pousser plus loin les citations; j'engagerai seulement ceux qui voudront de plus amples renseignemens, à consulter un mémoire fort remarquable de M. Wardrop, qu'il a fait insérer dans les Transactions, tome X^e.

M. Tyrell, un des chirurgiens anglais qui voient un si grand nombre de maladies des yeux, considère les signes anatomiques comme d'une très-haute importance, non pour indiquer la cause de la maladie, mais bien son siége; c'est aussi notre opinion tout entière. Si ceux qui ont considéré les signes anatomiques comme indication certaine et invariable de la nature et des causes des ophthalmies se sont jetés dans une voie peu sûre et pleine de contradictions : ceux, au contraire, qui rejettent absolument les signes anatomiques sont tombés sur un écueil tout aussi grave.

(1) Ouvr. cité, p. 27, 28 et 29.
(2) Travers, *Synopsis*, etc., p. 126.

Pourquoi refuser absolument pour l'œil la valeur de formes, de signes, de coloration, de sécrétion que l'on admet dans un grand nombre de maladies telles que les
exanthèmes, certaines dartres, parmi lesquelles il faut mettre au premier rang celles qui sont modifiées par la syphilis, la gale, le pyan et les scrofules. Nous examinerons, du reste, chacune de ces questions en particulier,
pour chaque maladie, où les caractères anatomiques ont
été surtout indiqués.

CONJONCTIVITE, INFLAMMATION ESSENTIELLE OU IDIOPATHIQUE DE LA CONJONCTIVE.

Le siége principal de cette maladie est dans la conjonctive oculo-palpébrale ; celle-ci est partiellement ou généralement affectée : c'est ce qui lui a fait donner le nom de
taraxis, d'ophthalmie partielle, d'ophthalmie angulaire. On
l'a nommée aussi conjonctivite palpébrale, ou blépharite
interne. La conjonctivite peut exister à divers degrés : pour
les classifier, avec plus de sûreté, à l'exemple de M. Rognetta (1), nous suivrons, pour la conjonctivite, la doctrine
générale des phlogoses établie par Lobstein.

Premier degré, Taraxis. Il se caractérise par une rougeur
isolée dans l'un des points de la conjonctive, accompagnée
d'une légère injection discrète ou confluente, suivie de la
sécrétion d'un fluide quelconque.

Cette rougeur ne doit pas être confondue avec les ecchy-
moses et les épanchemens sanguins sous-conjonctiviens qui
se forment par la rupture de quelques vaisseaux, surtout
chez les individus atteints de toux convulsive ou de la
prédisposition hémorrhagique connue sous le nom de blu-
telle.

Le second degré ou *Épiphlogose* de Lobstein, comprend

(1) Rognetta, leçon 8ᵉ (*Lancette française*, 1838).

la rougeur informe et totale de la conjonctive. Les symptômes physiologiques et physiques sont très-prononcés. Bénédict, Walher, Jüngken, Sanson, Rognetta, Velpeau,
reconnaissent à cette période de la conjonctivite des symptômes de larmoiement et de photophobie : les opinions de
divers ophthalmologues distingués sont conformes à l'observation journalière : mais M. Sichel, pour être conséquent avec des opinions que nous examinerons plus tard,
et qui attribue la photophobie à l'inflammation de la sclérotique, ne trouve rien de mieux que de nier qu'il y ait
photophobie et larmoiement dans les premiers degrés de la
conjonctivite.

Le troisième degré est la *Métaphlogose*, qui est caractérisée
par le boursoufflement de la conjonctive, qui se trouve
soulevée par le sang qui se répand dans les tissus sous-
jacens.

Le quatrième degré enfin, est l'*Hyperphlogose*, c'est-à-
dire la sécrétion purulente de l'œil, avec gangrène et rupture de cet organe.

La conjonctivite légère se caractérise par les symptômes
suivans : rougeur partielle, unique ou multiple de quelques points de la conjonctive, produite par une injection
dont la forme et la couleur varient selon les individus, et
surtout selon la coloration de la peau. Ainsi, chez les
hommes à peau blanche transparente, ayant les yeux
bleus et les cheveux blonds ou roux, la conjonctive est
d'un rouge cinabre ou vermillon : chez les hommes à cheveux noirs, à peau colorée en jaune, l'aspect de la conjonctive est d'un rouge briqueté et tirant sur le jaune : chez
les hommes enfin appartenant aux races nègres, améri-
caines primitives et à leurs dérivés, la coloration du corps
réticulaire de Malpighi donne à la peau un reflet particulier, qui se transmet à la conjonctive et lui donne une
apparence rouge-brune ou vineuse. Les vaisseaux injectés
sont flexueux et démontrent clairement, par la facilité

avec laquelle ils se déplacent, qu'ils appartiennent exclusivement aux couches superficielles de la conjonctive.

A mesure que la maladie augmente, la rougeur se développe de plus en plus avec elle ; car elles sont étroite-
ment liées l'une à l'autre. C'est alors que commence le
premier degré de la métaphlogose, ou chémosis. Celui-
ci peut varier depuis le simple gonflement jusqu'à l'ectrophie complète de la conjonctive : des milliers de vaisseaux
invisibles à l'œil nu dans l'état normal, regorgent de
sang, forment des extravasations en tous sens, et produisent une tumeur rouge qui enclave la cornée de toutes parts.
Cette maladie se transmet aussi aux paupières : il s'y manifeste des symptômes inflammatoires secondaires, mais
très-évidens, en raison de la laxité de leur tissu et de
l'abondance de leur système sanguin. Il faut avoir examiné la conjonctive avec soin dans sa composition la plus
intime, pour concevoir que cette membrane puisse acquérir une exubérance telle qu'elle ne puisse plus être
recouverte par les paupières : cette ectrophie, continuellement heurtée par l'action du muscle orbiculaire, augmente
l'irritation, et par conséquent la maladie.

Pour expliquer la métaphlogose instantanée que subit la
conjonctive, il faut se rappeler que, dans les tissus capillaires sanguins, un grand nombre d'entre eux ne sont point
visibles à l'œil nu, parce que les globules qui constituent
le sang n'y passent qu'à la suite les uns des autres sans
être visibles, tandis que par leur accumulation il y a engorgement local, étranglement et coloration accidentelle
des parties transparentes dans l'état sain. Selon M. Muller,
le diamètre des vaisseaux les plus fins de la conjonctive
est de 0,0006 de lignes, tandis que le diamètre des globules du sang est de 0,01 de millimètre : l'on comprend
alors comment le sang circule dans les tissus incolores
sans les changer. Arrivé à ce point d'exaltation dont nous
avons parlé plus haut, la conjonctivite est presque toujours

accompagnée de fièvre, de sécheresse de la peau, de violentes douleurs de tête, de larmoiement excessif : ces
phénomènes sont presque tous accompagnés de dérange-
mens du canal intestinal, de chaleurs excessives à la peau
et de frissons.

Dans quelques cas la conjonctivite, même très-légère,
est suivie d'un épanchement lymphatique sous-conjonctivien, que l'on nomme chemosis séreux ou œdémateux. On
le rencontre souvent chez les individus lymphatiques, cachectiques, et qui ont été soumis à une fièvre inflammatoire exanthématique qui n'a point accompli toutes ses
périodes. On l'observe fort souvent aussi chez les individus
atteints de leucophlegmasie locale ou générale, ou qui
ont été piqués dans l'œil par des abeilles ou de grosses
moustiques. Dans le chémosis séreux la conjonctive est soulevée par un liquide séreux jaune-paille, analogue à celui que
l'on rencontre dans les plyctènes du pemphygus ou des vésicatoires; tantôt il forme un sac uniforme, tantôt il représente des tumeurs multilobées, mais qui communiquent
entre elles lorsque l'épanchement est un peu considérable : elles ne tardent pas à envahir les paupières, qui
prennent alors une couleur et une teinte particulières, en
tout semblables à celles du phlegmasis alba dolens.

Je me suis convaincu de l'exactitude des recherches microscopiques de Muller de Bonn sur le diamètre des vaisseaux de la conjonctive : devant bientôt publier l'anatomie
microscopique de l'œil, avec des dessins calqués à la
chambre lucide, je donnerai le résultat de mes expériences
comparées à celles de Muller, Prévost et Dumas, ainsi qu'à
celles d'Arnold.

La conjonctivite peut arriver jusqu'à un point de chémosis
prononcé, sans qu'il y ait écoulement purulent. Ce n'est
que lorsqu'il se forme des étranglemens partiels, que la
suppuration paraît, et souvent avec elle des phénomènes
de gangrène.

2*

La cornée reste souvent transparente jusqu'à un degré fort avancé de la maladie ; ce symptôme est d'autant plus fâcheux, qu'on la voit souvent tout à coup se gangréner et partir tout d'une pièce en raison de l'étranglement produit sur les vaisseaux nourriciers. Le mécanisme par lequel cet étranglement s'opère, est devenu surtout fort évident par les belles recherches anatomiques de M. Dugès (1). C'est par les mêmes recherches que l'on explique comment la photophobie peut exister dans des périodes peu avancées de conjonctivite. En effet, la sclérotique étant percée comme un crible dans la partie antérieure, non loin de son union ou de sa terminaison en cornée ; ces trous donnent passage à des vaisseaux qui s'anastomosent non seulement avec la choroïde, mais encore avec ceux de l'iris.

Les dispositions anatomiques dont nous avons déjà exposé les phénomènes objectifs concernant la diagnostic des ophthalmies, prouvent jusqu'à l'évidence combien il y a d'exagération dans les opinions de ceux qui veulent borner les phénomènes inflammatoires à des tissus isolés.

D'après tout ce que nous venons de dire, la conjonctivite simple peut avoir diverses terminaisons. Lorsque l'inflammation de la conjonctive n'a pas envahi d'autres tissus, elle peut se résoudre presque spontanément. Dans d'autres circonstances, au contraire, ou bien elle envahit d'autres tissus et forme des complications dont nous nous occuperons plus tard, ou bien elle persiste dans sa seconde période, elle passe à l'état chronique. Elle se reconnaît à la persistance de la rougeur, de la douleur et de la tuméfaction. Si la cornée est intacte, la photophobie ne persiste point : il en est de même du larmoiement, pourvu qu'il n'existe pas de vaisseaux noueux, produisant une irritation mécanique, toujours suivie d'une augmentation de la sécrétion des larmes. Il faut que la maladie ait une

(1) Dugès, *Recherches anatomiques sur l'œil*, Mémoire présenté à l'Institut, 1834.

longue durée pour que les vaisseaux sanguins se répandent sur la cornée, et que celle-ci devienne opaque. Nous nous en occuperons en traitant des maladies de la cornée. Le pronostic de la conjonctivite exempte de toute complication est très-favorable, car elle se résout assez facilement ; dans le cas contraire, elle persiste, se complique avec l'inflammation des autres tissus et devient alors plus difficile à guérir : elle peut apporter dans la vision des altérations assez graves et qui ne sont point sans danger.

Les causes qui produisent la conjonctivite sont les mêmes que celles que nous avons exposées dans la généralité des causes productrices de l'ophthalmie en général. Ainsi les refroidissemens subits, les travaux forcés de cabinet, l'exercice prolongé de l'œil influent singulièrement sur le développement de la conjonctivite.

Le professeur Beer pensait que l'habitude de se laver les yeux tous les matins avec de l'eau froide y prédisposait singulièrement. Il en est de même de l'habitation dans des appartemens fortement chauffés, des excès de table et de toutes les causes qui font affluer le sang vers la tête ; enfin il faut mettre au nombre des causes productrices de la conjonctivite, celles de nature traumatique, qu'elles soient physiques ou chimiques. Dans les premières, il faut placer en première ligne les petits corps étrangers introduits dans l'œil et qui y séjournent. Scarpa, Demours, rapportent des faits très-remarquables de ce genre. Le docteur Combalot (1) a communiqué à l'Académie de médecine le cas d'une ophthalmie grave et rebelle chez un enfant, entretenue par un fragment d'épi de blé, caché dans le rebord falciforme de la conjonctive. Dans l'introduction de ce travail j'ai rapporté l'histoire d'un fragment d'ongle ou de plume niché dans le même endroit et qui occasionèrent

(1) Caucanas, *Annuaire médico-chirurgical de la conjonctive* (année 1826).

des accidens très-intenses. Enfin les aiguillons d'abeille ou de tout autre insecte de cette espèce produisent quelquefois des conjonctivites très-violentes avec des chémosis énormes. Les derniers journaux américains (1) rapportent plusieurs cas de morts subites attribuées à la piqûre de l'œil par les abeilles.

Le traitement de la conjonctivite simple est très-facile dans la plupart des cas. La première indication à remplir consiste à faire disparaître autant que possible les causes productrices de l'affection.

Au début de la période aiguë on peut employer avec avantage les applications d'eau froide, les boissons délayantes, quelques légers collyres astringens, rarement est-on obligé de recourir aux évacuations sanguines générales et locales. Ce n'est que dans les cas d'excessive pléthore ou après la suppression d'un flux habituel, qu'il faut y recourir : dans ce cas, quelques sangsues posées au siége, des ventouses le long du dos suffisent : il ne faudrait pas cependant reculer devant une évacuation générale, dès l'instant où la conjonctivite abandonnerait son état de simplicité première pour se porter à d'autres tissus : on rend ce traitement plus sûr en lui associant de légers purgatifs, des bains de pieds sinapisés et une diète sévère.

Si la maladie ne résiste point aux moyens simples, il faut insister sur les saignées générales et locales, abondantes, proportionnées à la gravité de la maladie, à sa ténacité : on les suspendra aussitôt que la période hypersthénique aura fléchi : on assurera l'effet de cette médication par des purgatifs salins, le tartre stibié en lavage et surtout avec le calomel.

Est-il toujours bien nécessaire, comme le pensent les médecins anglais, de pousser les doses de mercure jusqu'à la salivation mercurielle? Je ne le pense point, en ce qui con-

______

(1) *North american medical journal*, 1837.

cerne les conjonctivites légères; mais lorsque la maladie est grave, à l'exemple de Travers (1), Lawrence (2), Pamard (3), il ne faut point reculer devant le ptyalisme mercuriel, puisque l'expérience a prouvé que c'était un remède souverain pour combattre les inflammations graves de l'œil, qu'elles fussent profondes ou superficielles. Je me suis déjà clairement expliqué à ce sujet dans un travail publié dans le Bulletin clinique : après avoir observé que la stomatite ulcéreuse peut dégénérer en une affection grave et de longue durée, j'ai dit qu'entre la stomatite mercurielle, ses conséquences, et la perte d'un organe aussi important que l'œil, il n'y avait pas à balancer (4).

Méthode ectrotique ou abortive. Il y a bientôt trente ans que Vetch proposa d'arrêter brusquement l'inflammation par la cautérisation avec le nitrate d'argent : M. Guthrie et Lloyd ont donné en Angleterre une grande vogue à cette méthode. Depuis bien des années, M. Gensoul emploie uniquement ce moyen dans les conjonctivites qu'il a à traiter : M. Bajard, son successeur à l'Hôtel-Dieu de Lyon, suit constamment cette pratique, et aucun accident grave n'est venu l'engager à renoncer à ce traitement. M. Serre d'Alais a fortement insisté sur cette méthode dans divers articles qu'il a pub iés dans le Bulletin de thérapeutique.

Cette doctrine est du reste fondée sur un axiome de Hunter, qui dit que la durée d'une inflammation peut être abrégée, en excitant momentanément une inflammation plus aiguë : c'est en vertu de cette proposition que M. Larrey traite les érysipèles par l'application du feu; et qu'un grand nombre de médecins arrêtent la même maladie, par l'apposition de vésicatoires. La cautérisation par le nitrate d'argent agit encore mécaniquement en coupant un grand

(1) Travers, *Mémoire sur l'iritis*, traduit par Bertrand.
(2) Lawrence, ouvrage cité.
(3) Pamard, *Revue médicale*, 1834.
(4) *Bulletin clinique*, 1836, et extrait, pag. 14.

nombre de vaisseaux, et en interrompant ainsi la circulation dans plusieurs points de la partie enflammée. Enfin ce qui se passe dans l'inflammation de l'urètre avec écoulement muqueux, lorsque l'on applique le nitrate d'argent pour le supprimer, indique suffisamment l'innocuité de cette méthode.

Procédé de Guthrie. Ce chirurgien préfère employer le nitrate d'argent sous forme de pommade, dont on trouvera la formule à la fin de ce volume.

Il faut l'appliquer tous les jours deux fois, le matin et le soir, avec un petit pinceau mou, imbibé de cette pommade, que l'on place dans l'angle externe de l'œil, et l'on frotte doucement la paupière avec le doigt afin d'étendre parfaitement le caustique sur tout le globe. On ne doit pas en mettre en trop grande quantité, ainsi le volume de deux ou trois grains de millet suffit: il faudra que le malade reste les yeux couverts d'un bandeau pendant quelques heures.

Partisan déclaré du nitrate d'argent dans le traitement des conjonctivites, M. Velpeau n'a pas tardé à se convaincre que la pommade offrait des inconvéniens; c'est par cette raison qu'il lui préfère dans tous les cas la solution de nitrate d'argent dans l'eau.

Manière d'appliquer le nitrate d'argent en nature. Je suis un partisan très-modéré de la cautérisation de la conjonctive, pour le traitement de ces affections légères : par contre, je l'emploie très-énergiquement toutes les fois que les phénomènes du chémosis prennent de l'intensité. Pour cautériser la conjonctivite, il faut avoir un crayon de nitrate mousse et uniforme ; on renverse la paupière et l'on cautérise en promenant le caustique sur la muqueuse : aussitôt que les tissus sont suffisamment attaqués, on pratique des affusions d'eau froide, que l'on continue quelque temps, afin d'enlever la fluxion réactionnaire : quelques personnes font tomber quelques gouttes d'huile d'olive entre les paupières.

Les astringens employés convenablement, dès le début arrêtent souvent le développement de la conjonctivite; de légères lotions faites avec l'infusion de thé noir, enlèvent merveilleusement les conjonctivites légères.

J'ai guéri un grand nombre de conjonctivites par l'emploid'un collyre de suie dont j'ai donné il y a bien long-temps la formule; mais comme j'aime toujours mieux citer l'opinion des autres que la mienne en faveur des préceptes qui me sont propres, je m'estime heureux d'avoir rencontré, dans un travail bien fait sur l'ophthalmie, le passage suivant: « Je me suis parfaitement trouvé, dans ce cas, du remède proposé par M. Carron du Villards dans la *Gazette médicale*, tom. II, 1832, sous le nom de collyre des Bénédictins, et j'ai regret de ne l'avoir pas plus tôt essayé. Dans des circonstances où le calomel, le zinc et le laudanum n'avaient fait qu'exciter les douleurs, des lotions faites plusieurs fois par jour avec dix gouttes de ce collyre étendues dans un verre d'eau tiède ont suffi pour guérir, dans huit ou dix jours, une ophthalmie fort rebelle, surtout une, survenue à la suite d'une couche chez une jeune dame d'un tempérament lymphatique, et où tous les autres remèdes avaient échoué (1). » Les astringens réussissent surtout dans les pays chauds; nous en parlerons en parlant de l'ophthalmie catarrhale.

Dans la période de chronicité, ils sont tout-à-fait indiqués; mais ils ne suffisent pas toujours. L'on est quelquefois forcé de recourir aux dérivatifs, sur la peau, en suivant les précautions indiquées dans les généralités du traitement des ophthalmies.

(1) *Propositions sur l'ophthalmie*, par M. Jousseaulme d'Archiac, thèse de la Faculté de Paris, du 21 janvier 1835, p. 15 et 16.

1re OBSERVATION.

**Conjonctivite produite par une piqûre d'abeille ; chémosis séreux ;
excision et cautérisation ; guérison.**

M. L...., propriétaire à Saint-Mandé, s'amusait à nettoyer ses abeilles, lorsque l'une d'elles, irritée du tracas
occasioné autour de la ruche, vint piquer M. L.... à l'œil.
Il se manifesta, en moins d'une heure , un chémosis
séreux très-violent, qui envahit tout le globe oculaire. Le
malade souffrait horriblement, et l'on vint en toute hâte me
prier de me rendre auprès de lui, en me faisant connaître
la nature de son accident. Lorsque j'arrivai près du malade, la face était vultueuse et injectée, la cornée avait
disparu dans le chémosis séreux, et la violence de la fluxion
commençait à occasioner un chémosis sanguin. Il était
impossible de voir si l'aiguillon était resté dans la plaie ; il
fallait, avant tout, détruire l'étranglement et arrêter les
accidens. Je commençai par emporter plusieurs portions de
la conjonctive, afin d'enlever les phénomènes d'étranglement ; puis, comme la conjonctive ne se dégorgeait pas
suffisamment, je la cautérisai vivement dans plusieurs
points de sa circonférence. Je ne fus pas peu étonné de
voir le malade déclarer que cette opération était moins
douloureuse que l'inflammation. J'employai ensuite des
affusions d'eau froide que l'on continua jusqu'au lendemain.
A ma seconde visite, je vis avec surprise qu'il ne restait
aucune trace de la maladie ; à peine voyait-on çà et là
quelque eschares résultant de l'application du nitrate
d'argent.

2e OBSERVATION.

**Conjonctivite produite par le venin d'un serpent ; application d'une
eau astringente ; guérison.**

Beaucoup de personnes sont portées à nier la faculté

dont jouissent quelques reptiles de lancer leur venin à distance. Cette observation prouvera qu'elles sont dans l'erreur : nous laissons à M. Joannis le soin de les convaincre en le laissant raconter son accident :

« Je relevais de la dysenterie, et reposais une heure après midi; je vis entrer dans ma chambre le capitaine Verninhac, suivi d'un ou deux officiers, mes camarades ; il tenait, avec des pincettes, un serpent qu'il venait de prendre sur le lit de notre commis d'administration, M. Silvestre. «Voyez, me dit-il, le joli serpent, comme ses deux colliers noirs contrastent bien avec le vert tendre de sa peau ; je vous l'apporte, me dit-il, pour que vous le mettiez dans votre bocal aux reptiles. Puis il me l'approcha de manière à ce que je pusse bien le distinguer. Je le regardais fort attentivement, et avais déjà reconnu en lui la jeunesse de la grande vipère Haje, l'antique serpent royal des Égyptiens, au sujet duquel notre institut d'Égypte fit des expériences constatant l'énorme puissance de son venin. Le serpent, saisi par le milieu du corps, me regardait aussi; il était à environ deux pieds de moi; tout-à-coup sa gueule s'ouvre, et je sens une pluie fine m'entrer dans les yeux ; je les fermai aussitôt, et une horrible cuisson s'y manifesta instantanément : C'était évidemment du venin qu'il venait de me lancer; il y avait de quoi devenir fou, tant l'espèce de fourmillement que j'éprouvai était violent et irritant; je ne perdis pas la tête, et criai au capitaine Verninhac : ne le jetez pas, mettez-le dans mon bocal. Ma douleur était insupportable ; je ne pouvais ouvrir les yeux en cet instant; M. Card parut avec sa petite bouteille ; on hésita sur l'application du collyre dans ce cas; mais, comme le grand aphorisme de M. Card est que : si cela ne fait pas de bien, cela ne peut faire de mal, il m'introduisit, entre les paupières, quelques gouttes de son remède. Je ne saurais définir le mal affreux que je ressentis; je me tordais sur mon lit comme un damné; enfin, au bout d'un moment cette souffrance s'apaisa, et je commençai à larmoyer abondamment. Une matière semblable à du blanc d'œuf coagulé coula; c'était la liqueur vénéneuse réduite à l'état concret par l'action de l'eau merveilleuse. Peu de temps après, je fus considérablement soulagé; on m'appliqua une seconde fois du fameux collyre, je m'endormis, et, une demi-heure après, j'avais les yeux presqu'à leur état normal (1).

(1) *Campayne pittoresque du* Luxor, par Léon Joannis, 1835, p. 176.

OPHTHALMIE CATARRHALE.

Si quidem hyems plus æquo sicca et aqui-
lonia fuerit, ver autem valdè pluviosum et aus-
trium, febres acutas et lippitudinem et intes-
tinorum difficultatem ad æstatem oriri necesse
est, præcipuè verò in mulieribus et viris natura
humidioribus.
HIPPOCRATES, *De aere et locis et aquis*,
p. 287.

Toute inflammation catarrhale doit être considérée comme ayant son siége dans les systèmes muco-géniques. Dès que la conjonctivite simple passe aux tissus plus profonds, elle prend le nom de conjonctivite catarrhale, ou d'ophthalmie catarrhale.

Comme l'a très-bien fait observer M. Jüngken (1) dans ses généralités, l'ophthalmie catarrhale est, d'après sa nature, un véritable catarrhe de l'œil, qui, dans un grand nombre de cas, coïncide avec une inflammation de la membrane pituitaire. Son siége est non seulement dans le corps papillaire, mais encore dans les cryptes sébacés : la maladie a son siége primitif dans la conjonctive, et l'inflammation de la cornée n'arrive que dans une période avancée.

Cette maladie offre trois périodes ou degrés bien distincts. Le premier constitue l'ophthalmie catarrhale simple : le second, l'ophthalmie catarrhale puriforme, le troisième enfin, l'ophthalmie purulente.

L'ophthalmie catarrhale simple offre à son début les symptômes suivans : démangeaison légère dans le bord des paupières, irritation de la muqueuse, semblable à celle produite par un corps étranger : ces deux sensations sont plus évidentes à la tombée de la nuit, et quand on

(1) Jüngken, introduction citée.

séjourne pendant quelques instans dans un appartement un peu chaud, alors les paupières paraissent pesantes, le malade éprouve un léger besoin de sommeil : au réveil le malade éprouve une légère difficulté pour les ouvrir, et l'on rencontre au grand angle de l'œil, et même sur les cils, de petits fragmens desséchés et granulés de mucus. Pour peu que le mal augmente ou persiste, la sécrétion muqueuse augmente, et celle-ci venant s'étendre et badigeonner les paupières, lorsque l'individu examine une lumière ou un réverbère, la flamme paraît entourée d'une auréole étoilée, qui disparaît et reparaît à mesure que les paupières étendent la sécrétion sur la cornée. A cette époque de la maladie, les paupières sont toujours plus ou moins collées le matin, par l'agglutination des cils entre eux.

Presque toujours la maladie s'est développée spontanément ; dans un certain nombre de cas elle a été précédée par un coryza, ou bien celui-ci s'est montré en même temps. Presque toujours aussi un œil a été primitivement atteint, puis la maladie s'est transmise à l'autre. L'œil a un aspect légèrement terne, il rougit peu à peu et le symptôme devient de plus en plus apparent, si le malade se frotte les yeux : il est porté à le faire en raison de la persuasion où il est que son œil contient un corps étranger. Pendant que la maladie est au début, les sécrétions sont diminuées et souvent arrêtées : quand elle dure depuis quelque temps, les sécrétions recommencent et deviennent même plus abondantes : alors les paupières sont exposées à une démangeaison plus vive qui a son siége sur leur bord et qui est accompagnée d'une chaleur très-désagréable.

La conjonctivite catarrhale ne diffère pour les symptômes anatomiques dans ces deux périodes, qu'en ce que la maladie est partielle, générale, et qu'elle n'est, dans le début, qu'une simple congestion vasculaire palpébrale ou oculaire. La conjonctivite oculo-palpébrale catarrhale se reconnaît à une rougeur de la conjonctive uniforme, sur laquelle se dessinent des vaisseaux multiformes, dont quelques uns suivent la direction des glandes de Méibomius. Lorsque le malade est atteint pour la première fois de cette maladie, ces vaisseaux marchent en général en droite ligne, et ne ressemblent pas mal à des artères mésentériques dépouillées de leurs tissus environnans, lorsque la maladie est en récidive ou qu'elle dure depuis long-temps, l'amas ou stase du sang leur imprime une forme noueuse et flexueuse. Dans l'interstice des vaisseaux l'on rencontre de petites élévations granuleuses, en tout semblables à celles que MM. Serre et Nonat ont trouvées dans les bronches des individus ayant succombé au choléra. Lorsque la maladie gagne du côté de la conjonctive oculaire, les vaisseaux revêtent la même forme, puis ils s'arrêtent à une demi-ligne de la conjonctive : les travaux de M. Dugès expliquent cette brusque terminaison du système vasculaire. La maladie déjà arrivée à ce point n'a produit aucune altération sur la cornée, qui reste transparente.

L'inflammation peut aussi se borner au rebord de la conjonctive palpébrale ; c'est ce qui lui a fait donner le nom de *blépharite muqueuse*. La blépharite muqueuse est celle qui, comme nous l'avons dit, affecte isolément la conjonctive de la paupière : cette maladie est rarement accompagnée de croûtes muqueuses et d'agglutination des paupières : elle est peu douloureuse ; mais elle produit des démangeaisons assez désagréables.

Deuxième période. La conjonctive prend un aspect villeux, analogue à celui que l'on rencontre dans l'urètre des individus qui ont succombé dans la première période de l'urétrite. Alors la sécrétion catarrhale devient plus évidente, les granulations des corps papillaires plus élevées ; et lorsqu'on renverse la paupière, on voit dans le rebord falciforme de la conjonctive une accumulation de mucosités ressemblant à une petite bande flexueuse ; puis-

la démangeaison augmente et dégénère en une chaleur très-vive , accompagnée de cuissons qui s'accroissent par les frottemens qu'elle provoque de la part du malade. La plupart d'entre eux s'obstinent à attribuer ce sentiment à la présence d'un corps étranger dont la recherche ne contribue qu'à aggraver la maladie. Cette augmentation de symptômes provoque presque toujours plus d'abondance dans la sécrétion du mucus , au point que quelques oculistes l'ont considérée comme un épiphora sébacé ou muqueux (1).

Cette augmentation de sécrétion muqueuse occasione une agglutination des paupières pendant le sommeil, parce que les matières envahissent les cils, les collent entre eux, et s'y concrètent sous la forme de plaques jaunes , qui y adhèrent fortement et qui forcent le malade à se laver le matin les yeux , afin de ramollir ces plaques et de pouvoir ouvrir les yeux. Cette sécrétion devient âcre , elle use le rebord des paupières, et les rougit, les excorie, au point , dit le professeur Jüngken (2) , que l'on croirait qu'on y a appliqué une petite bande de taffetas vésicant.

Troisième degré. A la troisième période , tous les symptômes que nous venons d'indiquer s'aggravent, la conjonctive se boursouffle; les feuillets profonds se remplissent de sang; les paupières s'injectent, deviennent douloureuses; il se forme un chémosis séreux ou sanguin partiel ou général; les villosités augmentent et deviennent tellement apparentes qu'elles paraissent se détacher de la muqueuse, et alors elles ressemblent assez aux villosités du canal intestinal des individus qui ont succombé dans la dysenterie aiguë. Le professeur Scarpa comparait ces villosités aux bronchies des têtards batraciens, dans les premiers temps de la renaissance. Le développement de ces villosités ex-

(1) Fabini , ouvrage cité.
(2) Jüngken, ouvrage cité.

plique comment la conjonctive perd de son poli. Le développement du corps papillaire joue aussi un grand rôle dans la forme que prend la conjonctive : c'est à lui qu'il faut attribuer ces petites élévations posées en groupe dans l'intervalle des vaisseaux et des villosités placées en série ou en forme de chapelet, et ressemblant au frai de quelques poissons : dans leur principe, ces granulations sont microscopiques : peu à peu elles grandissent et peuvent arriver non seulement à la grosseur d'un grain de millet, mais encore à celle d'un fort grain de chenevis. Leurs couleurs varient depuis l'incarnat le plus pâle (Sichel) jusqu'au rouge foncé, vineux, au point que M. Rust a jugé convenable de les comparer à une tranche de saumon fumé. Lorsque les granulations acquièrent un certain degré de développement, elles ressemblent beaucoup aux bourgeons qui couvrent une plaie superficielle qui veut se cicatriser : leur forme et leur construction ont une grande analogie avec ce que Delpech avait décrit sous le nom d'inodule et de membrane pyogénique. Soi .o au microscope, avec des grossissemens variés, elles ont toujours trouvé les mêmes caractères, soit qu'elles provinssent de la conjonctive oculaire de la palpébrale, de la conjonctive d'un adulte ou d'un enfant nouveau-né, elles n'ont point varié, soit qu'elles dépendissent d'une maladie développée spontanément, ou qu'elles fussent le résultat de l'infection due à l'inoculation.

Ces granulations et ces villosités produisent alors un engorgement non seulement de sang, mais encore de sérosité, et qui facilite l'accumulation de la matière sécrétée dans les divers interstices que l'on rencontre entre les villosités et les granulations. C'est cette propriété de retenir le pus qui a fait donner à cette maladie, par les Anglais, le nom d'œil purulent (*purulent eye*); c'est de là aussi qu'elle a tiré sa dénomination d'opthalmie purulente blennorrhagique.

Une des conséquences premières de l'engorgement conjonctival est le gonflement des paupières ; celles-ci deviennent rouges, vives, brûlantes et érysipélateuses : pour peu que la maladie augmente, il se forme une ectrophie de la muqueuse, et avec elle ou après elle le renversement des paupières favorisé par la contraction du muscle orbiculaire et par la production des granulations qui tendent à la maintenir. A ce point de la maladie, le pus devient épais, jaune verdâtre ou sanguinolent ; il est tellement âcre qu'il irrite et excorie le bord des paupières, rougit et use les joues sur lesquelles il coule : lorsqu'on soulève la paupière, il s'écoule une grande quantité de matières agglomérées en divers points de l'organe. Avant d'arriver à cette période, les sensations du malade ont aussi changé ; de simples malaises ou embarras plus ou moins légers se transforment en douleurs plus ou moins vives et d'autant plus incommodes qu'elles se transmettent aux organes profonds sous forme de tension, d'étranglement et de pression : ces symptômes sont d'autant mieux explicables que les communications vasculaires entre la conjonctive et la choroïde sont plus nombreuses. En augmentant d'intensité, l'ohphtalmie catarrhale change de tissu, et la cornée est une des premières à en subir les conséquences : elle commence par se ternir, puis elle prend une couleur grise livide ; elle se boursouffle, se ramollit dans quelques points de sa circonférence ou dans sa totalité. Dès l'instant que la cornée se prend, le larmoiement et la photophobie augmentent rapidement. C'est par les mêmes raisons qu'il y a hypersécrétion de l'humeur aqueuse, et que, l'accumulation de celle-ci luttant avec plus d'avantage contre le ramollissement de la cornée, celle-ci crève dans un point de sa circonférence, et le liquide s'échappe avec bruit, *cum strepitu et fragore*, ainsi que l'avait déjà observé Heimreich (1).

(1) Heimreich, *Ruptura oculi cum fragore*, Act. nat. Curios., t. III, observat. 2, p. 17.

D'un autre côté, les symptômes d'étranglement produits par le chémosis annulaire occasionent une mortification de la cornée, qui part alors tout d'une pièce, ainsi que j'ai eu l'occasion de l'observer plusieurs fois chez différens individus. Lorsque la cornée reste en place, elle ne se crève point ; elle subit un ramollissement général ou partiel, que l'on nomme kérato-malaxie.

Les ramollissemens partiels peuvent être produits par une suppuration sous-conjonctivienne ou par la présence du pus dans la chambre antérieure (hypopyon aigu). Quant aux différentes espèces d'ulcérations, nous nous en occuperons spécialement en parlant des maladies de la cornée.

Les causes qui produisent l'inflammation catarrhale ou ses divers degrés, sont les mêmes que celles qui produisent le coryza, les bronchites, et la plupart des affections catarrhales : l'étroite sympathie qui unit non seulement les membranes de l'appareil respiratoire avec la conjonctive oculaire, mais encore la peau avec celle-ci, explique la facilité avec laquelle la sueur, rétropulsée par l'action de l'air froid ou de l'eau à une température trop basse, comparée à celle du corps, peut faire développer l'inflammation catarrhale de la conjonctive. C'est surtout lorsqu'il règne de grandes vicissitudes atmosphériques, ou bien des fièvres exanthémathiques, que les affections catarrhales de l'œil sont plus fréquentes.

La suppression des hémorrhagies habituelles, des règles, du lait, des lochies, des hémorrhoïdes, joue un si grand rôle dans la production de l'ophthalmie catarrhale, que Demours, Jüngken et quelques autres ont cru pouvoir admettre les ophthalmies laiteuses, puerpérales et hémorrhoïdaires ; mais une sévère appréciation me force à les rejeter.

Traitement. Nous avons dit, en parlant des généralités de l'ophthalmie que, quel que fût son siége ou sa forme, l'ophthalmie, à son début, n'était presque toujours qu'une simple congestion : par un traitement anti-congestif, l'on pourrait, dans la plupart des cas, arrêter la maladie dans son début.

L'ophthalmie catarrhale dépendant en partie d'un défaut d'équilibre entre les systèmes muqueux et dermoïdes, l'on devra avant tout chercher à rétablir entre eux l'harmonie nécessaire à la conservation de la santé.

Ainsi, après avoir cherché à détruire la conjonctivite par tout les moyens indiqués, page 20 et suivantes, depuis le plus simple dérivatif, jusqu'à l'application de ventouses monstres, l'on peut recourir à l'application des astringens locaux, tels qu'une légère infusion de thé noir aiguisée de teinture acétique de suie, et de solution de Goulard, employées tièdes.

Si ces moyens sont insuffisans, l'on doit recourir à de plus forts : de même que la conjonctivite simple, la catarrhale peut être arrêtée sur place, tuée, comme dit M. Rognetta (1), par l'usage de légers escharotiques, augmentés au besoin, et convertis même en caustique. C'est alors une méthode abortive, agissant comme la méthode ectrotique sur le dévelopement d'éruptions varioleuses ou phlycténoïdes.

Les hommes à idées fixes ou préconçues se câbrent contre cette méthode : à les entendre, des sinistres sans nombre doivent la suivre ; je dis doivent suivre, car rien jusqu'aujourd'hui n'est venu réaliser de semblables prédictions. M. Guthrie, en Angleterre, ne suit pas d'autre méthode, et il est trop raisonnable pour persévérer dans une manière de faire qui ne lui procurerait que des insuccès. Comme nous l'avons dit plus haut, M. Gensoul de Lyon a employé constamment cette médication à l'Hôtel-Dieu de Lyon, et a trouvé un ardent imitateur dans la personne de M. Bajard son successeur.

(1) *Lancette française*, t. XII, leçon 8ᵉ.

L'eau de Conradi, ou collyre de deuto-chlorure de mer-cure, est devenue en Allemagne un remède populaire : les observations de M. Bailly, Sandras (1), Segond (2) vien-nent corroborer sa confiance que l'on doit avoir à cette médication dans les cas de conjonctivite catarrhale légère.

Mais, la pyorrhée une fois développée, il est moins effi-cace que la solution de nitrate d'argent, employée de la manière indiquée, pour la conjonctivite simple. (Voyez page 22.)

Dans ces derniers temps, M. Mayor de Lausanne, pour être conséquent avec ses propres principes, a recommandé contre les ophthalmies et surtout contre celles qui avaient une analogie avec les plaies, les brûlures, l'application comme topique unique du coton cardé placé sur les yeux. Il déclare, et j'aime à le croire, qu'il a obtenu de cette prati-que des résultats inespérés : quelque étonnante que m'ait paru cette pratique, je me suis abstenu de la juger sans l'avoir éprouvée. Déjà six fois dans des cas d'ophthalmies traumatiques, je n'ai pas employé d'autre traitement, et je puis affirmer que le résultat a été très-satisfaisant.

Pourra-t-on employer ce moyen contre une ophthalmie avec pyorrhée; c'est ce que je n'ai pas encore eu l'occasion de faire, et, comme on a dit avec vérité *Nihil sub sole novum*, voilà que j'ai trouvé dans un vieux livre que Rivière s'était bien trouvé de ce moyen (1); il recommandait l'appli-cation du coton cardé comme un excellent topique dans les ophthalmies avec suppuration. Voici comment il s'ex-prime :

Infans recens natus oculorum rubore afficiebatur cum multis sordibus puris instar inde afflentibus. Per tres menses affectus continuavit, et multa collyria admota nihil contulerunt. Tan-

<hr>

(1) Sandras, *Bulletin thérapeutique*, t. IV, p. 146.
(2) Segond, journal hebdomadaire, clinique de l'hôpital de Caïenne, 1836.

*dem, ex præscripto cujusdam medici gossipyum singulis noc-
tibus admotum est utrique oculo, quod prius ad prunas diligen-
ter exsiccabatur, detegitur prius disserptum, et bene carmina-
tum. Post modum, uterque oculus contegebatur pauca cotonis
quantitate instar plumaceoli, fascia super inducta. Manc
gossypium auferebatur dictis sordibus valdè imbutum. Con-
tinuando remedium per plures noctes infans optime curatus
est* (1).

Cette citation n'enlève rien au mérite de M. Mayor, et
doit même être considérée comme un témoignage et un
précédent favorable.

Voici maintenant les avantages que M. Mayor trouve à
cette médication.

«Je puis affirmer que des observations nombreuses,
bien constatées, et de tous les jours, m'ont révélé que le
coton cardé, dont on nous a fait peur si long-temps, est
le topique par excellence, et ce qu'on peut appliquer de
mieux sur une blessure.

» Le coton est donc un précieux résolutif, c'est-à-dire
un excellent moyen à mettre en usage sur-le-champ, pour
dissiper les meurtrissures, les extravasations, les engorgemens, et tout ce que l'on connaît sous le nom de Contusions.

» Les plaies coutuses et déchirées, même celle des organes les plus délicats, tels que, par exemple, les yeux,
peuvent être recouvertes et protégées avec succès, par
cette substance.

» En conséquence, l'on pourra et l'on devra en recouvrir
largement, par d'épaisses couches et, en quelque sorte
comme d'un *cataplasme* sec, toutes les blessures dont je
viens de faire mention (1). »

Les premières indications une fois remplies, il faut chercher à rappeler les fonctions de la peau : on y parviendra

(1) L. Riverii, *Praxeos medicæ*, observat. tertia, v. 688.
(2) M. Mayor, *Nouveau système de déligation*, t. I, p. 239.

en engageant le malade à tenir le lit, à bien se couvrir et à boire des infusions théiformes de sureau, de tilleul, de thé ordinaire d'espèce pectorale de Suisse, vulgairement connu sous le nom de thé suisse, composé de substances sudorifiques : pour rendre ces moyens plus actifs, on leur associe l'usage de l'esprit de Mindererus (acétate d'ammoniaque liquide), les poudres de Dower, à doses un peu élevées. On retire de très-grands avantages de l'administration de bains de vapeur généraux à la russe et à l'orientale, avec la précaution de tenir sur les yeux, pendant toute la durée des bains, des éponges imbibées d'eau froide alumineuse. Je ne saurais trop recommander ce moyen que j'ai employé un grand nombre de fois avec succès, et que l'expérience de Sanchez et celle de M. Rapou (1) a prouvé être un des meilleurs moyens de restituer les fonctions de la peau, en ramenant l'afflux des humeurs à la périphérie du corps. Je crois que l'on a aussi beaucoup trop abandonné l'usage des bois sudorifiques : les anciens y avaient souvent recours, et Hoffmann nous l'apprend très-bien dans la citation suivante :

Divertens simulque discutiens egregia virtus inest diaphoreticis, quæ liberam perspirationem procurando, non modo ab oculis et capite ad corporis ambitum humores agunt, sed et succos ab acrimonia falsa repurgant. In ipsa autem parte affecta inflammatoria stasis et internis et externis discutienda est.

Un excellent diaphorétique, c'est le tartre stibié donné en doses un peu élevées; il rétablit promptement la respiration, et en même temps il agit comme révulsif sur le canal intestinal.

Les révulsions, sur cette partie de l'économie, ne doivent pas être négligées : dans les cas légers on se bornera à l'usage des eaux salines et purgatives de Sedlitz, Pullna, de Marienbath et autres; elles ont surtout l'avantage de

______

(1) *Traité de la méthode fumigatoire,* tom. II.

pouvoir long-temps être continuées. Dans des cas un peu plus graves il faut se servir de purgatifs plus énergiques, ils ont la propriété de déterminer une sécrétion muqueuse dont la persistance produit un grand soulagement dans la maladie. C'est aussi le cas de révulser fortement sur les extrémités inférieures, en appliquant sur les jambes d'énormes rondelles de papier gris, imbibées d'alcool sinapique, ou par l'application de la pommade de Gondret affaiblie. Jusqu'ici nous nous abstenons de parler d'évacuations sanguines, parce qu'elles ne sont indiquées qu'autant que l'individu serait sous l'influence d'une congestion sanguine cérébrale, ou sous le coup de la répercussion d'une évacuation sanguine naturelle en retard ou supprimée, ou bien encore fatigué par la suppression d'une hémorrhagie à laquelle il était depuis long-temps habitué.

Par contre, si les moyens que nous venons d'indiquer n'arrêtent point l'affection catarrhale, il ne faut point hésiter à saigner largement afin de la juguler et d'empêcher son ultérieur développement. La plupart des affections catarrhales augmentent par la faute du malade, parce qu'il perd son temps en conférences diplomatiques pour éviter une saignée qui, pratiquée en temps utile, l'eût débarrassé de sa maladie, tandis que plusieurs saignées tardives ne produiront pas les mêmes résultats. Ces saignées seront d'autant plus abondantes et plus énergiques, que la maladie aura plus de tendance à passer à l'état blennorrhagique; il vaut mieux insister trop que trop peu; et si on les emploie à entraver quelques affections des organes thoraciques qui peuvent faire succomber les individus, pourquoi reculerait-on devant le même moyen opposé à une maladie qui fait mourir si rapidement un organe dont la perte influe tellement sur l'existence morale et physique de l'individu? Aux saignées générales il faut associer les saignées locales : le professeur Scarpa avait une grande confiance dans l'application des sangsues dans l'intérieur des narines. Saunders, Vetch, Guthrie font raser les tempes et y appliquent des ventouses scarifiées. Mais tous ces moyens ne suffisent point pour arrêter l'état blennorrhagique, il faut leur adjoindre des astringens très-actifs, tels que l'eau de Bath, la solution citratée de suie et d'alun, la solution concentrée de nitrate d'argent ou de cuivre. Si la muqueuse est déjà chargée de villosités, ces moyens ne sont pas suffisans, et il est nécessaire de recourir à l'incision de la conjonctive, méthode fort préconisée par les chirurgiens anglais, tels que Vetch, Saunders, Mac-Grégor. On pratique cette incision avec des ciseaux courbes sur leur plat ; elle produit un dégorgement local très-abondant, et s'oppose surtout à l'étranglement. Pour que cette méthode soit convenablement appliquée, il faut, ainsi que le recommande Scarpa, exciser les vaisseaux très-près de la cornée. Dans quelques cas, M. Sanson associe à cette méthode la cautérisation avec le nitrate d'argent fondu : nous nous occuperons longuement de ce moyen en traitant de l'ophthalmie gonorrhéique.

Selon M. Ware, un des meilleurs moyens de détruire le chémosis, c'est l'application de l'éther; pour cela on versera quelques gouttes de cette substance dans la paume de la main et on l'appliquera contre l'œil, aussi exactement que possible, afin que l'évaporation pénètre entre les paupières et agisse ainsi sur les tissus. Il recommande aussi une décoction concentrée de feuilles de laitue (*lactuca sessilis*) : ces moyens du reste n'ont pas pris place dans la pratique (1).

Depuis quelques années, avant de recourir à l'excision, je commence par insuffler plusieurs fois entre les paupières une poudre composée de charbon, d'alun calciné et de nitrate d'argent pulvérisé, en parties égales; cette insufflation produit presque toujours un affaissement rapide de la con-

____

(1) Ware, ouvr. cité, p. 54.

jonctive et une suppression presque instantanée de la pyorrhée. Si après quelques heures l'effet désiré n'est pas assez
sensible, il faut recourir à l'excision. Cette opération, facile
en apparence, offre cependant des difficultés, en ce que
l'organe est très-sensible et que le malade se tient peu fixe.
Il faut ne pas y revenir à plusieurs fois c'est pour cette
raison qu'il faut se servir d'une pince à mors très-larges,
on saisit un grand lambeau près de la conjonctive, et l'on
excise ce pli par un côté seulement, en conservant l'autre
côté comme moyen de soutenir la conjonctive. On asperge
avec de l'eau tiède et l'on tâche de provoquer une grande
quantité de sang. L'excision par les ciseaux est préférable à
celle faite avec la lancette, qui est plus douloureuse et plus
longue à employer.

Sur la fin de la maladie, on emploie la pommade noire
de Guthrie, de la manière indiquée à la conjonctivite
simple, l'instillation du laudanum, des gouttes noires
(blacks drops). S'il reste des granulations ou autres dégénérescences de la conjonctive, on les traitera par les
moyens indiqués ailleurs. (Voyez *Ophthalmie égyptienne*,
Dégénérescence inflammatoire de la conjonctive.)

OPHTHALMIE DES NOUVEAU-NÉS.

L'ophthalmie des nouveau-nés porte en elle tous les caractères de l'ophthalmie catarrhale ; dans la plupart des
cas, elle se lie à une maladie des membranes pituitaires,
qui se manifeste par un petit coryza, et, se traduisant par
de légers éternumens, cet état reste stationnaire pendant
quelques jours ; puis l'œil devient larmoyant, les paupières
se gonflent, et prennent une teinte rosée. A cette époque,
si l'on examine avec soin la petite fossette de la commis-
sure interne des paupières, vulgairement connue sous le
nom de larmier, on aperçoit dans cette petite anfractuosité un amas de mucosités desséchées, un peu gluantes,

ressemblant à du miel concret. Peu à peu cette sécrétion
augmente, se fait jour en différens points de la commis-
sure palpébrale, envahit les cils, et les agglutine entre
eux ; alors l'enfant commence à éprouver de la difficulté
pour ouvrir ses paupières, elles deviennent immobiles, et ne
permettent plus aux nouveaux fluides puriformes sécrétés
de s'épancher au dehors. Il y a bientôt trente ans, que
Saunders (1) avait fait observer que le mot d'ophthalmie
purulente qu'on donne à cette affection était exagéré, et
que le nom de puriforme lui convient bien mieux.

Quand on a vu un certain nombre d'ophthalmies de
nouveau-nés, on acquiert l'habitude de les reconnaître à leur
début, avant même que les personnes qui entourent et
soignent l'enfant en aient soupçonné l'existence. Il y a
bientôt quinze ans que j'ai entendu dire par M. Baron,
médecin des Enfans-Trouvés, que l'on pouvait diagnostiquer à son début une ophthalmie des nouveau-nés, lorsqu'on observait une injection rouge transversale sur la face
externe des paupières. La présence de la petite concrétion
muqueuse rendra ce diagnostic complet. A mesure que l'é-
coulement s'accumule entre les paupières, celles-ci se
distendent et forment une petite poche dans laquelle la matière s'accumule de telle façon, qu'au moment où on les
décolle pour examiner l'œil, on voit ruisseler un liquide
lactescent qui s'épaissit à mesure que l'inflammation fait
des progrès ; l'enfant commence à souffrir, il pousse des
cris qui augmentent lorsqu'on le présente à la lumière ;
cependant la sclérotique, et la cornée sont encore saines,
ce phénomène est constant quoiqu'en dise M. Sichel (2),
la preuve en est que, pendant tout le temps que l'enfant
est exposé aux rayons lumineux, il ferme obstinément les
yeux, et ne les rouvre que quand on les soustrait à leur

(1) Saunders, ouvrage cité, p. 147.
(2) Sichel, ouvrage cité (*Ophth. des nouveau-nés*).

3*

action. Billard, qui avait examiné avec la plus scrupuleuse attention un grand nombre d'enfans atteints d'ophthalmie puriforme, recommandait d'examiner leurs yeux pendant le sommeil, ce que l'on fait alors avec une certaine facilité (1). C'est à cette époque de la maladie qu'il se forme de petites hémorrhagies actives, dues soit à des exsudations interstitielles , soit à de petites ruptures veineuses ou artérielles ; or, comme chez les nouveau-nés les paupières sont excessivement lâches et perméables aux liquides, et que la conjonctive n'adhère que peu au globe oculaire, les tissus sont facilement envahis par le sang ; alors se forment de toutes parts des chémosis accompagnés de villosités, qui non seulement produisent des étranglemens partiels, mais encore environnent la cornée d'un bourrelet plus ou moins élevé. Ces bourrelets et ces villosités retiennent la matière sécrétée en contact avec cette membrane, et celle-ci étant encore, comme on le sait, molle , mince et peu résistante, on ne doit pas s'étonner de la voir se ternir, prendre une teinte grisâtre, se boursoufller, s'ulcérer et se fendre ; c'est de là que naissent tous les symptômes funestes, les diverses lésions de la cornée.

Pendant long-temps on a attribué à l'affection syphilitique la production de l'ophthalmie puriforme, et l'accusation est tout-à-fait fausse quant à sa généralité, puisque non seulement les auteurs, mais encore, ma propre expérience est très-rare chez les enfans provenant de mères infectées, comparativement au nombre d'enfans atteints , et mis au jour par des mères complétement exemptes d'affections syphilitiques. Bien plus, j'ai observé sur un grand nombre d'enfans nés de mères syphilitiques, des symptômes vénériens à la peau, au cuir chevelu, aux parties sexuelles, et rarement sur les yeux : en effet, il faut qu'un écoulement soit fort abondant pour que le fœtus, tra-

(1) Lawrence, traduct. citée.

— 43 —

versant le canal vaginal au milieu des sécrétions produites
par l'accouchement, et entouré comme il l'est, du dépôt
amniotique, soit infecté.

L'ophthalmie des nouveau-nés est-elle contagieuse ?
Nous n'hésitons pas à répondre par l'affirmative, en ce
qu'elle s'est souvent transmise de l'enfant à la nourrice.
J'ai observé avec soin un grand nombre de faits de ce
genre. M. Mac-Gregor (1) rapporte trois cas fort remarquables. Le plus intéressant est le suivant : le 21 octobre
1809, vers quatre heures après midi, la nourrice Flanelly,
injectant les yeux d'un enfant, fit entrer dans son œil
quelques gouttes de ce liquide qui avait servi à nettoyer les
yeux malades. Vers neuf heures du soir il se manifesta une
démangeaison vive, accompagnée de chaleur; le lendemain
les paupières étaient enflammées, et la muqueuse sécrétait
un fluide puriforme.

Bien souvent encore cette maladie apparaît un mois ou
deux après la naissance, l'enfant jouissant de la meilleure
santé, la mère n'ayant pas même un écoulement puerpéral.
Nous sommes bien loin cependant de nier l'infection syphilitique, puisque j'ai vu des ophthalmies simplement puriformes se terminer ensuite par des symptômes vénériens
très-tranchés.

Dans la production de l'ophthalmie puriforme des nouveau-nés, pour se rendre raison de ses fréquences, l'on
n'a qu'à considérer la position toute particulière dans laquelle se trouve le nouveau-né : à peine a-t-il passé le
tunnel vaginal où il était clos à une température de
32 degrés de Réaumur, qu'il se trouve tout à coup exposé
à un abaissement de température qui arrive fort souvent à
plus des deux tiers; cela est si vrai que, dans un grand
nombre de circonstances, l'ophthalmie se complique de

(1) Mac Gregor, *Transactions of royal society for the improvement,*
etc., etc., vol. III, p. 15.

l'endurcissement partiel ou général du tissu cellulaire, de coryza et d'otorrhée, à laquelle il faut attribuer la plupart des cas de surdo-mutité; accusons aussi la transgression des principes hygiéniques, l'exposition des enfans à des courans d'air, à des lotions trop froides, à de brusques changemens de température auxquels on les soumet en les présentant à l'état-civil, et surtout à l'église. Cependant ceux qui ont considéré le baptême tel qu'on le pratique dans le culte catholique comme cause d'ophthalmies blennorrhées, n'ont pas réfléchi que l'ophthalmie dont nous nous occupons est aussi fort fréquente chez les enfans des cultes réformés, que l'on baptise plus tard, chez les enfans juifs et musulmans, que l'on ne baptise pas du tout.

En Angleterre, les accoucheurs et les sages-femmes considèrent cette maladie comme un refroidissement connu sous le nom de *cold in the eye* (coups de froid sur les yeux). Cette opinion est complétement la mienne; et en consultant et en recueillant mes souvenirs, il en résulte que non seulement dans les hôpitaux d'enfans trouvés de Pavie, de Milan, dans la pratique civile, les ophthalmies des nouveau-nés sont plus fréquentes lorsqu'il y a de nombreuses et rapides variations atmosphériques. On comprendra maintenant la raison pour laquelle cette maladie est plus fréquente chez les enfans de la classe indigente où ils manquent de tant de choses indispensables à la vie, à plus forte raison au bien-être, de l'individu nouveau-né.

Si une vive lumière peut produire une ophthalmie chez un homme fort et vigoureux, comment un enfant sortant d'une aussi profonde obscurité serait-il insensible à l'action d'un agent aussi rapide? Ce n'est pas sans un profond étonnement que nous avons vu M. Jüngken (1) dans sa thèse inaugurale voulant chercher à prouver que la lumière ne jouait aucun rôle dans la production de l'oph-

____

(1) Jüngken, *Nunquam lux clara ophthalmiæ*, etc., Berlin, 1826.

thalmie des nouveau-nés. Mais ce qui nous a étonné plus encore, c'est de voir M. Sichel ne faire aucune mention d'un travail important du célèbre professeur D'Ammon (1), qui a prouvé que, chez un grand nombre d'enfans nouveau-nés, l'ophthalmie était due à une injection forcée des membranes internes et externes de l'œil, accompagnée d'une exhalation sanguine qui colorait en rouge non seulement l'humeur vitrée, mais encore le cristallin. M. D'Ammon attribue cette injection forcée à l'enclavement de l'enfant dans le petit bassin, à la compression exercée sur lui : les nombreuses dissections auxquelles il s'est livré, prouvent la vérité de ce qu'il avance.

L'ophthalmie des nouveau-nés est une maladie fort grave en raison de sa marche insidieuse et du peu de soin qu'on lui donne au début ; c'est, après l'ophthalmie variolique, la maladie qui produit le plus de cécité. Aussi les accoucheurs et les sages-femmes ne sauraient-ils prendre trop de soins pour la prévenir. Ainsi nous recommandons aux personnes qui sont destinées à recevoir ou à soigner les enfans nouveau-nés, de ne point les exposer à une vive lumière, de ne pas perdre trop de temps à leur donner les premiers soins hygiéniques, de ne pas employer l'eau froide, mais bien de l'eau tiède battue avec des jaunes d'œufs, mixture parfaite pour débarrasser la face et les yeux de l'enduit amniotique dont ils sont presque toujours empâtés. L'enfant sera enveloppé avec des linges chauds pour l'accoutumer graduellement aux changemens de température. Il serait à désirer que dans tous les pays, ainsi que cela se fait à Naples (2), le maire et le ministre de la religion se rendissent aux domiciles des nouveau-nés pour accomplir les devoirs de leur ministère.

(1) D'Ammon, *Journal d'ophthalmologie*, t. II, ch. XXIII. — *Sur la coloration sanguine des membranes de l'œil des nouveau-nés et sur son influence sur la production de l'ophthalmie purulente.*

(2) *Gazette des hôpitaux*, t. XII.

Si l'enfant est resté long-temps au passage, si la face est injectée, il ne faut pas craindre de laisser couler un peu de sang par le cordon ombilical.

Lorsqu'on a reconnu au début une ophthalmie purulente des nouveau-nés, rien n'est plus facile que d'en borner l'action. Quelques soins hygiéniques bien entendus, des lotions d'eau froide acidulée avec le jus de citron, trois ou quatre gouttes pures, suffisent pour donner une astriction suffisante et suspendre la pyorrhée. Que l'on se garde bien d'appliquer des cataplasmes de mie de pain, de pomme de reinette, de fromage blanc, pratique de bonne femme qui a pour résultat certain de produire l'œdème des paupières et une super-sécrétion de mucus. Ce que nous venons de dire contre l'usage des cataplasmes émolliens doit être considéré non seulement comme l'expression de notre expérience, mais encore comme celle de la plupart des ophthalmologistes contemporains, parmi lesquels il faut placer en première ligne M. Ware qui, un des premiers, s'éleva contre cette méthode (1).

Que l'on s'abstienne encore de laisser les nourrices instiller leur lait sur l'œil; car ce liquide, uni au mucus, non seulement forme un magma qui s'oppose de plus en plus aux mouvemens des paupières, mais encore qui, en fermentant sur place, devient une nouvelle cause d'irritation. M. Ware (2) recommande d'insister sur la fréquence de ses lotions, parce que, dès que la conjonctive est gonflée et suivie de l'œdème des paupières, il est impossible de se rendre raison de l'état de l'œil, qui peut être perdu en quelques heures et souvent sauvé par ce moyen que l'on peut employer sans danger malgré l'incertitude où l'on est sur l'état de la maladie.

Depuis quelques années j'arrête très-promptement l'in-

(1) Ware, ouvr. cité, p. 147.
(2) *Ibid.*, p. 145.

flammation et la sécrétion de la muqueuse oculaire en injectant deux ou trois fois par jour entre les paupières , au moyen d'une petite seringue en ivoire, quelques cuillerées du collyre suivant :

Infusion aqueuse de roses de Provins , 4 onces ,
Suie préparée suivant mon procédé, 20 grains ;
Jus de citron, 12 gouttes.

Au moyen de ce collyre , je suis parvenu à arrêter une ophthalmie purulente fort avancée que portait la fille d'un chef de division des finances et que m'adressa un accoucheur fort habile, M. Baudelocque neveu : cette ophthalmoblennorrhée s'était déclarée un mois et plus après la naissance.

Les Anglais vantent avec raison la solution styptique de Bath. La solution de Bath est très-active ; il est impossible de l'employer pure ; il faut toujours l'étendre, et adapter son degré de force à l'intensité de la maladie. Les praticiens anglais, qui emploient fréquemment ce remède avec beaucoup de succès, commencent par en mettre un gros dans une once d'eau froide , terme moyen d'où ils partent pour doubler ou dédoubler le médicament. Pour le mettre en usage, on se sert d'une petite seringue d'ivoire ou d'étain dont l'extrémité est mousse ou aplatie ; on l'introduit sous les paupières , puis on injecte le contenu, avec la précaution seulement de laisser tomber la paupière au moment où l'on termine l'injection, afin qu'il reste entre les paupières une certaine quantité du médicament. Ce moyen doit être répété toutes les trois heures environ.

De nos jours on a beaucoup recommandé la solution de nitrate d'argent. Plusieurs praticiens se plaignent de leur insuffisance. Ne faudrait-il pas plutôt accuser la pusillanimité avec laquelle on l'emploie ? C'est ce que semblerait prouver d'une manière irrévocable la communication faite à la Société médicale de Dublin par MM. les docteurs Kennedy et Yreland, qui ont guéri une quantité prodigieuse de cette espèce d'ophthalmie en instillant trois ou quatre fois par jour entre les paupières quelques gouttes du collyre suivant :

℞ Nitrate d'argent , 2 gros ,
     Eau de roses , 1 once.
      Dissolvez.

Comme on le voit ici , c'est plus qu'un collyre , c'est un escharotique qui cautérise la muqueuse , qui la couvre d'eschares blanches ou grisâtres. Après leur chute et la diminution des symptômes inflammatoires, l'on instille du vin d'opium pour faire disparaître l'obscurcissement de la cornée et toute trace d'écoulement.

Lorsqu'il y a eu ectropium pendant le cours de la maladie, on prend les paupières avec le pouce et l'indicateur de l'une ou l'autre main , enduits d'huile, on les replace dans leur position naturelle en les y maintenant par une légère compression ; si ce moyen ne suffit pas, il faut tondre la paupière avec des ciseaux courbés sur leur plat, laisser suinter le sang pour dégorger les parties, puis enfin cautériser avec du nitrate d'argent fondu, avec les précautions nécessaires, pour préserver la cornée des atteintes du caustique.

OPHTHALMIE ÉGYPTIENNE.

Historique.—On a donné le nom d'égyptienne à l'ophthalmie catarrhale au plus haut degré , parce qu'elle n'a fixé l'attention des hommes de l'art qu'après l'expédition de l'armée française en Egypte, et dans les armées anglaises qui prirent une part si active à la brusque terminaison de cette campagne. En effet, d'après les monographies publiées par les médecins de l'armée expéditionnaire, Assalini (1),

(1) Assalini, ouv. cité, et *Manuale di chirurgia, parte* II, *discorso* V.

Bruant (1), Savaresi (2), Desgenettes (3), Larrey (4), l'on voit que les médecins anglais s'accordent à reconnaître que c'est de l'année 1804 que l'ophthalmie égyptienne commença à sévir parmi les troupes anglaises stationnées à Malte. C'est depuis la même époque que la maladie a régné épidémiquement dans les régimens italiens qui avaient fait la campagne d'Égypte; elle ne les a jamais abandonnés complétement : plusieurs localités furent soumises à des épidémies assez meurtrières, parmi lesquelles on doit placer en première ligne, de 1811 à 1834, celles d'Ancône, Vérone, Livourne, Naples et Sicile.

Pendant long-temps on la considéra comme une maladie isolée; ce ne fut que lorsque Mongiardini en eut signalé le caractère contagieux, à peu près à la même époque où Edmonston faisait la même observation en Angleterre. Pour suivre tous les ravages que cette affection exerça dans les différentes armées de l'Europe, il faut lire les monographies d'Omodei, de Vasani, les récits de Mongiardini, les travaux spéciaux d'Edmonston, de Vetch, Reid, Mac-Grégor, l'intéressant rapport de Placido Portal de Palerme, et les travaux si remarquables de Grœffe, Rust et William Adams.

En lisant les travaux de ces différens auteurs, il est facile de se convaincre que l'ophthalmie dite *égyptienne* offrait en Europe les mêmes caractères que celle observée en Égypte par Assalini et autres.

Tout le monde sait combien les maux d'yeux sont fréquens en Egypte : déjà Prosper Alpin (5) avait fait observer la fréquence de ces maladies lorsqu'il dit : *eo enim tempore (id est in prima æstatis parte) è centum hominibus*

---

(1) Bruant, *Histoire médicale de l'armée d'Orient,* 1re partie.

(2) Savaresi, *idem,* deuxième partie, p. 90.

(3) Desgenettes, *idem,* deuxième partie, p. 9 et suiv.

(4) Larrey, *Mémoires de chirurgie militaire,* t. I, p. 203.

(5) Prosp. Alpin, *De medicina Ægyptior.,* l. 1, cap. 7, et l. 1, cap. 13.

quinquaginta saltem lippientes observantur. Volney (1), plus positif encore, dit que, sur cent personnes qu'il avait rencontrées dans les rues du Caire, vingt étaient aveugles, dix borgnes, et vingt autres ayant les yeux purulens ou couverts de taches. Quelques années plus tard, Savary (2) disait : «Les maladies des yeux sont les plus communes en Égypte ; les borgnes et les aveugles y sont en grand nombre. La grande mosquée du Caire en renferme huit mille, et leur fournit une année de subsistance. » Enfin Sonnini (3), aussi grand naturaliste qu'exact observateur, a écrit, dans la relation de son voyage, que l'Égypte est le pays des borgnes et des aveugles. « Il n'est pas commun, dit-il, de rencontrer des yeux parfaitement sains ou des paupières qui ne soient pas gonflées et chassieuses. Le malheur a aussi ses corporations ; et celle des aveugles du Caire s'est quelquefois révoltée au point de faire trembler le gouvernement. » Rien n'est changé encore aujourd'hui sous ce point de vue ; les maladies des yeux sont encore très-fréquentes en Égypte, ainsi qu'on en peut juger par les relations médicales contemporaines, d'Herbeert, Clot-Bey, et de M. Joannis, commandant l'expédition du Luxor (4). Ainsi, en remontant à l'époque du siècle de Cyrus, qui demandait un oculiste égyptien en réputation pour guérir ses soldats atteints de l'ophthalmie, jusqu'aux dernières que nous avons citées, nous voyons que l'Égypte est la *patrie endémique* de l'ophthalmie catarrhale. En pouvait-il être autrement dans un pays où la chaleur du jour est si grande, tandis que quelquefois les nuits sont froides, où les vents chauds et brûlans du désert transportent des poussières minérales ou végétales très-subtiles, et qui entrent dans les yeux, où la peau enfin

(1) Volney, *Voyage en Syrie et en Égypte*, t. I, c. 17, et t. III, c. 49.
(2) Savary, *Lettres sur l'Égypte*, t. III, p. 3.
(3) Sonnini, *Voyage dans la Haute et Basse Égypte*, t. II, c. 22, p. 30.
(4) Joannis, voyage cité, p. 78.

— 51 —

est toujours dans un excès de puissance transpiratoire, ou
dans un état de crispation, résultat d'un refroidissement
imprévu instantané. L'harmonie des fonctions de la peau
est tellement identifiée avec la conservation de la santé,
que, lorsque deux personnes se rencontrent en Égypte,
elles s'informent réciproquement de leur santé, *comment
suez-vous?* Un de mes élèves, le docteur Bonjean, a présenté à la Société de médecine de Paris, un travail fort
remarquable sur les relations des muqueuses avec la peau.
(*Lancette française*, 1837.)

Les bornes de ce travail ne me permettent point d'examiner comment cette ophthalmie s'est propagée dans les
armées européennes. Cela sera le sujet d'un autre travail.
L'on comprendra cependant comment elle put se communiquer entre elles, lorsque tous les rois réunis contre un
seul homme groupèrent sur le même champ de bataille
les vétérans de l'armée d'Égypte, les cosaques du Don,
les enfans des montagnes d'Écosse, et les sauvages hordes
du Caucase. L'on aura surtout la clef de cette transmission
lorsque l'on réfléchira à la proposition suivante formulée
par M. le professeur Jüngken : «*Par une expérience assi-
due de beaucoup d'années, je me suis convaincu que cette
maladie est contagieuse, et qu'elle se transmet d'individu à
individu par le transport de la matière sécrétée par des yeux
malades sur des yeux sains, et que, sous l'influence de circonstances favorables et de certaines conditions, elle peut devenir miasmatique et s'étendre en infectant l'atmosphère* (1).»

L'opinion de la transmission est clairement exprimée
par Farell, en ces termes : « J'ai parcouru avec soin,
» dit-il, l'histoire des maladies qui ont attaqué à diverses
» époques les armées anglaises, et je n'y ai jamais trouvé
» aucune trace d'ophthalmie catarrho-purulente, si ce n'est
» après le retour de notre armée d'Égypte ; ce furent nos
» soldats qui la transportèrent à Malte en 1804 ; ce sont

(1) Jüngken, *Mém. sur l'ophthalmie de l'armée belge*, Bruxelles, 1836.

» eux qui l'introduisirent en Sicile en 1806. Mac-Grégor (1)
» affirme que cette maladie ne se développa dans le *mili-*
» *tary asylum* et dans différens points de l'Angleterre, que
» lorsqu'il y arriva des militaires de l'armée d'Égypte.»

Le docteur Fax assure (2) que l'armée de réserve suédoise ne fut atteint de cette maladie que lorsqu'elle revint rejoindre l'armée de la Sainte-Alliance sur le champ de bataille de Leipsick. Là se borneront nos citations, dans l'examen des causes qui ont entretenu cette affection dans les différentes armée de l'Europe, nous examinerons quelques points de la transmission immédiate et médiate de la maladie.

L'ophthalmie égyptienne est une conjonctivite très-grave, qui est endémique en Egypte, et qui ayant été importée en Europe par les troupes françaises et anglaises, est vulgairement connue sous le nom d'ophthalmie égyptienne, qu'elle partage avec celui d'ophthalmo-blennorrhée, d'ophthalmie purulente des adultes, d'œil purulent (*purulent eye*, Vetch), d'ophthalmie contagieuse des armées. Pendant long-temps l'on a cru que cette maladie n'était connue en Europe que depuis le retour de l'expédition d'Egypte : on peut se convaincre du contraire en lisant les notes qui accompagnent la traduction du mémoire d'Eble traduit par MM. Florent Cunier et Von Kriss (3).

Quoi qu'il en soit, nous lui conserverons le nom d'Égyptienne , parce que la doctrine de son importation est généralement admise par tous ceux qui l'ont examinée avec soin. L'intensité de l'ophthalmie égyptienne n'est pas partout de même; il en est de même de sa forme, ce dont on peut se convaincre en lisant les descriptions qui ont été données par Assalini, Bruant, Savaresi, Vetch, Frank, Larrey, Mac-Gregor, Omodei, Vasani, Rust, Jüngken, Portal et tant d'autres. Les différences dans la gravité de la maladie et dans ses

(1) M' Gregor, ouv. cité.
(2) Fax, *Medicinisch zeitung.* n° 88, 31 octob. 1816.
(3) Florent Cunier et Von Kriss, traduct. de Burckard Eble.

signes extérieurs, n'empêchent pas que les symptômes essentiels et caractéristiques ne se rencontrent partout.

On distingue dans cette maladie trois degrés sous le rapport de son étendue. Le premier consiste dans l'affection de la conjontive des paupières seules ; dans le second, elle envahit en même temps celle de la sclérotique ; dans la troisième, elle s'étend jusque dans la cornée.

L'ophthalmie égyptienne aiguë commence par un léger prurit aux paupières, suivi d'une sensation désagréable semblable à celui que produirait un grain de sable introduit dans l'œil ; la conjonctive s'injecte surtout dans la partie qui tapisse les cartilages tarses. Peu à peu l'injection envahit la conjonctive scléroticale ; celle-ci se gonfle subitement, surtout dans les pourtours de la cornée, qui paraît enclavée comme un verre de montre au centre d'une tumeur qui déborde et fait saillie par un bourrelet. A cette époque la cornée n'a rien perdu de sa transparence, la pupille est dans son état normal ; seulement il y a épiphora et larmoiement. Lorsqu'on renverse les paupières avec précaution, l'on y rencontre quelquefois des vésicules miliaires ; mais ce symptôme n'est pas constant. L'ophthalmie égyptienne reste quelquefois plusieurs mois, jours ou an dans cet état sans augmenter, ce n'est qu'après un laps de temps incertain qu'elle augmente. Dans d'autres circonstances, au contraire, c'est une attaque foudroyante, qui, en moins de vingt-quatre heures, a envahi toute la conjonctive. Que l'ophthalmo-blennorhée arrive lentement ou spontanément à sa période de croissance, la conjonctive prend un aspect couleur rouge lie de vin ; le mouvement des paupières devient difficile ; elles se gonflent et sont luxées en dehors par l'ectrophie de la muqueuse. Cet état ne tarde pas à être suivi de douleurs atroces dans l'œil et le front ; le larmoiement se suspend ; alors commence une sécrétion séreuse (hydrorrhée), charriant des flocons blancs semblables au coaulum du lait. Peu à peu cette sécrétion s'épaissit, blanchit et devient en tout semblable à du pus muqueux (pyorrhée). A cet époque le malade est en proie à une fièvre ardente, à l'insomnie, à un délire furieux ; malgré son état, il s'enfuit et court les champs, ainsi que l'a observé M. Larrey. Au moment ou la pyorrhée commence, la cornée s'obscurcit, puis se ramollit, s'ulcère ; quelquefois elle crève spontanément avec bruit et donne passage à l'humeur aqueuse surabondante, accident toujours suivi de soulagement immédiat, mais entraînant avec lui le prolapsus de l'iris, l'évacuation des humeurs de l'œil et souvent même sa suppuration. Lorsque la tuméfaction permet de renverser les paupières en dehors, ou lorsque l'ectrophie de la muqueuse a produit elle-même ce renversement, on trouve la conjonctive villeuse, boursoufflée, couverte de petites élévations molles, fongueuses, qui, à mesure que la maladie s'éloigne de l'état aigu, se durcissent et prennent le nom de granulations, phénomène dont quelques ophthalmologistes modernes s'attribuent la découverte, tandis qu'il est facile de voir ainsi que nous l'avons rapporté en parlant de l'ectropium (voyez t. I, p. 348) que Vetch) avait parfaitement reconnu et décrit cet état de la conjonctive sous le nom de conjonctive granuleuse (*granular conjonctiva*). Dans la plupart des cas, et l'on pourrait même dire dans la majorité, cette hypertrophie granuleuse de la conjonctive n'apparaît que sur la fin de l'inflammation, lorsqu'elle commence à décroître et que la pyorrhée diminue. Cette modification de la conjonctive n'est point constante, j'ai eu l'occasion de m'en convaincre en examinant des individus atteints d'ophthalmo-blennorrhée égyptienne, non seulement dans différens voyages en Belgique, mais encore chez les soldats autrichiens en garnison à Vicence, à Mantoue et à Lodi.

Lorsque l'ophthalmo-blennorrhée a été combattue victorieusement, ou quand elle n'a point détruit l'œil en entier, elle revêt le caractère chronique : le premier sym-

ptôme de sa diminution consiste dans le changement de
forme de l'écoulement qui diminue d'épaisseur et reprend
peu à peu la forme caillebotée, qu'il avait à son début :
la conjonctive reste pendant long-temps rouge, villeuse
ou granulés, la photophobie et le larmoiement disparaissent, la sécrétion mucoso-purulente se tarit; mais il reste
fort souvent un obscurcissement de la cornée, qui est
produit par l'envahissement de cette membrane, par les
vaisseaux précornéens qui forment de petits réseaux connus sous le nom de vascularités de la cornée, si bien décrits par Vetch, sous le nom de *vascular cornea;* lorsque
cette vascularisation est plus développée, c'est le *pannus.*
La persistance des granulations, et, à leur défaut, des
vascularites conjonctivo-précornéennes, est la cause qui
met l'œil dans des conditions telles que le plus léger
écart de régime, la plus petite variation atmosphérique,
suffisent pour faire repasser la maladie à l'état aigu : plus
les récidives sont fréquentes, plus elles ont de tendance
à le devenir, en raison des modifications pathologiques
subies par la conjonctive et la cornée.

L'étiologie de cette maladie a été et est encore un grave
sujet de dissension parmi les médecins, les uns la considèrent comme contagieuse et importée d'Égypte, les autres pensent qu'elle est dépourvue de cette funeste propriété. Avant d'examiner ces deux opinions, je dois poser
ici une question : l'ophthalmie qui règne en Égypte, celle
qui a attaqué pendant l'invasion de ce pays les armées
française et anglaise, est-elle la même que l'ophthalmie qui a régné dans les armées anglaise, française et
italienne à leur retour? est-elle identique avec la même
affection qui a sévi dans les armées alliées à l'époque de
la coalition; en 1822, dans l'armée belge, où elle existe
encore aujourd'hui; en 1824 et 1826, dans l'armée austro-
napolitaine et sicilienne; enfin, en 1837, dans l'armée
russe du Caucase? Je n'hésite point à répondre par

l'affirmative. En effet, après avoir compulsé avec soin, les écrits d'Assalini, Vetch, Royston, Mac-Gregor, Vasani, Omodei, Jüngken et les autres ouvrages récemment publiés en Belgique, en Hollande et en Belgique. J'ai acquis la certitude que la maladie, à de légères modifications près, était partout la même, cette conviction s'est accrue par l'examen attentif que j'ai fait de la maladie sur les soldats italiens, allemands, anglais, albanais, belges et hollandais; partout j'ai trouvé identité de formes dans les symptômes, la marche de la durée, la terminaison et les résultats. Cinq mille Anglais lui durent une cécité, pour la plupart des cas, incurable : un aussi grand nombre de Français (armée italo-française réunie), fut aussi maltraité; plus de six mille Austro-Napolitains en furent atteints. On dit que l'armée belge a près de six milles hommes hors de service; enfin l'armée russe de la dernière expédition du Caucase a plus de douze cents aveugles, sans compter ceux massacrés par les Circassiens. Plus de seize mille colons militaires de la Crimée en sont atteints, et jusqu'à présent l'on n'est point parvenu à arrêter le fléau. Comment, en face de semblables résultats, ne pas penser qu'un mal qui a peut-être attaqué cent mille contemporains, ne soit pas dû à une cause immédiate, provocatrice, et qui n'est autre que la contagion. Celle-ci peut être le résultat du contact médiat ou immédiat, dont plus tard on a fait la doctrine miasmatique ou de l'infection.

Veut-on des exemples de contagion, bien plus d'inoculation? qu'on lise les belles expériences faites par M. Guillié sur les aveugles avec les matières prises sur un individu atteint d'ophthalmo-blennorrhée purulente.

Jœger était tellement convaincu de la certitude de l'inoculation, qu'il conseilla ce moyen pour détruire les pannus charnus de la conjonctive et de la cornée. Trois fois j'ai employé ce moyen, et trois fois j'ai produit une ophthalmie purulente qui a entraîné la fonte totale de l'œil. Que l'on lise les documens relatifs à la catastrophe du *Rôdur* (1), que l'on s'arrête quelques instans sur l'horrible épidémie qui régnait à bord du navire négrier, et si habilement décrite par Edouard Corbière (2), l'on verra s'il manque de documens pour prouver la contagion. Cette doctrine est du reste partagée par l'immense majorité des chirurgiens contemporains. Consulté par le ministre de l'intérieur du royaume d'Italie, Scarpa n'hésita pas à se prononcer pour la contagion ; c'est parmi les médecins français surtout qu'il existe le plus de non-contagionnistes ; mais, il faut l'avouer, ce sont eux qui ont vu le moins de cette espèce d'ophthalmie. Beaucoup de personnes se sont étayées à tort de l'opinion de M. Larrey (3), car ce chirurgien admet que cette maladie peut aussi se contracter par contagion. L'ophthalmie purulente des chiens se transmet par contact. Les expériences que j'ai faites à cette recherche, ne me laissent aucun doute. MM. Chassaignac et Michel Boutolle ont observé des résultats analogues.

Pour mon compte, je connais cinq ou six chirurgiens qui ont été victimes de leurs expériences, sans compter M. Ducourteney, qui a laissé aussi un œil sur ce champ de bataille scientifique, tout aussi honorable qu'un autre.

Quant à la doctrine de l'infection, elle ne peut non plus être révoquée en doute, quand les malades sont rassemblés dans un local étroit, mal aéré. Lorsque la maladie est à son sommet d'intensité, rien n'est plus commun que de voir un ou plusieurs individus soumis aux émanations de cette localité, sans avoir eu aucun contact médiat ou immédiat avec les malades atteints. Fabini, Omodei, Portal, Vetch, Cunier et autres, citent des faits semblables. Cela est si vrai, que lorsqu'un individu atteint d'une

(1) Guillié, *Ophthalmie du Rôdeur*, dans la *Bibliothèque ophth.*, t. I, p. 74.

(2) *Le Négrier*, par Édouard Corbière, tom. II, p. 214.

(3) Larrey, ouvrage cité, tom. I, p. 451 et suiv.

II.   4

ophthalmie chronique égyptienne, et qu'en Belgique on nomme une granulée, vient habiter pour toute autre cause une salle où il y a beaucoup d'ophthalmo-blennorrhées, la sienne repasse presque toujours à l'état aigu; ce qui démontre que, comme toutes les maladies miasmatiques ou par contagion, l'ophthalmo-blennorhée a son début, sa période d'intensité, plus une de décroissement.

M. Canstatt (1), qui a pu, long-temps sur les lieux, examiner la maladie, et dont l'esprit droit et consciencieux m'est particulièrement connu, reconnaît tellement l'influence modificative des miasmes, qu'il s'exprime en ces termes : « Le miasme de l'ophthalmie militaire agissant » sur les autres espèces d'ophthalmies, et surtout sur la » conjonctivite catarrhale, en sorte qu'il peut les trans- » former elles-mêmes en ophthalmies militaires : le ras- » semblement des diverses espèces d'ophthalmies doit » naturellement augmenter le nombre des individus atteints » de la dernière, et multiplier ainsi la contagion. »

Tout en ne reconnaissant pas la même cause pour la maladie, M. Wleminckx (2) reconnaît l'influence de l'agglomeration des individus. « C'est spécialement, dit-il, dans les » hôpitaux, où beaucoup d'hommes sont réunis, quelle » prend un caractère plus grave; souvent, de bénigne qu'elle » était à son début, et pendant un espace de temps assez » long, elle acquiert tout à coup, à la suite d'une brusque » variation atmosphérique, un degré d'intensité extraordi- » naire, qui ne peut être attribué qu'à la combinaison » des deux influences. »

Nous allons plus loin, nous pensons que toute ophthalmo-blennorrhée, quelle que soit son origine, a des périodes où elle peut être transmise par le contact de la matière sur les

(1) Canstatt, *Considérations sur l'ophthalmie de l'armée belge*, brochure extraite du *Bulletin médical belge*.

(2) Wleminckx, *Rapport à M. le ministre de la guerre baron Évan*. Bruxelles, 1834, p. 15.

muqueuses de l'œil, cela nous expliquerait comment une ophthalmie, d'abord sporadique et individuélle, est devenue épidémique et contagieuse, c'est ce qui s'est passé dans l'épidémie de l'ophthalmie purulente, qui attaqua l'école militaire de Milan en 1812 (1). Les faits observés dans celle qui ravagea la maison de refuge créée à Paris, pour les orphelins du choléra, et qui se propagea dans les neuvième et douzième arrondissemens, en sont des preuves irrévocables.

Cependant, de quelque manière que se produisent l'ophthalmo-blennorrhée, il est toujours nécessaire qu'il existe une prédisposition. Il est constant qu'une constitution détériorée, une alimentation peu convenable, les affections du canal intestinal, l'abus des spiritueux, des habillemens trop légers, l'habitation dans un air corrompu par des émanations animales en putréfaction ou l'agglomération des individus, des exercices violens, prédisposent à cette affection ; si l'on joint à cela les nuits passées à la belle étoile, les brusques vicissitudes atmosphériques, si communes en Orient, et à la suite desquelles Assalini, Bruant, Desgenettes, Savaresi, observèrent que l'ophthalmie, se développait si promptement. La réverbération du soleil sur les sables blancs, le vent chaud et pulvérulent du désert, le symoun sont autant de causes qui la produisent si fréquemment en Égypte, où Volney avait observé que près d'un quart de la population de ce pays était borgne ou aveugle.

S'il est une maladie dans laquelle l'homme de l'art doit être réservé dans le pronostic, c'est, sans contredit, dans l'ophthalmie dite égyptienne; car cette affection joint à une gravité réelle, une marche insidieuse et incertaine, le pronostic sera d'autant plus grave que la constitution générale sera plus mauvaise, et qu'elle aura subi plus longtemps l'influence de causes délétères ou détériorantes. Quelque grave que soit l'ophthalmo-blennorrhée égyptienne,

______

(1) Omodei, ouvr. cité.

il faut reconnaître, cependant que chez les sujets doués d'une bonne santé, la maladie se résout par l'application d'un traitement opportun : c'est surtout lorsque la maladie se borne à une hydrorrhée ou une phlegmatorrhée légère, que la maladie se résout; cette résolution sera d'autant plus facile que la conjonctive oculaire sera moins compromise ; mais, si la maladie a marché, le pronostic doit se tirer de l'intensité de la maladie, et de son étendue. Lorsque l'œil ne succombe point, l'état maladif de la conjonctive persiste souvent pendant toute la vie, et nous avons vu aux Invalides de Paris, à Grenvich des granulés provenant de l'expédition d'Égypte. Lorsque cette maladie est extrême, non seulement elle compromet l'œil, mais encore l'existence, la cornée sera d'autant plus vite altérée, que la santé générale sera moins bonne. Si la suppuration est totale, cette membrane part tout d'une pièce, et l'œil se vide immédiatement; si elle est partielle, après la cessation de la suppuration, il se forme une cicatrice ; si la cornée éclate par la distension de l'humeur aqueuse, il se forme entre la cicatrice de la cornée, une synéchie antérieure avec diverses altérations de la pupille, qui sont toujours au grand détriment de la vision.

Le traitement de cette maladie doit être accommodé à son caractère, à ses complications et à son intensité. L'expérience de tous les médecins contemporains, s'est plu à reconnaître l'efficacité et l'usage des moyens antiphlogistiques : s'ils ne guérissent pas, du moins ils enraient la maladies et font cesser l'étranglement. Il faut en général que les saignées soient fort abondantes, afin qu'elle réagissent localement. On saigne parfois jusqu'à la syncope, et quand il y a urgence, il ne faut pas hésiter à ouvrir l'artère temporale. Contrairement à l'opinion émise par Assalini, MM. Vetch et Peach (1) recommandent de saigner

____

(1) Peach, *Edimb. medical and surgical journal*, 1807.

à outrance jusqu'à la syncope; ils regardent la saignée comme l'ancre de salut, et M. Peach surtout dit qu'il faut tirer à la fois soixante onces de sang. Il faut cependant reconnaître que c'est moins en affaiblissant le malade qu'en arrétant momentanément la circulation par la syncope. La preuve est que, quand on approche de la syncope, la rougeur de la conjonctive disparaît en partie; M. Vetch (1) la considère donc comme le complément obligé de l'évacuation sanguine. On accélère l'action des saignées en portant une irritation assez vive sur le canal intestinal au moyen de purgatifs drastiques. Quelquefois l'ophthalmie se lie à un état maladif du canal intestinal, se montrant sous forme dysentérique; il faut alors s'abstenir de purgatifs. Sir William Adams (2), immédiatement après la saignée, employait le tartre stibié à haute dose, non seulement pour provoquer des vomissemens abondans, mais encore pour agir comme contre-stimulant, afin de produire un effet semblable à celui que Rasori déterminait dans la pneumonie franche, c'est-à-dire l'affaissement des vaisseaux sanguins. Lorsque ces moyens ne suffisent pas pour abattre l'inflammation, il faut avoir recours aux saignées locales; les sangsues, et mieux encore les ventouses produiront d'excellens résultats en les associant aux réfrigérans, que l'on pourra employer aussi long-temps que la cornée conservera sa transparence. Les chirurgiens anglais, dans l'épidémie de Malte et de Sicile, se trouvèrent très-bien de l'eau acidulée avec le jus de citron (3). Ce topique réussit très-bien à bord du négrier dont parle M. Corbière. Il est bien reconnu qu'employés au début, de légers astringens arrêtent le développement de la maladie : pendant la pénible campagne que fit l'équipage du Louqsor pour rapporter le monolithe de ce nom, tout l'équipage

(1) Vetch, ouvr. cité, p. 206.
(2) William Adams, ouv. cité.
(3) Farrell, ouvr. cité.

fut atteint de commencement d'ophthalmie, qui fut toujours arrêtée par l'usage d'une eau astringente que fa-
briquait un maître charpentier du navire. Cette eau guérit
même un grand nombre d'indigènes qui venaient de toute
part en demander. Je puis, sans crainte d'être démenti,
invoquer le témoignage de MM. Verninac et Joannis, officiers à bord du Louqsor (1). Je dois à l'obligeance d'un ami
de ces messieurs, d'avoir possédé un flacon de cette eau
si puissante, et que l'analyse a démontré être une dissolution de sulfate d'alumine natif.

Lorsque le pus commence à se sécréter, il faut employer
des astringens plus actifs, le nitrate d'argent en collyre
est encore ici un des meilleurs moyens. S'il a échoué plusieurs fois, c'est qu'en général on était trop timide dans
son emploi, et si les nouveau-nés peuvent, comme nous
l'avons dit, supporter sans accidens deux gros de nitrate
d'argent par once d'eau, ne peut-on pas encore pousser la dose plus haut chez un adulte? Par cette méthode
qu'on nomme ectrotique ou éradicative, l'on tue la maladie
sur place en mortifiant la conjonctive et en détruisant la

(1) L'ophthalmie d'Égypte est une maladie d'autant plus redoutable,
qu'en même temps qu'elle cause des souffrances atroces, on risque
bien souvent de perdre la vue, par suite des dégats qu'elle opère.
Dire la cause déterminante de ce mal serait, je crois, assez difficile :
il apparaît spontanément; et, bien qu'il se présente avec des symptômes d'irritation violente, il est impossible de prévoir à l'avance son
invasion.

Le plus ordinairement l'ophthalmie ne se déclare qu'à un seul œil,
puis pesse à l'autre aussitôt que le premier guérit. Les malades que
j'en ai vu affectés, jetaient parfois des cris assez aigus pour être entendus de fort loin; c'est, à ce qu'il paraît, à en perdre la tête. D'a-
près cela, il est facile de comprendre les ravages d'une si violente
inflammation; et l'on ne doit plus s'étonner d'en voir résulter, dans
certains cas, la désorganisation de la cornée et du cristallin, la paralysie de la rétine et même du nerf optique. Eh bien! c'est cependant
de cette affreuse souffrance que nous a délivrés l'eau merveilleuse que
nous citons (*Joannis*, ouvr. cité, p. 78).

circulation locale ; dès qu'il y a boursoufflement de la conjonctive, il faut l'inciser largement avec des ciseaux coudés, comme le font les chirurgiens anglais, et cautériser ensuite avec la pierre infernale, comme le recommande M. Sanson. William Adams, qui fut regardé par ses compatriotes comme le dominateur par excellence de l'ophthalmo-blennorrhée régnante dans l'armée anglaise, faisait exciser la conjonctive quand il était nécessaire, et badigeoner l'intérieur des paupières avec une pommade dont un de ses parens m'a communiqué la formule, que voici :

℞   Nitrate d'argent fondu pulvérisé,
    Bleu de Prusse, ãã 20 grains.
    Axonge, 1 gros.
    Blacks-drops , 20 gouttes.
    Faites s. a. une pommade.

M. Littell, de Maryland, croit que pour prévenir les granulations on doit employer le collyre suivant :

℞   Acide acétique, 2 gros.
    Eau de fontaine , 1/2 once.
    Sur-acétate de plomb , 1 scrupule.
    Teinture d'opium, 1 gros.
    Mêlez.

Vasani, dans l'épidémie d'Ancône, retira de très-grands avantages d'un collyre contenant jusqu'à douze grains par once d'eau de tartre stibié, et prouva, par les succès de cette médication, que les plus grands hommes ne sont pas exempts de préventions, puisque le professeur Scarpa n'avait parlé d'application du tartre stibié au traitement local des maladies oculaires, que comme un ridicule jeté par lui à la doctrine de Rasori, dont il fut un des plus ardens adversires.

Évacuation de l'humeur aqueuse. Nous avons vu que non seulement dans l'ophthalmie égyptienne, mais encore dans l'ophthalmie catarrhale au troisième degré, connue sous le nom de blennorrhagique, l'œil était tellement gonflé qu'il éclatait, et que le soulagement était instantané. Je me suis demandé si l'on ne pourrait pas empêcher le rhexis de l'œil, en évacuant l'humeur aqueuse, puisque Wardrop avait employé ce moyen avec avantage pour les ophthalmies avec hypersécrétion de cette humeur. Je n'ai point opposé ce moyen au rhexis de l'œil, suite d'ophthalmie égyptienne, mais bien à celle dite gonorrhéique, et j'ai ainsi sauvé des yeux prêts à éclater. Si l'évacuation échoue, l'on n'a rien perdu, car l'éclatement du bulbe était imminent. (Voir l'article *Évacuation de l'humeur aqueuse.*)

Dans l'Orient les indigènes exercent sur les yeux une compression au moyen de plusieurs compresses de coton fortement assujéties avec des liens ; ils laissent cet appareil en place pendant huit jours sans le toucher ; pendant tout ce temps ils gardent le lit en cherchant à activer les fonctions de la peau, mais encore en faisant usage de boissons diaphorétiques. Lorsque les huit jours sont expirés, ils emploient des poudres astringentes, et des collyres de même nature, ce qui en général réussit fort bien. Dans l'épidémie de la maison de refuge, M. Piorry s'est trouvé très-bien de la compression qu'il a employée un grand nombre de fois.

Dans les épidémies d'Europe, on s'est toujours très-bien trouvé de l'usage des diaphorétiques ; la poudre de Dower à haute dose, l'acétate d'ammoniaque réussissent très-bien, l'opium à doses assez élevées, réussit aussi à provoquer des transpirations abondantes. Lorsque les médicamens généraux et locaux ne parviennent pas à dissiper promptement le chémosis, il faut l'exciser afin d'empêcher les phénomènes d'étranglement. M. Vetch (1) recommande aussi, lorsque la maladie est peu avancée, d'instiller entre les paupières quelques gouttes de sous-acétate liquide de plomb pur, prescription renouvelée plus tard par M. de Walther, qui ignorait sans doute les expériences antérieures

(1) Vetch, ouvr. cité, p. 204.

du chirurgien anglais. Ce sel diminue les sécrétions, affaiblit l'inflammation, et il n'a jamais produit aucun effet nuisible. Ce même chirurgien compte aussi beaucoup sur
une infusion de tabac composée avec deux gros de feuilles
par huit onces d'eau; ce topique s'applique pendant la
nuit; il a le triple effet d'agir, comme astringent en suspendant l'écoulement, comme résolutif en faisant disparaître l'œdème des paupières, enfin comme narcotique en
calmant les douleurs, et en rappelant un peu de sommeil,
alors même que des doses considérables d'opium avaient
échoué (1).

Quant aux symptômes locaux, tels que l'ulcération, le
prolapsus de l'iris, on les traitera par les moyens que nous
indiquerons plus tard.

Lorsque la maladie est passée à l'état chronique, on retire de très-grands avantages des instillations du vin d'o-
pium, et souvent même de la teinture thébaïque. A cette
époque, Assalini, recommandait l'application de vésicatoires sur les paupières; c'est un moyen qui dissipe très-
bien les granulations. M. Velpeau ignorait sans doute cette
particularité de la pratique du Nestor de la chirurgie militaire moderne, lorsqu'il proposa ce moyen comme nouveau.

TRAITEMENT DES GRANULATIONS.

Comme nous l'avons dit plus haut, les granulations ne
sont point un symptôme pathognomonique de l'ophthalmie
égyptienne, et de celle connue vulgairement sous le nom
d'ophthalmie des armées; elles sont susceptibles de se
développer à la suite de toutes les ophthalmies catarrho-
purulentes, quelles que soient leur nature et leur origine. On
aurait tort de croire aussi qu'elles soient une découverte
nouvelle, ainsi qu'on peut s'en convaincre en lisant l'ou-

(1) Vetch, ouv. cité, p. 206.

vrage de Reid, imprimé en 1706. Dans l'ophthalmie qui sévit sur les orphelins du choléra rassemblés dans la maison de refuge, presque tous furent atteints de granulations en tout identiques avec celles que j'ai observées en Italie et en Belgique. Il y a aussi identité de forme avec celles que j'ai vues à l'hospice des Enfans-Trouvés et à l'hôpital des Enfans, dit de l'Enfant-Jésus, où l'ophthalmie purulente est presque toujours endémique.

Les granulations de la conjonctive peuvent affecter différentes formes ; tantôt elles sont discrètes et isolées, tantôt au contraire elles sont confluentes et agglomérées. Dans leur début, elles sont molles; à mesure qu'elles deviennent anciennes, elles durcissent et peuvent frotter la conjonctive, l'user, la dépolir, agissant ainsi avec une double action irritante mécanique. Le mouvement des paupières les mettant continuellement en contact avec le globe de l'œil, produisant des symptômes analogues à ceux causés par la présence des corps étrangers. C'est ainsi que se produit une irritation constante qui occasione le pannus de la cornée, plus connu sous le nom d'état vasculaire de la cornée, si bien décrit par Vetch. Cette maladie a été fort souvent observée en Angleterre ; on peut s'en convaincre en lisant les ouvrages d'ophthalmologie publiés dans ce pays, surtout ceux de Mackensie et de Middlemore (1) ; ce dernier s'exprime en ces termes :

« Si la conjonctive palpébrale (tom. 1er, pag. 121, chapitre de l'*Ophthalmie purulente*) devient rugueuse et granuleuse, le frottement de ce corps irrégulier sur la membrane qui couvre la cornée, produit une grande irritation. L'effet de l'irritation prolongée sur la structure délicate donne naissance à une inflammation chronique, qui entraîne généralement l'épaississement, l'opacité et la vascularité de son tissu. La partie devient enflammée par l'irritation

____

(1) Middlemore, *On the diseases of the Eye*, tom. 1, p. 121.

continue, et l'inflammation occasione des dépôts de matière opaque semblable à de la lymphe. Cette lymphe s'organise; les vaisseaux qui l'organisent restent, et de là, l'épaississement, la vascularité et la surface cornéale, etc. »

Les granulations ont encore un autre inconvénient, c'est d'entretenir un écoulement puriforme qui empêche la guérison complète de la maladie, de laisser un foyer qui se rallume sous la moindre influence; et, qui de cette manière rend l'ophthalmie purulente interminable. C'est ce qui a fait considérer avec juste raison les individus atteints de granulations, non seulement comme impropres au service militaire, mais encore comme dangereux pour les masses, en ce qu'ils peuvent devenir immédiatement la cause et la source d'une nouvelle épidémie. C'est en raison de ces divers inconvéniens, que l'on a considéré comme non guéris tous les individus atteints de granulations et que l'on a fait tant d'efforts pour détruire cette terminaison de l'ophthalmie purulente.

Trois méthodes principales ont été surtout fort vantées, la méthode par les escharotiques, l'excision et la compression. Vetch, qui avait vu un si grand nombre de granulations, est un grand partisan de la méthode escharotique, dont il fait du reste les honneurs à Saint-Yves. Comme escharotique, M. Vetch préfère le sulfate de cuivre et le nitrate d'argent taillé en forme de crayon. Il recommande de les promener avec légèreté, non point pour produire des eschares, mais pour amener un changement graduel dans l'état de la conjonctive malade. Il faut pratiquer tous les jours les attouchemens, et pendant tout le temps que la pyorrhée continue, M. Vetch recommande d'accélérer l'action des caustiques en instillant soir et matin, entre les paupières, une goutte de sous-acétate de plomb liquide pur.

Lorsque ces moyens sont insuffisans, M. Vetch les remplace par une médication plus active. Il applique sur

les surfaces granuleuses indurées du vert de gris en
poudre très-fine et employé avec un pinceau de poil de
chameau ; dans d'autres cas il administre l'alun calciné ;
enfin, dans les cas les plus rebelles, il passe rapidement
sur les granulations un petit cylindre de potasse caustique,
en recommandant surtout de déterger préalablement les
paupières avec des injections convenables (1). M. Lloyd
s'est montré grand partisan du nitrate d'argent employé
en dissolution très-active (2).

L'étude et le traitement des granulations a beaucoup
occupé aussi les ophthalmologistes allemands : l'un des
plus célèbres, le professeur D'Ammon de Dresde (3), a établi
des rapprochemens fort ingénieux entre les granulations de
la conjonctive et celles qui occasionent les rétrécissemens
du canal de l'urètre. Voici de quelle manière il s'exprime
à ce sujet : « Je ne parlerai point ici, dit-il, des rapports
sympathiques qui existent entre la conjonctive oculaire et la
muqueuse urétrale dans leurs inflammations réciproques.
Je ne veux parler ici que de la ressemblance qui existe
entre l'état de la conjonctive palpébrale granulée, et les rétrécissemens du canal de l'urètre. J'ai beaucoup réfléchi à
cette analogie, et il me semble que, par les résultats de
cette comparaison, on peut arriver à terminer les discussions
qui se sont élevées pour savoir si les rétrécissemens sont
de nature granuleuse ou spasmodique. Pendant la vie , la
conjonctive granulée est dans un état de turgescence assez
prononcé. Après la mort, les granulations disparaissent,
et l'on ne peut découvrir, même à l'aide d'un fort microscope
que des petits vaisseaux isolés n'ayant aucune liaison entre
eux (4). »

(1) M. Vecth, ouvr. cité, p. 73.
(2) Lloyd, *On scrofula*, p. 32S.
(3) D'Ammon, Journal cité, tom. 1.
(4) Je suis fâché de contredire M. D'Ammon ; mais, avec un simple
grossissement de 75 fois, j'ai retrouvé les granulations avec les mêmes

M. D'Ammon a traité un grand nombre de rétrécissemens, non seulement par l'usage des bougies, mais encore par un traitement interne, dans lequel entraient en première ligne le raisin d'ours, le carbonate de soude, le polygala senega, auquel M. D'Ammon attribue une grande vertu et dont j'ai signalé depuis lui les avantages (1); il associait aussi au polygala, le poivre cubèbe et la ciguë. C'est toujours en procédant par analogie entre les deux muqueuses, qu'il propose de guérir les granulations de la conjonctive. Il engage donc ses confrères à tenter ces moyens; il déclare avoir obtenu des résultats fort extraordinaires sur les granulations, en employant concurremment *intùs et extùs* en application l'eau oxi-muriatique. C'est aussi en procédant par l'analogie qui existe entre les granulations de la conjonctive et celles que l'on rencontre au fond de certains ulcères atoniques, sur lesquels l'usage interne de l'opium influe tellement, que j'ai pensé combattre les granulations par l'usage interne et externe de l'opium. J'en fais prendre un grain d'extrait par jour, et soir et matin je touche les granulations avec un pinceau imbibé de teinture acétique d'opium (blacks drops). Ricther a guéri de cette manière un grand nombre d'ulcères, et j'engage ceux qui veulent employer ce moyen, à lire un mémoire fort intéressant de M. Skey, et dont ils trouveront du reste un extrait fort bien fait dans le dernier ouvrage de M. Mayor de Lausanne (2).

C'est après avoir essayé toutes ces méthodes et les avoir trouvées lentes et incertaines, que M. Guthrie a proposé l'usage de l'acide sulfurique pur, en l'employant avec les précautions que nous avons indiquées ailleurs en parlant des granulations des paupières. M. Lawrence est aussi un

caractères que leur assigne M. Eblé, et parfaitement analogues à celles trouvées sur la muqueuse bronchique par MM. Nonat et Serres.

(1) Carron du Villards, *Annuaire médico-chirurgical*, 1832.

(2) Mayor, ouvr. cité, p. 338.

grand partisan des caustiques, ainsi que le rapporte Samuel Cooper (1), et qu'il l'a déclaré ensuite lui-même dans ses ouvrages. C'est aussi la méthode que nous préférons parce qu'elle nous a fourni les résultats les plus avantageux.

L'excision agit plus rapidement, elle produit des résultats plus positifs ; mais, quand on suit les malades de près, il est bien facile de se convaincre que ces résultats sont illusoires. Cette méthode du reste est loin d'être neuve; déjà Rhazès l'employait contre cette maladie en lui associant les caustiques ; en 1706, Reid, célèbre ophthalmologiste anglais, avait prouvé que le meilleur moyen de guérir les granulations consistait à les exciser avec une lancette et à cautériser leurs places avec un crayon de nitrate d'argent très-pointu. Saunders fut un grand partisan de l'excision qu'il pratiquait en renversant la paupière et en la tondant avec des ciseaux courbés sur leur plat. M. Vetch n'employa aussi ce moyen que pendant quelque temps, parce qu'il avait observé que les granulations excisées avaient une grande tendance à se reproduire, lors même que l'on avait pratiqué vingt ou trente fois l'excision sur le même individu. Plus tard, sir William Adams préconisa l'excision de la conjonctive malade comme le meilleur moyen de terminer l'ophthalmie égyptienne ; mais il lui associa l'usage d'une pommade qu'il tint long-temps secrète, et qui lui valut du gouvernement anglais une énorme gratification, et dont j'ai donné la formule.

M. Lutens jeune vient de préconiser de nouveau cette méthode, et, pour tâcher de la faire prévaloir, il a cherché à établir une distinction à laquelle il paraît attacher une grande importance, et qui trouve son application dans le traitement. C'est celle-ci : les granulations existent avec ou sans hypertrophie de la muqueuse qui leur sert de

---

(1) Samuel Cooper, Dictionn. cité.

base : dans le premier cas, l'excision doit comprendre la membrane et les végétations à la fois, tandis que dans le second la conjonctive doit être respectée.

Le boursoufflement conjonctival, en outre, peut exister sans granulations, et, dans ce cas, s'il ne cède pas aux applications répétées de sulfate de cuivre et des pommades résolutives, l'excision devient nécessaire. Voici comment l'auteur s'exprime relativement à la méthode qu'il veut réhabiliter :

« Si le sujet, dit-il, est affecté de boursoufflement chronique de la muqueuse, je soulève, au moyen d'une pince, la partie surabondante, et j'en pratique l'excision, en m'écartant le moins possible du bord libre de la paupière, et en ménageant le repli oculo-palpébral. Pendant la cicatrisation, les deux lèvres de la plaie se rapprochent, et la guérison a lieu sans brides.

» Si le repli lui-même est malade, il convient de l'exciser seul, alors qu'on présume que le boursoufflement muqueux qui accompagne son état d'engorgement est susceptible de pouvoir se dissiper après cette opération.

» Si le boursoufflement muqueux est compliqué de granulations, la maladie doit être attaquée par l'excision, de même qu'il faut exciser le repli dans le cas où il présente la même disposition.

» Enfin si, comme j'ai eu l'occasion d'en observer, la muqueuse palpébrale et le repli oculo-palpébral sont boursoufflés et granulés en même temps, l'excision doit être pratiquée sur les deux endroits malades, au risque de voir naître une autre bride. »

Mais je tiens de M. Cunier, qui a fait une étude toute spéciale de l'ophthalmie belge, que l'excision n'a pas produit tout le résultat que l'on veut bien dire. Cette assertion confirmerait du reste ce que j'ai vu moi-même sur les individus que j'avais soumis à l'excision de la conjonctive, c'est-à-dire ce qu'avait déjà observé M. Vetch, savoir :

« qu'il se forme une nouvelle surface luisante bien moins
»capable de guérison que l'affection primitive, et qui, lors
»même qu'elle guérit, ne prend pas l'apparence naturelle
»d'une conjonctive saine, mais bien celle d'une surface ci-
»catrisée qui n'est point suivie du retour de la transpa-
»rence de la cornée. » (1)

QUELQUES MOTS SUR L'OPHTHALMIE BELGE.

D'après tout ce qui précède, l'on voit que je considère
l'ophthalmie de l'armée belge comme tout-à-fait identique
avec celle qui a attaqué les armées française, anglaise,
allemande, russe et napolitaine, avec celle qui règne
encore dans l'armée russe du Caucase et dans les colo-
nies militaires russes de la Crimée (2).

(1) Vetch, ouvrage cité, p. 72.

(2) *A M. Florent Cunier, médecin militaire belge.*

Vous me demandez mon opinion, mon cher confrère, sur les
moyens de détruire l'ophthalmie qui règne dans l'armée belge. Je
vous sais gré de cette demande, non que je prétende avoir beaucoup
de choses nouvelles à dire, mais parce que je trouve ici l'occasion
d'exprimer ma pensée tout entière, avec d'autant plus de franchise
que je ne suis pas Belge et que mon nom n'a jamais figuré dans les
nombreuses polémiques auxquelles a donné lieu cette maladie, et que
je n'ai jamais, comme vous le savez fort bien, spéculé sur mon nom
ou sur ma spécialité pour faire retentir les journaux politiques de
mes *visites officielles* ou de mes *pérégrinations scientifiques in Bel-
giam,*

Tout d'abord, en forme de profession de foi, je dois vous déclarer
que j'ai remarqué identité de symptômes entre l'ophthalmie de l'armée
belge et celle que j'ai observée à Livourne, à Porto-Ferrajo, à Malte,
à Trieste, à Milan et à Pavie, soit que je la suivisse isolément
ou épidémiquement sur des Italiens, des Albanais, des Anglais ou
des Allemands; elle variait seulement d'intensité quand elle sévissait
épidémiquement dans les corps et les hôpitaux où elle existait continuellement : je m'explique; par le mot épidémiquement, j'entends

Les causes qui entretiennent cette ophthalmie et la produisent, sont encore les mêmes que dans les armées sus-

la recrudescence accidentelle ou acquise d'une affection qui n'avait
pas cessé de régner. Les ophthalmies que j'ai vues en Belgique en
1822, sont les mêmes que celles qui y règnent aujourd'hui et que j'ai
examinées depuis peu.

J'ai lu avec soin la plupart des livres publiés en Belgique et en Allemagne, et, à travers une polémique parfois acerbe et remplie de
personnalités, j'ai toujours vu dans tous les médecins belges le désir
le plus vif de délivrer leur pays de ce fléau. C'est la certitude que
j'ai de ce désir, comme aussi de leur empressement à abandonner une
opinion qu'on leur démontrerait fausse, qui m'a surtout engagé à vous
exprimer mes convictions sur les moyens de parvenir au but qu'ils
se proposent. Les médecins belges sont trop glorieux de leur nationa-
lité, pour que je puisse craindre que les mesures que je voudrais voir
mettre en usage puissent être une pomme de discorde ; les voici :

1° Assigner à celui qui aura guéri le plus de malades dans des conditions égales, et publier les travaux les plus remarquables sur l'ophthalmie, la direction générale du traitement des ophthalmies ; ce médecin spécial ne dépendra que du conseil supérieur de santé ; il sera
nommé par un jury composé de chirurgiens militaires et civils, par
parties égales.

2° Ériger un hôpital uniquement destiné à traiter les malades affectés d'ophthalmies ; cet hôpital sera régi par un règlement spécial ; l'on
assignera à son entretien une somme par individu, assez forte pour
que le médecin ne doive reculer devant aucune prescription.

3° Imposer à chaque chirurgien militaire l'obligation d'envoyer à
l'hôpital tous les soldats chez lesquels débute la maladie. .

4° Que cet hôpital ait non seulement un bain d'étuves, *vaporarium*
humide, comme celui de S.-Louis, mais encore une étuve à désinfecter tous les effets ayant servi aux ophthalmistes.

5° Le chirurgien en chef devra être en correspondance directe avec
le ministre, pour lui éviter les formalités déplorables de la bureau-
cratie ou de la filière hiérarchique employées ordinairement.

6° Quand l'ophthalmie se déclare dans un lieu éloigné de l'hôpital
ophthalmique, *ophthalmotrophium*, y envoyer immédiatement l'in-
specteur ; faire camper le corps dans un pays sain et abrité des vents,
plutôt que de le tenir dans les casernes, où il y a encombrement et
par conséquent viciation de l'air.

7° Établir au camp des barraques pour les infirmeries, les faire

mentionnées, et en compulsant les derniers écrits, sur cette affection, je n'ai pas tardé à me convaincre que les opinions des compressionnistes perdent tous les jours de leur valeur : ainsi que celles qui attribuent la maladie à différens agens employés, soit pour fourbir les instrumens, soit pour préparer la buffleterie. La compression

nombreuses, afin que les malades ne soient pas rassemblés et ne forment point des foyers.

8° Distribuer aux soldats de petites doses d'acide citrique pour faire de l'eau froide acidulée, avec laquelle ils seront obligés de se laver les yeux plusieurs fois par jour.

9° Ne renvoyer au corps que les hommes bien guéris.

10° Enfin, faire changer de province aux régimens qui ont le plus souffert dans une localité.

Ne croyez pas, mon cher confrère, qu'en demandant la création d'une espèce de dictature ophthalmologique, je veuille en faire la part d'un ami, ou faire désirer un étranger. Non, je ne connais particulièrement aucun médecin belge que je voulusse voir préféré ; non, je ne voudrais pas que l'on prît un étranger, les belges ont assez d'hommes instruits dans leur armée. Demander un étranger pour qu'il dise avant, pendant ou après son inspection que l'*armée belge est mal tenue;* que les *officiers n'inspectent pas les casernes;* que *celles-ci n'ont pas de poêle* EN ÉTÉ ; que les *soldats belges sont plus adonnés à l'intempérance que les Prussiens !!!* L'étranger vous dira même que vous n'entendez rien aux maladies des yeux et que nul n'aura le sens commun en ophthalmologie, si le plus pur sang bohémien ou juif ne coule dans ses veines. L'Anglais qui s'enfuit de Calais après s'être querellé avec son hôtesse et qui déclare que toutes les françaises sont rousses et méchantes, n'est pas plus extraordinaire que ceux qui arrivent en poste de l'autre côté du Rhin, pour faire une promenade ophthalmologique et inscrire sur leur journal touriste toutes les belles choses que vous avez lues aussi bien que moi et que souvent vous avez relevées dans vos écrits. Je m'étonne que l'on n'ait pas proposé la schlague comme une révulsion prussienne fort active et fort avantageuse.

Ne croyez pas non plus, et vos collègues avec vous, qu'en proposant les 10 paragraphes ci-dessus, je veuille me mettre en évidence. Ces dix paragraphes, vous les trouverez à peu près tels dans l'ordonnance du ministre de la guerre de l'ancien royaume d'Italie en date

du collet de l'habit peut bien influer sur la prédisposition à l'ophthalmie en comprimant les vaisseaux sanguins du cou, en gênant le retour du sang vers les centres circulatoires et en laissant le cerveau et les yeux dans un état de congestion très-apparente. Mais l'armée belge n'est pas la seule qui porte le col de l'habit très-serré ; plusieurs ré-

du 12 décembre 1812. Lors de l'épidémie d'Ancóne on assigna pour hôpital l'ex-couvent des Zocolanti, sous la dictature du professeur Rima ; on accorda 200,000 francs pour les frais, puis l'on forma un hôpital de convalescence aux Capucins (*convento degli Capucini*).

On suivit la même marche pour l'épidémie qui éclata en Sicile en 1824-26 dans l'armée autrichienne et parmi les troupes siciliennes. Le professeur Quadri de Naples, investi d'un pouvoir très-étendu, resta quatre mois en Sicile ; les malades furent placés dans un hôpital spécial et créé *ad hoc*, nommé la *Zisa*. Au départ de Quadri, mon illustre ami Portal hérita et du dictatoriat et de l'hôpital. L'ophthalmie était vaincue ; mais, pour assurer sa disparition, le ministre, sur le rapport du général Campurra, décréta que :

1° L'hôpital de la Zisa serait conservé avec tous ses règlemens sanitaires et administratifs ;

2° Que l'on ne renverrait aux régimens que les hommes complétement guéris et avec des vêtemens désinfectés ;

3° Suspendre l'entrée des recrus dans les compagnies malades qui furent isolées ;

4° Fumiger et désinfecter les vêtemens et appartemens ;

5° Ne pas employer à un service fatigant la partie saine du régiment, afin de ne pas accroître les prédispositions à la maladie.

Quand les malades arrivaient à l'infirmerie, le professeur Portal leur faisait laver les mains et les yeux avec de l'eau vinaigrée. Le Dr Farrell employait avec succès l'eau et le jus de citron pendant le séjour des troupes anglaises de Sicile (1806) à Malte (1811).

En Belgique, où il y a tant d'argent, où l'on comprend si bien la force et la valeur des associations, que les hommes de bien se lèvent, se groupent ; que l'on ouvre une souscription, si le ministre de la guerre se refuse à faire les frais, ou si les chambres refusent des fonds, et elles sont trop éclairées pour cela. N'y a-t-il pas dans la Belgique des localités convenables ? quelques Capucinières évacuées ? mettez-y vos malades ; envoyez les convalescens dans des établissemens semblables, etc.

gimens anglais, le plus grand nombre des régimens piémontais, portent un col aussi étroit que dans l'armée belge.
Plusieurs régimens même de l'armée piémontaise portent
en outre une cravate en cuir verni qui comprime bien autrement le cou, et cependant, excepté quelques ophthalmies
catarrhales légères, qui ont sévi épidémiquement dans l'armée et qui cédèrent promptement à un traité convenable,
cette armée ne fut jamais en proie aux accidens qui déso-
lent l'armée belge.

Les régimens albanais au service de l'Angleterre (1812
et 1813) ont le cou complétement nu et exempt de toute
compression, ce qui ne les préserva pas de l'ophthalmie.
Les régimens musulmans au service de la Russie offrent les
mêmes conditions dans leurs vêtemens, ils ont été aussi mal-
traités que les régimens russes; enfin les malheureux nègres
du navire *le Rôdeur*, et ceux du Négrier *la Mystérieuse*
n'avaient ni col, ni collet, ni habit, et cependant l'on connaît l'horrible histoire de ces vaisseaux. Il en est de même
des substances employées pour fourbir les armes et pour
blanchir les buffleteries. La plupart des armées européennes emploient sans danger les mêmes substances, et ceux
même qui les fabriquent ne sont nullement sujets à l'ophthalmie.

Si la doctrine de la compression perd chaque jour de sa
valeur, celle de la contagion, au contraire, se fortifie. On
commence par reconnaître que la maladie se transmet
par contact : que l'accumulation des malades dans le même
lieu forme des foyers miasmatiques, et que l'infection joue
un grand rôle (1).

On ne considère comme guéris, que ceux dont la conjonctive n'a point subi de métamorphose, et l'on considère celle-ci comme un foyer d'où peut repartir une nou-

(1) Cunier, *De la transmission de l'ophthalmie d'individu à individu* (*Bulletin médical belge*, t. I, 1834.)

velle inflammation. On suit l'exemple des gouvernemens napolitain et russe, qui ont établi des hôpitaux spéciaux de traitemens, et d'autres de convalescence, dont les heureux résultats ont été constatés non seulement à Palerme par mon ami le professeur Portal, mais encore à Ancône par le professeur Rima; enfin en Crimée, où l'on a reconnu que le meilleur moyen d'obtenir et d'assurer des convalescences est de faire quitter une plaine aride et un sol réfractaire aux colons militaires, pour les diriger vers les montagnes où ils habitent dans des tentes ou des barraques salubres et bien aerées.

Le temps est un grand maître; espérons que l'expérience, en s'appuyant sur lui, finira par mettre tous les médecins belges d'accord sur les moyens de détruire complétement l'ophthalmie, comme ils sont unanimes dans leurs désirs et leurs efforts pour y parvenir.

OPHTHALMIE MIASMATIQUE.

L'ophthalmie miasmatique appartient au cadre des ophthalmies catarrhales. On lui a donné ce nom parce qu'elle se développe chez les individus exposés à des miasmes qui manifestent sur les muqueuses des phénomènes morbides, dont la persistance amène des transformations dans ces membranes et qui ont une grande analogie avec ceux qui résultent de l'ophthalmie égyptienne et de ses congénères.

Ces ophthalmies se déclarent aussi chez les individus renfermés en grand nombre dans des localités où l'air n'est pas suffisamment renouvelé et où les émanations animales provenant des corps vivans, ne tardent pas à se transformer en agens délétères, qui agissent promptement sur la muqueuse oculaire. C'est de cette manière que ces maladies se sont développées plusieurs fois sur les pontons anglais, encombrés de nos malheureux concitoyens. C'est ainsi qu'elle éclate à bord des navires qui se livr

à l'infâme trafic de la traite des noirs. En effet, quand trois
ou quatre cents hommes de couleur sont enfermés dans
l'entre-pont d'un navire, ils n'ont que la place nécessaire
pour se coucher, et un cubage d'air à peine suffisant pour
respirer sans être asphyxiés ; et comme on ne les sort que
par escouade et à des intervalles assez éloignés, un grand
nombre sont forcés de satisfaire à leurs besoins dans le lieu
même où ils sont enchaînés ; et, malgré les précautions
que l'on prend de nettoyer l'entre-pont plusieurs fois par
jour, il s'y exhale des miasmes animaux tellement actifs
que lorsqu'on y pénètre, on éprouve aux yeux un picote-
ment analogue à celui que l'on ressent lorsqu'on entre
dans une fosse d'aisance ou dans un charnier, où il existe
une grande quantité de matières animales en putréfaction.
Aussi la plupart de ces malheureux esclaves ont-ils les
yeux rouges et larmoyans, et pour peu qu'ils subissent l'influence des variations atmosphériques ou celle d'une mauvaise nourriture, l'ophthalmie catarrho-purulente se déclare et avec elle tout l'ensemble des symptômes qui ca-
ractérissent l'ophthalmie égyptienne.

C'est de cette manière aussi que se manifestent les ophthalmies tellement fréquentes dans certaines professions
qu'on les croyait inhérentes avec elles. C'est ainsi qu'autrefois les fabricans de poudrette étaient fort sujets à
l'ophthalmie produite par la vapeur de la substance qu'ils
manipulaient. C'est de la même manière et sous l'influence
de causes analogues, que cette maladie se développe sur
les individus employés à nettoyer les égouts.

Ophthalmie des égouttiers. En 1826, la commission chargée
de faire exécuter le curage des grands égouts de Paris, observa que l'ophthalmie était très-commune chez les égouttiers; que tantôt elle était déterminée par l'action directe
de la boue des égouts, tantôt par l'impression des gaz
échappés de cette substance lorsqu'on la remuait et qu'on
la transportait.

M. le docteur Furnari (1) qui s'est occupé avec beaucoup de soin de la recherche des maladies des yeux selon les diverses professions, a consigné, dans le Dictionnaire de médecine usuelle, un article fort intéressant sur l'ophthalmie des égouttiers ; cette ophthalmie, dit-il, survenait tout à coup sans qu'on pût la prévoir ; son caractère était une cuisson excessive des deux yeux avec larmoiement très-abondant et fort souvent suivi d'une cécité instantanée presque complète ; il fallait alors faire sortir l'ouvrier de l'égout, ce qui souvent était fort difficile, le mener jusqu'à l'endroit où l'on pouvait lui administrer les secours dont il avait besoin, ou le conduire chez lui. Examinant les yeux, on les trouvait injectés très-légèrement ; on n'y voyait pas de vaisseaux, mais une teinte rosée repandue, tant sur la conjonctive oculaire que sur la palpébrale ; l'éclat de la lumière augmentait la douleur et forçait le malade à tenir les yeux fermés : il existait aussi un besoin irrésistible d'y porter les doigts et d'y exercer toujours des frottemens, ce qui faisait couler les larmes en très-grande abondance.

Quoique M. Furnari m'eût mis à même de voir un certain nombre d'égouttiers atteints d'ophthalmie, j'ai préféré lui emprunter la description de cette maladie, parce que, sans contredit, il l'avait plus long-temps et plus souvent étudiée que moi. Cette affection des égouttiers est surtout fort remarquable par la promptitude avec laquelle elle se déclare et surtout par les phénomènes de photophobie dont elle est accompagnée.

Cette maladie, à elle seule, suffirait pour prouver l'exagération et la futilité de l'opinion de quelques confrères qui refusent de reconnaître que la congestion et l'inflammation des membranes muqueuses seules suffisent pour

______

(1) Furnari, *Dictionnaire de médecine usuelle*, article ÉGOUTTIERS tom. Ier, p. 561 et suiv.

provoquer l'intolérance de la lumière, qu'ils ne veulent admettre qu'au moyen de l'inflammation des tissus sclé; reux. En effet, comment admettre la phlogose de ces tissus profonds et denses lorsque l'expérience a prouvé que 24 heures de repos, des lotions d'eau froide aiguisée avec de l'eau-de-vie ou du jus de citron, suffisaient pour rétablir les yeux dans leur état ordinaire? M. Parent du Châtelet, dont tout le monde connaît les opinions consciencieuses et les travaux remarquables, m'a confirmé tous ces faits, qu'il avait du reste consignés dans un mémoire présenté à ce sujet au conseil de salubrité. M. Chevallier, chargé à cette époque par le préfet de surveiller les travaux des égouts, ne tarda pas à se convaincre que les collyres adoucissans et émolliens ne faisaient que prolonger le mal; tandis que les toniques et les astringens arrêtaient promptement la maladie. C'est pour cette raison que l'on avait préparé à portée des travaux, une ambulance où l'on conduisait l'ouvrier atteint d'ophthalmie; il s'y lavait d'abord les yeux avec de l'eau fraîche, puis avec le collyre, qui était toujours préparé en quantité suffisante et à la portée de tous les travailleurs.

L'action de ce moyen, disent MM. Furnari et Chevallier (1), est si puissante, que l'on a vu un grand nombre de fois ces hommes reprendre leurs travaux après une ou deux heures d'interruption et de repos : ce qui était plus curieux, la rougeur, la cuisson ne reparaissaient pas lorsque l'ouvrier rentrait dans l'atmosphère qui avait occasioné cette indisposition; ce n'était qu'après deux, quatre, ou huit jours qu'il survenait une ophthalmie semblable à la première.

Mais que l'on ne croie pas que les choses se passaient toujours ainsi; chez quelques individus la maladie se développa avec un grand degré d'intensité, surtout chez ceux qui n'eurent pas la précaution de se laver les yeux pour

(1) Chevallier et Furnari, ouvr. cité, *Ibid.*

faire disparaître la vase ou le sable qui y était entré. La présence de ces corps étrangers détermina une douleur fort vive accompagnée de rougeur et de chémosis très-développée, suivie de fièvre et d'insomnie : il fallut recourir à un traitement antiphlogistique excessivement énergique. Chez l'un d'eux, le nommé Cognard, on fut obligé non seulement d'appliquer un grand nombre de sangsues aux tempes, mais encore de pratiquer dix saignées, et encore celles-ci n'empêchèrent-elles pas la formation d'un hypopyon qui disparut heureusement, grâce à l'application de plusieurs sétons.

Presque tous les ouvriers ont été affectés de cette maladie sans que la température, les localités, l'ancienneté de la boue, l'âge, le tempérament aient paru la modifier en aucune manière. Quelles que fussent la saison, la hauteur ou la largeur des voûtes, la maladie a toujours été la même, soit qu'elle attaquât les anciens ouvriers ou ceux qui débutaient dans le métier.

Ophthalmie des vidangeurs. Tout ce que nous venons de dire pour l'ophthalmie des égoutiers, se rattache pour la plupart des faits de production à celle des vidangeurs.

L'ophthalmie des vidangeurs était autrefois commune à Paris, au rapport de Hallé ; maintenant elle l'est moins grâce aux moyens hygiéniques, mis en usage pour le curage des fosses d'aisance : il en existe cependant assez pour que M. Sichel(1) eût pu en voir, s'il eût désiré ; car les vidangeurs, familiarisés avec leur mal, ne recourent que rarement aux hommes de l'art. M. Sichel n'avait qu'à suivre mon exemple, c'est-à-dire se rendre dans les établissemens des vidangeurs, et aller les interroger comme nous le faisions le docteur Furnari et moi. Celui-ci, dont nous invoquerons l'autorité toutes les fois qu'il s'agira d'affections oculaires inhérentes aux différentes professions, en des-

(1) Sichel, ouv. cité, p. 238.

cendant même dans les fosses d'aisance, n'a pas tardé à s'apercevoir combien cette maladie devait être fréquente, à l'époque où l'on enlevait sans précaution des matières animales, rendues plus actives par la fermentation. A peine M. Furnari fut-il arrivé dans une fosse d'aisance même vidée depuis quelques jours, qu'il se sentit monter à la face une évaporation irritante dont l'action se faisait surtout sentir dans ses yeux ; il éprouva un sentiment d'irritation très-vif, accompagné d'un larmoiement fort abondant : sous l'influence de l'écoulement des larmes, l'irritation était un instant calmée, mais elle reparaissait de plus belle et accompagnée d'une sensation analogue à celle que provoque la présence des corps étrangers introduits entre le bulbe et les paupières.

Comme dans l'ophthalmie des égouttiers, cette sensation est si tenace que l'on ne peut s'empêcher de frotter les yeux pour chercher à les débarrasser de l'hôte incommode que l'on y croit caché : ces symptômes durent encore deux heures au moins après que l'on est sorti de ce foyer méphytique. Aussi est-il facile de comprendre ce qui se passe dans la conjonctive des hommes qui par leurs occupations se trouvent journellement exposés à des gaz aussi irritans.

Les vidangeurs travaillant presque toujours la nuit, le système cutané ne fait pas très-bien ses fonctions ; ils voient décupler les causes qui tendent à développer chez eux l'état catarrhal, qui est l'essence de l'ophthalmie des vidangeurs et qui se manifeste sous diverses formes en raison de l'ancienneté et de la gravité de la maladie.

Les vidangeurs assignent eux-mêmes à leur maladie trois périodes bien distinctes ; la première est celle d'invasion ou de début accompagné d'irritation et de larmoiement excessif et que pour cette raison ils nomment *mitte humide :* la seconde, qui se montre avec des phénomènes de pyorrhée accomplissant ses diverses phases, est connue sous le nom de *mitte grasse* : la troisième enfin est la *mitte indolente*, c'est-à-dire amenée par le temps et par la chronicité à un état tel, qu'il n'y a plus de larmoiment et de douleur, très-peu de sécrétion muqueuse, mais par contre une métamorphose en un état granulé, semblable à celui que l'on a considéré à tort comme une forme typique de l'ophthalmie catarhale des armées.

Toutes les fois qu'un vidangeur n'a point eu sa conjonctive ainsi transformée, la maladie disparaît d'elle-même lorsqu'il interrompt son travail, ou lorsqu'il embrasse une autre profession. Les vidangeurs savent si bien que cette maladie est inhérente à leurs occupations qu'ils s'abstiennent de recourir aux soins de la médecine, à moins que la maladie ne fasse des progrès; voilà sans doute pourquoi les malades ne sont point venus chercher M. Sichel, tandis que M. Furnari et moi nous allions les visiter.

Ceux qui sont atteints de cette maladie, portent le nom de *mitteux*. « Désagréable, incommode, dit le docteur Furnari (1)ꞌ, la mitte a cela au moins de favorable, qu'elle ne fait pas perdre la vue, à moins que quelque circonstance fortuite ne vienne aggraver la maladie : cela paraît d'autant plus extraordinaire, que les vidangeurs ne sont pas des modèles de sobriété, et qu'ils aiment à alcooliser les miasmes. » Quant au traitement, il est absolument le même que pour les ophthalmies des égouttiers, les astringens seuls réussissent.

OPHTHALMIES EXANTHÉMATIQUES.

On donne ce nom aux inflammations de la conjonctive qui se développent quelquefois sous l'influence des fièvres exanthématiques; mais il n'est pas rationnel de vouloir en faire une classe à part; car elles ne sont positivement

(1) Furnari, *Lettre à M. Florent Cunier, sur la Mitte*, ou *Ophthalmie méphytique des vidangeurs*.

qu'une affection secondaire et sympathique de l'inflammation de la peau : on a donc affaire ici à une simple affection catarrhale de l'œil qui peut accomplir diverses périodes. Depuis l'éruption vaccinale, jusqu'à la variolique,
les symptômes sont identiques, pour les conjonctivites
consécutives, à la rougeole, à la scarlatine, aux miliaires,
au pemphygus, et je mets au défi le premier venu de différencier ces diverses ophthalmies, si on lui laisse ignorer
d'avance la nature de l'éruption cutanée. Comment en
serait-il autrement, puisque toutes les conjonctivites consécutives aux exanthèmes débutent par une légère irritation de l'organe, par un sentiment de prurit et de chaleur
très-incommode ; toutes ont une injection identique, qui ne
varie que par l'intensité, l'étendue et la coloration ; toutes
enfin sont accompagnées de larmoiement, au point que les
adversaires mêmes de l'inoculation du vaccin se sont em-
parés de la fréquence de ce symptôme dans la fièvre
éruptive vaccinale, pour l'accuser de provoquer un épiphora nuisible (1). Toutes, enfin, sont accompagnées de sécrétions muqueuses plus ou moins abondantes, de symptômes de photophobie qui se coordonnent presque toujours avec les symptômes inflammatoires.

DE L'OPHTHALMIE VARIOLEUSE.

L'ophthalmie varioleuse est une des complications qui
accompagnent les éruptions de la petite-vérole ; mais elle
n'est point constante. La maladie, lorsqu'elle se porte aux
yeux, débute par une conjonctivite catarrhale légère,
accompagnée de larmoiement, de sensation de corps étranger entre les paupières : il existe en même temps des phénomènes de coryza, de bronchite ou d'amygdalite ; la cou-

(1) Carron père, *Mémoire sur la vaccine*, ayant obtenu le grand
prix de vaccine en 1812.

leur de la conjonctive, et l'injection des vaisseaux, ne varient en rien la conjonctivite catarrhale ordinaire ; seulement l'on voit paraître çà et là, en divers points de la conjonctive et de la cornée, quelques petites pustules nacrées, hyalines, à peine grosses comme la moitié d'un grain de millet. L'éruption est discrète ou confluente : si on abandonne les pustules à elles-mêmes, elles grossissent, se remplissent d'un liquide qui se comporte exactement comme celui des pustules de la peau. Or, si l'on a étudié l'action d'une seule pustule variolique sur la peau, on peut apprécier à la première vue toute la conséquence et les ravages qu'occasionera un petit bouton de petite-vérole sur l'œil. Les boutons de la conjonctive et de la cornée diffèrent seulement de ceux de la peau, en ce que leur période d'exsiccation est remplacée par la forme ulcéreuse, en raison du tissu sur lequel les boutons sont placés. L'ulcération sera d'autant plus étendue, que la conjonctive aura été plus longtemps à se crever, et à donner passage à l'humeur renfermée dans la pustule.

Il n'est pas rare de voir la cornée traversée de part en part par cette ulcération, qui évacue les humeurs de l'œil et produit même des procidences de l'iris.

L'ophthalmie variolique reconnaît pour cause unique l'infection immédiate ou miasmatique de la petite-vérole. Son pronostic est toujours très-grave ; et il le sera d'autant plus, que l'on aura réclamé plus tard les conseils et les soins d'un chirurgien : heureusement cette maladie devient chaque jour plus rare, grâce à l'inoculation du vaccin. S'il est encore des médecins assez rétrogrades pour nier les avantages de la vaccine, je les engage à lire avec soin les tables statistiques faites en Angleterre, en Allemagne, en Russie, en Italie et en Prusse, sur les aveugles et les causes de la cécité. Ils verront qu'avant l'importante découverte de Jenner, sur cent cas de cécité, trente-cinq reconnaissaient pour cause la variole, ses suites ou ses conséquences. Aujourd'hui, au contraire, dans tous les pays où une stupide ignorance, ou un coupable fanatisme ne font pas rejeter la découverte du philantrope anglais, la cécité produite par la variole se monte à peine de trois cas sur cent.

S'il restait encore quelques doutes à ces hommes qui marchent au rebours de leur siècle, je leur dirais : Transportez-vous dans l'asile royal des Quinze-Vingts ; visitez avec soin ces intéressans jeunes aveugles de la rue Saint-Victor, et vous ne tarderez-pas à acquérir la conviction pleine et entière de tout ce que je viens d'avancer.

La petite-vérole produit encore un grand nombre de cécités en Orient et en Egypte surtout. Mon ami Herbeert, jeune médecin allemand, mort dans les sables de la Nubie, victime de son zèle pour la science et de son amour pour l'humanité, m'écrivait : « La peste n'est rien : un des plus grands fléaux de l'Egypte est la petite-vérole ; partout je trouve et ses affreux stigmates et ses déplorables résultats : jointe à l'ophthalmie égyptienne, elle finira par aveugler la moitié de l'Egypte, ainsi que l'avait déjà constaté Volney, mon illustre devancier. »

Il n'y a rien d'exagéré dans cette appréciation, et tout médecin qui aura observé avec soin la brusque invasion de l'ophthalmie variolique, la promptitude de sa marche, son effrayante terminaison, sentira combien Herbeert était fondé dans ses conclusions. Aussi, pendant que la médecine demeurait spectatrice impuissante d'une affection aussi grave, il était bien rare de voir un œil vigoureusement atteint, en revenir.

Il était réservé à la médecine moderne de trouver les moyens de faire avorter l'ophthalmie variolique, et de paralyser ainsi ses ravages. M. Serres, médecin en chef de la Pitié, en découvrant la méthode ectrotique, a rendu à l'humanité un service signalé, qui doit faire considérer le traitement abortif des pustules varioleuses comme une des plus belles découvertes modernes : grâce à elle, j'ai sauvé tous les yeux variolés' toutes les fois que j'ai été consulté en temps utile. En effet, il ne s'agit que de surveiller avec soin les yeux des varioleux, pour arrêter immédiatement la marche de la maladie, et la faire avorter. Si du reste on ne veut point employer cette méthode comme générale pour le traitement abortif de l'éruption, on peut toujours, dans tous les cas, préserver l'œil et ses dépendances de l'infection. En raison de la localité sur laquelle on opère, il faut employer un procédé spécial de cautérisation, sur lequel je me suis déjà étendu, il y a quelques années, mais qui est trop important pour ne pas trouver de nouveau sa place ci-après.

Toutes les fois qu'après les symptômes généraux qui annoncent une fièvre éruptive, l'on reconnaît des boutons présumés varioliques, il faut se hâter de les cautériser : le médecin ne doit point se borner à une inspection fugace ; il doit au contraire apporter une attention toute particulière sur la conjonctive, et surtout sur les paupières : je dois entrer à cet égard dans quelques explications.

Bien que moins susceptibles d'être altérées par les pustules varioliques, les paupières en subissent assez souvent l'influence ; celle-ci se manifeste surtout par un gonflement érysipélateux, qui a pour résultat inévitable d'augmenter considérablement le volume de ces voiles mobiles, et de mettre le médecin dans l'impossibilité de les écarter pour voir ce qui se passe au dessous : par le fait de cette seule circonstance, l'on perd tout moyen d'investigation, et s'il se manifeste des pustules varioleuses sur l'œil, à coup sûr il deviendra impossible de leur appliquer la médication ectrotique destinée à la faire avorter. Alors, si la pustule se développe sur la cornée ou dans son pourtour, elle acquerra en peu de temps le volume d'une lentille : elle s'entourera d'un cercle inflammatoire énorme ; le liquide hyalin qu'elle contenait dans son principe, deviendra trouble, purulent, il creusera de toutes parts pour se faire jour, et lorsque cette terminaison aura lieu, quatre-vingt-quinze fois sur cent la cornée aura été percée, l'humeur aqueuse évacuée, et sa sortie accompagnée de tous les accidens qui accompagnent ordinairement les lésions de cette nature. Si l'œil ne se vide pas, ne suppure pas même, il restera impropre à la vision; trop heureux encore le malade s'il peut trouver plus tard, dans les moyens chirurgicaux, une faible, bien faible compensation à ses malheurs. Combien de fois n'ai-je pas vu des accidens de cette nature, sans que les médecins ou les assistans les eussent même présumés! les paupières tuméfiées fermaient complétement la fente palpébrale, et lorsque j'écartais forcément leurs bords libres, il sortait du pus en quantité, phénomène que l'on observe aussi souvent que dans l'ophthalmie des nouveau-nés. Il reste donc convenu que le médecin visitera plusieurs fois, dans la journée, l'œil et ses pourtours, et qu'aussitôt qu'il observera une pustule variolique à son début, il s'empressera d'en ouvrir la pointe avec des ciseaux très-fins, et d'y appliquer l'extrémité d'un petit pinceau à miniature, imbibé de nitrate d'argent fondu : on arrive encore plus vite au même résultat, en se servant d'une petite aiguille cannelée en or, et chargée de caustique.

Quand il s'agit de réprimer un bouton de la conjonctive, surtout dans la région précornéenne, il faut agir avec une précaution extrême, afin de borner l'action de la cautérisation au seul point malade; pour cette raison, il faut immédiatement injecter dans l'œil un peu d'eau tiède, et même du lait; afin de rendre cette double opération beaucoup plus prompte, je l'ai réduite à deux seuls temps, comme il suit :

On ajoute à une seringue d'Anel un petit fil d'argent, placé en forme de baïonnette : sur l'extrémité libre de cet appendice l'on appose un petit pinceau à miniature sursaturé de nitrate d'argent ; d'un autre côté la seringue est remplie de lait tiède, et on la saisit avec les deux premiers doigts de la main et le pouce, comme si on voulait faire une injection des points lacrymaux : d'une main on écarte les paupières, et de l'autre l'on présente à la pustule la pointe du pinceau nitraté, et aussitôt que l'effet de cautérisation est produit, on pousse le piston et l'on projette sur la partie cautérisée un jet de liquide, qui non seulement entraîne les particules de l'agent chimique, non combinés avec les tissus, mais encore produit un effet calmant sur les parties cautérisées. Depuis long-temps je me sers de cet appareil, et M. le docteur Labat, à qui je l'ai communiqué il y a bien des années, n'a pas tardé à en reconnaître la bonté et l'efficacité.

Par le moyen que nous venons d'indiquer on arrête toujours les progrès de l'ophthalmie varioleuse, en ce qui concerne la formation des pustules : les symptômes généraux et inflammatoires se traitent par les saignées générales et locales, selon l'intensité de la maladie et le tempérament des malades.

Malheureusement le praticien n'est pas toujours appelé à temps, et souvent, à peine est-il en présence du malade, qu'il apprécie du premier coup d'œil, et le danger de sa position, et l'insuffisance des moyens pour le combattre. Dans ces cas-là il faut se borner à empêcher que le malade ne perde complétement les yeux ; et pour cela il faut souvent écarter les paupières avec soin : pour faire écouler le pus, l'on injecte entre les paupières de la liqueur styptique de Bathe ou de la solution de nitrate d'argent.

Ces injections astringentes et détersives diminuent immédiatement la sécrétion purulente, et bornent presque toujours le progrès ulcératif ; ces injections seront réitérées plusieurs fois par jour. Dans l'intervalle on applique sur les paupières une couche fort épaisse d'onguent napolitain, et mieux encore, on les recouvre avec de l'emplâtre de

Vigo, *cum mercurio*, étendu sur une peau très-fine. Quelques médecins de la Nouvelle-Orléans prétendent obtenir le même résultat de l'application de l'huile d'olives ; mais je préfère, comme plus sûrs, les moyens dont je viens de parler.

En général, les individus traités par l'application de l'onguent de Vigo ne conservent aucune cicatrice vicieuse, et à peine la peau porte-t-elle les marques de l'éruption variolique.

Lorsque la maladie est arrêtée, il reste souvent sur le bord des paupières un petit boursoufflement de la conjonctive, qui finit presque toujours par se durcir, se recouvrir d'un léger épithélium, en constituant un petit cercle rouge difficile à guérir, désagréable à voir, et qui constitue une affection vulgairement connue sous le nom de *yeux bordés de rouge*. Lorsque la maladie est arrivée à un état assez chronique pour supporter des remèdes astringens ou escharotiques, on touche le rebord des paupières avec un petit pinceau imprégné de la pommade suivante :

℞ Moelle de bœuf fondue, une once.
  Extrait de suie de bois, un scrupule.
  Onguent citrin, douze grains.
  Huile blanche de foie de morue, deux scrupules.
  Mêlez.

Lorsqu'il reste des taies et nuages de la cornée sans suppuration, on les traite par les moyens ordinaires, et surtout par l'usage des huiles animales combinées, dont je parlerai plus tard.

DE L'OPHTHALMIE SCROFULEUSE.

On nomme ophthalmie scrofuleuse (*conjonctivitis scrofulosa*), l'inflammation de la conjonctive produite ou modifiée par les scrofules. L'œil, plus que tout autre organe,

reçoit de l'affection scrofuleuse des élémens et des prédispositions morbides, qui se révèlent dès la plus tendre
enfance, et persistent quelquefois jusque dans un âge assez
avancé. Cette affection est malheureusement très-commune; Beer (1) dit qu'à Vienne on la rencontre 90 fois
sur 100: Benedict (2) avance qu'en Silésie elle est excessivement fréquente : Weller (3) professe la même opinion ,
mais il est complétement dans l'erreur, quand il avance
qu'en Italie, l'ophthalmie qui nous occupe est excessivement rare ; et M. Lawrence, en disant que l'ophthalmie
scrofuleuse est moins fréquente en Angleterre qu'en Allemagne, émet une opinion tout-à-fait opposée à ce qu'ont
écrit non seulement Guthrie, mais encore Lloyd (4), qui a
fait un des ouvrages les plus remarquables sur les scrofules. En France, cette affection est très-fréquente , surtout
dans les villes populeuses et manufacturières : on est vraiment effrayé en lisant les proportions que MM. Richerand (5) et Guersent (6), établissent, de la fréquence propor-
tionnelle de l'affection scrofuleuse. Pour peu qu'on ait
fréquenté les hôpitaux de Paris , et surtout ce vaste récep-
tacle que l'on nomme l'Enfant-Jésus, l'on ne tardera pas
à se convaincre de la vérité des faits avancés par les deux
célèbres praticiens que nous venons de nommer. Mon expérience journalière est tout-à-fait conforme à leur opinion. Au milieu d'une population nécessiteuse, mal nour-
rie, plus mal logée encore, la maladie scrofuleuse apporte
une influence malheureusement assez grande, pour modi-

(1) In Weller, translated by d^r Monteath , vol. II, p. 265.
(2) Benedict , doctrines citées.
(3) Weller, traduction anglaise, vol. II, p. 265.
(4) Lloyd , *On scrofula*, p. 120.]
(5) Richerand , *Nosographie chirurgicale* , t. I, p. 422.
(6) Guersent , *Dictionnaire des sciences médicales* de Panckoucke ,
t. L, p. 191.

fier ou compliquer les affections les plus simples de l'œil (1).

Les caractères généraux qui accompagnent l'ophthalmie scrofuleuse, sont la prédominance du système veineux. La peau des tempes, des paupières, est d'un blanc remarquable par sa transparence, ou bien elle est d'un jaune pâle et mat (scrofules de campagne): elle est sillonnée par des vaisseaux en forme de cordon bleu ou rougeâtre, surtout sur les paupières ; cette disposition est plus apparente dans la paupière supérieure, surtout quand elle s'abaisse ou quand on la tire doucement avec la main (Jüngken).

Il est bien difficile de distinguer en deux classes la conjonctivite scrofuleuse, en considérant son siége sur la paupière ou sur la conjonctive oculaire. Ces deux affections se tiennent immédiatement l'une à l'autre, et ne sont dans la plupart des cas que des variétés de degrés; rarement aussi la maladie se borne à la conjonctive seule et à la cornée; la sclérotique, l'iris et la choroïde finissent par être envahis par l'inflammation. La maladie débute tout aussi souvent par la conjonctive oculaire, que par le rebord libre des paupières, quelquefois celles-ci sont complétement saines, c'est pour cette raison que l'inflammation des glandes de Méibomius, n'est pas un phénomène indispensable et constant de la conjonctivite scrofuleuse. Cependant lorsque la maladie débute par le bord des paupières, l'on voit dans toute la rangée des cryptes méibomiennes des petites lignes, de tissus hypertrophiés qui ne sont que les cryptes elles-mêmes enflammées et recouvertes de leur muqueuse.

La conjonctivite scrofuleuse se distingue des autres conjonctivites, parce qu'elle débute avec moins d'uniformité : que la rougeur, au lieu d'être générale, se manifeste par

(1) Nous devons rappeler ici l'importante division du professeur Alibert, qui a admis deux espèces de scrofules, celles des villes, et celle des campagnes.

de petits paquets de vaisseaux , do:it le point de départ est
le petit angle de l'œil. A mesure que la maladie fait des
progrès , différentes agglomérations de vaisseaux se forment en divers points de l'œil; ils sont noueux et phlébec-
tasiques. Il est facile de se convaincre qu'ils appartiennent
à l'appareil veineux, ils se terminent brusquement à un quart
de ligne de la cornée , et ils ne s'avancent sur elle , que
lorsque celle-ci commence à devenir malade. Ces vaisseaux
sont presque toujours terminés dans le rebord cornéen ,
par une petite élevation blanchâtre, de la nature de celles
que M. Velpeau a nommées pustules aphthoïdes. La marche
de ces petites élévations est loin d'être uniforme, tantôt
elle disparaît spontanément , tantôt elles crèvent et se cicatrisent, tantôt enfin elles s'ulcèrent, et cette ulcération
ressemble , selon M. Jüngken , à un ulcère scrofuleux
situé partout ailleurs (1).

La doctrine de l'injection considérée comme moyen de
diagnostic différentiel , comme nous l'avons dit ailleurs ,
est loin d'être nouvelle. Voici comment Bénédict (2) l'a décrit touchant l'ophthalmie scrofuleuse.

« Conjonctiva gaudet rubore diffuso , qui in singulis va-
» sorum fasciculis hæret , ex utroque oculi angulo ad cor-
» neam concurrentibus. Mox sub morbi initium in fine an-
» teriore cujus libet fasciculi phlyctenula exsurgit quæ di-
» versa reperitur , et ex sede quam occupavit, et ex homi-
» nis ratione ægrotantis. »

« Dès l'instant où la conjonctivite scrofuleuse devient intense , et avant qu'il y ait aucun symptôme de kératite et

____

(1) Weller, d'après Beer : « The conjunctiva bulbi now gradually
» partakes of the inflammation , and is covered with a diffused redness.
» Clusters of blood-vessels, all running concentrically towards the
» cornea , are observable , some of them extending over the edge of
» the cornea and even reaching its centre. The sclerotica reddens ,
» and in torpid people pustules appear at the extremity of the bundles
» of vessels , which sometimes change to ulcers.» (*Édit. anglaise*).
(2) Bénédict, ouvr. cité.

de sclérotite , le malade est atteint de larmoiement et de photophobie : celle-ci devient d'autant plus évidente que la cornée semble se prendre soit par l'inflammation , soit par le résultat de l'ulcération de la pustule. J'ai eu occasion de disséquer avec soin un grand nombre d'enfans atteints de conjonctivite scrofuleuse à divers degrés et ayant succombé à des fièvres éruptives ou à des affections cérébrales, et je n'ai pas trouvé la plus légère trace d'inflammation de la sclérotique, lors même que la photophobie avait été très-prononcée : le scalpel est un grand juge pour peser la valeur d'un grand nombre d'idées préconçues, qui ne reposent sur aucune base solide. Lorsque la sclérotique est enflammée , les symptômes anatomiques de l'inflammation persistent après la mort , c'est ce dont je me suis souvent convaincu au moyen de dissections. Je dois à l'obligeance de M. M. Tarral , jeune chirurgien anglais d'un mérite reconnu , d'avoir constaté de nouveau ce fait sur la sclérotique d'une femme, qui avait succombé rapidement à la suite d'une opération de cataracte par extraction.

L'ophthalmie scrofuleuse est toujours accompagnée de sécrétions abondantes, acres et corrosives ; elles consistent ou bien dans une mucosité blanchâtre, coagulable , qui s'arrête sur les cils, qui irrite l'épithélium et l'excorie, ou bien en une sérosité limpide , qui n'est autre chose que l'humeur de la glande lacrymale, qui sort par nappes, sous forme de jets , et dont l'âcreté est telle qu'elle rougit même la joue, qui parfois s'excorie. Je n'ai jamais vu qu'elle pût rougir les doigts, ainsi que l'a observé M. Jüngken; j'aime mieux le croire que le nier.

Le blépharospasme coïncide toujours avec le larmoiement , la photophobie : selon moi, il n'est que la conséquence des efforts que fait le malade pour se soustraire à l'influence des rayons lumineux. Ce blépharospasme est tel, chez les enfans, surtout qu'ils font des efforts inouis pour vaincre la contraction des muscles des paupières, et que dans ces efforts ils ouvrent la bouche : et si le chirurgien veut se servir de ses doigts pour les aider, il lui est presque impossible de le faire sans employer une grande violence. Le meilleur moyen est de placer le malade dans un endroit obscur, et alors il ouvre l'œil plus facilement. C'est en raison de cette intolérance de la lumière, que les enfans atteints d'ophthalmie scrofuleuse marchent la tête baissée en s'abritant les yeux avec la main, et qu'il est fort difficile de les forcer à sortir de l'obscurité.

L'ophthalmie scrofuleuse est une de celles dont la marche est la plus incertaine ; souvent au moment où le malade paraît guéri, ou lors même qu'il l'est complétement, l'inflammation reparaît brusquement sans cause appréciable ; après plusieurs mois de guérison, une récidive foudroyante vient désoler le malade, sa famille et l'homme de l'art qui le traite. Elle se termine cependant par la résolution, l'induration du bord libre des paupières, et lorsqu'elle envahit la cornée et la sclérotique, elle y produit des altérations graves dont nous nous occuperons en parlant de ces maladies en particulier ; elle peut se compliquer d'affections catarrhales ou rhumatismales, et constituer ainsi deux ophthalmies mixtes, connues sous le nom d'ophthalmo-scrofuleuse et rhumatismo-scrofuleuse. De même que toutes les autres ophthalmies, elle a deux périodes bien tranchées, qui sont l'aiguë et la chronique.

Les causes principales de l'ophthalmie scrofuleuse résident principalement dans la prédominance du système lymphatique ; mais nous ne pensons pas que ce défaut d'équilibre entre les divers systèmes suffise pour déterminer la maladie : pour que ce phénomène ait lieu, il est besoin d'une cause prédisposante. Au nombre de celles-ci, il faut placer en première ligne les refroidissemens, les habitations insalubres, les professions qui agissent sur l'œil, le travail de la dentition, et par dessus tout la suppression, spontanée ou empiriquement provoquée,

des exanthèmes du cuir chevelu, vulgairement connues sous
le nom de gourme. L'engorgement des glandes mésentériques joue aussi un très·grand rôle dans la genèse de cette
ophthalmie.

Le traitement de la conjonctivite scrofuleuse doit être
basé sur l'état de la maladie, et surtout sur ses causes productrices : comme toute inflammation, elle doit être attaquée
au début par des antiphlogistiques , afin de paralyser les
effets de l'inflammation. Chez les adultes, la saignée du
pied souvent répétée , les ventouses scarifiées à la nuque ,
aux épaules, au cou, produisent des effets surprenans; pour
les enfans , on est forcé de recourir aux sangsues placées
aux apophyses mastoïdes , ou le long de la veine jugulaire.
Ces applications doivent être assez fortes et souvent répétées , afin d'arrêter le travail inflammatoire. Scarpa, Rasori , Thomasini, Borda , Lloyd , employaient de nombreuses évacuations sanguines dans le traitement du scrofule aigu : ils ne s'occupaient de modifier la constitution
que lorsqu'ils étaient maîtres de l'état inflammatoire. Les
scrofuleux supportent mieux qu'on ne le pense les évacuations sanguines : il y a cependant exagération à les porter
à l'excès, comme le fait quelquefois M. Sichel, qui se croit
l'inventeur de cette méthode.

Ayant renoncé à l'habitude de placer des sangsues autour des paupières, en raison des accidens que nous avons
énumérés ailleurs (1), nous faisons placer dans l'intérieur
de la narine deux de ces annélides qui produisent presque
toujours une évacuation abondante. Lorsque les enfans sont
peu raisonnables, j'introduis dans leurs narines l'ingénieux
scarificateur de Savigny, dont l'action est sans danger , et
au moyen duquel on ouvre. quelques veinules produisant
une évacuation directe et remplaçant la saignée du grand
angle de l'œil si recommandée par les anciens. La saignée

(1) Tom. I, *Généralités des ophthalmies.*

des veines nasales ne peut jamais dégénérer en hémorrhagie : elle s'arrête d'elle-même si on ne provoque pas le flux du sang par des lotions tièdes, par l'exposition des narines à la vapeur de l'eau chaude. Si cette épistaxis artificielle dépassait le but que l'on se propose, rien n'est plus facile que de la supprimer par de légers astringens, voire même par un tamponnement convenable.

Il faut assurer les effets de ce traitement en ayant soin de ne pas laisser l'enfant dans une chambre trop chaude, et surtout de ne pas le coucher dans un lit où il soit trop couvert et trop moelleusement ; rien n'est défavorable comme d'ensevelir un enfant dans des piles de coussins ou dans des couvertures nombreuses. Il faut que l'air circule librement dans la chambre, et qu'il soit moins chaud que froid. MM. Jüngken et Dieffenbach ont même obtenu de très-grands avantages de l'application du froid dans le traitement de l'ophthalmie scrofuleuse (1). L'appartement doit être modérément obscur ; il est tout aussi peu rationnel de tenir le malade dans une obscurité profonde, que de ne prendre aucune précaution pour le préserver de l'action de la lumière.

Lorsque l'état du canal intestinal le permet, l'on associe aux évacuations sanguines la révulsion sur la muqueuse intestinale au moyen de purgatifs doux, tels que le sirop de nerprun, de chicorée composée, la manne, l'huile de ricin et le calomel à doses purgatives. Le professeur Scarpa employait avec de très-grands avantages une mixtion purgative dont la rhubarbe était la base, et que l'on avait déguisée au point de la faire prendre sans répugnance aux enfans les plus difficiles. On fait étaler largement de l'onguent napolitain sur le front et les tempes : rarement je porte le mercure doux assez haut pour provoquer la salivation ; je ne sais si ceux qui se sont si opiniâtrément engoués de la méthode anglaise, qui consiste à donner du ca-

(1) D'Ammon, journal cité.

lomel à hautes doses, ont bien réfléchi aux accidens produits par le ptyalisme mercuriel chez les enfans, et surtout
chez les sujets irritables ; la stomatite ulcéreuse, qui est
souvent la suite de la salivation, dégénère fréquemment
en une affection grave qui mérite les plus grands soins, et
surtout la cautérisation des parties ulcérées. A tous ces
moyens l'on peut ajouter les bains de pieds à l'eau chaude
aiguisée avec l'acide hydrochlorique fumant, avec la moutarde, la soude commune ou le savon noir. Ce n'est que
lorsque la maladie commence à diminuer que l'on peut employer des collyres : leur action augmente presque toujours
le blépharo-spasme et l'irritation locale ; cependant, si la
douleur est vive, on peut, à l'exemple du professeur Scarpa,
faire des lotions d'infusion de safran de Gatinais, auxquelles on ajoute quelques gouttes de laudanum.

Cependant M. Velpeau (1) a entrepris une série d'expériences dans lesquelles il a fait appliquer dès le début de
la solution du nitrate d'argent : les résultats qu'il a obtenus
ne l'engagent point à suspendre ses expériences, qui, du
reste, sont bien dignes de fixer l'attention des thérapeutis-
tes modernes : si le chirurgien de la Charité a une longue
continuation de succès, il renversera plus d'une théorie.

J'ai consigné en 1832, dans un ouvrage périodique (2),
les bons effets qu'avait obtenus M. D'Ammon de l'emploi
de l'infusion de Bignonia catalpa dans le traitement de la
maladie scrofuleuse. Ce même praticien confirme dans son
journal (3) les heureux résultats qu'il a obtenus depuis par
l'administration de cette substance. La ciguë a été non
moins héroïque dans les mains de M. Baudelocque, médecin de l'hôpital des Enfans (4) : il a dû surtout ses succès
en administrant ce médicament à haute dose. Le même

---

(1) Velpeau, répert. général de médecine, t. IX, p. 60, article *cornée.*
(2) Carron du Villards, *Répertoire annuel de clinique,* 1832.
(3) D'Ammon, journal cité, t. I, p. 122.
(4) Baudelocque, *Recherches sur les scrofules.*

praticien a obtenu aussi de beaux résultats de l'usage du sumac vénéneux (*Rhus toxicodendron*); mais ils ont été moins constans que ceux de la ciguë.

J'ai confirmé les résultats avantageux des préparations d'or contre l'ophthalmie scrofuleuse, dont MM. Legrand et Girardot (4) ont déjà fait connaître l'action énergique pour modifier et combattre l'affection scrofuleuse. Ce médicament s'emploie à l'intérieur et à l'extérieur. Le sirop aurifère de M. Legrand est fort avantageux en ce qu'il n'a aucun goût désagréable, et que les enfans les plus difficiles le prennent sans répugnance. Malheureusement les préparations d'or ne sont pas à la portée de toutes les fortunes. Comment les prescrire à plus forte raison à ceux qui sont souvent privés du nécessaire?

Je n'ai point trouvé dans les antimoniaux les avantages que leur attribuait notre illustre maître Scarpa. L'iode, employé avec précaution, est plus avantageux ; mais ses facultés curatives sont bien loin de la valeur exagérée qui lui a prêtée M. Lugol (1).

C'est sans doute parce que le sel marin contient une petite quantité d'iode que l'on obtient de son administration de bons effets. J'en fais prendre soir et matin une cuillerée à café dans une demi-tasse de bouillon aux enfans atteints d'ophthalmie scrofuleuse. Pour les adultes, la dose est double ou triple. Ce médicament, qui est à la portée de toutes les conditions, n'offre aucun danger. D'après l'autorité de M. Odier (2), je lui adjoins la tisane de brou de noix ou l'extrait de cette substance. L'hydrochlorate de baryte, le sirop de belet, la plupart des mercuriaux, sont aussi fort avantageux. Il est une manière excessivement commode d'administrer le mercure, c'est celle du docteur Olivier de

(4) Legrand, *Mém. sur l'emploi de l'or dans les scrofules*, Paris, 1838.
(2) Lugol, *Traitement des scrofules par l'iode*, 1832.
(3) Carron du Villards, *Répertoire annuel de clinique*, année citée.

Paris , au moyen de biscuits , ou pâte préparée par lui. On commence par en donner un matin et soir aux petits enfans, et on augmente graduellement la dose. Tout en déplorant les motifs qui engagent ce médecin à tenir secrète sa formule , j'affirme que c'est un excellent moyen. Espérons que l'époque n'est pas éloignée où sa composition rentrera dans le domaine public.

A l'exemple de Dupuytren (1), MM. Mayor de Lausanne et Fricke de Hambourg ont guéri des ophthalmies scrofuleuses , en insufflant entre les paupières du calomel; je n'ai jamais essayé ce moyen , aussi ne me permettrai-je pas de le juger.

Il est bien reconnu, du reste, qu'il faut plutôt compter sur un traitement modificateur que sur des agens spéciaux. De même que l'immortel père de la médecine, il faut considérer l'air, l'eau, l'habitation, les vêtemens et la nourriture , comme jouant un grand rôle dans la guérison. Ainsi je vois chaque jour des enfans guérir sous l'influence d'une nourriture animale très-prononcée, dont les viandes noires , le sang des animaux forment la base; on y ajoute l'usage des bières médicamenteuses très-chargées en houblon. Ce traitement qui est très-convenable aux enfans pauvres et mal nourris jusqu'alors, ne conviendrait nullement à ceux qui ont toujours été à l'abri du besoin , ou qui ont eu une nourriture variée. Le changement de climat est un grand moyen curatif; j'ai vu un grand nombre de sujets anglais atteints d'engorgement des glandes cervicales, si communes dans la brumeuse Angleterre , guérir spontanément après une habitation plus ou moins longue. dans les îles de l'archipel Ionien , à Malte ou sur les plages chaudes et réfractaires de Sierra-Leone; il y a pas de doute que, l'usage des bains de mer qu'ils prennent dans

(1) Note de MM. Bousquet et Bellanger, traduction de Scarpa, t. I, p. 188.

ces différentes localités n'influent aussi sur ces succès : on objectera peut-être que tout le monde n'a pas la possibilité de changer de climat ; mais je me borne ici à citer des faits.

Lorsque l'ophthalmie scrofuleuse commence à revêtir une forme chronique, une révulsion bien entendue, seconde parfaitement les efforts du praticien : le vésicatoire est parfaitement convenable pour les adultes ; mais chez les enfans je persiste dans l'opinion que j'ai précédemment émise dans les généralités de l'ophthalmie. La révulsion sur le cuir chevelu est préférable, en se servant de la pommade stibiée, qui produit une éruption salutaire, dont les effets sont des plus marqués, en ce qu'ils ressemblent davantage à ceux des éruptions naturelles si fréquentes chez les enfans lymphatiques, et dont la suppression coïncide presque toujours avec l'apparition de l'affection oculaire. Chez les enfans âgés de moins de quinze mois, je me borne à faire derrière les oreilles des onctions avec la pommade de Lausanne, qui sont toujours suivies d'une irritation locale, plus que suffisante pour produire l'effet désiré.

C'est à l'époque de la chronicité que l'on doit espérer de bons effets des collyres astringens ; ceux de borate de soude, d'alun natif, de nitrate d'argent sont très-convenables. Lorsque la muqueuse est hypertrophiée et baveuse, l'on peut employer avec succès la solution caustique iodurée de M. Lugol ou le nitrate d'argent fondu en nature, comme le font depuis long-temps les Anglais, et comme a été un des premiers à le tenter parmi nous M. Gendron (1) de Château-sur-Loire.

Lorsqu'il existe des ulcères et des varicosités de la conjonctive, on les traitera de la manière indiquée à l'article *Keratite scrofuleuse* et *Pannus*.

____

(1) Gendron (Esprit), *Journal général de médecine*, t. LXXXVII.

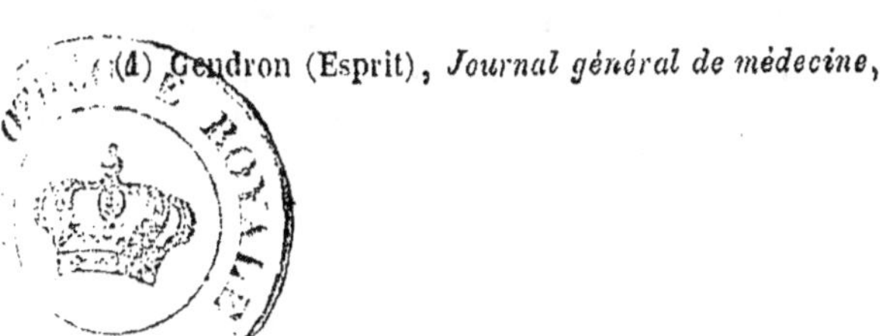

MODIFICATIONS ORGANIQUES DE LA CONJONCTIVE, SUITE DE SON INFLAMMATION. — DU PTÉRYGION.

Le ptérygion consiste dans une excroissance ou épaississement de la conjonctive, ayant une forme pyramidale, dont la base se trouve tournée du côté de l'orbite, tandis que la pointe se dirige du côté de la cornée.

On en rencontre souvent deux et même trois, et le docteur Cunier (1) rapporte l'histoire d'un nommé Éverat, qui en avait quatre, et qui, par leur position, formaient sur l'œil une croix de Malte, en tout semblable à celui rencontré par Wardrop sur un enfant nouveau-né (2).

Pour peu que la maladie eût augmenté, ces excroissances eussent fini par former un panicule. Il y a quatre espèces de ptérygion, le simple, le charnu, le graisseux et le plébectasique. Quel que soit le degré de ces maladies, elles se présentent toujours sous la forme d'un triangle, dont la pointe s'approche de la cornée et s'avance quelquefois jusques au centre de celle-ci. Ainsi que l'a fait observer le professeur Scarpa, l'ophthalmie chronique variqueuse avec relâchement et épaississement de la conjonctive, le nuage de la corne et le ptérygion, sont trois maladies qui ne diffèrent entre elles que par le degré d'intensité. Dans toutes trois, il y a développement plus ou moins considérable des vaisseaux de la conjonctive, de relâchement et d'hypertrophie de cette membrane. Elle ne varie que par le plus ou moins de développement des vaisseaux qui revêtent quelquefois une forme tout-à-fait phlébectasique.

C'est une erreur de croire qu'il y ait des tissus de nouvelle formation; ils sont seulement développés outre mesure, et peu à peu, tandis qu'ils se développent brusque-

ment dans des chémosis que je considère comme de véritables ptérygions aigus. Le mécanisme par lequel ceux-
ci prennent une forme triangulaire s'explique facilement,
d'un côté, parce que c'est dans le point qu'il occupe qu'il
existe un plus grand nombre de vaisseaux, et de l'autre
parce que la conjonctive, qui est très-lâche du côté de
l'orbite, adhère de plus en plus au globe, à mesure qu'elle
se rapproche de la cornée. Lorsque la maladie a envahi la
cornée, elle soulève peu à peu la conjonctive cornéale, qui
est alors sillonnée par des vaisseaux sanguins. Forestus
avait déjà entrevu les causes de la forme triangulaire du
ptérygion, puisqu'il dit qu'il est toujours construit comme
un fer de flèche.

La forme triangulaire est son caractère distinctif, qui
empêche de le confondre avec diverses excroissances des
paupières. Le ptérygion simple se présente sous forme
d'une petite raquette, partant du rebord orbitaire, et
s'étendant jusqu'à la cornée; jamais il n'outre-passe
l'union de cette membrane avec la sclérotique; quand il
est un peu développé, il ressemble à un petit muscle
pectiné; il est rarement douloureux; il n'occasione aucun
inconvénient. Le panicule graisseux est une combinaison
de ce ptérygion avec une agglomération de pinguecula;
le tout forme un ptérygion graisseux. Reste enfin le phé-
bectasique ou variqueux, composé d'une grande quantité
de vaisseaux qui serpentent dans la conjonctive, et qui,
élevant peu à peu sa portion cornéenne, permettent au
sang de l'envahir, et forment ainsi des obscurcissemens
cornéens plus ou moins développés. Les premier et troisième degrés du ptérygion se laissent facilement soulever,
tandis que le graisseux est fortement adhérent au tissu
sous-jacent. Les causes qui déterminent les ptérygions
sont les mêmes que celles qui produisent les ophthalmies.
C'est surtout à la persistance de celle-ci, à la permanence
de l'afflux du sang dans les tissus, qu'il faut attribuer la

formation du ptérygion. Elle sera d'autant plus fréquente et plus rapide, que la cause productrice sera de nature traumatique ; elle se manifeste surtout à la suite des ophthalmies catarrhales à divers degrés, surtout chez les individus dont le système circulatoire ne fait pas bien les fonctions : elle se présente principalement chez les individus un peu avancés en âge. Je ne l'ai jamais observé chez les enfans ; cependant Wardrop affirme l'avoir rencontré chez un enfant nouveau-né. Le pronostic du ptérygion est presque toujours heureux, puisqu'on peut le faire disparaître à son début par un traitement convenable, et que, lorsqu'il résiste au traitement, rien n'est plus facile que de l'enlever.

La vue n'est nullement altérée, lorsque la maladie se borne à la conjonctive scléroticale ; mais lorsque celle de la cornée a été soulevée par des vaisseaux variqueux, il peut se faire qu'après l'opération la cornée reste un peu opaque, surtout lorsqu'il est nécessaire d'extirper des ptérygions multiples : quant au traitement, il varie selon la nature de la maladie. Lorsque celle-ci est peu grave, on la fait disparaître au moyen de collyres légèrement astringens ; on peut même la toucher avec un petit pinceau imbibé de nitrate d'argent : lorsque la maladie résiste, ou lorsqu'elle augmente, il faut nécessairement recourir à l'excision ; car les scarifications partielles et les mouchetures sont aujourd'hui généralement abandonnées en raison de leur insuffisance. Je ne partage point l'opinion du professeur Scarpa, qui affirme que l'extirpation du ptérygion ne fait point disparaître complétement les taches qu'il a occasionées sur la cornée : j'ai pratiqué plusieurs fois avec succès cette excision, lorsque la cornée était déjà malade, et elle a repris sa transparence, quoique la maladie fût déjà fort avancée.

Un chef cantonnier de Neuilly se présenta au dispensaire avec un ptérygion, situé à l'angle interne de l'œil

gauche ; il s'étendait à plus de deux lignes sur la cornée :
je priai M. Comperat d'en faire l'ablation ; opération qu'il
pratiqua très-habilement : la guérison fut complète , et
l'obscurcissement de la cornée disparut assez promptement. Il existe un grand nombre de procédés pour enlever
les ptérygions : nous emprunterons leur énumération à
notre ami le docteur Cunier, qui a consacré à cette opération un article fort intéressant dans le Bulletin médical
belge.

« Ruysch , Brisseau et Dionis conseillent de passer une
aiguille courbe, mousse, et enfilée d'un fil, par dessous le
ptérygion , et, avec les deux bouts du fil l'élever et le
tirer à soi, pour le séparer de ses adhérences avec un
petit bistouri, prenant garde de blesser la cornée, et
laissant plutôt une petite partie du ptérygion à la conjonctive de laquelle on travaillera ensuite.

» D'après Delaroche et Petit-Radel il n'y a jamais eu
qu'une manière d'extirper l'onglet, le pannus, et ce réseau
de vaisseaux variqueux qui couvrent quelquefois les yeux,
elle consiste à passer par dessous un fil ou un crin , ou à
les accrocher avec une érigne pour les soulever et à les
détacher ensuite en les coupant avec des ciseaux fins et
pointus , le plus près possible de leur origine.

» Le ptérygion que Maître Jean a appelé *graisseux* , ne
peut absolument être enlevé que par les ciseaux , à cause
de sa grande mollesse.

» M. Velpeau donne une méthode opératoire, à laquelle il
serait souvent dangereux de recourir, lorsque le ptérygion est fort ancien , à cause des altérations considérables
que l'on rencontre presque toujours alors. »

» M. Middlemore a appelé tout récemment l'attention des
praticiens sur cette production morbide : son mode opératoire est le même que celui employé depuis nombre d'années par M. Van Onsenoort, et après lui par le chirurgien

II.   6

major Kerst, professeur à l'hôpital militaire d'instruction de l'armée hollandaise.

»Cette méthode offre les plus grands avantages lorsqu'un seul ptérygion doit être excisé, ou bien lorsque plusieurs existent à la fois, et adhèrent à la conjonctive et à la cornée, sans cependant être réunis par des prolongemens, comme dans le cas qui va être rapporté.

»Stocber saisit avec des pinces la partie du ptérygion qui recouvre la sclérotique, et qui est plus lâchement attaché au globe de l'œil que la partie qui se trouve sur la cornée; puis il incise avec le couteau à cataracte la base de la tumeur, et détache ensuite celle-ci à l'aide de ciseaux courbes sur leur plat : de cette manière l'opération est plus facile et moins dangereuse que lorsqu'on la commence par le sommet de la tumeur.»

Le professeur Scarpa s'est fortement élevé contre l'usage du fil de soie passé sous le ptérygion pour l'enlever; nous avouons de bonne foi que nous ne partageons point les répugnances de ce grand chirurgien pour ce procédé; nous le mettons en pratique toutes les fois qu'il est possible de le faire, avec une petite différence apportée au *modus faciendi* décrit par Petit-Radel, laquelle consiste à étrangler le ptérygion avec le fil dans son centre en serrant fortement; par ce moyen en tirant sur le fil on l'éloigne de la sclérotique, et avec le petit bistouri mousse et flexible de Libert on le détache dans tous les points de son diamètre, et l'on termine ensuite l'incision du côté de la cornée. Lorsque le ptérygion est variqueux, ce procédé offre un grand avantage, en ce que l'on est sûr d'un côté d'enlever tous les vaisseaux, et de l'autre, d'avoir peu de sang. On n'a pas besoin de pinces dont l'action est toujours douloureuse et incertaine, à moins qu'on ne se serve de celles de Bloëmer qui sont dentelées, et qui offrent encore l'inconvénient de s'accrocher au tissu.

Lorsque le ptérygion est graisseux le séton est inapplicable, il faut alors se servir de pinces à dissection à mors excessivement larges : dans le plus grand nombre des cas j'emploie des pinces analogues à celles mises en usage par Beer pour le trichiasis, avec la seule différence qu'elles sont encore plus larges : on cautérise avec le nitrate d'argent toutes les parties que l'on ne peut enlever avec l'instrument tranchant, avec la précaution de garantir la cornée des atteintes du caustique. Comme je n'ai jamais rencontré de ptérygion en croix de Malte, je rapporterai ici sommairement l'opération du docteur Cunier.

» Le malade étant couché sur une table, un aide écartant autant que possible les paupières l'une de l'autre, et fixant en même temps le globe de l'œil par une pression exercée de chaque côté, je saisis avec une pince à disséquer le prolongement du ptérygion interne à la partie moyenne de sa réunion avec celui du ptérygion inférieur, et l'incisai alors jusqu'à la base de cette dernière tumeur à l'aide des ciseaux de Percy. Je saisis alors cette base avec les pinces, et la détachai avec les ciseaux. Il en fut de même de l'arc formé par la réunion de son prolongement externe avec celui du ptérygion externe, dont la base fut détachée à son tour. Dès-lors je relevai le lambeau pour m'assurer que les tumeurs ou leurs prolongemens n'adhéraient en aucun point à la cornée, et que leur base seule était fixée dans la conjonctive de la sclérotique. Ce qui restait de la circonférence fut excisé de la même manière.

» Afin de prévenir l'inflammation qui aurait pu se développer à la suite de cette opération, je respectai l'hémorrhagie, tout abondante qu'elle était. J'employai ensuite des lotions d'eau de mauves froide, souvent répétées; je mis en usage les moyens indiqués pour empêcher les adhérences du globe de l'œil avec la paupière. Les deux yeux furent abrités avec une compresse, suivant le conseil d'Aérin, la cornée de l'œil gauche ayant conservé une certaine translucidité, ainsi qu'il a été dit plus haut, le malade fut retenu dans une obscurité modérée.

La plaie qui résultait de l'excision suppura légèrement, puis se cautérisa. Aucune partie n'avait échappé à l'instrument.

La cornée avait conservé toute sa transparence; les vaisseaux variqueux qui, avant l'opération rampaient à la surface de la conjonctive scléroticale non recouverte par les tumeurs, disparurent, et trente-cinq jours après l'opération, Evrard put supporter l'action de la lumière à l'usage complet de laquelle il avait été rendu graduellement (1). »

PANNUS DE LA CONJONCTIVE.

Ce nom s'applique au gonflement de la muqueuse de la kérato-conjonctive produite par les vaisseaux sanguins qui la parcourent. Dans son moindre degré d'intensité, cette affection consiste dans quelques vaisseaux remplis du sang de la sclérotico-conjonctive, qui, se transformant en kérato-conjonctive, se perdent en devenant de plus en plus étroits. Lorsque la maladie est tout-à-fait intense, on aperçoit une multitude de vaisseaux sanguins qui, se croisant en plusieurs sens, occupent la conjonctive et la cornée. Dans ce cas, la kérato-conjonctive, notablement tuméfiée et semblable à une enveloppe rouge, constitue presque une espèce de luxuriation; il n'y a plus pour la vue que la seule perception de la lumière. Le pannus, lorsqu'il est peu considérable, n'altère pas la vue en totalité; il l'affaiblit cependant toujours, parce que cette membrane, outre les vaisseaux qui sont étendus sur la cornée, est presque toujours troublée ou tachetée. De plus, dans tous les cas de la sclérotico-conjonctivite, elle rougit; la lumière devient plus difficile à supporter; les larmes sont sécrétées avec beaucoup plus d'abondance; la conjonctive des paupières rougit, se tuméfie, ou elle forme une espèce de

(1) *Bulletin médical belge*, t. I, p. 296.

luxuriation sarcomateuse ou granuleuse : souvent des congestions dans la tête accompagnent ces symptômes locaux. Le pannus de la cornée se déclare presque toujours à la suite d'ophthalmies d'un caractère spécifique, qui, antérieurement, ont occupé la conjonctive, et dont la durée a été longue.

L'on a considéré le pannus comme le résultat du frottement des granulations sur la cornée. Middlemore (1) explique très-bien le mécanisme de sa production : mais cela n'arrive pas toujours ainsi, et j'ai vu un grand nombre de pannus de la cornée (*vascular cornea*), qui existaient sans granulation des paupières et qui n'étaient dus, comme l'a bien dit Scarpa, qu'au soulèvement de la conjonctive cornéenne, par ses vaisseaux sanguins devenus visibles.

Le pronostic de cette affection, dont la conjonctivite scrofuleuse est la cause principale, est funeste ; car le pannus détermine très-souvent l'ulcération ou la cicatrisation de la cornée à cause de l'état inflammatoire qui l'accompagne toujours, et il résiste avec opiniâtreté aux secours de l'art. Toutefois, on peut conserver un espoir de guérison d'autant plus fondé que la diathèse générale est meilleure : tant que ces sortes d'affections ne sont pas déclarées incurables, celui qui traite cette maladie doit s'occuper d'abord de combattre la diathèse générale. On commence par appliquer des sangsues : s'il y a des symptômes de congestion cérébrale, et si l'œil paraît être dans un grand état d'irritation, il faut appliquer le long du dos et sur la région cervicale quelques ventouses scarifiées. Après cela, on a recours aux dérivatifs puissants, à l'onguent d'Autenrieth, l'écorce de garou, les cautères, les sétons. On fait des collyres avec la pierre infernale, le sublimé corrosif, le sulfate de cuivre, le sulfate de zinc, et les diverses préparations de plomb. La teinture anodyne, simple

(1) Middlemore, ouvrage cité, t. 1, p. 121.

ou composée, instillée tous les jours dans l'œil, ou portée à l'aide d'un pinceau, y produit de très-bons effets. On se sert aussi avec beaucoup d'avantages des médicamens altérans employés sous la forme d'onguent ou sous la forme pulvérulente. Si le pannus est compliqué de luxuriation de la blépharo-conjonctivite, on n'obtiendra, à l'aide de ces moyens, qu'un soulagement bien précaire et bien inconstant, quelle que soit l'habileté de celui qui les emploie. En pareil cas, ce qui reste à faire au médecin, c'est de prendre des mesures pour détruire la luxuriation, soit au moyen du fer, soit au moyen des médicamens. Après cela, la guérison du pannus ne se fait pas attendre. On fera bien de négliger le conseil que donne Jæger, d'inoculer artificiellement l'ophthalmie d'Égypte pour activer la guérison ; car il n'y a rien de certain sur l'efficacité de ce remède : si on y a recours, il convient de le faire avec une extrême réserve. D'autres médecins veulent que l'on emploie la scarification ou l'extirpation partielle des vaisseaux gonflés passant de la conjonctive à la sclérotique et sur la conjonctive de la cornée ; cependant, les vaisseaux soustraits se reproduisent presque toujours, et il n'en résulte aucun amendement. L'extirpation de tout le pannus avec l'usage subséquent du caustique est indiqué lorsque la conjonctive de la cornée forme une luxuriation : mais elle produit toujours de larges cicatrices de la cornée ou sa phthisie : c'est pourquoi on ne doit pas raisonnablement la proposer, si ce n'est dans les cas extrêmes.

Lorsque le pannus n'est pas très-considérable, on le guérit très-bien en appliquant tout autour de la cornée le porte-caustique annulaire du professeur Sanson : par ce moyen on coupe les vaisseaux qui entretiennent l'opacité de la cornée, et elle reprend peu à peu sa transparence. Je considère ce procédé comme une grande conquête chirurgicale : plus heureux que M. Sichel (1), je lui dois de

(1) Ouvr. cité.

nombreuses guérisons, et M. Alphonse Robert en a obtenu aussi des succès fort remarquables ; il est sans danger et l'on peut y revenir plusieurs fois.

XÉROSIS DE LA CONJONCTIVE.

Au nombre des dégénérescences produites par l'inflammation sur la conjonctive, on doit placer le xérosis ou l'épaississement de l'épithélium de cette membrane. Il n'y a que quelques années que cette maladie a fixé l'attention des ophthalmologistes ; car on en chercherait vainement des traces dans les ouvrages des anciens : c'est à Schmit (en 1803), que l'on doit les premiers travaux de cette maladie: il l'a considéra comme un symptôme de l'oblitération des conduits excréteurs de la glande lacrymale ainsi que de ceux des glandes de Méibomius. En 1811, Bénédict (1) lui donna le nom de xérophthalmie et lui attribua les mêmes causes, ainsi que Travers (en 1821), qui l'a considéra comme une cutisation de la conjonctive, opinion professée six ans plus tard, par le professeur Jæger (2), qui ne l'attribua point à l'oblitération de la glande lacrymale : Makensie (3) et D'Ammon (4) l'ont considérée sous le même point de vue.

Cette maladie consiste dans l'épaississement de l'épithélium qui se manifeste à la suite des inflammations ; il ressemble à celui que l'on observe sur la muqueuse des procidences du vagin, du rectum et des parties génitales de quelques filles publiques. La conjonctive a l'aspect blanc et jaunâtre mat, comme poudreux (Duprez) (5) : lorsque l'œil se meut, la conjonctive s'élève en forme de pli, surtout autour de la cornée, et ressemble à une troisième paupière, ainsi qu'on l'observe chez quelques grands reptiles et chez les Chélidoniens. En touchant la conjonctive avec le doigt pen-

(1) Benedict, ouvr. cité, p. 91.
(2) *Clinique oculistique*, 1826-1827.
(3) Mackensie, ouvr. cité, p. 199.
(4) D'Ammon, journal cité, t. II.
(5) *Thèse sur la xérophthalmie*, Paris, 1836, p. 4.

dant qu'on meut la paupière, on éprouve un petit frôlement analogue à celui que ferait éprouver le mouvement d'une baudruche un peu épaisse. Dans quelques cas, la maladie est bornée à la conjonctive oculo-palpébrale; dans d'autres, elle s'étend sur toute la cornée, qui perd ainsi une partie de sa transparence, et qui ne la retrouve que lorsque l'on humecte l'œil. Les vaisseaux superficiels de la conjonctive ont disparu, et l'on n'aperçoit que ceux qui sont profondément situés dans les tissus : les paupières sont presque toujours plus ou moins renversées, dans d'autres circonstances, elles adhèrent au globe de l'œil par des brides qui participent de la même altération. Lorsque la maladie est très-avancée, les individus n'éprouvent aucune sensation du contact de leurs yeux avec des corps irritans, tels que l'ammoniaque, le jus d'ail, ou l'évaporation du phosphore. La cutisation de la cornée fait perdre aux yeux tout leur éclat, leur expression, ils sont atteints d'un sentiment d'hébétude excessivement désagréable : on ne peut se rendre raison de l'effet produit par cette maladie qu'en considérant l'œil d'un caméléon ou d'un igname.

Il est bien difficile d'assigner à la xérophthalmie une cause certaine, et surtout unique ; la plupart des auteurs, Shmit, Bénédict, Rosas, Helling, pensent que l'oblitération des canaux sécréteurs de la glande lacrymale, et cependant dans de nombreux cas d'extirpation totale de la glande pratiquée par Guérin, Tood, O'Beirn et autres, la conjonctive ne s'est point épaissie. Faut-il croire que l'opération pratiquée par l'ectropion a produit cette maladie en détruisant les canaux excréteurs de la glande lacrymale, ou ceux des follicules de Méibomius? deux malades que j'ai observés dans ma pratique privée, et une troisième que j'ai vue à l'Hôtel-Dieu, concurremment avec Duprez n'avaient jamais subi d'opération.

Faut-il attribuer cette maladie à l'altération des nerfs de la cinquième paire, en procédant par analogie à ce qui se passe lorsque l'on a coupé les nerfs de la cinquième paire, ainsi que le démontrent les belles expériences de M. Magendie, mais dans les faits cités par ce célèbre physiologiste, la cornée, après s'être obscurcie, se ramollit et part quelquefois de toute pièce : la même chose arrive lorsqu'une maladie ou une tumeur a détruit les nerfs, ainsi que je l'ai vu deux fois ? Comme l'observe très-bien M. Duprez, il vaut mieux rapporter cet obscurcissement de l'épithélium à la persistance de l'inflammation, au frottement des paupières contre le globe, d'où résulte l'oblitération des conduits excréteurs, non seulement des folliculles de Méibomius, mais même ceux des corps papillaires et de la glande lacrymale ; dans ce cas, l'arrêt de sécrétion serait plutôt une suite de la maladie, mais elle n'en serait pas la cause. Il se passe là ce qui se passe dans la couronne du gland, des hommes qui ont été forcés de subir accidentellement la circoncision : pendant les premiers mois qui suivent l'extirpation du prépuce, les follicules qui sont situées à la couronne du gland, continuent à sécréter de l'humeur sébacée; peu à peu cette secrétion diminue et finit par se tarir tout-à-fait : cette secrétion est toujours en raison directe de la finesse de l'épithélium du prépuce : il s'y forme quelquefois une cutisation analogue à celle de l'œil, qui m'autorise à considérer le travail de ces deux cutisations oculaire et balanique comme identiques (1).

Dans un des deux individus qui furent soumis à mon observation, la maladie avait été produite par l'usage intempestif et prolongé des astringens.

Traitement. C'est peut-être de toutes les dégénérescences de la conjonctive, celle qui offre le moins de ressources thérapeutiques : l'extirpation suivie de cautérisation n'a produit aucun résultat quand la maladie était générale. Dans un des cas dont j'ai parlé, et qui existait sur la femme d'un

(1) Communication faite à la société de médecine pratique. Janvier, 1838.

postillon de Saint-Germain, la maladie était limitée à deux
énormes pannus oculaires, avec épaississement de la
conjonctive : le doigt promené sur eux ne faisait éprouver
aucune sensation désagréable. Je procédai à l'extirpation
de la partie interne et je cautérisai après : la muqueuse
reprit son aspect normal. Quelques semaines après, j'en fis
autant de l'autre côté, et je fus moins heureux : je comptais
réitérer cette opération lorsque la malade succomba à une
autre affection.

Dans la plupart des cas, l'on se borne à huiler la conjonctive oculaire et palpébrale pour la lubrifier et lui donner
de la souplesse. Ammon recommande les irrigations d'eau
froide ou tiède, selon la sensation qu'en éprouve le malade.
S'il se présente de nouvelles xérophthalmies à mon observation, j'essaierai l'huile de foie de morue, comme pouvant
produire de meilleurs effets que l'huile d'olive, en ce qu'elle
résiste, pénètre, et peut produire des effets analogues à
ceux qui sont produits par l'huile de poisson sur le cuir de
vache desséché.

J'emploierai aussi, sur la conjonctive, un vésicatoire;
car, malgré la cutisation, le vésicatoire produit son effet : et
voici sur quoi je me fonde pour proposer ce moyen.
M. St. A*** avait subi, il y a quelques années, l'opération
de la circoncision, selon le procédé hébreu renouvelé par
M. Lisfranc : soit en raison de la brièveté du prépuce, ou
de toute autre cause, le gland resta découvert; pendant
quelques mois l'épithélium resta sensible, et les follicules
balaniques sécrétèrent de l'humeur sébacée : peu à peu ils
s'obstruèrent, l'épithélium se durcit et devint même le
siége d'une production épidermoïde tellement épaisse, que
M. de St. A*** est devenu insensible non seulement au frottement du doigt sur la couronne ou gland, mais à une titilla-
tion bien plus importante pour lui, celle de l'acte génital. C'est
pour combattre cet endurcissement de la peau que je lui ai
appliqué un vésicatoire du gland : ce vésicatoire amena im-

médiatement la destruction des callosités et la production
d'un épithélium nouveau.

Je compléterai cette observation en disant que M. St. A***
a déjà eu recours deux fois à ce moyen et que, pour en
éviter un troisième, il porte un prépuce en càoutchouc,
garni à l'intérieur de pommade de concombre.

Voici maintenant l'histoire de la xérophthalmie observée
da nsle service de M. Sanson.

OBSERVATION.

Xérophthalmie traitée par l'excision, sans résultat, service de
M. Sanson, à l'Hôtel-Dieu.

Nicolas Pasquet, âgé de vingt-six ans, d'abord berger,
puis ensuite manœuvrier, fut reçu, le 27 mars à l'Hotel-
Dieu, salle Sainte-Jeanne, n° 45, pour un xérosis des con-
jonctives des deux yeux ; doué d'une bonne constitution,
cet homme n'a jamais présenté de symptômes de gale,
d'affection vénérienne ni de scrofules, et sauf une ophthalmie dont on ignore la nature, il a toujours joui d'une
parfaite santé. A l'âge de quatre ou cinq ans, Pasquet avait
sur la tête des croûtes jaunâtres qui fournissaient un suintement abondant, supprimé presque subitement par l'emploi de substances qu'il ne connaît pas. Peu de jours après
cette suppression, les deux yeux, jusque-là parfaitement
sains, sont envahis par une ophthalmie avec gonflement
des paupières, rougeur de l'œil, impossibilité de supporter la lumière. Le malade ne peut dire si à cette époque la
sécrétion des larmes était augmentée ou diminuée, ou bien
si les yeux fournissaient un écoulement purulent. Des sangsues aux tempes à diverses reprises, des vésicatoires au
cou et aux bras, des collyres dont on ignore la composition
diminuèrent l'intensité de la maladie, sans la faire disparaître complétement. Jusqu'à l'âge de quatorze à quinze
ans, les yeux restèrent rouges, larmoyans, sensibles à la
lumière; de temps en temps ces symptômes s'exaspéraient,

et alors des sangsues , des collyres, soulageaient le malade sans le guérir ; pendant ce temps , le malade conserve sur le bras un vésicatoire , qui fut transformé en cautère, qu'il porte encore aujourd'hui. A cette époque, on lui insuffla dans les yeux du sucre en poudre, qui ne produisit aucun effet.

A l'âge de seize ou dix-sept ans , il consulta un oculiste ambulant qui lui donna une poudre blanche dont il ignore le nom, mais qui, grillée sur une pelle à feu, devenait rougeâtre et compacte ; on écrasait cette substance et on saupoudrait les yeux deux fois par jour. Chaque fois l'emploi de cette poudre produisait une vive douleur ; quinze ou vingt jours, après son application, s'apercevant que sa vue diminuait, que la douleur et la rougeur augmentaient, le malade lui substitua un collyre d'eau blanche. Après un mois ou deux de l'emploi de ce collyre, la douleur, la rougeur et le larmoiement avaient disparu de l'œil gauche, et bientôt l'œil droit se trouva dans le même état que le gauche ét tels qu'ils sont aujourd'hui tous les deux. Depuis l'âge de dix-huit à vingt ans, le malade est sujet aux céphalalgies et aux étourdissemens.

OEil gauche. Le 30 mars , les paupières sont un peu tuméfiées , parcourues par un réseau veineux assez développé, mobiles, conservant leur direction normale et pouvant recouvrir l'œil droit exactement. Les cils châtains, peu nombreux, bien plantés, ne présentent pas de direction vicieuse; les points lacrymaux sont oblitérés, la caroncule lacrymale est blanchâtre, aplatie, à peine reconnaissable ; on ne distingue plus les orifices des glandes de Méibomius ; la conjonctive palpébrale et oculaire, d'un blanc grisâtre, comme recouverte de poussière, est sèche, forme un grand nombre de rides et de plis partout, excepté cependant sur la cornée, qui semble comme taillée à facettes. Au dessous de cette membrane, on aperçoit de petits vaisseaux rougeâtres, surtout à l'angle interne. Les mouvemens de l'œil peuvent s'exécuter comme dans l'état normal, en haut, en bas et en dehors; mais lorsque le malade porte la vue dans ce dernier sens, la conjonctive se ride en dehors de la cornée, et forme une espèce de troisième paupière, qui vient recouvrir cette cornée dans une étendue d'une ligne et demie à deux lignes ; lorsqu'au contraire le malade veut porter l'œil en dedans, quelques plis moins prononcés qui, en dehors viennent recouvrir le côté interne de la cornée ; mais une bride, partant de l'angle externe de l'œil, où elle adhère aux deux paupières pour se rendre sur le bord externe de la cornée, ne permet pas à celle-ci de se porter en dedans aussi bien que dans l'état normal, la conjonctive paraît plus épaisse sur la moitié inférieure que sur la supérieure de la cornée, où l'on distingue assez bien l'ouverture de la pupille qui ne présente rien de particulier. En examinant avec soin l'angle externe de l'œil, on n'aperçoit aucune saillie, aucune tumeur formée par la glande lacrymale.

OEil droit. Les paupières sont dans le même état qu'à gauche, seulement leur angle externe est réuni dans l'étendue de deux ou trois lignes ; les glandes de Méibomius, les cils, les points lacrymaux, sont comme du côté opposé; la conjonctive présente aussi le même aspect ; mais les plis qu'elle forme sont moins prononcés, et s'avancent sur la cornée dans une moindre étendue qu'à gauche ; les mouvemens encore possibles sont cependant plus limités que dans l'œil opposé et surtout que dans l'état normal ; on distingue très-bien la pupille dans toute son étendue. Le malade distingue assez bien les objets; selon lui, l'œil droit est meilleur que le gauche ; à six pieds de distance il peut reconnaître un franc ; depuis son lit il voit flotter le drapeau sur les tours Notre-Dame, sans cependant distinguer les couleurs ; il fixe mieux le soleil que les autres malades; lorsqu'il veut voir plus facilement, il humecte sa cornée avec sa salive, de l'eau et souvent avec son urine dont l'effet est plus marqué; son œil est insensible à l'action d'une barbe de plume , du jus d'ognon ; les fosses nasales ne sont pas plus sèches que celles d'un sujet bien portant. Toutes ses autres fonctions s'exécutent parfaitement ; notamment, il est sujet à un mal de tête. On lui prescrit une saignée de seize onces, des fumigations émollientes, des bains de pieds sinapisés. Les engines n'ayant produit aucun résultat, M. Sanson se décide à exciser la conjonctive malade.

A l'endroit où la conjonctive passe des paupières sur le globe oculaire, on pratique avec le bistouri, en haut et en bas, une incision semi-leptique, qui intéresse toute l'épaisseur de la conjonctive, et que l'on prolonge, et surtout en dehors, aussi loin que possible, sans intéresser cependant l'angle externe des paupières ; avec des pinces et des ciseaux, on dissèque la conjonctive jusque sur les bords de la cornée et on excise les parties disséquées. Une portion de la conjonctive palpébrale aussi excisée, il s'écoule peu de sang pendant l'opération, qui, au dire du malade, n'a pas été bien douloureuse (on prescrit une saignée du pied et de l'eau de guimauve pour lotions).

Le 14 avril, depuis le moment de l'opération, le malade n'a pas souffert, si ce n'est à chaque pansement, qui consiste à glisser deux fois par jour, entre ses paupières et le globe oculaire, un petit stylet enduit de beurre frais , afin de prévenir les adhérences. Cette manœuvre cause chaqué fois un léger suintement sanguin et une douleur assez vive, mais de peu de durée. La conjonctive qui couvre la cornée est dans le même état qu'avant l'opération ; le reste du globe oculaire est un peu rouge et humide, ce qui tient à ce que le malade l'humecte continuellement de l'eau de guimauve.

Le 16, la cicatrisation de l'œil gauche est complète ; la conjonctive est maintenant moins sèche, moins ridée qu'avant l'opération ; les vaisseaux qui rampaient sous cette membrane ne s'aperçoivent plus ; l'œil peut se porter également en dedans et en dehors, mais les plis qui se formaient dans ces divers mouvemens, et s'avançaient sur la cornée, sont moins prononcés. Le malade prétend mieux distinguer les objets de l'œil gauche que du droit.

Le 1er juin, à droite, desquamation surfuracée sur toute la conjonctive ; les petites plaques occupent également les paupières et le globe oculaire ; parmi ces derniers on en voit qui se continuent de la portion de la conjonctive qui recouvre la sclérotique sur celle de la cornée. A gauche la conjonctive est maintenant aussi sèche qu'à droite, seulement elle est plus adhérente et forme moins de plis. On peut très-bien distinguer la pupille dans toute son étendue, et le malade prétend maintenant y voir beaucoup mieux que du côté droit. Céphalalgie, saignée du pied, huile d'olive fraîche entre les paupières. Sous l'influence de ce dernier moyen, le malade trouve que sa vue s'améliore ; mais aussitôt qu'on l'interrompt, l'œil reprend son aspect primitif. Le malade est sorti le 2 juillet a peu près dans le même état que lors de son entrée à l'hôpital.

OBSERVATION.

Ophthalmie purulente traitée par le jus de citron ; excision de la conjonctive ; paracenthèse de l'œil.

M. ***** est un des hommes qui faisait partie de l'équipage du navire négrier le *Rôdeur*, dont M. Guillie a tracé la triste histoire. Au retour de son chargement, il se manifesta à bord une ophthalmie purulente qui aveugla tout l'équipage, excepté un ou deux qui sauvèrent un œil, réalisant ainsi une de ces lamentables histoire des croisades.

M. **** croît avoir dû le salut d'un de ses yeux aux instillations d'eau fortement acidulée ; l'autre ne se fondit point comme celui de ses autres infortunés compagnons, mais il resta en proie à un pannus qui se convertit plus tard en véritable cutisation : après avoir employé contre elle tous les moyens possibles, sans en obtenir aucun résultat, M. **** voulant se débarrasser à tout prix de cette difformité, fit vider complétement son œil par un oculiste ambulant, n'ayant pu me décider à lui pratiquer cette opération. Le segment antérieur de l'œil enlevé, il se manifesta une inflammation suppurative de la conjonctive, elle a repris sa souplesse normale, et il porte un œil artificiel qui a fait disparaître la difformité qu'il redoutait par dessus tout.

PAPULE ET PINGUECULA.

On donne ce nom à deux petites tumeurs qui viennent sur la conjonctive. C'est Beer qui a nommé papule une petite élévation qui se forme à divers points de la conjonctive, qui est grosse comme une tête d'épingle, indolente, et stationnaire dans son développement ; car elle ne dépasse presque jamais la grosseur d'une tête d'épingle ; son développement ultérieur n'est le résultat que de l'imitation que l'on y détermine par des frottemens imprudens. Cette assertion est commune chez les jeunes filles dont la menstruation est difficile : quand elle est petite, on la détruit en la touchant avec un crayon de nitrate d'argent ; si elle est grosse, on la saisit avec une pince à dents de rats, et on la coupe d'un coup de ciseaux.

La pinguecúla est une petite tumeur graisseuse qui se forme dans la conjonctive, dans plusieurs points de sa portion bulbaire ; mais c'est surtout dans le diamètre transverse bi-pariétal de l'œil qu'elle se forme : elle ressemble d'abord à un petit flocon de tissu cellulaire primitif, analogue à celui que l'on rencontre dans les fœtus de trois ou quatre mois ; puis elle augmente peu à peu, et forme de petites élévations jaune serin, qui se réunissent quelquefois en groupe, pour former une espèce de pannus graisseux, dans le pourtour de la cornée.

Cette tumeur ne part jamais seule, lorsqu'elle est petite, isolée, il faut ne pas s'en occuper, quand elle grossit, on procède à son enlèvement comme pour un ptérygiou.

OPHTHALMIE CORNÉENNE, INFLAMMATION DE LA CORNÉE, KÉRATITE.

Les inflammations de la cornée n'ont point fixé l'attention des anciens ; ils la considéraient comme une suite et une dépendance des ophthalmies en général. Julien Bose est un des premiers qui aient traité des maladies de la cornée dans une thèse soutenue à Leipsick (1), il y a décrit l'inflammation de cette membrane qu'il considère comme l'origine et la cause de la plupart des maladies consécutives.

Wetch, en 1807, Wardrop, en 1808, Hoffbawer, en 1820, ont consacré à l'étude de la kératite ; des travaux fort bien faits. Plus tard Mirault d'Angers, Velpeau et Sanson (2), ont étudié spécialement les maladies de la cornée, et ont écrit des monographies remarquables.

Rien n'est plus rare que la kératite primitive ; elle est presque toujours le résultat de quelque autre tissu inflammé. Bien entendu, du reste, que nous excluons ici de cette classification l'inflammation de la cornée, suite de violences externes, d'application des caustiques, etc.

La cornée commence à s'obscurcir, elle s'entoure d'une seule inflammation formée par des vaisseaux rayonnans : elle prend une couleur vert de mer si bien décrit par Mackensie et Velpeau. Les symptômes sont surtout fort évidens quant la maladie commence par la face postérieure

----

(1) Nihilominus tamen cornea suo quoque modo inflammationem suscipit ; dum nimirum in vehementissimo ophthalmiæ gradu (quem chemosim dicimus.....) sanguis ex vasis suis inter ipsas corneæ laminas mediante cellulosâ inter se combinatas effunditur, etc. (Julius Bose, thesis inaug. Lipsiæ, 1767, p. 25.)

(2) Mirault, *thèse inaug.;* Sanson, *Dictionnaire de médecine et chirurgie pratique.*

de la cornée. La cornée commence par devenir opaque, son aspect est mat, terne, l'humeur aqueuse perd sa transparence, la conjonctive oculaire et la sclérotique sont d'un rouge pâle, plus prononcé vers la cornée, sans cependant l'atteindre. Bientôt l'inflammation augmente, des vaisseaux sanguins apparaissent.

Au commencement de la maladie, les individus qu'elle frappe ressentent une tension douloureuse sur l'œil et la région sus-orbitaire, surtout la nuit. La douleur augmente bientôt d'une manière assez intense, un épiphore considérable incommode beaucoup les malades, auquel se joignent la photophobie et un affaiblissement de la vue.

Quand l'inflammation commence par la sclérotique, il est difficile de voir des vaisseaux sanguins ramper sur la cornée, ils sont assez apparens au contraire quand la phlegmasie a été communiquée par la conjonctive à la sclérotique.

La couleur naturelle de l'iris peut se conserver, à moins pourtant que des stries sanguinolentes n'ait lieu dans la chambre antérieure. Bientôt la cornée se couvre de petites corps blancs, autour desquels on voit des vaisseaux injectés. Ce sont de petits abcès, qui peuvent s'ouvrir à l'intérieur ou l'extérieur, dans le premier cas ils constituent l'hypopyon, dans le second, des ulcères de la cornée (voyez les notes). A tous ces symptômes locaux, il faut ajouter un trouble dans l'organisme par une fièvre inflammatoire, ou des symptômes gastriques.

Les causes efficientes sont généralement mécaniques; ainsi les blessures de la cornée par accident ou après l'opération de la cataracte ou un refroidissement des parties supérieures. Les douleurs peuvent diminuer, ou disparaître dans le cours de la maladie, pour se reproduire ensuite bientôt après.

Le pronostic se tirera, d'après la durée de la kératite, ses récidives; quoiqu'à son début et sous l'apparence des plus légers symptômes, le malade peut être exposé à de graves dangers, surtout si l'inflammation produit l'obscurcissement de la cornée par une exsudation lymphatique. Une terminaison aussi funeste est d'autant plus à craindre que la maladie n'aura pas été traitée convenablement à son début.

Le traitement de la keratite à son début doit toujours être antiphlogistique et en raison directe des phénomènes inflammatoires : c'est peut-être parce que l'on n'insiste pas assez sur ce moyen, que les affections de la cornée sont si longues et si difficiles à guérir. Après les saignées générales, il faut recourir aux évacuations locales, soit que l'on emploie les sangsues, soit que l'on recoure aux ventouses scarifiées. Toutes les fois qu'on le pourra, il faut préférer ces dernières; leur effet est plus certain, chez les enfans surtout. Depuis quelques années, M. Guersent père, praticien si habile à traiter les maladies des enfans, remplace presque toujours les sangsues par les ventouses : c'est surtout quand il faut agir aux tempes que l'on en sent tout le prix. Comme dans toutes les inflammations des yeux, le calomel à doses élevées, joue un grand rôle, lequel est considérablement grandi par l'application externe qu'en a faite M. Mayor, de Lausanne, sous forme d'insufflation; autrefois on employait cette médication dans les cas tout-à-fait chroniques; les succès obtenus par M. Mayor, ceux plus récens, et non moins concluans, que rapporte M. Fricke de Hambourg, prouvent irrévocablement l'action antiphlogistique et résolutive du calomel ainsi administré.

Tous ces moyens cependant ne sont point suffisans pour arrêter l'hyper-sécrétion de l'humeur aqueuse. Il se manifeste souvent dans l'œil en raison de cette sécrétion exagérée une tension telle que la cornée se sépare de la sclérotique dans le point où cette dernière est moins forte, c'est-à-dire à la partie supérieure et externe; l'humeur aqueuse s'échappe alors avec bruit. On reconnaît que l'humeur aqueuse est excédante en ce que la cornée est proéminente , que le malade accuse un sentiment de tension extrême accompagné de douleurs, d'inquiétude, de névralgie, sus-intro-orbitale aiguë. Afin de faire cesser, et les douleurs du malade et les craintes fondées d'un éclatement presque suivi de la perte de l'organe, M. Wardrop proposa d'évacuer l'humeur aqueuse ; ce procédé lui réussit si bien que cette pratique est restée parmi les chirurgiens anglais, qui l'emploient journellement, sans que rien ne vienne justifier les craintes exagérées que démontrent la plupart des chirurgiens allemands pour cette opération : Lagenbeck et Léchla la proscrivent ; quant à moi, j'y ai eu recours avec succès et pendant long-temps j'ai cru être le premier qui l'eusse pratiquée en France, ainsi que je le disais dans *la Gazette Médicale* (1) : je m'estime heureux d'avoir été précédé, comme j'en ai eu la preuve depuis, par un homme qui l'employa sans succès, et à l'autorité duquel j'attache un grand poids, c'est Marc-Antoine Petit de Lyon (2) : comme l'évacuation de l'humeur aqueuse s'emploie dans un certain nombre de cas , nous consacrerons à cette opération un article spécial.

De la kératite scrofuleuse. Tout ce que nous venons de dire de la symptomatologie de la kératite simple, se rapporte aussi à la kératite scrofuleuse ; celle-ci n'en diffère que parce que la maladie commence toujours par une pustule aphtoïde dans un point quelconque de sa circonférence, et que c'est cette pustule qui, par son ulcération ou les soulèvemens sous-conjonctiviens qu'elle produit , occasione des ramollissemens, des épanchemens, d'où dépendent presque toujours les changemens de forme de la cornée. La kératite scrofuleuse n'est jamais primitive, elle est toujours précédée d'une inflammation strumeuse de la conjonctive. Cette maladie n'est point exclusivement l'apa-

(1) *Gazette médicale*, 1832.
(2) M. A. Petit, ouvr. cité, p. 132.

nage de l'enfance ; j'en ai vu sur des hommes âgés de plus
de quarante-cinq ans et vérifiant ainsi les observations de
Guthrie (1). La kératite comporte avec elle tous les symptômes de l'ophthalmie scrofuleuse; mais ici la photophobie
est plus intense, en raison de l'altération directe de la
cornée, et de l'inflammation sympathique de la membrane
de l'humeur aqueuse, et de la choroïdite secondaire dont
elle est presque toujours suivie.

Les altérations de la kératite strumeuse sont les mêmes
que celles de la kératite simple ; ce sont les ulcérations,
les obscurcissemens, le staphylome et l'hypercératose. Il
en est une cependant qui lui est propre, c'est le changement de forme de la partie antérieure de l'œil qui devient
conique, et qui prend une forme analogue à celle des
oiseaux du genre Stryx (2).

Froriep (3) a parfaitement expliqué cette transformation
par les deux figures ci-jointes,

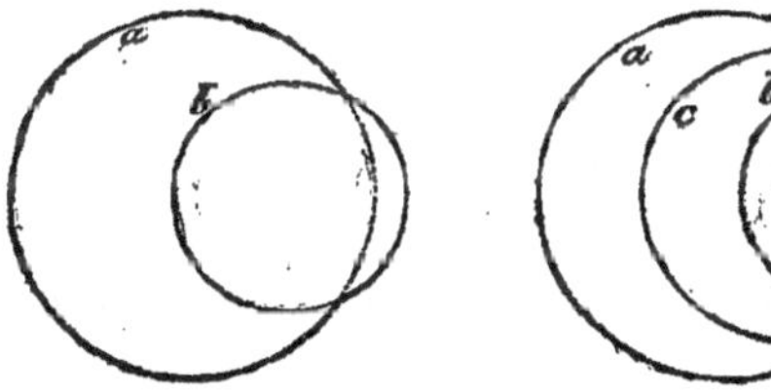

composées de cercles divers, et pour l'intelligence de
laquelle je dois rappeler que Winslow avait comparé
la cornée à une petite sphère placée sur une sphère plus
grande.

Le pronostic est plus grave que pour la kératite simple,

(1) Guthrie, *Remarks 'on strumous corneitis and iritis.* (*Medical
and surgical journal.* Édimb., 1828, tom. XXIX, pag. 345.)

(2) Carron du Villards, *Bulletin clinique*, 1836.

(3) *De corneite scrofulosa*, *auctore* Roberto Froriep, Jenæ, 1830,
pag. 6.

parce que la scrofuleuse est plus fréquente chez les enfans, et qu'il est difficile de leur faire suivre un traitement convenable. Le traitement de la kératite strumeuse est le même que celui de l'ophthalmie scrofuleuse. Je dois observer seulement que toutes les fois que je vois apparaître une pustule sur la cornée, je la touche immédiatement avec un pinceau nitraté, comme pour les pustules varioleuses. Par ce moyen elles avortent presque toujours, et ne sont suivies ni d'ulcération ni d'obscurcissement. J'ai été conduit à cette pratique par les succès que j'ai obtenus pour les pustules varioleuses qui, à leur début, ne diffèrent pas des pustules aphtoïdes. Pourquoi la méthode ectrotique serait-elle moins heureuse ici que dans le traitement de la variole, de la pustule vénérienne, et l'expérience et les succès plus forts que les théories et les idées préconçues ?

ULCÈRES DE LA CORNÉE.

Les ulcères de la cornée ne sont que des épiphénomènes de la kératite ; ils revêtent diverses formes et diverses colorations. La première espèce est celle qui se manifeste à la suite de la pustule aphtoïde lorsque celle-ci est rompue, ou bien lorsqu'une pustule variolique de la cornée n'a point été arrêtée dans sa marche. On aperçoit alors sur un ou plusieurs points de la cornée une petite érosion en forme de fossette, d'une couleur gris de perle, et dont les bords paraissent renversés : cette petite ulcération marche rapidement, et est assez douloureuse, parce que le bord tranchant de la paupière vient continuellement heurter contre elle. Elle peut promptement perforer la cornée, et donner passage à l'humeur aqueuse.

La seconde espèce d'ulcération est celle que M. Velpeau nomme lymphatique, et que l'on rencontre souvent dans la kératite scrofuleuse des adultes : lorsque la couche grisâtre de matière plastique qui le recouvre est détachée, l'on observe un ulcère irrégulier, frangé, et dont les limites sont mal déterminées (Velpeau); c'est un des ulcères les plus fâcheux; car il entame largement la cornée, et produit des cicatrices très-graves par leurs résultats.

Une troisième espèce d'ulcération de la cornée est celle que l'on nomme épicauma, ou ulcère brûlant, parce qu'il est accompagné de chaleur très-douloureuse, et qui augmente lorsque les larmes coulent en abondance. Cette ulcération peut altérer profondément les tissus de la cornée sans altérer sa couleur. Il est donc important d'examiner l'œil sous divers jours afin de le reconnaître en temps utile. Cette altération peut quelquefois détruire la cornée en entier.

Il est une espèce d'épicauma sans douleur, qui use la cornée en forme de facette comme un diamant taillé et que l'on ne peut apercevoir qu'en plaçant l'œil de biais; c'est une véritable usure de la cornée, méconnue des Anciens.

Sous le nom d'ulcère en coup d'ongle, M. Velpeau (1) a décrit une espèce d'ulcération qui entoure la cornée sous la forme d'une rainure. Celui-ci cherche à contourner la cornée plutôt qu'à s'étendre sur elle. Cette ulcération a des bords renversés, elle marche très-rapidement, et elle finit par user tellement la cornée que celle-ci s'ouvre et donne passage à l'humeur aqueuse. Ce phénomène arrive très-promptement quand l'ulcération coïncide avec une affection catarrho-purulente de la cornée. J'ai vu plusieurs rhexis de l'œil très-prompts et arrivés de cette manière chez des ophthalmistes de l'armée belge.

Toutes les ulcérations de la cornée sont accompagnées de photophobie et de larmoiement; ces deux symptômes sont toujours plus ou moins vifs en raison de la plus ou moins grande altération de la cornée. (*Ulcère phagédénique.* Voyez : *Maladies syphilitiques de l'œil.*

Les ulcères de la cornée constituent une maladie grave, dont on ne peut pas toujours calculer l'étendue, la profon-

(1) Velpeau, ouvr. cité.

deur, la **durée** : en raison de cette incertitude, le pronostic
de ces ulcérations doit toujours être reservé ; car si l'ulcération ne fait point perdre la vue, elle gêne toujours plus ou
moins la vue, en raison de la modification que font subir
à la cornée les phénomènes des cicatrisations et de régénération des tissus.

D'après les observations de M. Velpeau (1), un des meilleurs moyens de guérir et d'arrêter les diverses ulcérations
de la cornée, c'est de les traiter par les instillations de collyres de nitrate d'argent : cette médication ne paraîtra
pas extraordinaire, lorsqu'on se rappellera que le professeur Scarpa, avait pour habitude de toucher tous les ulcères de la cornée avec un petit crayon de nitrate d'argent
fondu. Cette pratique, qui a été si heureuse dans ses mains
et dans celles de ses nombreux élèves, n'est-elle pas une
véritable méthode ectrotique. Quant à moi, persistant dans
une voie qui m'a fourni des résultats si avantageux, j'emploie toujours la cautérisation, même à l'état le plus aigu,
en suivant le même procédé que pour les pustules aphtoïdes et varioleuses. La cautérisation, bien loin d'augmenter
la photophobie et le larmoiement, les diminue au contraire.
M. Velpeau (2) a observé les mêmes résultats à la suite de
l'instillation du collyre de nitrate d'argent.

Mais je ne partage pas l'opinion de se savant professeur
sur l'emploi du vésicatoire dans quelques cas d'ulcérations
de la cornée ; ils augmentent l'irritation locale et par
l'œdème qu'ils provoquent dans les parties molles, ils empêchent de pouvoir examiner l'œil a volonté.

Lorsque l'ulcère est arrêté, l'on emploi avec avantage
les collyres détersifs astringens, et sur la fin de la cicatrisation du laudanum de Sydenham, mélangé avec un tiers
d'eau dans le principe, puis employé peu à peu, à doses
plus fortes, ensuite tout pur.

(1) Velpeau, répert. cité.
(2) *Idem.*

DU KÉRATOCÈLE.

On a donné le nom de kératocèle à une petite tumeur de la cornée qui s'effectue par un mécanisme analogue à celui de l'anévrysme mixte externe (Velpeau), c'est-à-dire que la cornée, détruite dans ses lames profondes, se dilate dans ses lames superficielles plus ou moins affaiblies. C'est M. Jüngken qui a le premier décrit cette maladie : ses opinions ont été développées en France par M. Stœber; mais il est une autre espèce de kératocèle qui se comporte et se forme d'une manière tout opposée ; c'est celui qui se forme par la hernie des lames internes de la cornée, à travers une ulcération profonde de celle-ci. Dans les deux cas, le kératocèle est une maladie assez grave, dont on ne peut indiquer un traitement certain, tant il peut avoir de causes diverses; cependant le kératocèle produit par l'ulcération et la saillie des lames internes, se guérit sous l'influence de quelques collyres astringens. Il ne faut point perdre de vue que son développement ultérieur est presque toujours suivi de la rupture de la cornée herniée à travers laquelle s'échappe l'humeur aqueuse qui souvent entraîne l'iris. Par les mêmes applications astringentes, on peut aussi guérir toute autre espèce de kératocèle ; mais c'est beaucoup plus long à disparaître.

Ramollissement de la cornée. Toutes les fois que la cornée a été long-temps enflammée, sa force de cohésion diminue; alors elle est susceptible de s'amollir et de perdre sa forme. Il y a plusieurs sortes de ramollissement : le ramollissement opaque, le ramollissemeut pultacé, enfin le ramollissement transparent.

La première espèce de ramollissement qui nous occupe, peut être général ou partiel; quand il est général, la cornée, après une teinte gris-de-perle complétement opaque, a perdu sa forme habituelle : tantôt elle est conique, tantôt elle est bosselée en divers endroits. Lorsque la cornée

n'est usée dans aucun point, elle ne change nullement de couleur ; ce n'est que lorsqu'elle s'use graduellement et s'amincit outre mesure, que l'on aperçoit différentes petites tumeurs noirâtres , produites par l'iris que l'on nomme raisinières , nom que leur ont donné déjà les anciens. Cette maladie a été observée fort souvent par Vetch à la suite de l'ophthalmie égyptienne; Rosas l'avait aussi décrit avec beaucoup de soin, au rapport de M. Stœber. Ce professeur avait vu un œil tellement ramolli, que chaque contraction musculaire des paupières suffisait pour le déformer. Il est une autre espèce de ramollissement de la cornée que M. Velpeau a décrite le premier, et que jusqu'à présent je n'ai jamais rencontrée. Il n'en avait vu lui-même que trois cas, existant sur des femmes présumées atteintes de syphilis. Voici comment s'exprime M. Velpeau : « Les trois yeux
» malades nous ont offert exactement les mêmes caractères.
» Toute la cornée, extraordinairement raréfiée , simulait
» une petite pomme, noire, brune ou peu roussâtre, qui sou-
» levait les paupières et proéminait entre elles à la manière
» d'un énorme staphylome de l'iris. Cette tumeur molle,
» tremblotante, insensible, comme striée ou semblable à
» une masse de mélanose, s'était, à ce qu'il paraît, dévelop-
» pée en peu de jours ; je dis à ce qu'il paraît, attendu que
» que je n'ai pu me procurer aucun renseignement exact
» sur son origine, et qu'elle avait acquis son plus haut
» degré, lorsque les malades entrèrent à l'hôpital. »

On donne le nom de ramollissement pultacé à différentes formes de modifications organiques qu'a subies la cornée, et dont la plupart ont été décrites avec un soin tout particulier en France par le docteur Mirault (1), en Allemagne par le professeur D'Ammon. Ce ramollissement offre différentes formes et différentes couleurs ; tantôt la cornée

(1) Thèse citée, et *Archives de médecine*, 1823.

est aplatie, sanguine ou couleur de rouille, tantôt elle est
végétante comme une plaie bourgineuse, tantôt enfin ses
lames sont soulevées et ressemblent à du lait cailleboté ;
malgré tous ces désordres, il ne faut point se hâter de considérer la cornée comme perdue d'après les faits exposés
par M. Mirault, dans sa lettre au professeur Lallemand,
l'on a vu qu'un grand nombre de cornées ainsi transformées
n'avaient point tardé à recouvrer une transparence suffisante pour permettre au malade de pouvoir se conduire.
L'on oppose au ramollissement partiel ou général de la
cornée le même traitement que pour les maladies chroniques
de cette partie de l'œil. La dernière espèce de ramollis e-
ment est celle connue sous le nom de hypercératose ; nous
lui consacrerons un article spécial en traitant de l'hydropisie de l'œil; car nous ne la considérerons pas comme une
maladie de la cornée, mais bien comme la conséquence de
diverses autres espèces de maladies.

OBSCURCISSEMENS DE LA CORNÉE.

Les auteurs appellent obscurcissement de la cornée des
taies de formes variées auxquelles on a donné différens
noms. Ces taies ont toujours pour causes des affections chroniques qui, sans être accompagnées d'inflammation, détruisent la transparence partielle ou générale de la cornée.
Ces altérations se distinguent entre elles par leur forme,
leur couleur, leur étendue et leur cause.

Nous les diviserons en cinq genres principaux, savoir ;
le néphélion ou nuage, l'albugo, les cicatrices de la cornée, l'obscurcissement sanguin et l'obscurcissement purulent.

Le néphélion (nuage), offre un obscurcissement nébu-
leux blanchâtre, très-peu intense, demi-transparent; il
trouble la vue, sans jamais la détruire en entier; il est situé
assez souvent entre la cornée et la sclérotique ; les malades

voient comme à travers un brouillard, ne peuvent point distinguer les petits objets. Le néphélion peut couvrir toute la cornée, ou bien n'occuper qu'une très-petite étendue.

Quelquefois l'obscurité muqueuse s'étend sur la marge de la cornée ; c'est alors qu'elle n'obscurcit pas entièrement la vue : la couleur des taches acquiert différens degrés d'intensité, et sur le même œil il peut en exister de plus ou moins foncées. Il est quelquefois difficile dans cette période de distinguer la couleur de l'iris et celle de la pupille, c'est à cette particularité de la maladie, qui est l'intermédiaire du néphélion à l'albugo, que les ophthalmologistes avaient donné le nom d'œgis.

De l'albugo. La cornée offre un obscurcissement plus considérable, d'une blancheur plus intense, à limites distinctes. On aperçoit quelquefois un point noir qui indique le prolapsus de l'iris. Quand l'albugo est en face de la pupille, il abolit entièrement la vue ; il est toujours plus intense à sa surface qu'à sa circonférence ; quand on ne porte pas une attention scrupuleuse à l'albugo, l'on peut prendre cette affection pour une cataracte ; mais avec plus de soin, et un peu d'expérience, en considérant l'œil obliquement, il est facile de se convaincre que l'obscurcissement occupe la cornée, et si l'on applique sur l'œil l'extrait de belladone, on n'obtiendra pas une dilatation artificieuse de la pupille, comme cela a lieu dans la cataracte.

Les cicatrices de la cornée se forment par des causes traumatiques, des ulcères ou des abcès de la cornée ; elles ont tantôt une forme zonulaire dentelée dans leur étendue ; elles peuvent occuper une grande surface de la membrane ou être très-petites ; mais dans tous les cas les limites des unes et des autres sont bien déterminées. Quand les cicatrices sont entourées, de toutes parts ou d'un seul côté, d'une espèce d'obscurcissement, elles prennent les noms de leucomateuse et de nébuleuse.

De l'obscurcissement purulent. A la suite des exophthal-
mies, qui n'ont offert aucune trace d'ulcères, comme nous
l'avons déjà fait pressentir, l'obscurcissement peut avoir
lieu. Il peut exister des abcès de la cornée dont la sérosité du pus est résorbée, tandis que l'autre partie se durcit et forme une tache jaune, proéminente, séparée par des
stries grises. Malgré l'ordre que nous cherchons à mettre
dans la différence des taies de la cornée, nous avouons
qu'il est souvent difficile de les distinguer, de reconnaître les causes qui les ont produites; mais, l'habitude et les
souvenirs du malade venant en aide, l'on pourra acquérir
quelques notions pour établir son pronostic.

De l'obscurcissement sanguin. Il est toujours la suite de
contusions de l'œil ou des inflammations vives de la cornée.
Le sang s'épanche entre les lames de cette membrane.

Les taies de la cornée chez les enfans surtout, et
quand elles sont de petites dimensions, peuvent disparaître
peu à peu, même contre l'attente du chirurgien. Quand
la cicatrice est incurable, elle est semblable à un arc placé
sur la marge de la cornée, offrant une taie qui ne prive
point de la vue; mais cet arc est plus fréquent chez les
vieillards et on lui reconnaît pour cause l'ossification.

Le traitement des obscurcissemens de la cornée est
presque tout externe, à moins que la maladie ne récidive
un grand nombre de fois par l'inflammation, ayant pour
cause une diathèse occulte; mais, tout en exécutant le traitement général approprié aux causes internes, il ne faudra point négliger les topiques convenables pour la résolution des taies. Il est important, dans le traitement externe,
de s'assurer de la nature de l'obscurcissement; ainsi
les taies produites par des congestions lymphatiques ont
une consistance dure et fibreuse : l'on emploiera les émolliens, dont les plus usités sont, l'huile de vers terrestres,
de lis, de noix, la moelle de bœuf, le mucilage de coings,
le miel, les extraits de ciguë, de chélidoine; tous ces

médicamens ont besoin d'être employés très-frais sans cela
ils pourraient causer de l'inflammation. On doit les instiller
dans l'œil plusieurs fois le jour au moyen d'un pinceau,
d'une plume à écrire ou d'une petite cuiller ; après quoi
on frotte fréquemment les yeux. Ce traitement doit continuer jusqu'à ce que la tache se gonfle, devienne transparente, d'un bleu d'azur, et que les vaisseaux aient dispa-
rus dans la conjonctive. Si après une application prolongée,
d'un ou de plusieurs de ces médicamens on n'obtenait pas
de changement notable, il faudrait inciser légèrement de manière à ne point percer la cornée, soit avec une aiguille à
cataracte, un bistouri ou des ciseaux très-fins, répéter de
temps en temps les incisions et alterner avec les topiques.

Quand la consistance de la taie sera diminuée, il sera
convenable de passer aux médicamens résolutifs, désal-
térans pour activer la résorption et donner du ton à la fibre
organique. Ainsi l'on emploiera le borax, l'alun calciné, le
sulfate de zinc, la tutie, le verre pilé, l'opium et ses différentes préparations, etc. Dupuytren se servait fréquemment composé d'un collyre d'égales parties de calomel,
de tutie et de sucre, qu'il portait sur la taie au moyen
d'un pinceau humecté préalablement : on venait en foule à
l'Hôtel-Dieu pour se faire traiter par Dupuytren, et il réussissait très-bien.

M. Récamier (1), à qui la science est redevable d'un si
grand nombre de médications importantes, a recommandé
les injections en forme de douches, pour guérir les opacités commençantes ou récentes de la cornée. On les pratique soit avec un récipient terminé par un boyau et une
canule, soit avec une seringue à jet continu, dont l'orifice
doit être le plus étroit possible : la matière des injections
se compose de trois parties d'un liquide émollient, et deux
de lait.

____

(1) *Gazette de santé*, année 1827, pag. 208.

Depuis quelques années, j'emploie avec avantage l'huile de foie de morue (*oleum jecoris Aselli*), appliquée avec un pinceau à miniature. Pour que ce moyen réussisse, il faut l'employer fort long-temps, à doses graduées, et en suivant les indications prescrites dans le Mémento pharmaceutique. J'ai vu le docteur Arvius de Coblentz mettre en usage avec un égal succès le suc du grillon domestique écrasé (*grillus domesticus Linnæi*), et placé sur la taie avec les barbes d'une plume. Il est important que le suc employé soit récent : j'ai souvent guéri des taies par l'instillation de la vieille huile de noix. L'on peut recourir après tous ces moyens, au laudanum de Rousseau, de Jæger ou au mien; mais ces médications sont énergiques, et il sera bon de les appliquer avec précaution. En thèse générale, les médicamens qui peuvent causer de l'irritation sur les yeux, ne doivent point prolonger leur action au-delà d'un quart d'heure; car alors ils peuvent causer de l'inflammation. Le professeur Lallement de Montpellier a tiré de très-beaux succès de l'emploi du nitrate d'argent fondu : par de légers attouchemens, il réussissait à faire passer la taie de la cornée à l'état aigu, puis il la traitait de nouveau, comme si elle fût récente.

Voici maintenant quelques faits bien remarquables de guérison de nuages et taies anciennes de la cornée.

Iʳᵉ OBSERVATION.

Taie datant de trente-cinq ans; application de l'huile de foie de morue pendant quatre mois; guérison.

Le nommé Pierre Dautier, charbonnier, portait depuis trente-cinq ans une taie qui couvrait tout le champ de la pupille, au point que, s'il fermait l'œil sain, il ne pouvait se conduire. C'est dans cet état qu'il se présenta au dispensaire, dans le courant de l'été de 1836. Je lui conseillai de tenter l'usage de l'huile de foie de morue, en commençant par de l'huile blonde. Pendant trois semaines, il n'éprouva aucun résultat de cette application. Tout à coup, l'on reconnut que la taie perdait son opacité : de blanc moiré qu'elle était, elle devint d'une couleur opaline : peu à peu elle prit une voie décroissante, enfin l'on reconnut l'ouverture pupillaire. L'huile blonde fut remplacée par l'huile brune et enfin aiguisée avec du laudanum de Rousseau. La guérison fut complète en quatre mois. Le malade a été vu avant sa guérison et après par MM. Castellin, Roux de Marseille, Isnard et autres.

2ᵉ OBSERVATION.

Taie consécutive à une kératite ; inutilité de divers traitemens ; guérison par l'huile de foie de morue.

Mademoiselle C. Lallemant, fille du général de ce nom, blonde et lymphatique, portait depuis quelques années, à la suite d'une ophthalmie avec kératite, une opacité fort développée sur la cornée. Après avoir inutilement employé un grand nombre de moyens, elle fut confiée à mes soins, et je la soumis à l'usage de l'huile de foie de morue, appliquée soir et matin sur la taie avec un pinceau à miniature. Pendant plusieurs mois, ce moyen fut continué avec assiduité ; la couleur perlée fit place à une teinte opaline : peu à peu il ne resta qu'un nuage, et celui-ci finit par se dissiper complétement, sans qu'il en reste aucune trace.

3ᵉ OBSERVATION.

Taie profonde, suite de kératite ulcéreuse ; administration de l'huile de foie de morue ; guérison.

Le fils du colonel Soubeiran portait depuis plusieurs années une kératite strumeuse dont il n'avait jamais pu se débarrasser : de temps en temps elle repassait à l'état aigu.

Je parvins à le guérir en le soumettant à un régime convenable et à un traitement approprié. Restaient les taies de la cornée, suite des ulcérations.

Je pensai que les applications d'huile de foie de morue, pourraient faire disparaître les traces de l'ulcération. Pendant quatre mois, l'on n'en éprouva aucun résultat. Après ce temps écoulé, la taie recommença à pâlir. L'huile blonde fut renforcée par l'huile brune : deux nouveaux mois s'étaient à peine écoulés, qu'il ne restait plus aucune trace de l'obscurcissement; la guérison s'est soutenue.

GÉRONTOXON.

Arc sénile, anneau sénile. Le nom que l'on a donné à cette maladie semble indiquer qu'elle est exclusivement l'apanage de la vieillesse; il n'en est rien cependant; car on la rencontre aussi chez les jeunes gens fils de vieillards, et Wardrop (1) a constaté que cette affection était héréditaire dans une famille. Il est partiel ou général, congénital ou accidentel. On doit le considérer comme un envahissement de la matière fibreuse de la sclérotique; et quand on examine au microscope solaire un fragment de cet arc, on y reconnaît facilement la forme fibreuse de la sclérotique, surtout lorsque la sclérotique a été usée par le staphylome ciliaire ou par une hydropisie sous-scléroticienne.

STAPHYLOME DE LA CORNÉE.

Par staphylome de la cornée, on entend une déformation de cette membrane et sa fusion avec l'iris, compliquées d'obscurcissemens et de perte de la vision. Le staphylome de la cornée peut être général ou partiel, selon que la maladie a envahi toute la cornée ou seulement une de

(1) Wardrop, ouvr. cité, p. 91.

ses parties. On lui donne le nom de sphérique, quand la cornée est malade dans toute sa périphérie ; conique, au contraire, quand elle se termine en pointe. Il est vraiment étonnant de voir la quantité de noms qu'on lui a donnés, depuis Hippocrate jusqu'à nos jours, pour désigner cette maladie.

Lorsqu'une inflammation profonde de l'œil, surtout celle qui a son siége dans l'iris et dans la membrane de Descemets, n'a pas été combattue à temps, ou lorsque la maladie a résisté au traitement dirigé contre elle ; il se manifeste dans la partie antérieure de l'œil des phénomènes qui en modifient la forme. L'iris, la cornée, la membrane de l'humeur aqueuse se gonflent, se rapprochent, et il se manifeste quelque ulcération ou quelque gervure dans la cornée, l'humeur aqueuse s'évacue, l'iris se trouve immédiatement en contact avec la partie interne et convexe de la cornée, il y adhère, se fond avec elle et forme dans quelques cas une synéchie antérieure complète. Souvent la maladie ne se borne point là ; il se manifeste du côté de la lentille cristalline des adhérences avec l'iris, et de cette manière se trouvent détruits les deux espaces que l'on est convenu de nommer chambre antérieure et postérieure de l'œil.

Malgré ces diverses adhérences, la sécrétion de l'humeur aqueuse n'est point totalement interrompue, et c'est à son excès de présence qu'il faut surtout attribuer la formation du staphylome sphérique qui se forme d'autant plus facilement que la cornée sera moins *retenue* par des adhérences profondes.

Cette forme sphérique est quelquefois si prononcée, que toute la cornée s'est dédoublée pour se transformer en une peau mince, distendue par un liquide, se crevant quelquefois spontanément, et se remplissant de nouveau après la cicatrisation.

Lorsque les parties de la cornée qui correspondent à

son union avec la sclérotique ont été renforcées par une adhérence complète de l'iris, la cornée se dédouble seulement au centre et présente une petite pyramide à base très-large, ce qui a fait donner à cette affection le nom de *staphylome conique de la cornée*. De même que l'autre, il est susceptible de se crever et de donner passage à l'humeur aqueuse. Les évacuations se répétant plusieurs fois, l'œil peut dégénérer et prendre une physionomie cancéreuse, d'autant plus probable qu'à cette époque, la conjonctive qui recouvre la cornée est sillonnée de toutes parts par des myriades de petits vaisseaux, s'anastomosant les uns avec les autres, et qui, arrivés autour de la cornée, forment un cercle variqueux assez prononcé.

C'est par un mécanisme analogue à celui que nous avons indiqué pour la formation du staphylome conique que se produisent les staphylomes partiels de la cornée. Celle ci ayant été usée ou ramollie dans quelque point de sa circonférence, l'iris la chasse en devant, et elle se dédouble au devant de lui comme une aponévrose au devant du sac herniaire. Lorsque le staphylome est partiel, il peut rester un ou plusieurs transparens dans la circonférence de la cornée.

Cette maladie est quelquefois confondue avec l'hydrophthalmie antérieure de la propulsion conique de la cornée, connue sous le nom d'hypercératose, et avec quelque forme de kératocèle. Il est facile cependant de ne pas faire erreur en se rappelant que, dans l'hydropisie antérieure de l'œil, l'iris ne change pas de forme et de position, à moins toutefois que le cristallin ne soit excessivement hypertrophiée. Quant au kératocèle, c'est une petite tumeur transparente surgissant à travers un ulcère ou une plaie de la cornée sans l'existence d'une synéchie antérieure.

Les causes qui produisent le staphylome de la cornée sont les mêmes que celles qui produisent les ophthalmies; et c'est surtout lorsque celles-ci sont produites par les

scrofules, la syphilis, que la dégénérescence et la déformation de la cornée est plus rapide. Les sujets à tempérament
lymphatique, à peau vulnérable, y sont plus exposés que les
autres. La maladie se produira d'autant plus facilement que
la cornée aura été plus spécialement enflammée. Aussi, à
la suite des ophthalmies varioleuses, blennorrhagiques,
gonorrhéiques, rien n'est plus fréquent que de voir
la cornée se ramollir et dégénérer en diverses espèces de
staphylomes. Les blessures de la cornée, sa destruction
partielle par les acides, provoquent souvent ces déformations.

Le staphylome de la cornée est une affection grave
sous plusieurs rapports : 1° parce qu'il détruit plus ou
moins complétement la vision ; 2° parce qu'en augmentant
de volume, il ne tarde pas à déborder les paupières,
dont les contractions irritent les parties et produisent un
afflux de sang continuel, à la suite duquel se manifestent
fort souvent des dégénérescences de mauvaise nature se
terminant presque toujours par le cancer. Lorsqu'il reste
un point de la cornée, qui est transparent, la maladie offre
encore quelque espoir de guérison.

Des moyens proposés pour guérir le staphylome de la
cornée sont presque aussi nombreux que les noms qu'on
lui a donnés. En effet, les efforts de tous les chirurgiens
anciens et modernes ont été unanimes dans leurs tentatives,
pour guérir la maladie et surtout la difformité. Ainsi Platner et Woolhouze recommandèrent la compression ; Celse,
Aëtius, Paul d'Egine, préconisèrent la ligature ; Heister,
Bell, l'incision cruciale; Janin, Beer, prescrivirent la cautérisation avec le beurre d'antimoine; Saint-Yves, Günz, Kor-
tum, recommandèrent la pierre infernale avec la précaution de laisser au centre du staphylome un petit fragment
du caustique pour y produire un petit cautère : enfin, Wardrop attribua une vertu curative très-prononcée à l'évacuation de l'humeur aqueuse.

Dans la plupart des cas, ces moyens sont infructueux; il faut avoir recours à l'instrument tranchant pour enlever la maladie. Mais il ne faut point se dissimuler que l'opération ne rend point la vue, mais elle corrige la difformité. Voici comment le professeur Scarpa recommande de pratiquer cette opération :

« Le malade étant assis, la tête fixée par un aide, l'opérateur prend un petit couteau semblable à celui dont on se sert pour l'extraction du cristallin ; il l'enfonce dans la tumeur, qu'il transperce de dehors en dedans, à une ligne et demie ou deux lignes de son sommet, puis, poussant l'instrument dans la même direction, il taille, aux dépens de la tumeur, un lambeau demi-circulaire, très-analogue à celui qu'on pratique sur la cornée dans l'opération de la cataracte ; il soulève ensuite ce lambeau avec une pince, et l'excise au niveau de la base en portant en haut le tranchant de l'instrument. Le diamètre du segment qu'on emporte à l'aide de cette double section toujours relatif aux dimensions de la tumeur, peut varier depuis deux jusqu'à quatre lignes. Le plus souvent on enlève avec le sommet de la tumeur, une petite portion de l'iris, qui dès le principe du mal contracte avec la cornée des adhérences plus ou moins étendues ; mais la lésion de cette membrane est moins un inconvénient qu'un avantage, puisqu'elle facilite la sortie du cristallin et celle d'une partie de l'humeur vitrée. Après cette évacuation partielle, le bulbe de l'œil s'affaisse et se cache derrière les paupières, sur lesquelles on applique un plumasseau de charpie sèche, maintenu par une simple bande. »

Cette opération fut décrite par le professeur Scarpa en 1801 ; je me plais à le rappeler ici, parce que c'est un parti pris par quelques personnes d'attribuer à M. le professeur Jæger des inventions auxquelles il n'a aucun droit, c'est ainsi que Marcellus Hoelzl lui attribue ce procédé lorsqu'il n'y a fait qu'une modification imperceptible qui con-

siste à saisir la tumeur avec un petit crochet. Or , comme
déjà, plusieurs fois , j'ai été appelé à redresser les prétentions de M. Jæger et de ses élèves , je crois devoir citer
ici en entier le passage de M. Hoelzl qui a rapport à cette
opération, qu'on lui attribue à tort :

« Sedeat æger pedibus extensis in sellâ mediocriter altâ,
» reclinatorio orbatâ. Assistens retrò illum stet, atque pal-
» mam manûs alterius ægri fronti imponat, caputque pec-
» tori suo adprimat et ita firmet ; digitis manûs ejusdem
» aut elevatorio Richteri palpebram superiorem elevet et
» margini orbitali superiori adpressam teneat ; digitis ma-
» nûs alterius (oculi operandi correspondentis) palpebram
» inferiorem detrahat. — Operator antè ægrum sedeat, seu
» melius , quoniam in operatione tali dolorificâ ægri con-
» stantiæ et quieti fidendum non est, stet, atque tumoris
» apice hamulo prehenso , scalpellum Beerii , hunc in sco-
» pum inventum (Staphylom-Messer) , quod nil aliud est,
» nisi scalpellum pro cataractæ extractione (Staarmesser)
» majus et firmius, acie sursum directa in angulo oculi ex-
» terno ad corneæ staphylomatosæ basim infra oculi dia-
» metrum horizontalem intrudat , donec , uti in cataractæ
» extractione in angulo externo proveniat scalpelli apex,
» quod tum ulterius protrudat et ita partem superiorem,
» circiter 2/3 totius, solvat; quo facto statim acie scalpelli
» ejusdem deorsùm versâ partem inferiorem rescindat. —
» Hæc operationis methodus a cel. doctore Frederico Jæ-
» ger inventa, omnibus aliis meritò est præferenda quoniam
» nec tantum instrumentorum adparatum (ut qui in eleva-
» torio Richteri , hamulo et scalpello consistit), nec eorum
» mutationem deposcit, atque indicationem omnem implendo
» brevissimo peragitur tempore (1). »

Comme on le voit, on n'a eu que la peine de traduire le
procédé du professeur Scarpa , en y ajoutant l'usage d'un

____

(1) M. Hoelzl, *Dissert. de staphylomate*, Vienne, 1820, p. 28.

crochet pour saisir la tumeur , ce qui n'est nécessaire que
dans le second temps de l'opération, et que l'on fait beaucoup mieux par le procédé que j'ai déjà indiqué dans la
Gazette médicale, je veux parler de la pince à crochet de
Maunoir (1). Comme après cette opération la vue est perdue,
qu'il se forme un nouveau tissu fibreux, j'ai pensé qu'il deviendrait plus rationnel de vider complétement l'œil afin
que le bulbe s'affaissât davantage , et que le malade pût
jouir plus sûrement des bienfaits de la prothèse oculaire.

Le professeur Scarpa avait prescrit comme dangereuse
et irrationnelle la méthode de Woolhouze, qui consistait à enlever circulairement avec le staphylome cornéen, au moins
une ligne et demie de la sclérotique. Cette méthode était
presque toujours suivie ou d'hémorrhagie très-considérable,
ou d'inflammation profonde. Quand on n'agit que sur un point
de la circonférence de la sclérotique, ces inconvéniens ne
sont point à redouter; voici le procédé que j'emploie pour
obtenir la disparition du staphylome , et l'affaissement
de l'œil au moyen d'une cicatrice convenable :

Le malade étant placé comme pour l'opération précédente, un aide relève la paupière, et je saisis un bistouri
courbe de Pott non boutonné (bistouri à fistules). Cet instrument tenu en troisième position, je l'enfonce dans l'œil
à la partie externe à trois lignes environ de l'insertion de
la cornée avec le sclérotique, le tranchant tourné en haut;
puis, faisant décrire à la lame un quart de cercle , je fais
par un mouvement de bascule ressortir la pointe à la même
distance qu'il est entré du côté du grand angle : j'abaisse
vivement le poignet en achevant la section de dedans en
dehors en retirant la lame. De cette manière l'œil se trouve
divisé en deux parties dans le centre de la cornée : saisissant alors les deux lambeaux l'un après l'autre avec des
pinces à crochet, je l'excise avec des ciseaux courbes sur
leur plat, de manière à avoir une perte de substance semi-

(1) *Gazette médicale* citée.

elliptique très-allongée. L'iris se trouve compris naturellement dans cette section, et lorsque l'œil est revenu sur
lui-même, l'on obtient une cicatrice régulière, solide, qui
supporte sans inconvénient un œil artificiel.

J'ai employé plus de vingt fois ce procédé avec succès.
MM. Comperat et Bonjean, mes élèves, l'ont pratiqué de
même sous mes yeux. Ainsi que les autres procédés,
il est très-peu douloureux ; ce n'est qu'au troisième jour
qu'il se manifeste en général quelques phénomènes inflammatoires accompagnés de douleurs, la suppuration s'établit et l'œil s'affaisse sous l'influence de l'évacuation des
humeurs et se transforme en un tubercule uniforme au
centre duquel l'on découvre dans les premiers temps un
autre petit tubercule rouge que l'on fait disparaître en le
touchant avec le nitrate d'argent. Le professeur Scarpa
observe que, bien loin d'être obligé de combattre les accidens inflammatoires, il faut souvent provoquer la suppuration en introduisant dans la cavité de l'œil une petite
tente de linge qu'on laisse dans la cavité jusqu'à ce que la
suppuration se soit établie. Il est même des cas où il devient nécessaire d'appliquer des cataplasmes sur l'œil. Dans
les cas où la suppuration ne se déterminait pas assez
promptement, j'ai vu le professeur Caïroli porter au fond
de l'œil un crayon de nitrate d'argent fondu.

Lorsque le staphylome partiel est de bonne nature et
qu'il ne gêne pas le mouvement des paupières, il faut l'a-
bandonner parce que son excision, produisant l'évacuation
complète de l'humeur aqueuse, peut mettre complétement
l'iris en contact avec la cornée et produire un staphylome
général ainsi que l'a observé le professeur Jæger dans une
opération qu'il fit le 13 avril 1820 à la clinique de Vienne.
Lorsque le staphylome partiel est compliqué d'occlusion
complète de la pupille ; le professeur Béer prétend (1)

____

(1) *Staphylomat. metamorphose*, s. 43, anm.

qu'en pratiquant une pupille artificielle on est plus sûr de guérir qu'en faisant la récision. Jüngken est du même avis (1). Lorsque cette opération est inapplicable, il faut détruire la tumeur cornéenne en la touchant fréquemment avec la pierre infernale et mieux encore avec un petit pinceau d'amianthe imbibé de beurre d'antimoine.

BLESSURES ET PLAIES DE LA CORNÉE.

Les blessures et les plaies de la cornée sont excessivement fréquentes; les unes sont produites par accidens, les autres sont le résultat de l'art. Les corps vulnérans mis en mouvement par la poudre à canon ou toute autre puissance motrice viennent souvent frapper la cornée. Les agens chimiques sont aussi une cause fréquente de destruction des tissus de la cornée. Une foule de professions exposent à la blessure de la cornée; celles qui y donnent lieu le plus souvent sont les professions de forgeron, de tourneur sur métaux, de coutelier, d'aiguiseur, de tailleur de cristaux, de pierres de fusil, de ceintreur de ressorts et de bombeur de verre ; les plaies qui ont leur siége sur la cornée peuvent n'intéresser qu'une partie de sa superficie, les autres la traverser dans toute son épaisseur. Dans la première catégorie, il faut comprendre les parcelles métalliques qui s'y implantent, les grains de poudre qui s'y logent et s'y dissolvent, en y laissant une coloration particulière entre les agens chimiques divers; dans la seconde catégorie, l'on place les corps pointus, tranchans, contondans avec ou sans perte de substance.

Les parcelles métalliques qui s'introduisent dans la cornée, en s'échappant des fers incandescens, sont encore dans une température telle qu'elles cautérisent la partie, et produisent ainsi une cavité où elles se nichent et s'incrustent,

(1) *Das corconcion, ein beytrag, zur künstlichen pupillenbildung.* Berlin und Leipzig, 1817, s. 86.

de là vient l'inutilité du précepte donné par Fabrice d'Aqua-
pendente et renouvelé par Helvétius, qui consiste à présenter à la parcelle un fragment d'aimant. La sertissure qui
entoure le corps étranger ne lui permet point de céder à la
puissance aimantée, lors même qu'il serait en fer. Malheureusement tous ceux qui forgent des métaux de diverses
nature sont exposés à cet accident et la calamite n'a aucune action sur eux. Il vaut mieux se servir d'une aiguille
à cataracte courbée en forme de renette et au moyen de
laquelle on enlève facilement le corps étranger. Dans les
pays où l'on récolte beaucoup de châtaignes, les personnes
qui sont sous l'arbre pendant qu'on les abat reçoivent souvent dans la cornée des épines de l'enveloppe et qui y pénètrent profondément : elles sont très-difficiles à extraire,
et M. Maunoir, qui a eu souvent occasion de recourir à notre
opération, propose le moyen suivant : Il faut, dit-il, en agir
de même pour les grains de poudre. Leur dissolution produit dans la cornée, par imbibition ou absorption, un tatouage
indélébile. Rarement les agens chimiques produisent une
déperdition de substance sur la cornée ; c'est surtout sur
la surface qu'ils agissent en raison de leur décomposition
rapide avec les liquides sécrétés par l'œil ; il est donc important de les enlever, en suivant les précautions que nous
avons indiquées dans le traitement général des ophthalmies. L'expérience a prouvé l'inutilité, qui plus est, le
danger d'une parcelle de fer avec un pinceau d'acide hy-
dro-chlorique étendu afin de dissoudre : cette idée toute
germanique n'avait pas même besoin de réfutation.

Reste ensuite à combattre les accidens inflammatoires
consécutifs. L'eau froide, long-temps continuée, est un des
meilleurs et des plus sûrs topiques. Je ne manque pas en
même temps de faire pratiquer au bras une large saignée.

Pour les plaies qui traversent la cornée dans son entrée,
elles sont quelquefois suivies de l'évacuation de l'humeur
aqueuse, et d'autres fois le liquide ne sort en aucune ma-

nière. De ce nombre sont toutes les incisions faites à la cornée par les chirurgiens pour extraire un corps étranger, le cristallin, évacuer un liquide épanché ou surabondant, ou détacher et exciser l'iris. Les incisions faites par l'art guérissent en général assez facilement, en ce qu'elles sont régulières et qu'elle n'empêchent en aucune manière une perte de substance. Il n'en est pas de même des blessures contondantes avec pertes de substance ; non seulement elles cicatrisent difficilement, mais encore elles occasionent des désordres locaux ou généraux qui compromettent la vision. Toutes les plaies pénétrantes de la cornée peuvent être suivies de ces procidences de l'iris, et celles-ci d'autant plus graves que la plaie de la cornée est moins nette. Dans une plaie uniforme on peut espérer de réduire la procidence de l'iris (*voyez* ce mot) par les moyens que nous indiquerons plus loin. Lorsqu'il y a plaie contuse avec perte de substance, on est presque sûr de voir l'iris adhérer à la cornée et produire ainsi des désordres, non seulement dans ce rapport de position, mais encore des fonctions. Toutes les fois qu'on a affaire à une plaie uniforme, quelle que soit sa grandeur, il faut toujours chercher à obtenir une réunion par première intention en pansant comme dans l'opération de cataracte par extraction (*voyez* ce mot) ; on combat ensuite l'inflammation par les moyens que nous avons indiqués plus haut. Lorsque la plaie suppure, il faut, par tous les moyens possibles, hâter la régénération des tissus. Il est quelquefois nécessaire de diriger et modérer la cicatrisation avec de légères cautérisations et des lotions astringentes. Nous exposerons, en parlant du prolapsus de l'iris, les meilleurs moyens de combattre cette affection.

OPHTHALMIE IRIENNE, INFLAMMATION DE L'IRIS, IRITIS (1).

Il est vraiment remarquable qu'au milieu des travaux ophthalmologiques qui ont été entrepris sous Bartisch (1550), jusqu'à 1798; on trouve à peine quelques mots consacrés à l'inflammation de l'iris, et le premier qui ait signalé cette affection à l'attention des ophthalmo-pathologistes est sans contredit Schmidt, de Vienne (2). Encore ne la considéra-t-il que comme suite de l'opération de la cataracte; il lui donna cependant le nom d'iritis.

On a tout lieu de s'étonner qu'une affection aussi grave et aussi fréquente ait été si long-temps inobservée : à peine les ophthalmologistes français en font-il mention; on en trouve seulement quelques traces dans une dissertation soutenue en 1814, à la faculté de médecine de Paris, par M. Edwards, de la Jamaïque, aujourd'hui membre de l'institut (3). M. Demours, dans son grand ouvrage, n'en dit presque rien; c'est donc aux ophthalmologistes allemands et anglais qu'appartient l'honneur d'avoir observé et décrit avec soin une maladie si grave dans la plupart des cas, et c'est à eux qu'est emprunté en entier l'article Iritis du grand Dictionnaire des sciences médicales de Panckoucke, et signé Guillié. C'est donc une grande conquête pour l'ophthalmologie que la connaissance des symptômes caractéristiques propres à assurer le diagnostic d'une affection qui existe quelquefois seule, sans que

(1) Cet article sur l'iritis est extrait du Mémoire couronné par la société de médecine de Paris. (Voir la préface du tom. Ier pour l'explication d'un incident qui s'est présenté dans ce concours, où nous avons eu pour émules et compétiteurs des professeurs distingués de l'Allemagne et de l'Italie.)

(2) *Uber Nachstaar und Iritis nachstaar operationen,* Vienne, 1801.

(3) *Dissertation sur l'inflammation de l'Iris et la cataracte noire,* par Edwards de la Jamaïque (Didot, Paris, 1815).

les autres parties de l'œil soient attaquées, circonstance déjà entrevue par l'illustre Richter (1), lorsqu'il dit qu'on remarque souvent des iritis très-violens, surtout quand ils tiennent à une cause spécifique, sans que la conjonctive oculaire et palpébrable paraisse atteinte de la plus légère inflammation.

Beer dans ses premiers travaux (2) fait observer qu'il est des ophthalmies très-graves, sans rougeur appréciable, et qui sont en général de nature rumathismale. Plus tard, quand l'éveil eut été donné par Schmit, Béer étudia avec soin l'iritis, et on lui doit une excellente monographie de cette maladie. La même observation fut faite par Wardrop (3) dans ses recherches sur l'anatomie pathologique de l'œil, quand il dit qu'il est probable que la membrane qui tapisse la face antérieure de l'iris peut s'enflammer sans que les autres parties de l'œil participent à cet état pathologique. C'est surtout dans les ophthalmies avec complications vénériennes qu'il est facile de se convaincre de ce que rapporte le célèbre chirurgien anglais. Plus tard, quand il eut attaché à l'iritis l'inflammation de la membrane de l'humeur aqueuse, il fut convaincu de ce qu'il avait avancé comme doute.

Cette *quasi-individualité* de l'inflammation de l'iris s'explique facilement par sa construction particulière (musculaire), et différente des autres membranes de l'œil, ensuite parce qu'il reçoit des artères qui lui sont propres et qui sont distinctes des vaisseaux artériels de l'œil. La richesse du système artériel de l'iris, l'ampleur et la sinuosité des veines ciliaires (*vasa vorticosa*) rendent aussi raison de la violence de l'inflammation et de la promptitude avec laquelle il se forme des exsudations de la lymphe qui altèrent les formes de l'iris, et entravent ou paralysent ses fonc-

(1) Richter, *Anfangsgründe*, Band 3.
(2) Ouvr. cité, t. I, p. 95.
(3) Wardrop, ouvr. cité.

tions. Or, comme le travail d'exsudation se lie intimement à celui d'adhésion, on conçoit toute la gravité d'une iritis méconnue, mal traitée ou imparfaitement guérie. A mesure que l'on a mieux étudié les phénomèmes qui caractérisent l'inflammation de l'iris, ou s'est aperçu que rien n'était cependant plus rare que de la voir néanmoins indépendante des autres tissus, et en faisant avec soin la symptomatologie de l'œil, on n'a pas tardé à se convaincre que la sclérotique était presque toujours atteinte dans son union avec la cornée, surtout quand l'inflammation était due à des causes spécifiques.

Ce n'est en général que dans les lésions traumatiques accidentelles ou résultant d'opérations, que l'iris seul est atteint, et encore n'est-ce qu'au début.

Quand la maladie existe seule, c'est en général dans l'état physique du bord libre (pupillaire), que les premiers phénomènes se présentent. Si la maladie fait des progrès, elle s'irradie aux corps ciliaires, à la choroïde et à la sclérotique; rien n'est plus fréquent que de la voir se communiquer à la face de la capsule antérieure cristalline.

L'iritis, comme toutes les affections oculaires, doit être divisée en plusieurs espèces que nous classerons de la manière suivante :

1º En iritis simple, idiopathique, sympathique ou traumatique.

2º En iritis compliquée de la présence de maladies spécifiques, cette dernière catégorie est elle-même susceptible des sous-divisions suivantes :

L'iritis rhumastimale,
— scrofuleuse,
— scorbutique, syphilitique.

Toutes ces diverses espèces d'iritis ont en général des symptômes et des caractères généraux communs dans l'état primitif, surtout dans la première période d'acuité; puis elles prennent une physionomie particulière, et *sui ge-*

neris , à mesure que la maladie marche et se développe.

Ainsi presque toutes les inflammations de l'iris sont ac-compagnées,

1° De la décoloration totale ou partielle de cette cloison mobile. Les iris bleus prennent un ton vert de mer ou brun rouille. Quand l'iris est brun , noir, ou gris très-foncé, la couleur devient rouge d'ocre ou de terre de Sienne ;

2° L'union de la cornée à la sclérotique est entourée de petits vaisseaux digités formant une zonule qui se dirige vers la cornée dans la même direction que les *procès ciliai-res* sur le cristallin ;

3° Altération des formes du mouvement de la pupille;

4° Sécrétion anormale de produits inflaman tiore , des lymphe coagulable , de sang ou de pús dans la pupille ou dans les chambre s;

5° Production insolite de tumeurs et de végétations sur l'iris et sur son rebord ;

6 Ulcération dans quelques points de la circonférence;

7° Adhérence de l'iris à la capsule du cristallin , à la cornée avec ou sans occlusion de la pupille par adhérence de ses bords ;

8° Douleurs très-vives lancinantes aux tempes , à l'or-bite et au front; nocturnes et ostéocopes dans quelques cas, périodiques et intermittentes dans d'autres;

9° Enfin , altération des fonctions visuelles à divers de-grés et cécité complète.

On tomberait dans une erreur étrange, si l'on pensait que ces symptômes existent tous à la fois. Ils s'observent seulement par groupes assez tranchés, pour que le prati-cien un peu exercé, les reconnaisse à la première vue.

Dans l'examen exploratif de l'œil (1), il faut toujours tenir compte de la conformation antérieure de l'œil avant la ma-ladie; car la pupille, dans l'état de santé, peut être ou

____

(1) *Guide pratique pour l'exploration symptomatologique de l'œil et de ses annexes,* par Carron du Villards (P.).

très-dilatée ou très-contractée, circonstances qu'il faut noter avec soin, pour apprécier à leur juste valeur la dilatation ou la contraction pupillaire. Cet examen est d'autant plus nécessaire, que l'iritis peut se développer sur un œil amaurotique, cataracté, glaucomateux, hydrophthalmique ou hypérémique.

Les causes de l'iritis simple ou idiopathique, traumatique ou sympathique, sont :

1o Les brusques variations atmosphériques, le passage subit d'une température à une autre, la suppression des évacuations accoutumées, des exutoires, des exanthèmes, la chute des cheveux, et la plique polonaise (1). L'exposition de l'œil à une lumière trop vive, à une chaleur intense; la fabrication des produits chimiques, enfin la plupart des professions insalubres.

L'iritis traumatique est produite par les violences exercées sur l'iris, tels que piqûres, blessures, déchiremens, refoulement de la cornée. L'opération de la cataracte est très-souvent une des causes de l'iritis, ainsi qu'on peut s'en convaincre en lisant l'ouvrage de Schmidt (2), la dissertation de Schindler (3), et mon ouvrage, ainsi que celui de Molinari (4).

Quant aux iritis de nature spécifique, elles sont, en général, le résultat de la maladie dont elles revêtent les formes. Ainsi les affections syphilitiques anciennes, mal traitées, rebelles, compliquées d'affections cutanées, de douleurs ostéocopes, d'alopécies, d'exostoses ; les maladies strumeuses, les engorgemens glandulaires au cou, à l'aisselle, à l'aine ; les maladies rhumastimales, les maladies des ar-

(1) *In Rust magazin*, Band 3.

(2) Schmidt, ouvr. cité.

(3) Schindler, *Dissertatio de Iritide chronicâ ex keratonyxide subortâ*.

(4) Carron du Villards, *Recherches pratiques sur les causes qui font échouer l'opération de la cataracte*, p. 181.

ticulations sont en général la cause d'une inflammation de l'iris, qui peut aussi cependant s'être développée sous l'influence de causes accidentelles qui peuvent produire l'iritis idiopathique.

Du pronostic. L'iritis est, en général, une affection grave, 1° parce qu'on n'est pas toujours appelé à temps pour la traiter ; 2° parce que dans un grand nombre de circonstances on la méconnaît dans son début ; 3° enfin parce que la gravité de la maladie peut être augmentée par la complication d'une maladie syphilitique, rhumastimale, scrofuleuse ou scorbutique.

On peut cependant avancer généralement que, quelle que soit l'intensité de la maladie à son début, on peut la maîtriser par un traitement énergique et soutenu ; mais quand la maladie a été méconnue, traitée trop tard ou timidement, l'œil court de grands dangers, soit pour son état physique, soit pour ses conditions physiologiques. Le pronostic sera d'autant plus désavantageux que l'iritis sera compliquée d'une affection spécifique qui aura apporté dans la constitution des malades des effets défavorables.

Par exemple, un homme miné par la syphilis, atteint de dartres pustuleuses, crustacées, d'exostoses du front de l'orbite, d'alopécie, sera bien plus exposé qu'un autre à voir une inflammation de l'iris déborder la série des moyens qu'on lui aura opposé.

Par la même raison, un individu rhumatisant, goutteux, atteint de typhus, de raideur des membres, sera exposé à une iritis plus intense qu'un homme dont la constitution est bonne et non entachée d'affection générale.

Les personnes qui portent au plus haut degré les traces d'affection strumeuse seront placées dans des conditions défavorables, si l'inflammation de l'iris est violente, parce que ces personnes supportent en général assez mal les évacuations sanguines, dont on doit souvent user très-largement pour arrêter la maladie de l'œil.

II.   8

Enfin les scorbutiques, les hommes de mer surtout, délabrés par des voyages de long cours, ceux qui ont le corps couvert des taches hémorrhagiques de Warloff courent de très-grandes chances, si la maladie n'est pas prise à temps.

D'après tout ce que nous venons de dire, il est facile de concevoir l'importance d'étudier avec soin le diagnostic des caractères généraux et spécifiques de l'iritis, afin de pouvoir la reconnaître, en temps utile, la traiter d'une manière convenable, pour éviter toute terminaison fâcheuse.

Symptômes de l'iritis, simple, intime ou idiopathique, genuine iritis, iritis legitima. Pour procéder avec méthode, nous distinguerons dans l'ensemble des symptômes qui accompagnent ou dénotent l'inflammation de l'iris trois degrés différens.

Les symptômes du premier degré (1) se révèlent quelquefois par une vascularité du cercle précornéen, très-peu apparente, et qu'il faut souvent rechercher avec soin ; on est quelquefois obligé de soulever la paupière supérieure pour reconnaître dans le limbe supérieur de l'arc sclérotico-cornéen une injection qui indique une concentration sanguine vers la membrane irienne. Ce symptôme est d'autant plus douteux, que, dans un grand nombre de *kératites légères*, produites par des accidens traumatiques, on reconnaît la même vascularité : cependant, si en même temps le cercle interne de l'iris, *annulus minor* (bord libre irien) est légèrement décoloré, si la pupille, en contemplant son ampleur normale, est affectée d'une légère hypérémie du bord libre, ou bien si elle devient irrégulière, frangée, on peut alors reconnaître une iritis lente à la vérité. La diminution dans la rondeur de l'espace pupillaire, dans l'activité de ses phénomènes de dilatation et de contraction, enfin la confusion ou l'altération de la

______

(1) Signes objectifs ou perçus par la vue.

vue viennent confirmer l'inflammation des tissus iriens.

Souvent il existe des douleurs très-vives qui ne sont pas en rapport avec la légèreté des symptômes observés : dans d'autres circonstances, la douleur est bien peu de chose en raison des désordres reconnus dans l'organe souffrant : le malade n'est presque pas tourmenté par la photopho-bie, il l'est bien plus par la photopsie, surtout à la tombée de la nuit.

Cet état léger et presque ambigu peut persister plusieurs semaines sans s'aggraver et même se résoudre par un trai-tement convenable : car je dois le dire ici, en passant, de toutes les affections de l'œil, l'iritis est celle sur laquelle les forces médicatrices de la nature ont le moins d'action. Dans un grand nombre de circonstances la maladie aug-mente tout à coup et constitue le second degré de l'affec-tion, forme sous laquelle on le rencontre le plus souvent. Ici la nature des modifications qui se présentent dans l'œil rend le diagnostic moins douteux, et, pour peu que l'on ait vu d'inflammations de l'iris, il n'y a pas d'erreur possible.

C'est cependant dans la région irienne qu'il faut encore chercher les symptômes saillans ; car plus on s'éloigne de ce point, plus les symptômes diminuent, au point que, la sclérotique, qui est très-injectée dans le voisinage de l'arc sclérotico-cornéen, ne l'est presque pas dans les an-gles de l'œil : à peine trouve-t-on quelques vaisseaux tur-gescens dans les parties que nous venons d'indiquer. Quand ces troncs sclérotidiens avoisinent l'arc sus-nommé ils se divisent à l'infini et forment des réseaux en éventail, assez semblables aux brosses à vernir, connues dans le commerce sous le nom de *queue de morue*, puis ils finissent brusque-ment au niveau de l'arc, comme s'ils traversaient la scléro-tique pour entrer dans l'intérieur de l'organe. Pendant long-temps j'ai cru qu'arrêtés par l'arc sclérotico-cornéen, ils suivaient cette marche ; mais, ayant eu occasion de dis-séquer avec soin des yeux d'hommes qui avaient succombé à la suite des ophthalmies belge, varioleuse et autres, je me suis convaincu, le scalpel et le microscope à la main, qu'ils étaient arrêtés par le peu de dilatabilité des tissus cornéens, qui offrent à l'injection sanguine une barrière infranchissable : toutes les fois que les tissus sus-mentionnés n'ont pas subi un commencement de ramollissement (1); mais quand l'inflammation a commencé à altérer la connexion des lames de la cornée, le sang y pénètre peu à peu. A cette période de la maladie le cercle interne de l'iris, et quelquefois une partie du cercle externe, sont décolorés, parce que le sang se porte avec force sur le centre des tissus. Je ne crois pas avec Mackensie (2) qu'il y ait déjà sécrétion de la lymphe, mais bien stase et engorgement analogue à celui qu'on rencontre dans le parenchyme du poumon à la suite de la pneumonie par engouement (hypostatique de Piorry). En effet, quand on examine l'iris à œil nu avec un verre à grossissement, on est tout étonné de voir sa surface, autrefois si lisse, si brillante, maintenant mate, cotoneuse, comme recouverte de moisissures ou de bissus : le rebord pupillaire est le siége d'efflorescences villeuses, noirâtres, quelquefois grisâtres, et qui sont, à n'en pas douter, des produits sécrétés : la pupille est immobile ou fortement contractée.

L'iris se porte ou en avant ou en arrière et tend à former des synéchies antérieures ou postérieures : ce sont les dernières qui sont les plus fréquentes, et alors l'iris s'enfonce en forme d'infundibulum qui finit par adhérer à la lentille ou à sa capsule; pour peu que la maladie continue,

---

(1) Ceux qui ont visité le superbe musée de Pavie ont eu occasion d'y admirer les magnifiques injections des vaisseaux cornéens, faites sur les individus qui avaient succombé à l'ophthalmie égyptienne en injectant avec de la colle de gant coloriée au carmin des yeux dont la putréfaction est déjà avancée, il est facile d'obtenir des résultats semblables.

(2) Mackensie, ouvr. cité.

il se forme dans la pupille des tissus nouveaux qui ne tardent pas à l'oblitérer en entier. Voilà maintenant quant aux phénomènes objectifs et physiques, passons maintenant à ceux des fonctions et des sensations. La vue est sensiblement altérée, la lumière n'est plus tolérée, le malade éprouve des douleurs très-vives dans l'organe qui s'irradient aux sourcils, à la tempe et dans les dents ; la glande lacrymale s'irrite et sécrète des larmes abondantes et âcres ; l'œil paraît augmenté de volume, et en le refoulant même avec ménagement au fond de l'orbite, on fait éprouver au malade de violentes douleurs. Les paupières sont en proie à des tremblemens nerveux et au blépharospasme ; le pouls est dur et fréquent, la soif ardente, l'insomnie est cruelle ; les douleurs paraissent revenir périodiquement à la tombée de la nuit, comme s'il s'agissait d'une fièvre à accès périodiques avec exacerbation nocturne (1); à chaque redoublement, les douleurs de l'œil deviennent lancinantes et sont accompagnées de photopsie. Malgré cet état de gravité, l'œil peut se rétablir jusqu'à un certain point; mais ce serait beaucoup risquer que de s'en tenir à une méthode expectante.

Le rétablissement est plus sûr, plus prompt lorsqu'on applique un traitement convenable : alors on voit l'injection irienne et sclérotidienne se dissiper peu à peu , puis la pupille commencer à reprendre quelques mouvemens : les villosités de l'iris s'effacent , et la vue se rétablit assez bien s'il n'y a pas eu de secrétion, d'une pseudo-membrane, ou si des liens anormaux ne se sont pas établis entre l'iris et sa capsule. Il n'est pas rare de voir l'humeur aqueuse charrier des flocons albumineux analogues à ceux qui flottent dans la sérosité épanchée dans l'abdomen à la suite des péritonites. Ces produits inflammatoires libres , finissent en général par s'absorber ; il n'en est pas de même des brides

---

(1) Carron du Villards, *Recherches pratiques*, p. 183.

qui adhèrent à l'iris, au cristallin st à ses annexes, et qui reçoivent alors des vaisseaux nourriciers de l'une ou de l'autre de ces parties de l'œil.

Il arrive aussi de voir tout le rebord de la pupille envahi par une membrane en forme de zonule frangée. Ces produits de l'inflammation sont souvent le résultat de la rupture des liens anormaux qui unissant la partie postérieure de l'iris, déposent sur le cristallin une partie de son pigment noir, qui y adhère et forment ou une *cataracte zonulaire* ou une cataracte pigmenteuse *cataracta pigmentosa secundaria;* d'un autre côté le pigment noir s'hyphérémie autour de la prunelle ; j'ai vu un cas de cette nature avec le docteur Bennati, chez sir D***, gentilhomme anglais, atteint d'iritis sympathique.

Quand la maladie est arrivée à ce point, il faut peu de chose pour la faire passer au troisième degré. La troisième période se reconnaît non seulement à une inflammation qui a envahi la sclérotique, mais encore la conjonctive qui s'injecte tellement, que l'on ne peut plus se rendre compte de l'état de la sclérotique. La cornée devient trouble à sa partie interne, comme si c'était un verre dépoli; l'iris se décolore de plus en plus, il se couvre de taches isolées, légèrement élevées, toute la membrane tend à s'approcher de la concavité de la cornée, le rebord pupillaire suit la même marche ,quoi qu'en dise Makensie (1). L'iris est souvent le siége d'une exsudation sanguine qui souvent dégénère en véritable hémorrhagie, remplit la chambre et par la non-résorption du sang forme une cataracte grumeuse secondaire, *cataracta grumosa secundaria.*

Dans d'autres cas, l'on observe des petites élévations jaunâtres analogues à celles que l'on remarque dans le pourpre *purpura hæmorrhagica.* Ces élévations sécrètent une lymphe purulente et souvent du pus, qui, en s'ac-

______
(1) Mackensie, ouvrage cité.

cumulant dans les chambres, forme un véritable hypopyon.

Dans ces cas, les douleurs intérieures de l'œil, la photophobie sontextrêmes, la cornée s'obscurcit, s'enflamme et
part souvent tout d'une pièce : la vue est complètement abolie, et il est bien rare de la voir revenir. Cependant il ne faut pas trop se hâter de la déclarer perdue à
jamais ; car dans les iritis, sans complication spécifique,
l'œil revient, comme on dit de bien bas, et si la guérison
n'est pas complète, l'organe peut servir à quelque chose :
dans d'autres circonstances, la chirurgie opératoire fournit
les moyens d'y suppléer. Toutes les fois que l'iris n'a pas
été détruit par la suppuration et que la cornée n'a pas
été ulcérée, sphacélée, ou entièrement obscurcie, que
les chambres ne sont pas détruites, il faut espérer ; car
d'un côté les produits anormaux, les liquides sécrétés
peuvent s'absorber, et de l'autre les agens thérapeutiques,
comme nous le verrons plus tard, ont la possibilité de la
rétablir. Si la pupille n'est pas trop resserrée et qu'elle
puisse encore donner passage à des rayons lumineux, il y
a espoir de guérison comme dans le cas suivant.

Dans la campagne de 1793, l'armée Sarde ayant séjourné
plusieurs mois sur les Alpes couvertes de neige, un grand
nombre d'officiers et de soldats furent atteints d'ophthalmies
violentes, dont les suites furent dans la plupart des cas
funestes. Jean-Jacques de V***, colonel d'infanterie,
alors aide-de-camp du général comte de Prali, fut pris
d'une ophthalmie qui, selon moi, n'était qu'une iritis, si
j'en juge par son récit. Cet officier était myope avec la pupille très-dilatée, l'inflammation de l'iris produisit une telle
contraction de la prunelle, qu'il resta un espace à peine
capable de donner passage à une aiguille à coudre ordinaire ; pendant long-temps il se crut aveugle ; mais, peu
à peu, il recouvra la vue, myope, sans que l'angustie de
la pupille eût changé, vingt-six ans après cet événement.

Dans quelques cas, l'étroitesse de la pupille se complique de la présence d'un flocon de lymphe qui est un obstacle invincible au passage de la lumière, et qui ne cède qu'à l'action de l'instrument.

Quand la pupille est nette, que le malade ne voit pas, alors on présume qu'il existe des altérations dans la rétine ou la choroïde; dans ce cas la chirurgie est impuissante pour rendre la vue.

Comme toutes les autres inflammations, l'iritis idiopathique, doit être divisée en iritis aiguë et en iritis chronique (1) : cette division est d'autant plus importante que ces périodes demandent en général un traitement particulier, ou du moins singulièrement modifié par l'état d'acuité ou de chronicité de la maladie.

L'iritis aiguë ne se déclare en général que chez des individus vigoureux, sanguins, adonnés aux boissons alcooliques, aux travaux prolongés à la lumière, exposés aux brusques variations de température, ou à des foyers incandescens. Dans ces cas on aperçoit une vive rougeur de l'axe sclérotico-cornéen, les vaisseaux s'engorgent rapidement et la couleur de l'iris est changée. Je ne dois cependant pas aller plus loin, sans annoncer que la variation de la couleur de l'iris n'est pas un signe pathognomique de son inflammation (*genuine inflammation*); car, dans quelques cas, elle n'est que le résultat de l'altération de la membrane de l'humeur aqueuse, ou un effet sympathique d'une kératite aiguë, que nous examinerons en parlant des complications de l'iritis. Cet état aigu de l'iritis est en général accompagné de céphalalgie, de fièvre générale, d'insomnie, et de fièvre locale (*febris topica Borserii*). En peu de jours, cette affection méconnue ou mal traitée, entraîne la perte de la vision, par l'exsudation lym-

____

(1) Cette division a été improprement attribuée à Lawrence *in the Lancet*, vol. x, p. 227 (London, 1828).

phatique, par l'exhalation sanguine, par la fonte purulente de l'œil, ou enfin par l'atrésie de la pupille.

Dans l'état chronique, au contraire, la maladie revêt des formes insidieuses, inappréciables dans leur début, et tortueuses dans leur marche; car l'absence de la douleur, de la rougeur, ne tendant que trop à entretenir une funeste sécurité, le malade ne s'aperçoit souvent que par hasard de l'état fâcheux de sa vue. Voici un fait à l'appui de ce que j'avance : M. B***, jeune avocat fort distingué de Chambéry, frère d'un médecin habile, ayant été atteint à plusieurs reprises de douleurs rhumatismales très-intenses, fut très-étonné un matin, en se réveillant, de s'apercevoir que pendant qu'il essuyait avec un linge son œil droit, le gauche ne voyait plus : pendant quelques instans il crut à un éblouissement passager; mais, après avoir répété plusieurs fois cet essai, il eut la douleur de se convaincre que l'iris était atteint d'une inflammation chronique, avec perte de substance, dans plusieurs points du rebord pupillaire, et d'adhérences à la capsule cristalline.

Souvent les altérations de l'iris, quoique assez notables, ne sont pas même reconnues ou observées par ceux qui vivent avec le malade. Voici un fait bien curieux que l'on peut joindre au précédent.

M. D****, de Lyon, âgé de quarante-cinq ans, négociant, atteint dans sa jeunesse d'une affection gonorrhéique mal traitée, fut pris, il y a plusieurs années, d'une ophthalmie que M. Gensoul, médecin ordinaire du malade, considéra comme une affection syphilitique. Cette maladie fut combattue par les antiphlogistiques, puis par l'hydrochlorate d'or, qui produisit de fâcheux effets, soit parce qu'on l'avait employé à de trop hautes doses, soit parce que la maladie était encore à un état trop aigu, et que l'application des spécifiques était prématurée.

Quoi qu'il en soit, il se forma aux jambes une éruption pustuleuse, à la suite de laquelle la maladie des yeux s'améliora sensiblement. Cinq ou six ans après, on guérit les pustules au moyen des bains ; mais alors la vue parut s'affaiblir. MM. Bouchet et Viricel, ne virent rien dans l'état physique de l'œil, et ordonnèrent des remèdes purement palliatifs.

M. Rapou, enfin, employa la méthode homœopathique sans que l'action des globules bi-millionièmes ait eu le moindre résultat, et sans avoir rien reconnu dans l'iris.

Cependant, à peine M. **** fut-il soumis à mon examen, que je reconnus une altération profonde de l'iris, que je n'hésitai pas un instant à diagnostiquer comme étant due à une affection syphilitique ancienne chez ce monsieur : l'iris était déformé, coupé à pic, comme enlevé par un emporte-pièce : la vue est presque totalement abolie ; et tous ces désordres sont survenus sans douleurs, sans phénomènes appréciables.

Examinons maintenant la nature des altérations morbides produites par les deux espèces d'iritis dont nous venons de nous entretenir.

Quoique les altérations de l'iris soient, en général, le résultat des accidens inflammatoires, il est cependant des cas où l'altération de l'organe est en raison inverse des phénomènes morbides.

Les principales altérations produites dans l'iris et ses annexes, à la suite d'un travail inflammatoire, sont :

1º Les altérations de forme de la pupille ;

2º La contraction de cette ouverture ;

3º Les brides et adhérences anormales ;

4º La sécrétion d'une lymphe coagulable purulente ou sanguinolente;

5º L'hémorrhagie par exsudation, ulcération ou rupture;

6º La cataracte fausse, ou pseudo-membraneuse, pigmenteuse ou sanguine ;

De toutes les altérations de la pupille, suite d'inflammation, de tous les accidens qui accompagnent les deux premiers degrés de l'iritis, le plus fréquent est, sans contredit, la déformation de la pupille. Les changemens que subit cette ouverture sont tantôt temporaires, tantôt permanens : les premiers proviennent en général de l'engorgement sanguin du cercle pupillaire plus développé dans un point que dans un autre. On peut aussi attribuer les mêmes effets à une sécrétion anormale du pigment noir, à une lymphe coagulable déposée sur l'uvée, enfin à une légère érosion du rebord libre de la prunelle : ces accidens, en général, se dissipent d'eux-mêmes ou par un traitement approprié.

Quand, au contraire, les altérations de la forme de la pupille sont dues à des brides anomales qui lient l'iris au cristallin, à la capsule, ou aux rebords ciliaires, la maladie est grave, parce qu'on ne peut pas trop compter sur la résorption de la lymphe épanchée, et que l'iris est entravé dans ses fonctions : il faut alors recourir aux agens thérapeutiques convenables, ainsi que nous le verrons au traitement.

De l'oblitération de la prunelle (Atresia pupillæ aut iridis, synesis pupillæ. Le resserrement de la pupille dépend encore des causes sus-mentionnées auxquelles il faut ajouter en plus la sécrétion d'une pseudo-membrane qui tapisse la partie postérieure de l'iris, et qui l'empêche de contracter ses fibres ; enfin sa contraction spasmodique, connue sous le nom d'iridio-spasme qui existe sans la présence des produits anormaux, et que l'on provoque souvent en opérant la cataracte, ou en excitant la cornée au moyen du nitrate d'argent fondu.

L'atrésie de la pupille peut aussi n'être que temporaire, et cesser en même temps que les autres symptômes inflammatoires : plus souvent elle persiste malheureusement. Elle revêt alors trois formes principales.

1° Atrésie complète produite par l'adhérence des rebords libres de la prunelle, on peut encore voir deux faits de cette espèce dans les planches de Wardrop.

Des brides et liens anormaux qui entravent les mouvemens de l'iritis. Les brides accidentelles qui unissent l'iris, soit au cristallin, soit à la cornée, sont en général produites par une sécrétion de la lymphe qui se coagule, s'organise et reçoit souvent des vaisseaux nourriciers par les deux points où elle est fixée.

Quand les brides ou pseudo-membranes ont lieu dans la partie postérieure de l'iris, elles tendent à rapprocher l'iris du cristallin : on voit alors cette membrane s'enfoncer dans le centre et former un infundibulum très-apparent, et comme il est probable que les brides de l'iris suivent la même marche que celle qui a été observée et décrite par Delpech (1), dans la cicatrisation des autres tissus, elles tendent à augmenter tous les jours la difformité de l'iris ; ce dont on peut facilement se convaincre en suivant les progrès de cette déformation qui prend alors le nom de *synéchie postérieure* (*synechia posterior*).

Lorsque les adhérences morbides se sont formées entre la cornée et l'iris, il est plus facile d'en calculer le nombre, la forme et la résistance. On désigne alors les changemens de figure qu'elles apportent à la chambre antérieure (*synechia anterior*).

Ces diverses altérations de l'iris que nous venons de décrire persistent presque toujours, et réclament un traitement énergique et souvent l'auxiliaire de la chirurgie.

De la sécrétion de la lymphe coagulable, puriforme ou sanguinolente de l'iris. L'iris, de même que tous les corps à organisation vasculaire très-riche, est fort exposé à être recouvert de produits inflammatoires qui, tantôt se forment à sa surface externe sous l'aspect d'efflorescences, de moississures (*mucor, mucedo*), tantôt sous celui de byssus, de fi-

---

(1) *Mémorial des hôpitaux du Midi. Clinique chirurgicale de Montpellier, Recherches sur la cicatrisation et les tissus inodulaires,* Montpellier, 1827-1829.

lamens ou de membranules. Si l'inflammation est arrêtée avant que la lymphe ait eu le temps de se coaguler et ensuite de s'organiser (1), celle-là, cédant facilement au bout de deux ou trois jours, il se forme une espèce d'exfoliation, les produits anormaux se détachent et tombent dans l'humeur aqueuse, où ils flottent et s'absorbent.

Ce fait, que l'on pourrait contester *à priori*, se révèle par un trouble notable de l'humeur aqueuse qui se dissipe par le sommeil : alors on voit à la partie inférieure de la cornée un produit blanchâtre ou jaunâtre qui s'est précipité, et qui obscurcit de nouveau l'humeur aqueuse quand l'œil exécute des mouvemens. Il n'est pas rare d'observer à la surface antérieure de petites bulles qui sont remplies d'un liquide séro-purulent, et qui, au moment où elles se crèvent, forment un hypopyon faux (1) (*hypopyum spurium*) : cette conséquence de l'inflammation est bien plus fréquente cependant dans les iritis spécifiques. Enfin, il se forme souvent dans les chambres un épanchement sanguin, dû tantôt à une exhalation sanguine, tantôt à une rupture d'un vaisseau, produite soit par excès de turgescence, soit par l'érosion de ses parois, ce qui, dans quelques cas, peut occasioner le sphacèle de la cornée (1) et donner lieu à un caillot sanguin dont une partie est absorbée, et dont l'excédant reste sous la forme d'un grumeau fibreux qui apporte à la vision un obstacle notable, soit qu'il ait son siége dans la chambre antérieure, soit que dans la postérieure, il constitue une cataracte secondaire grumeuse. Nous nous occuperons plus tard des moyens de remédier à cet accident.

Le troisième degré de l'iritis est celui que les ophthal-

(1) Rolando, *Ricerche sul mecanismo col quale i fluidi passano allo stato di solidi*, Torino, 1830.

(2) Rossi, *Élémens de médecine opératoire*, t. I. Carron du Villards, *Recherches pratiques.*

mo-pathologistes allemands (2) nomment *Iritis phlegmoneuse*, *Iritis parenchymateuse.*

Lorsque la maladie est arrivée à ce point d'intensité,
elle apporte à l'état physique de l'organe les modifications
suivantes : 1° La conjonctive est souvent tellement enflammée qu'on ne peut pas reconnaître le cercle ou zonule
sclérotico-cornéenne, la surface antérieure de l'iris se
couvre de villosités; cette membrane se bossèle, se gonfle,
et se porte en avant au point que la chambre antérieure
s'efface dans plusieurs points de sa circonférence. Ainsi
que je l'ai déjà dit, Mackensie (1) fait erreur en avançant que le bord pupillaire suit une marche inverse et
forme un infundibulum vers la capsule ; ce fait qui est
constant à la suite des iritis anciennes, ne peut coïncider
qu'avec desbrides, résultat d'un premier travail inflammatoire.

Dans la plupart des cas, les bosselures de l'iris sont recouvertes de vaisseaux sanguins gorgés de sang, tortueux
et recouverts d'exsudations sanguines, apparentes et
comme couenneuses. Ainsi que dans la deuxième période,
il se forme sur la surface de l'iris des bulles ou phlyctè-
nes ; mais, dans ce cas, elles constituent un véritable abcès chaud dans la chambre antérieure. A cette époque de
l'affection morbide, le malade est en proie à des douleurs
intolérables qui occasionent une fièvre violente fréquemment accompagnée de réaction vers l'appareil encéphalique qui s'annonce par le délire et le désordre des fonctions. Rien n'est pénible à voir comme l'état du patient :
il ne sait où poser sa tête : les douleurs lancinantes de l'œil
lui donnent des soubresauts nerveux et convulsifs accompagnés d'éclairs lumineux et de serremens cruels dans les
tempes : alors la vue est perdue pour toujours.

(1) Béer, Fabini, Weller, Jüngken.
(2) Mackensie, ouvrage cité.

D'après tout ce que nous venons de dire, le pronostic ne peut-être que défavorable, et si le malade parvient à sauver son œil, cette partie a toujours subi des altérations physiques qui en font un organe modifié qui peut être considéré comme perdu à moins toutefois que l'on puisse espérer de rétablir la vision par des moyens chirurgicaux.

En effet, si les exsudations purulentes se résorbent, si la cornée ne part pas, en partie ou en totalité, la pupille peut être oblitérée en entier sans qu'il en reste de trace; dans d'autres circonstances son champ est obstrué par des tissus anormaux, et la vision est abolie en entier.

Dans d'autres circonstances, quand les accidens inflammatoires se sont calmés, la lymphe qui occupe l'espace pupillaire, et qui l'entretient dans un certain degré d'irritation peut se résorber et permettre à la membrane de reprendre ses contractions, surtout s'il n'existe aucun lien accidentel entre l'iris et la capsule du cristallin. Il n'est pas rare de prendre pour une pseudo-membrane un fragment de kiste séro-purulent, où un caillot qui s'absorbent peu à peu dès l'instant que le systéme vasculaire de l'œil a repris ses fonctions. On est tout étonné un beau jour de voir libre et flottant dans une chambre et souvent dans toutes deux, des corps que l'on avait craint de voir devenir inhérens aux tissus de l'iris.

Quand il ne s'est formé qu'une membrane légère, l'iris, en reprenant ses contractions, la rompt; alors elle se montre sous la forme d'un petit rebord, frangé, dentelé et réticulaire qui suit le mouvement de l'iris. Cette membrane est tantôt complétement opaque, et tantôt semi-transparente, et forme à la vision un obstacle plus ou moins grand : ce qui constitue l'affection nommée *Atresia iritis incompleta*, atrésie incomplète de l'iris.

On observe quelquefois de petites brides qui ne retiennent l'iris que dans un point de sa circonférence, ce qui constitue l'atrésie partielle de l'iris. Cette particularité est

dûe à ce que l'inflammation de son tissu n'a été que partielle, ou parce que la résorption des liens anormaux a été
plus grande dans un point que dans un autre : de façon
que l'iris exerce toutes ses fonctions comme à l'état sain,
excepté dans les lieux où il est arrêté par ses adhérences.

De l'iritis lymphatique et de l'iritis traumatique. De même
que l'inflammation interne de l'œil se propage aux parties
externes de l'organe, de même celles-ci, fortement enflammées, transmettent aux parties intérieures l'état phlo-
gistique auquel elles sont en proie.

L'inflammation de l'iris peut s'observer après toutes sortes de plaies pénétrantes ou contuses de la cornée et de la
substance même irienne, mais c'est surtout après l'opération de la cataracte qu'elle est le plus fréquente, quelque soit le procédé mis en usage; mais plus souvent à la
suite de l'extraction ainsi qu'on peut s'en convaincre en
lisant les auteurs qui ont étudié et décrit les causes de
l'iritis traumatique (1). Schindler (2) a cependant écrit le
contraire dans sa dissertation, où l'on voit qu'il prétend
prouver que le procédé qui est le plus souvent suivi d'i-
ritis est la kératonyxis.

L'iritis sympathique est celle qui se transmet d'un tissu
enflammé avoisinant l'iris à celui-ci. Ainsi l'inflammation
de la cornée transparente, de la membrane de Descemets,
de la sclérotique, de la conjonctive, de la rétine et de la
choroïde, peut, en raison des rapports et des connexions
intimes de ces diverses parties de l'œil, donner lieu à un
iritis sympathique ou secondaire qui suit en général la
même marche que l'iritis primitive.

*Symptômes et signes diagnostiques différentiels des diverses
affections qui peuvent simuler l'iritis.* Les maladies qui peuvent être confondues avec l'iritis, sont : la kératite, l'in-

(1) Schmidt de Vienne, ouvr. cité. Carron du Villards, ouvr. cité.

(2) Schindler, dissertation citée, p. 7. Langenbek, *New Biblioth.*,
p. 101.

flammation de la membrane de Descemets, la rétinite, la
la choroïdite, l'inflammation de la capsule cristalline et les
ophthalmies rhumatismales.

Quand on a étudié avec soin la symptomatologie de la
kératite, il est facile de se convaincre que cette affection
porte avec elle une série de symptômes propres à l'iritis,
qui existent même dans la science sous le nom d'iritis
sympathique; nous devons considérer ainsi celui qui survient à la suite des kératites aiguës, de l'inflammation de
la membrane de Descemets, ainsi que celle de la conjonctive de la sclérotique. Cette espèce d'iritis consécutive, conserve les mêmes caractères que l'iritis simple, toutes les
fois que les affections auxquelles elle succède ne sont pas
entachées de complication spécifique.

L'iritis traumatique n'est qu'une variété de l'iritis simple.
Elle est due, dans la plupart des cas, à des causes mécaniques; elle survient souvent à la suite de l'opération de la
cataracte, et elle peut occasioner les mêmes accidens que
toutes les autres espèces d'iritis. Il se manifeste cependant
des modifications particulières qui sont le résultat de l'action des agens physiques qui ont agi : ce sont

1° Les pertes de substances,

2° Les déchiremens,

3° Les décollemens,

4° Les adhérences insolites et les pseudo-membranes.

Je n'ai pas l'intention de m'occuper de ces diverses lésions traumatiques, je ne dois considérer ici que les accidens inflammatoires produits par la blessure de l'iris; ceux-
ci, en général, sont en raison des dommages apportés à
l'organe. Ainsi les blessures avec division franche et nette
des tissus sont souvent moins suivis d'accidens inflammatoires
violens, que lorsque les lésions sont le résultat de déchirement, tiraillement, et décollement de la cornéite traumatique, mais sont surtout très-évidens dans les inflammations
rhumatismales de la cornée, on peut en juger par la

description qu'en donne Wydra (1) dans son excellente dissertation lorsqu'il dit : *Vascula rubra sclerotica forma halonis angusti corneam cingentia, ibi retem vasculosum tenerrimum, densissimumque simul formantia, apparent.*

Ce lacis de vaisseaux a une ressemblance avec celui qui accompagne l'iritis on peut reconnaître la cornéite à son défaut de transparence à la partie externe, à des ramollissemens partiels ou à des exsudations inter-lamellaires; ce qui produit une opacité veinée, bleuâtre, tachetée. Tandis qu'en général dans l'iritis la cornée est transparente jusqu'au moment où, devenant sympathiquement malade, elle s'obscurcit alors uniformément; et si l'on n'a pas suivi la maladie dès son début, le défaut de diaphanéité de la cornée ne permet pas trop de juger laquelle des deux membranes a été primitivement affectée.

L'inflammation de l'iris se lie de trop près à celle de la capsule de l'humeur aqueuse, pour en pouvoir être séparée en entier ; dans l'inflammation de ces deux parties de l'œil, il existe des signes communs plus ou moins saillans pour l'une que pour l'autre. C'est ainsi que la zonule est angulaire dans l'arc sclérotico-cornéen de la membrane de Descemets, tandis que dans l'iritis elle est circulaire. Les douleurs au front, aux tempes, sont les mêmes ; mais dans l'inflammation de la séreuse, l'œil paraît plus gonflé, plus saillant, l'iris est moins contracté, et, en regardant obliquement la cornée, on aperçoit que son défaut de transparence est dû à la surface interne qui est tapissée de taches bleuâtres, laiteuses, ponctuées, tandis que la surface externe est lisse et diaphane.

Du reste, dans les cas traumatiques surtout (2), ces deux inflammations se tiennent intimement et ne peuvent exister

(1) A. Wydra : *Dissertatio inauguralis de keratitide rhumaticâ*, p. 18 (Pragæ).

(2) Schindler, dissertation citée.

l'une sans l'autre quand l'affection est grave. Ce qui a fait établir la distinction en *iritis parenchymateuse* et en *iritis membraneuse*. Par la première division l'on entend l'inflammation du corps même de l'iris ; par la seconde l'on exprime celle de la membrane de l'humeur aqueuse selon que l'une était affectée de préférence à l'autre. Il est moins difficile de diagnostiquer l'inflammation de la rétine parce qu'elle est prompte, rapide, accompagnée de douleurs au fond de l'orbite, à la nuque, et suivie d'une cécité plus instantanée ; que, lors même que l'iris est contracté, il est plus expansible que dans l'iritis, et qu'alors il n'y a pas de décoloration de son tissu.

Quant à la choroïdite, elle se reconnaît à une teinte rougeâtre qui prend le fond de l'œil, à une série de vaisseaux transversaux qui paraissent s'implanter dans la sclérotique, et à la vision à reflet rougeâtre dont elle est accompagnée.

Maintenant, malgré les travaux de l'illustre de Walther (1), peut-on séparer d'une manière bien tranchée les symptômes d'inflammation de la capsule de l'humeur cristalline, de celle de l'iris ? je crois pouvoir répondre par la négative ; car, ainsi que dans celle de l'iritis, elle est accompagnée de l'arc vasculaire sclérotico-cornéen, de photophobie, d'éblouissement de la vue, de décoloration de l'iris, d'épanchemens, d'adhérences anormales ; les douleurs qui la suivent sont torpides et moins vives que dans l'iritis aiguë, mais ne diffèrent en rien de celles de l'iritis lente ou chronique.

Je crois donc que ces deux affections se lient intimement, et quand on a suivi avec soin la symptomatologie indiquée par Beger (2) dans ses expériences sur les lésions traumatiques de l'iris et de la partie antérieure de la capsule

(1) Walther, in Langenbeck bibliothec., *Opere chirurgiche versione italiana*, tom. I.

(2) *De reactione traumaticâ iridis et anterioris capsulæ parietis, experimentis illustratâ*, J. H. **Beger.** (Dresdæ, 1833.)

cristalline, on ne peut pas plus la séparer l'une de l'autre,
que l'iris de la membrane de l'humeur aqueuse.

L'ophthalmie rhumatismale, la catarrho-rhumatismale,
simulent quelquefois une iritis dans leur état d'intensité;
mais il est facile de les séparer l'une de l'autre dans le
début. Je dis dans le début; car, à un degré un peu avancé,
elles se lient par des points intermédiaires que l'on ne peut
pas trop séparer, ainsi qu'on le verra à l'iritis rhumatismale.

*Du traitement de l'iritis idiopathique, sympathique et trau-
matique.* La gravité de l'inflammation de l'iris, la rapidité
avec laquelle elle modifie l'état de l'œil, mérite que l'on
s'occupe avec soin de tracer le traitement de cette affection. Les principales indications et les plus pressantes sont :
1° d'éloigner, s'il est possible, les causes qui ont fait développer la maladie ; 2° d'arrêter les progrès de l'inflammation pour s'opposer aux sécrétions morbides ; 3° provoquer la résorption des produits épanchés ; 4° chercher à
conserver l'intégrité des formes ; 5° calmer les douleurs,
la fièvre, la photophobie, les autres symptômes et épiphénomènes qui accompagnent cette maladie.

Le premier devoir du chirurgien sera de s'enquérir avec
soin des causes qui ont pu provoquer la maladie, pour les
éloigner, si faire se peut, avant tout ; puis l'on a recours
à un traitement approprié, dont les premiers et principaux
agens sont la saignée générale et locale, dans le début et
dans la période d'acuité surtout, puis les narcotiques, les
mercuriaux, les révulsifs intestinaux et cutanés (1).

Les saignées générales doivent être subordonnées à la
force du sujet et à la violence de la maladie ; mais il faut
en général les faire plutôt trop abondantes que pas assez,
surtout si l'on a affaire à des hommes forts, vigoureux,

(1) Chauffard d'Avignon, *Élémens de médecine pratique.* Carron
du Villards, *Recherches*, n° 100. Lisfranc, *Leçons cliniques* à la Pitié.

sanguins, sujets aux hémorrhagies, enclins à l'ivrognerie, ou fatigués par des travaux de cabinet. Les anciens médecins avaient avec raison vanté la saignée révulsive au pied, comme un des meilleurs moyens à opposer aux inflammations de la tête, et nous voyons avec plaisir les médecins contemporains revenir à un moyen si puissant, qu'ont employé avec succès les médecins italiens et espagnols. Il est des cas où la saignée de la jugulaire produit de très-bons effets, mais elle a l'inconvénient de nécessiter une ligature autour du col, ce qui gêne la circulation et produit une congestion locale. Dans les cas très-graves, ce n'est qu'après avoir agi vigoureusement sur la diathèse générale inflammatoire, qu'il faut avoir recours aux saignées locales. Ainsi, quand le pouls aura fléchi, que l'état fébril sera moins prononcé, l'on ordonnera des sangsues, à la jugulaire, aux apophyses mastoïdes, jamais dans les tempes et dans le pourtour de l'orbite, car elles congestionnent localement, irritent la peau, et peuvent souvent produire des érysipèles.

On emploie avec avantage les ventouses scarifiées, à la nuque, aux tempes, aux apophyses mastoïdes. Les chirurgiens anglais les préfèrent aux sangsues ; mais, je le répète, il ne faut recourir aux saignées locales, que lorsque la dépression gérale a fait une impression profonde sur l'économie. Nous aimons à voir notre opinion partagée par Lawrence (1), quand il dit que les évacuations locales ne sont pas même suffisantes pour combattre une iritis légère.

Si l'iritis est la suite d'une ophthalmie gonorrhéique avec boursoufflement de la conjonctive, on pourra employer avec fruit l'excision de la membrane muqueuse, villeuse et hypérhémiée. Ce moyen produit un dégorgement local, et diminue l'étranglement : mais dans toute occasion je partage l'opinion de Lawrence (2), qui proscrit comme inu-

(1) Lawrence, ouvrage cité, p. 430.
(2) *Idem*, ouvrage cité, p. 432.

tile toute scarification des paupières et de la conjonctive.

A l'intérieur on prescrit avec avantage un traitement ra-
fraîchissant antiphlogistique; le professeur Scarpa adminis-
trait avec beaucoup de succès dans les maladies des inflammations de l'œil les poudres résorbantes composées, comme
suit :

> Crême de tartre, ℥ j.
> Sulfate de magnésie, ℥ .
> Nitrate de potasse, ℨ j.
> Tartre stibié, gr. ɪv.
> Sucre, q. s.
Pour faire douze doses.

Toutes les heures, le malade prenait une de ces poudres
dans un verre d'eau. Ce professeur employait de même le
tartre stibié à haute dose, non comme émétique, mais
comme médicament contre-stimulant, ayant une grande action sur la circulation qu'il ralentit et sur les phénomènes
d'absorption qu'il provoque et accélère.

J'ai été témoin de merveilleuses guérisons obtenues par
l'émétique, et dans les cas graves où les saignées locales et générales paraissent agir trop lentement, je n'hésite pas à prescrire le tartre stibié à hautes doses, toutes
les fois, cependant, que l'état du canal intestinal ne con-
tre-indique pas cette révulsion sur les viscères.

Après avoir attaqué la maladie dans ses phénomènes
essentiels, il faut aussi songer aux épiphénomènes qui peuvent entretenir l'état fâcheux du malade : ainsi, la douleur
locale, l'insomnie doivent être prises en considération ; car
elles fatiguent le malade, et elles s'aggravent même à mesure que l'on soustrait du sang, par la prédominance que
prend le système nerveux. C'est alors le cas de recourir
aux remèdes calmans administrés extérieurement ou intérieurement : parmi eux, il faut, en première ligne, placer

l'eau distillée de laurier-cerise, mal supportée par quelques personnes à cause de son action nauséeuse sur l'estomac, elle constitue cependant un médicament énergique dont je me suis très-bien trouvé.

L'opium à l'extérieur produit peu d'effet; à l'intérieur en pilule, en lavement, il constitue un remède souverain pour calmer les douleurs et combattre l'insomnie. Il est quelquefois nécessaire de l'employer à hautes doses; uni au calomel, il doit être regardé comme un remède héroïque dont nous parlerons plus tard.

Quant à la belladone, il faut l'employer toujours dès le début; car elle a la double action de calmer les douleurs et la photophobie, et d'obtenir la dilatation de la pupille. Une fois que l'inflammation est intense, elle a peu d'action sur l'iris, et il faut seconder sa puissance par de nombreuses évacuations sanguines. Comme c'est ordinairement à la tombée de la nuit que les douleurs deviennent plus fortes, c'est à cette époque qu'il faut pratiquer des frictions sur l'orbite avec l'extrait de cette plante. Il existe encore un motif puissant que voici : pendant la nuit et le sommeil, la pupille se contracte ; et s'il se formait pendant ce laps de temps une exsudation de lymphe, la pupille ne pourrait plus se dilater, ce qu'on évite en la tenant aussi élargie que possible.

Le mercure joue un grand rôle dans le traitement de l'iritis aiguë; il agit et comme remède antiphlogistique absorbant, et comme agent perturbateur. Est-il besoin de rappeler ici que c'est un médicament fort actif pris à l'intérieur, et qu'excepté, dans les cas très-graves, il faut s'abstenir de pousser son usage jusqu'à la salivation : sans doute celle-ci augmente l'usage des vaisseaux absorbans, mais elle a de grands inconvéniens que nous avons signalés ailleurs. Les médications que l'on a proposées contre le ptyalisme sont loin d'être suffisantes pour arrêter les désastres qui se manifestent dans la bouche.

On doit, dans quelques cas, seconder l'action du mercure pris à l'intérieur , par des frictions mercurielles locales; frictions qu'il faut, en général, porter à des doses assez élevées pour en obtenir de prompts effets.

Toutes les fois que l'estomac et le canal intestinal le permettent, on doit activer les effets du mercure par des révulsions portées sur les parties au moyen de légers drastiques, l'huile de palma-christi (*castor oil*), l'aloès hépatique, la jalapine, etc., etc., chez les sujets faibles ou irritables: on remplace ces substances par l'usage des eaux purgatives de magnésie, de Sedlitz, de Marienbad ou de Pullna. Il y a quelques années, le docteur Hugues Carmichaël, de Dublin , employa , avec de très-grands succès l'huile de térébenthine (1) *turpentine oil ;* je n'ai employé que fort peu cette substance, qui s'administre en julep, en potion, en friction, et qui , grâce à l'ingénieuse invention des capsules gélatineuses de Mothe et Dublanc, peut être prise pure (2). Je rapporterai cependant un cas de guérison obtenue par ce moyen (voir l'observation) : ce fait isolé de ma pratique ne m'autorise point à donner mon avis sur la valeur de cet agent thérapeutique; mais les faits rapportés en dernier lieu par un chirurgien anglais de mérite , M. Middlemore (3) , sont tout-à-fait concluans.

Aussitôt que la diathèse inflammatoire est abattue, on peut employer avec de bons résultats les vésicatoires derrière la nuque et aux apophyses mastoïdes.

S'il arrive que dans la période d'acuité l'on observe dans la marche de l'iritis des paroxysmes et des apyrexies complètes, il faut recourir aux préparations de quinquina, et sur-

(1) *Efficacity of turpentine oil in the venereal and other inflammation of the eye* (Dublin, 1829).

(2) J'ai employé avec succès les capsules pour plusieurs médicamens de mauvais goût.

(3) Middlemore, *Efficacity of turpentine oil in the treatment of diseas of the eye,* in London, *Medical gazette*, p. 40, 1832.

tout au sulfate de quinine à l'intérieur et en lavement. Hutchinson, Flarer, Molinari vantent l'usage du carbonate de fer pour combattre la périodicité du retour des douleurs.

DE L'IRITIS RHUMATISMALE.

Ainsi que nous l'avons dit plus haut, l'iritis rhumatismale est, dans la plus grande majorité des cas, précédée d'une ophthalmie rhumatismale ou catarrho-rhumatismale. Or, comme le siége des inflammations rhumatismales a toujours lieu dans les tissus fibreux et scléreux, la sclérotique est primitivement affectée, et en raison des liaisons intimes entre le système vasculaire avec celui de l'iris, celui-ci est aussitôt envahi par le travail inflammatoire; Cette affection se développe souvent spontanément à la suite des brusques variations atmosphériques sans qu'il y eût eu antérieurement des symptômes de rhumatisme. Mais dans le plus grand nombre des cas le malade a été affecté de douleurs générales ou locales dépendantes d'une cause rhumatismale. L'iritis produite sous de pareilles influences peut être considérée comme constitutionnelle ; car alors elle revét une marche lente et insidieuse, suivie malheureusement très-souvent d'accidens graves et ayant leur siége sur les deux yeux à la fois.

Les causes de cet iritis sont en général les mêmes que celles de l'iritis simple idiopathique; mais les brusques variations atmosphériques, les veilles prolongées, les excès de table, les remèdes irritans employés pour combattre l'affection générale, doivent être considérés comme les causes les plus fréquentes de l'inflammation rhumatismale des tissus iriens.

Symptômes généraux. Ainsi que nous l'avons dit, les malades affectés de l'iritis rhumatismale, ont commencé par être atteints d'une légère ophthalmie qui se révèle par les symptômes suivans : picotemens particuliers et formications dans la région orbitaire, dégénérant promptement en une douleur profonde, obscure quoique déchirante, s'irradiant à la tempe, à l'orbite et surtout dans les petits nerfs qui se rendent à l'appareil lacrymal et connus sous le nom de nerfs de Trasmondi. Ces douleurs augmentent lorsque le malade se couche dans des lits trop mous, composés de plumes et de duvets; dès que l'on élève la température de la chambre où il se trouve, la douleur se renouvelle ou s'accroît. Ces symptômes existent des deux côtés à la fois quand les deux yeux sont pris. Ils se bornent à une moitié de la tête, lorsque l'inflammation n'a envahi qu'un œil.

La sécrétion des larmes est augmentée, comme dans toutes les espèces d'iritis, elle est âcre et brûlante. La conjonctive ne s'enflamme que peu à peu, et il est facile de s'apercevoir que le cercle rosé qui entoure la cornée n'est dû qu'à l'injection de la sclérotique. Aussitôt que la maladie est arrivée à ce point, la cornée s'entoure généralement ou partiellement d'un cercle blanchâtre opalin et que l'on pourrait comparer à l'arc sénil ou gérontoxon. Mais quand la maladie est arrivée à ce point, l'iris commence par se prendre, et c'est ce qui constitue les symptômes locaux de l'affection.

Ces symptômes locaux naissent dans le plus grand nombre des cas au bord de la pupille d'où ils s'étendent ensuite à la circonférence de l'iris : je ne saurais partager l'opinion de Lawrence, qui prétend que la maladie commence toujours invariablement par le rebord pupillaire. Au début de la maladie la pupille est contractée, il existe une gêne dans les mouvemens de l'iris : la couleur noire du champ de la pupille devient moins tranchée qu'à l'état normal. Peu à peu l'iris se décolore dans la plupart des cas, dans le cercle interne qui devient plus foncé : la décoloration envahit ensuite le cercle externe qui prend une teinte verte, s'il était gris ou bleu dans l'état sain ; et une couleur rougeâtre rouillée, lorsque l'organe était brun ou noir : la pupille alors devient anguleuse, frangée et conserve sa place au centre de la cornée (1). Aussitôt que la maladie augmente, l'iris se gonfle et se porte vers la cornée ; quelquefois le rebord pupillaire cesse d'être mince et tranchant, et paraît se renverser vers le cristallin. A cette époque la conjonctive s'injecte à son tour et il devient difficile de c onstater l'état des vaisseaux sclérotidiens ; en examinant l'œil avec une lentille, on ne tarde pas à reconnaître dans l'espace pupillaire de petites pseudo-membranes, qui ressemblent à des toiles d'araignées et évidemment produites par une sécrétion de lymphe plastique qui s'organise promptement.

L'œil est alors le siége de douleurs violentes pulsatives, qui augmentent aussitôt que l'on exerce l'organe et qui ne t ardent pas à être immédiatement suivies d'intolérance de la lumière et de larmoiemens très-fatigans ; d'un autre côté le malade ne voit que très-peu, ou bien imparfaitement les objets, qui lui paraissent voilés en partie, phénomène produit par l'obstacle matériel qu'apporte à la vision la sécrétion des pseudo-membranes. Cet épanchement va quelquefois en augmentant, et la lymphe flotte dans la chambre intérieure de l'iris. Pour peu que la maladie persiste à cet état, la cornée perd sa transparence et l'on aperçoit sur l'iris des taches foncées qui s'élèvent peu à peu et forment de véritables petites tumeurs ; celles-ci se rompent enfin dans les chambres et constituent un hypopyon faux.

Tels sont en général les caractères qui constituent l'histoire d'un iritis rhumatismal négligé : cependant il peut offrir d'autres formes, surtout lorsque l'affection rhumatismale est devenue constitutionnelle, et que les malades

(1) Weller, *Traité théorique et pratique des maladies des yeux*, p. 146, planche IV du même ouvrage, fig. 4.

sont d'un tempérament cachectique. Ces phénomènes dif-
férenciels sont d'autant plus évidens que l'iritis rhumatismal est à l'état de récidive.

La maladie revêt alors une forme chronique et une marche lente : les vaisseaux de la sclérotique deviennent variqueux et noueux : cette membrane fibreuse prend un
aspect violet, gris et sale, la pupille suit une marche
inverse à celle qu'elle prend dans l'état aigu ; elle s'agrandit de plus en plus, et sa forme est ovale comme celle des
ruminans. L'on aurait tort de considérer ce signe comme
constant ; car on rencontre des cas où l'ouverture pupillaire est inégalement arrondie, dans tous les cas elle est
toujours dilatée : dans cette espèce d'iritis le rebord libre
de l'iris a toujours disparu et se trouve renversé en dedans.

L'état phlébectasique de la sclérotique augmente de plus
en plus et se propage à la conjonctive ; le malade ne tarde
pas à être en proie à des douleurs violentes qui augmentent à la tombée de la nuit, et qui lui fournissent une sensation pareille à celle que lui ferait éprouver la séparation
de l'œil en deux parties.

Quand la maladie est arrivée à ce point de gravité, elle
se transmet facilement au cristallin, à l'humeur vitrée, qui
prennent tous deux une coloration particulière qui constitue, selon Beer, une cataracte glaucomateuse ou un glaucome. La vue est alors complétement abolie et sans ressource.

Traitement. Le traitement de l'iritis rhumatismale à l'état
aigu, est le même que celui employé contre l'iritis simple
ou idiopathique pendant que la maladie est à l'état inflammatoire bien prononcé ; ainsi les saignées générales, les locales faites au moyen des ventouses scarifiées surtout. A
l'intérieur l'on prescrit le calomel, les légers minoratifs, et
aussitôt qu'on le peut, les antimoniaux et les diaphorétiques. Parmi ces derniers il faut placer en première ligne

le vin antimonié, la teinture de soufre doré d'antimoine et même l'antimoine cru, bouilli dans un nouet.

Quand le travail inflammatoire est borné, on peut recourir avec de très-grands succès à l'usage de la teinture de colchique antomnale (1), dont les bons effets ont été reconnus et vantés comme tels par le docteur Künn dans un excellent travail (2) couronné en 1830 par l'athénée de médecine de Paris. Comme dans les autres iritis, on emploie concurremment les frictions mercurielles sur le front, celles de belladone et l'opium à l'intérieur : sur la fin de la maladie on a recours aux bains de vapeur par encaissement, d'abord humides, puis composés de vapeur de soufre ou d'hydrosulfure.

On n'a recours au quinquina que lorsque la maladie revêt des formes périodiques, ou lorsque la constitution a été épuisée depuis quelques années. On recommande comme un excellent anti-rhumatismal, l'extrait d'artichaut ; mais je n'ai pas eu encore l'occasion de l'employer contre l'iritis rhumatismal. Quand il est nécessaire de recourir aux vésicatoires, il faut le faire avec précaution.

Je partage entièrement l'opinion des oculistes allemands qui réprouvent l'usage des collyres dans le traitement de l'iritis rhumatismale ; ils sont nuisibles dans la plupart des cas et ils aggravent l'état de l'organe : ce n'est que lorsque la maladie est tout-à-fait passée à l'état chronique, que l'on peut recourir à l'instillation de quelques gouttes de vin d'opium.

Pendant tout le traitement, surtout lorsque l'on emploie les diaphorétiques et les mercuriaux, le malade doit se tenir en garde contre l'humidité et les brusques variations

---

(1) *Tinctura colchici autumnalis pharmacopeæ Borussicæ.* (Voir le *Memento pharmaceutique.*)

(2) Künn, *Recherches sur l'action thérapeutique du colchique automnale. Revue médicale,* 1830.

atmosphériques, car le plus léger refroidissement suffit pour procurer une recrudescence de l'affection.

Toutes les fois que l'on peut employer les bains de vapeurs par un accroissement, il faut le faire; car ils ont le double effet d'entretenir la peau dans un état satisfaisant, ensuite de porter sur les extrémités une révulsion salutaire.

1re OBSERVATION.

Iritis rhumatismale long-temps méconnue, imparfaitement traitée; révulsion du cuir chevelu avec l'onguent stibié; déformation de la chambre antérieure; guérison.

Madame Couillard, âgée de trente-huit ans, épouse de l'autographiste de ce nom, demeurant rue St-Denis, au coin de la rue Aumaire, me fut adressée par M. D..... son médecin ordinaire, qui depuis trois mois environ la traitait par les saignées et les sangsues, d'une prétendue ophthalmie qui n'était qu'une iritis rhumatismale bien tranchée, avec déformation de la pupille, ramollissement de la cornée et synéchie antérieure. La malade avait eu autrefois des rhumatismes assez violens : ce renseignement venait fort à propos pour renforcer le diagnostic que j'avais porté.

Il n'était plus nécessaire de recourir aux antiphlogistiques ; la première et plus pressante indication consistait à calmer les douleurs fronto-orbitales, la photophobie, et à arrêter le ramollissement de la cornée. Je remplis ce but en prescrivant des frictions mercurielles belladonées sur le front; puis à l'intérieur je donnai de la teinture de colchique et de soufre doré d'antimoine. Ces médicamens, portés à des doses assez élevées, calmèrent les douleurs, diminuèrent la rougeur de l'œil. Aussitôt que l'état chronique fut un peu dessiné, je fis raser le cuir chevelu pour y pratiquer des frictions avec le tartre stibié, qui provoqua une violente éruption. Ce traitement fut continué pendant plusieurs semaines', et la malade recouvra la vue dont elle avait déjà fait le sacrifice.

2e OBSERVATION.

Iritis rhumatismale très-intense, peu améliorée par l'usage des anti-phlogistiques ; emploi de l'essence de térébenthine en friction et à l'intérieur ; guérison.

Antoine Pisani, courrier de cabinet, âgé de vingt-huit ans, ayant été atteint à plusieurs reprises de douleurs rhumatismales aux poignets et aux genoux, partit de Londres dans les premiers jours de novembre 1834 pour revenir en France. La veille de son départ il ressentit des douleurs assez vives dans les parties dont je viens de parler; malgré cela il monta à cheval et se mit en route : arrivé à Douvres, les douleurs devinrent violentes. Nonobstant cela, il continua sa route. Pendant la traversée qui fut orageuse, il prit très-froid sur le pont : ses douleurs cessèrent spontanément, et il se crut guéri tout-à-fait. Trois jours après, il fut pris d'une violente douleur dans le fond de l'orbite droit qui reparaissait comme par accès ; peu à peu l'œil devint rouge, et les douleurs se propagèrent au globe de l'œil.

Appelé auprès de lui, je trouvai les symptômes suivans : Fièvre ardente, soif, rougeur de la sclérotique, très-prononcée vers l'art sclérotico-cornéen, contraction de l'iris et légère photophobie.

Je fis pratiquer une saignée de vingt onces; huit ventouses scarifiées donnèrent douze onces de sang.

Le même jour l'on fit prendre deux onces d'huile de ricin sans que l'état eût changé ; cependant Pisani désirait guérir promptement, et son excellence l'ambassadeur..... le pressait d'accomplir sa mission : je lui donnai alors l'essence de térébenthine à l'intérieur, selon la formule suivante :

℞ Essence de térébenthine, ʒ j f.
  Jaune d'œuf, i.
  Sirop de gomme, ʒ ij.
  — diacode, ʒ ij.
  Eau distillée, ʒ j f.
  Pour une potion,
dont il prit une cuillerée à bouche toutes les heures.

Sur le front, les tempes, la nuque, on fit des frictions avec la térébenthine pure.

Trois jours après, Pisani fut assez bien pour partir en voiture pour Naples, où il arriva en huit jours en bonne santé, continuant néanmoins l'usage de la térébenthine pendant quelques semaines.

DE L'IRITIS SCROFULEUSE.

Quand on voit la fréquence des affections scrofuleuses de l'œil, on serait vraiment tenté de penser que l'iritis de nature scrofuleuse devrait se rencontrer bien souvent. Cependant rien n'est plus rare que cette maladie à l'état primitif, tandis qu'on la rencontre assez souvent comme symptôme consécutif de l'inflammation de la cornée ou de la choroïde. Dans ce cas on doit la considérer comme une affection mixte dont les caractères généraux ne sont point assez tranchés pour en faire une espèce à part (*Genuin scrophulous iritis.*). Quoi qu'il en soit, Beer, Lawrence, Montath ont observé des iritis scrofuleuses primitives qui succédaient à des refroidissemens subits chez des adultes ou des enfans doués d'un tempérament éminemment scrofuleux.

Voici le cas observé par Montath, et consigné dans l'ouvrage de Lawrence.

«Robert Flemenster, âgé de seize ans, entra à l'infirmerie le 5 août, atteint d'une sclérotite et d'une iritis qui avaient résisté pendant trois ans aux moyens thérapeutiques, qu'on dirigea contre eux. On administra alors le calomel deux grains et un grain d'opium, matin et soir. On fit précéder cette médication de l'application de six sangsues à la tempe du côté malade. Au bout de huit jours l'inflammation était dissipée, la vue était presque dans l'état normal, et le 17 du même mois ce malade fut renvoyé guéri. Mais il ne tarda pas à rentrer pour se faire traiter d'une inflammation de l'autre œil, accompagnée de pustules et d'un ulcère au bord de la cornée. On eut recours à la dissolution de nitrate d'argent ; un vésicatoire fut mis derrière l'oreille, deux sangsues à la tempe, en même temps que le malade baignait son œil dans une dissolution très-faible de sublimé corrosif. Le 27, pas d'amélioration. L'iris avait changé de couleur. Il fut évident alors que l'inflammation allait devenir *iritique*, comme à l'autre œil. On applique donc quatre sangsues à la tempe, et on administre les pilules d'opium et de calomel. Cinq jours après, la bouche se trouve affectée de salivations mercurielles, mais aussi l'inflammation iritique avait presque entièrement disparu. L'usage du mercure fut cessé, et le malade sortit guéri le 14 septembre. »

Ce cas démontre, à n'en pas douter, qu'il y avait chez ce malade inflammation strumeuse, ou bien compliquée de ce vice.

Quand dans la jeunesse il existe des symptômes d'iritis, il faut en général les attribuer à des causes strumeuses ; car rien n'est plus rare que les iritis d'une autre nature dans un âge peu avancé ; et lors même que l'inflammation de l'iritis débute primitivement, elle ne tarde pas à envahir les autres tissus et à produire une cornéide secondaire.

Que cette maladie soit primitive ou secondaire, elle se révèle par des signes communs aux autres espèces d'iritis, telles que les douleurs orbitaires, etc. Je n'ai jamais pu constater une déformation de la pupille qui lui fût propre, et qui servît de symptômes caractéristiques de l'iritis scrofuleuse. L'injection de la sclérotique ne m'a pas fourni des résultats plus satisfaisans ; car, au dire des ophthalmologistes allemands et anglais , la brusque cessation de l'injection à quelque distance de la circonférence de la cornée produit un cercle blanc qu'ils regardent comme caractéristique, sans se rappeler que la plupart d'entre eux ont assigné le même caractère à ce qu'ils appellent iritis arthritique.

Ainsi que l'honorable M. Sanson , je n'ai point jusqu'ici pu me convaincre que chaque espèce d'iritis fût suivie d'une déformation de la pupille , *sui generis*, et que l'on dût considérer comme un symptôme pathognomonique.

Il est des oculistes qui croient pouvoir par cette simple inspection reconnaître la nature d'une spécificité quelconque , et ils n'hésitent pas à déclarer que c'est le rhumatisme, la syphilis ou la goutte ; lors même que le malade n'en porte aucun autre symptôme apparent. Et, si par hasard , lorsqu'il existe des symptômes évidens de l'affection qu'ils ont diagnostiquée , ils ne trouvent point dans la pupille la déformation propre , selon eux , à cette maladie, ils se hâtent de conclure que c'est par la complication d'une autre maladie , que la déformation caractéristique est modifiée.

Ainsi , M. Sichel pense , par exemple , que l'affection rhumatismale peut modifier la syphilitique, et *vice versâ*. Le simple raisonnement et l'observation des faits suffisent pour faire justice d'opinions aussi théoriques , et je me bornerai à poser le syllogisme suivant :

Si les iritis syphilitique, rhumatismale, scrofuleuse, sont caractérisées par des déformations particulières de la pupille , pourquoi cette déformation typique n'est-elle pas invariablement la même dans les deux yeux , quand ces deux organes sont atteints de la même espèce d'iritis ?

On rencontre chaque jour cependant dans les iritis syphilitiques une déformation ovalaire oblique de bas en haut, à droite et à gauche dans une forme tout opposée.

Combien de fois n'ai-je pas vu deux yeux atteints d'iritis rhumatismale ayant l'un une pupille anguleuse et l'autre une pupille ovalaire. Muller de Vienne ne dit-il pas que dans l'iritis syphilitique la pupille se tourne invariablement dans le grand angle de l'œil!!!

C'est en raison de toutes ces prétendues modifications de signes que je n'ai point admis d'iritis arthritiques, parce que, pour moi, l'arthritis c'est le rhumatisme ancien récidivé, et ayant apporté par ses retours plus ou moins fréquens des modifications sur les tissus fibreux (scléreux de Laurent), qui présentent des caractères particuliers, et dont la sclérotique présente la première, les phénomènes assez tranchés.

DE L'IRITIS SCORBUTIQUE.

Cette espèce d'iritis, quoiqu'offrant des caractères spéciaux, ne peut être considérée comme primitive; car elle est toujours le résultat d'une diathèse scorbutique générale, et il est un des derniers symptômes à paraître. C'est lorsque la maladie hémorrhagique de Werloff est arrivée à son plus haut point, que l'on trouve sur la sclérotique des taches bleuâtres recouvertes de vaisseaux variqueux qui se forment en réseaux et qui se perdent brusquement à l'union de la sclérotique avec la cornée. L'iris est comme recouvert de plaques hémorrhagiques bleuâtres à la surface desquelles on voit serpenter en tous sens de petits vaisseaux.

Je possède le dessin d'une iritis scorbutique très-prononcée qui a été dessinée sur un individu affecté de diathèse scorbutique très-développée, développée pendant un long séjour à la pêche de la baleine et des phoques aux îles de la Désolation. Son corps entier était parsemé de plaques analogues à celles qui étaient sur la sclérotique; il me raconta que plusieurs hommes de l'équipage étaient affectés des mêmes

(1) Biblothèque de Guillié, t. I, p. 158, 1820.

symptômes ; j'en ai moi-même observé d'analogues sur des individus non marins , atteints de scorbut.

L'iritis scorbutique guérit en général très-facilement, lorsque la cachexie n'est pas trop avancée , il suffit de soumettre le malade à un excellent régime , composé surtout de viandes de choix et de légumes de bonne qualité, de vin généreux, et surtout de bières fortes et amères.

Toutes les espèces d'iritis peuvent être suivies d'augmentations très-considérables de la sécrétion de l'humeur aqueuse. Cette accumulation de liquide peut produire des accidens graves contre lesquels il faut se tenir en garde. Souvent la cornée est soulevée par l'accumulation du liquide , et l'humeur aqueuse s'échappe toute seule et entraîne après elle l'iris ou l'humeur vitrée. Si cette rupture n'a pas lieu , il se forme peu à peu un kératocèle ou une hydropisie antérieure de l'œil , à la suite desquels la vue est en général abolie.

MODIFICATIONS APPORTÉES A LA FORME DE L'IRIS PAR L'INFLAMMATION.

SYNÉCHIE.

On donne le nom de synéchie à diverses altérations subies par l'iris dans ses rapports avec la cornée ou le cristallin , d'où vient la distinction de la synéchie antérieure et de la synéchie postérieure.

On donne le nom de synéchie antérieure à l'adhérence de l'iris avec la cornée , que cette adhérence soit médiate ou immédiate; dans le premier cas, l'iris est unie à la cornée par l'intermédiaire des pseudo-membranes ou de tout autre produit de l'inflammation ; dans le second au contraire l'iris est en contact avec la cornée et il existe toujours un épaississement de cette membrane accompagné de perte de la transparence , accident qui est presque toujours le résultat d'une perforation ou d'une cicatrisation de la substance de la cornée ,

Dans la plupart des cas le point obscurci paraît déprimé.
Dans d'autres circonstances au contraire la cicatrice ne
s'étant point faite complétement, les larmes de la cornée
fléchissent au devant de l'iris et forment alors un staphylome. Cette maladie peut être partielle ou multiple, et il
n'est pas rare de voir autant de staphylomes que d'adhérences de l'iris à la cornée. Pour bien reconnaître la synéchie antérieure, il faut regarder l'œil obliquement et de
côté; par ce moyen l'on reconnaît des adhérences de l'iris
à la cornée qui avaient échappé en regardant les parties
de face. Toute synéchie antérieure est suivie de changement dans la position de l'iris et dans la forme de la pupille. Celle-ci est toujours tournée vers l'adhérence, et dès
qu'elle est un peu considérable, elle entraîne après elle la
disparition complète de la pupille. Ces diverses modifications apportées à la forme de la cornée peuvent non
seulement modifier la vision, mais encore la suspendre
tout entière ; cette suspension est d'autant plus marquée
que la diminution ou la disparition du champ de la pupille est plus grande ; surtout si la cornée a perdu sa
transparence dans le point qui y correspond.

La synéchie antérieure est produite par différentes causes, les plus fréquentes sont les désordres produits par
une ophthalmie qui aura été accompagnée ou d'ulcères
perforans ou d'iritis suivies d'exsudations plastiques, les
plaies accidentelles de la cornée avec hernie non réduite
de l'iris produisent souvent la synéchie antérieure. Il en
est de même de l'opération de la cataracte par extraction
suivie de blessures de l'iris de hernie primitive ou secondaire et par conséquent d'altération dans la forme et la
position de l'iris. Il n'est pas rare non plus de voir cette
maladie se déterminer à la suite des inflammations du
cristallin de l'iris de la capsule de l'humeur aqueuse qui,
se trouvant rapprochée par l'effet de la turgescence inflammatoire, produisent des adhérences insolites.

Le pronostic de la synéchie antérieure est toujours grave en ce qu'elle modifie presque toujours la vision, suite indispensable de l'altération de forme, et que cette altération peut même la détruire tout entière. Presque toujours au dessus des ressources chirurgicales la synéchie doit être abandonnée à elle-même; car le précepte de passer une aiguille à cataracte ou un couteau d'Adams, n'appartient pas à une saine pratique; contre une opération incertaine l'on court le risque d'échanger des accidens inflammatoires d'autant plus graves qu'ils se manifesteront sur un organe qui en a déjà été primitivement atteint. Ainsi quand il sera nécessaire de rétablir la vue d'un œil perdu, il faut chercher non à détruire la synéchie mais bien à ouvrir une autre voie aux rayons lumineux par une pupille artificielle.

La synéchie postérieure est le résultat de l'adhérence de l'iris. Cette adhérence se tourne de différentes manières; tantôt ce sont des fragmens de capsule qui viennent se joindre à l'iris, tantôt ce sont des membranes de nouvelle formation qui se forment et unissent l'iris à la capsule. On comprend à première vue que les adhérences peuvent être multiples comme dans la synéchie antérieure, la quantité de lymphe sécrétée peut aussi influer sur la forme de l'étendue de la maladie. Lorsque la maladie n'existe pas à un degré très-avancé, les malades conservent l'intégrité de leur vue, les modifications apportées à la forme de la pupille et à la position de l'iris n'étant pas suffisantes pour l'altérer. Si, malgré la légèreté du changement de position de l'iris, la vue a beaucoup fléchi, il ne faut point s'en tenir à un examen superficiel. En se servant d'une lentille très-forte, on est souvent étonné de rencontrer dans les chambres postérieures des altérations invisibles à l'œil nu. Ce sont tantôt des épanchemens rétiformes, tantôt des filamens flottans, tantôt une membranule ayant un reflet brillant ou jaunâtre, tantôt enfin des vaisseaux sanguins de nouvelle formation, et qui s'étendent jusque sur la capsule. Ainsi que l'a fait observer M. de Walther, ce sont des filamens lymphatiques qui amarrent l'iris en différens points et l'empêchent de se contracter qui donnent à la pupille cette forme irrégulière qui change selon que la maladie augmente ou fléchit. A un degré plus avancé, la maladie est visible à l'œil nu. Ses productions plastiques deviennent si nombreuses qu'elles finissent par obstruer la pupille; alors la vue est entièrement détruite : parvenue à ce degré, la maladie prend le nom d'atrésie de la pupille.

Cette synéchie postérieure est presque toujours le résultat d'une grave inflammation de l'iris, du cristallin ou de la capsule, avec introduction de matières plastiques. L'opération de la cataracte par broiement, par extraction et par kératonyxis est une cause très-fréquente de synéchie, non seulement parce qu'elle est suivie d'accidens inflammatoires, mais encore parce qu'on laisse dans l'œil des fragmens du cristallin et de ses annexes. Quant au pronostic de cette maladie, il est assis sur l'âge et la constitution du malade. Lorsque la maladie est à son début, que la pupille est peu obstruée, on peut en espérer la résolution; mais lorsqu'on la rencontre chez des individus cacochymes, goutteux, que l'épanchement est abondant et la vue plus ou moins abolie, il ne faut plus penser à lui voir prendre une marche rétrograde. Lorsque la synéchie est le résultat d'une formation plastique consécutive à un anti-syphilitique, il faut beaucoup espérer d'un traitement rationnel; car on l'a vu dans ce cas être suivi d'une guérison complète de la sécrétion anormale.

Le traitement est basé sur l'emploi de tous les moyens capables de faire resorber l'épanchement. Les mercuriaux *intus* et *extus* jouent un grand rôle, surtout lorsque l'on pressent une cause vénérienne. Si l'œil n'est pas enflammé, on emploie des instillations d'extrait de belladone pour faire rompre les adhérences , en dilatant la pupille par des frictions et des doses internes du même médicament , l'on cherche à attirer l'action dilatante du remède. Si ces moyens sont infructueux et que le malade perde la vue , il faut s'abstenir de pratiquer une opération tendant à détruire la synéchie postérieure ; elle offrirait les mêmes inconvéniens que pour celle de la synéchie antérieure , et s'il faut rendre la vue au malade , c'est par l'opération de la pupille artificielle , dont le procédé sera en harmonie avec l'état du malade qu'il faudra restituer la vision.

ATRÉSIE DE LA PUPILLE.

Toutes les fois que la pupille est oblitérée , cette affection prend le nom d'*atrésie*. L'oblitération peut être complète ou incomplète ; elle peut aussi se lier à une synéchie antérieure ou postérieure , dont elle n'est souvent que le symptôme. Dans l'oblitération complète, il y a interruption entière du passage de la lumière dans l'intérieur de l'œil ; lorsque la maladie est incomplète, la lumière est bien perçue par l'œil, mais pas suffisamment pour qu'il puisse exercer ses fonctions. L'occlusion de la pupille peut être aussi immédiate et médiate ; dans le premier cas, la maladie est due à une exsudation de lymphe coagulable ou plastique, qui s'organise et fait contracter à la pupille des adhérences qui finissent par la faire disparaître entièrement. Ces épanchemens sanguins maladifs ou traumatiques peuvent aussi, en s'absorbant imparfaitement, s'organiser et contracter des adhérences avec les bords pupillaires : l'adhérence médiate, au contraire, est produite par l'union accidentelle entre eux, sans interposition de corps étrangers et à la suite d'une coarctation de l'iris. Pour peu que les adhérences immédiates ou médiates soient prononcées, l'iris ne tarde point à changer de couleur, la pupille est tout-à-fait immobile , obstruée , déformée , anguleuse, étroite, et souvent imperceptible. Lorsque l'atrésie est formée par une exsudation plastique ou bien par un caillot sanguin organisé, l'espace pupillaire varie de couleur; tantôt il est blanc et floconneux, ainsi que nous l'avons indiqué en parlant des suites de l'iritis); tantôt elle est jaunâtre ou roussâtre malgré l'oblitération complète de la pupille de nature médiate ou immédiate, la lumière peut être perçue ; là se bornent toutes les facultés visuelles du malade : malheureusement il est une foule de cas où cette perception, tout imparfaite qu'elle est, n'est pas même existante.

Nous ne considérons pas, ainsi que le fait le professeur Fabini, un leucome de la cornée comme une atrésie, en ce qu'il intercepte l'introduction des rayons lumineux dans l'intérieur de l'œil.

Quelle que soit la nature de l'atrésie, elle dépend toujours d'un travail inflammatoire ayant eu son siége dans la partie antérieure de l'œil, soit que cette inflammation tire son origine d'une ophthalmie débutant spontanément, ou lorsque celle-ci est le résultat de causes traumatiques, chirurgicales ou accidentelles. Ces causes influent d'autant plus qu'elles déterminent une inflammation de l'iris en portant, comme on a pu le voir, l'éminence d'une sécrétion pseudo-membraneuse. Ses exsudations sont d'autant plus promptes, plus abondantes que la maladie a attaqué le tissu même de l'iris (iritis phlegmoneuse des Allemands)'; ou bien lorsque cette inflammation est due à une cause spécifique, lorsque l'inflammation de la surface interne de la cornée est suivie d'exsudation lymphatique ou purulente, le pus détermine aussi dans la pupille des désordres qui tendent à procurer l'atrésie.

Le pronostic de l'atrésie est toujours grave; car on a toujours affaire à une affection complexe, dont les résultats sont presque toujours la perte de la vue. Ces altérations des organes antérieurs de l'œil sont souvent si avancées que, lors même que l'on rendrait à la pupille son ampleur ou sa forme, la vue n'en est pas moins abolie.

L'atrésie compliquée de synéchie antérieure sera plus grave que celle exempte de toute complication.

Les traitemens internes et externes ne peuvent guérir l'atrésie de la pupille, que lorsque la maladie est légère. Une fois que le mal a fait des progrès, il est impossible de ramener l'ouverture pupillaire dans des conditions normales. La mercurialisation au plus haut degré ne peut faire disparaître des pseudo-membranes qui s'organisent malheureusement avec une grande facilité : lorsque la maladie se borne à de simples brides, on peut, quand on les a reconnues, profiter de l'action dilatante de la belladone pour faire rompre les liens anormaux qui paralysaient les mouvemens de la pupille. J'ai souvent employé ce procédé avec avantage; malheureusement l'action de la belladone n'est pas suffisante pour lutter contre des adhérences un peu fortes: c'est du reste un moyen qu'il faut toujours tenter. Je me plais à me rappeler le fait suivant : M. B***, à la suite d'une légère contusion sur la cornée, fut atteint d'une inflammation lente et insensible de l'iris; il ne s'en aperçut qu'en sentant diminuer l'ampleur de sa pupille. En l'examinant avec soin au moyen d'une forte lentille, je ne tardai point à reconnaître un petit réseau filamenteux au centre de la pupille : je conseillai à M. B*** de faire instiller dans son œil quelques gouttes de solution d'extrait de belladone. Ce moyen ayant été sans résultat, je lui conseillai d'en prendre à l'intérieur jusqu'au narcotisme : l'effet fut si grand que l'iris du côté sain avait presque disparu; sur l'œil malade l'effet fut aussi très-apparent, car la plupart des brides se rompirent et la pupille s'agrandit considérablement en conservant la forme d'un trèfle très-marqué, et dont j'ai fait faire le dessin par M. Baud. Lorsque l'atrésie est incurable sous l'influence des moyens médicaux, et qu'il est nécessaire de rendre la vue, il faut alors recourir à une opération convenable, c'est celle de la pupille artificielle dont il va être question dans le chapitre suivant.

MALADIES DE L'IRIS, DE NATURE NON INFLAM-MATOIRE.

L'iris est sujet à une foule de maladies auxquelles l'inflammation reste complétement étrangère ; ce sont l'imperforation congéniale, la perforation multiple, congéniale ou accidentelle, le tremblement ou oscillation, l'absence complète de l'iris, les formes anormales de la pupille, les variations de couleur de l'iris, le prolapsus ou hernie de l'iris, et ses blessures.

L'imperforation congéniale de l'iris n'est point fréquente; il en existe cependant un certain nombre de cas, dont le plus remarquable fut rencontré par Cheselden, car c'est lui qui lui donna l'idée de l'ouvrir artificiellement et d'inventer ainsi une opération nouvelle qui eut dans le monde savant un si grand retentissement.

Tenon en a rencontré plusieurs cas, et Seiler (1) rapporte plusieurs cas analogues dans son ouvrage. L'imperforation congéniale de l'iris peut être due à la soudure des bords pupillaires, et mieux encore à la persistance des adhérences qui la ferment dans les premiers mois de la vie intra-utérine. Il pourrait se faire aussi qu'elle fût le résultat d'une maladie contractée pendant la période de la gestation. On rencontre souvent chez les animaux, chez les brebis surtout, des maladies congéniales qui sont, sans aucun doute, les résultats d'une inflammation intrà-utérine. Que l'occlusion soit congéniale ou le résultat inconnu d'une maladie des premiers jours de la vie, elle ne peut guérir que par une opération de la pupille artificielle dont nous nous occuperons plus tard.

(1) Seiler, ouvr. cité.

Perforation multiple. Les perforations multiples congéniales sont assez fréquentes , ainsi qu'on peut s'en convaincre en lisant les ouvrages de pathologie. J'ai rencontré plusieurs fois cette espèce d'anomalie de la prunelle : ce qu'il y a de plus remarquable , c'est que ces ouvertures multiples ne modifient en rien la vision : j'ai vu un jeune homme portant trois pupilles distinctes, et dont la vision était aussi nette , aussi perçante que si son œil eût été très-bien conformé.

Les ouvertures multiples sont quelquefois le résultat de blessures et surtout de tentatives d'opération de cataracte, ou de l'opération elle-même ; mais dans ces cas d'ouverture multiple pupillaire, la vision est moins nette , parce qu'à cette altération se lient quelques autres maladies telles que les exsudations, les fausses membranes ou l'organisation de quelques caillots sanguins. J'ai vu cependant un certain nombre d'hommes ayant une ou deux pupilles supplémentaires qui voyaient très-bien : M. Velpeau a rencontré dans son service , à la Charité , un homme portant trois pupilles , et qui, selon lui, n'en voyait pas moins très-clair.

Tremblement ou oscillation de l'iris. Cette maladie est plus fréquente que celle dont nous venons de nous occuper; je l'ai observée un très-grand nombre de fois ; cela se comprend facilement; car ce phénomène existe toujours chez tous les individus chez lesquels l'art ou le hasard ont provoqué la dislocation du cristallin. Par l'absence de celui-ci, la chambre postérieure devient beaucoup plus profonde, alors l'iris est porté en arrière ; c'est que, dans quelques cas aussi, ce tremblotement de l'iris est le résultat de l'affaiblissement de ses fibres musculaires. Dans un grand nombre de cas , la maladie se borne à un simple tremblement à peine sensible ; dans d'autres cas, au contraire, les oscillations sont excessivement apparentes au moindre mouvement de l'œil : l'iris ondule comme une voile de navire

qui fasie. Lorsque la maladie n'est pas le résultat de
l'absence du cristallin, on peut tenter contre elle des remèdes nervins et fortifians et quelques applications locales
du galvanisme. Tous les malades chez qui j'ai observé cette
maladie n'étaient nullement gênés dans l'accomplissement
des fonctions visuelles ; mais M. Velpeau ayant eu l'extrême obligeance de me communiquer son manuscrit
de l'article *Iritis* d'un ouvrage sous presse, j'y ai vu qu'il
avait observé six individus chez lesquels une diminution de
la vision, voisine de la cécité, coïncide avec les oscillations de l'iris ; mais, comme l'observe judicieusement
M. Velpeau, il existait en même temps une maladie de
l'humeur vitrée et le tremblement irien n'était qu'un épi-
phénomène.

Absence complète de l'iris. L'absence complète de l'iris a
été long-temps révoquée en doute : cependant il en existe
des cas bien authentiques. Un des plus remarquables est
celui de M. Latuade, dont j'ai rapporté ailleurs l'histoire (1).
M. Edwards (2), de la Jamaïque, rapporte un fait de cette
nature, emprunté à M. Pœnitz ; enfin j'ai lu, en 1834, à
la Société médicale d'émulation un mémoire où se trouvaient plusieurs cas de cette nature et dans lesquels il me
fut possible de constater, par une dissection attentive, la
nature de cette lésion. D'un autre côté, M. Velpeau a observé plusieurs cas de ce genre : tous ces faits sont plus
que suffisans pour convaincre ceux qui nient cette maladie
et qui croient qu'on la confond avec une dilatation outre
mesure de l'iris.

Formes anormales de la pupille. Les formes anormales de
la pupille se rattachent presque toutes à des altérations
morbides dont nous avons signalé la nature et les causes en
parlant de l'iritis. La pupille peut cependant être déformée

(1) *Recherches pratiques* citées.
(2) Edwards, thèse citée.

par arrêt de développement ou par la persistance de quelques liens destinés à fermer l'iris dans les premiers mois
de la vie intrà-utérine. Nous nous bornerons ici à parler des
déformations par pertes de substances congéniales, plus
connues sous le nom de *coloboma de l'iris :* cette maladie
est très-fréquente, et j'ai été à même de disséquer deux
fois avec soin deux yeux atteints de cette maladie. Dans la
communication faite à la Société d'émulation dont j'ai parlé
plus haut, j'ai rapporté l'histoire détaillée d'une de ces
dissections : celle-ci tendrait à prouver que le coloboma de
l'iris n'est point le résultat d'un arrêt de développement
causé par la non-soudure de la dualité primordiale que
M. Serre prétend exister chez tous les fœtus à une certaine
époque de la gestation : ingénieuse et savante théorie au
moyen de laquelle il a cherché à prouver la formation d'un
certain nombre de déformations des organes génitaux. D'a-
près ce que j'ai observé, je serais tenté d'attribuer cette
perte de substance à une maladie du grand cercle ceiliaire
et des procès du même nom. Ces ouvertures anormales ne
modifient que très-faiblement les fonctions visuelles.

Variations des couleurs de l'iris. C'est en raison des changemens de couleur que l'iris a subis dans les diverses races
humaines et chez les divers individus, qu'on lui a donné le
nom qu'il porte. Rien n'est plus varié que la variété même
dans les couleurs regardées comme des types : ses couleurs
primordiales sont : le gris, le bleu, le roux et le brun. Les
gris sont d'autant plus clairs qu'ils se rapportent aux hommes appartenant aux races hyperboréennes; par contre, plus
les individus se rapprochent des races caucasiques, mongoles
et éthiopiennes, plus l'iris est brun. Chez les individus à
peau noire ou brune, il est d'un brun si voisin du noir,
que, comme l'observe Lawrence, on a de peine à reconnaître
l'iris du trou pupillaire : cependant un voyageur (1) en la

______

(1) Marquis de Custine, *Voyage en Espagne,* Paris, 1837.

véracité duquel j'ai une confiance entière, dit que l'on rencontre à Alicante deux espèces d'hommes ayant les iris d'une couleur bien opposée, quoiqu'ils habitent le même pays : les uns ont les cheveux bruns et la peau fortement colorée avec des yeux très-bleus ; les autres au contraire ont la peau très-blanche, les cheveux très-blonds et les yeux d'un brun tirant sur le noir ; c'est le contraire de ce que l'on observe ordinairement. Mais ce qui est le plus étonnant c'est de voir des individus qui portent un œil bleu clair tandis que l'autre est brun foncé : vus de profil ces individus sont quelquefois très-beaux, aussitôt qu'on les observe de face, il existe dans leur physionomie une telle désharmonie, qu'il serait préférable pour eux d'avoir perdu un œil.

Dans d'autres cas un des iris est mi-parti blanc, mi-parti bleu comme un écusson : lorsque le blanc domine, on nomme cela un œil veiron.

Les épanchemens sanguins, divers corps colorans, les inflammations peuvent donner à l'iris des couleurs partielles ou générales qui varient selon l'intensité de la maladie, ou le principe colorant qui a agi ; enfin il est une autre espèce de coloration anormale de l'iris, c'est celle que l'on rencontre chez les Albinos ; l'iris est alors d'un rose sale, et cette décoloration est uniquement due à l'absence du pigment noir. J'ai été à même d'examiner un grand nombre d'Albinos, et je compte publier bientôt à ce sujet un travail dont j'ai publié les rudimens dans un recueil périodique étranger.

Procidence de l'iris. Cette maladie est aussi connue sous le nom de prolapsus, de hernie de l'iris, et plus anciennement sous celui de staphylome. Cette maladie est le résultat de l'engagement de l'iris dans une solution de continuité de la cornée quelles que soient sa nature et sa cause. Le prolapsus de l'iris peut être simple ou multiple, et en raison de ses diverses formes il a reçu différentes dénominations ;

lorsqu'il apparaît sous la forme d'une petite tumeur en forme de tête de mouche, on l'appelle Myocephalon. Lorsque la tumeur est aplatie en forme de goutte de suif ou de champignon, on la nomme clou ou hilon; enfin, lorsqu'elle est multiple et groupée en différens sens elle prend le nom de résinière, de staphylome rameux. Ces divisions déjà connues des anciens sont reconnues aujourd'hui insuffisantes parce que la hernie de l'iris prend toutes sortes de formes et toutes sortes de grosseurs.

Pour qu'il y ait procidence de l'iris il faut que l'humeur aqueuse soit évacuée ou déplacée : quant à l'évacuation, elle est le résultat d'une solution de continuité de la cornée faite brusquement, au moyen d'un corps vulnérant ou bien par une perforation lente, suite d'une ulcération ou de la chute d'une eschare. Par le mot déplacement de l'humeur aqueuse j'entends les modifications qu'a subies la cornée et qui permettent à l'humeur aqueuse de faire hernie dans sa capsule à travers la cornée sans qu'il y ait rupture. Quelles que soient la cause et la nature de la procidence de l'iris, elle est toujours caractérisée par quatre symptômes spéciaux; 1° une tumeur qui tire sur le brun, quelle que soit la couleur de l'iris qui finit par s'entourer d'un cercle blanchâtre quelques jours après sa production, et dont le siége est dans la cornée; 2° les phénomènes d'étranglement qui sont d'autant plus sensibles que la hernie est plus grosse et la plaie plus étroite; 3° un changement manifeste dans les formes de la pupille et quelquefois sa disparition complète; 4° enfin, une modification de forme de la cornée qui s'aplatit et favorise ainsi la formation d'une synéchie antérieure. Lorsque la hernie de l'iris est le résultat d'une solution de continuité récente, elle n'est accompagnée de douleur et de photophobie que lorsque les symptômes d'étranglement et d'inflammation commencent. Lorsque le prolapsus se forme à la suite d'une ulcération, il est immédiatement accompagné de symptômes de photophobie intense de larmoiement et de douleurs assez vives dans les tempes et le front. Quelquefois la hernie paraît enveloppée par un sac herniaire formé par la capsule de l'humeur aqueuse, ou tout au moins aux dépens d'une lame de la cornée considérablement distendue et amincie.

Rien n'est plus varié que la terminaison d'une hernie de l'iris, abandonnée aux efforts de la nature : tantôt elle rentre elle-même ne laissant après elle qu'une légère difformité ; tantôt subissant les conséquences de l'étranglement, elle se mortifie, tombe et laisse une synéchie antérieure partielle, tantôt enfin elle finit par se flétrir sur l'ouverture qui lui a donné passage, par contracter des adhérences avec elle, et par être recouverte ensuite par une pellicule formée en partie par les tissus de la cornée, et par ceux de la conjonctive. Malheureusement ces terminaisons ne sont point les seules, l'iris s'enflamme, végète, ses vaisseaux deviennent variqueux, la tumeur finit par éclater et à travers l'ouverture qu'elle a faite, s'échappent brusquement les humeurs de l'œil, qui s'affaisse et tombe en suppuration.

Comme l'a très-bien fait observer M. Velpeau, la hernie de l'iris est quelquefois un mal salutaire, car c'est un bouchon, que la nature présente à un orifice dont la persistance, entraînerait irrévocablement la perte et la fonte de l'œil.

Le traitement des hernies de l'iris mérite une attention toute particulière, car avec des soins on peut quelquefois conserver un peu de vision. Toutes les fois que la hernie est récente et produite par une cause traumatique, il faut chercher à la réduire, pour cela on doit placer le malade sur le dos, et avec un stylet mousse chercher à rentrer le corps hernié, ce à quoi l'on parvient fort souvent ; on place alors sur l'œil un pansement convenable exerçant une légère compression, en engageant le malade à rester couché sur le dos, pendant trente-six à quarante-huit heures. Lorsque ce moyen échoue , on peut employer la belladone à l'intérieur et à l'extérieur , par ce moyen on obtient une dilatation grande et énergique qui dans la plupart des cas fait disparaître la hernie commençante , cet état de l'iris devra être provoqué et maintenu pendant plusieurs jours : pendant ce temps on cherchera à obtenir par tous les moyens possibles la cicatrisation de la cornée.

Toutes les fois que la hernie de l'iris existe depuis quelques jours, ce moyen est inapplicable, parceque les adhérances anormales s'opposeraient à son effet; les mêmes causes s'opposeraient encore à l'application de la compression, selon le procédé de Petit : il ne reste donc dans ce cas que l'emploi des caustiques tels que le nitrate d'argent et le beurre d'antimoine. A l'aide de la cautérisation on opère la mortification et la chute de la partie herniée, d'où il résulte deux avantages : le premier c'est que la partie herniée se détachant spontanément, on peut obtenir une cicatrice non vicieuse, tandis qu'en abandonnant ce travail aux seules forces de la nature , on a à craindre une déformation considérable de la cicatrice , produite non seulement par les pseudo-membranes qui se forment sur l'iris hernié, mais encore par les adhérences qu'elles contractent avec le feuillet de la conjonctive qui tend à les recouvrir : secondement, l'action du caustique en même temps qu'elle occasione la chute du corps qu'il touche, produit une inflammation , et une adhésion qui s'oppose à une nouvelle sortie de l'iris.

En 1820 je proposai la combinaison de l'excision et de la cautérisation pour le traitement de toutes les hernies de l'iris secondaires : j'espérai alors que de nouveaux faits viendraient corroborer ceux que j'avais recueillis; je suis heureux de pouvoir dire qu'ils sont maintenant très-nombreux, et que jusqu'à présent rien ne peut légitimer à mes yeux les reproches que Riberi (1) a fait à cette méthode, car s'il

(1) Riberi, ouvrage cité.

avait lu attentivement la description du procédé opératoire, il aurait vu que pour le pratiquer, il existe des conditions, hors l'existence desquelles l'opération est inapplicable, et par conséquent ce qui m'autorise à repousser l'exagération qu'il me reproche.

Je m'étais convaincu que dans un grand nombre de hernies de l'iris, survenues par suite de la perforation de la cornée, faite avec des corps piquans ou coupans, ou bien produite par les ulcérations qui suivent les pustules varioliques développées sur la cornée, la cautérisation ne remédiait dans la plupart des cas qu'à la difformité externe, tandis que l'occlusion ou la déformation absolue de la pupille, persistait et entraînait après elle de grands désordres dans les facultés visuelles. J'avais vu le professeur Scarpa arrêter des ulcérations perforantes de la cornée à l'état aigu, en les cautérisant avec un crayon de nitrate d'argent : je me demandais donc si la méthode que le professeur de Pavie employait pour s'opposer à l'évacuation complète de la chambre antérieure et aux accidens qui en dérivent, ne pourrait pas être appliquée à la cicatrisation ou à l'oblitération du trou de la cornée qui avait donné passage à la hernie de l'iris, lorsque celui-ci aurait été excisé : quant au procédé opératoire de cautérisation, c'est exactement le même que celui que nous avons indiqué pour la pustule variolique de la cornée.

DE L'HYPOPYON.

Les auteurs nomment ainsi un épanchement de pus dans la chambre antérieure : nous pensons que l'on peut, pour faciliter l'étude des maladies des yeux, conserver ce nom à tous les épanchemens qui ont lieu dans la chambre antérieure, quelle que soit leur nature, avec la précaution de leur donner un nom distinctif : ainsi, nous admettons l'hypopyon purulent aigu et chronique, l'hypopyon san-

guin ou hypohæma , l'hypopyon lacté ou hypogala ; enfin ,
l'hypopyon lymphatique.

Hypopyon purulent. L'accumulation du pus dans la
chambre de l'œil porte aussi le nom de pyosis : cette affection se reconnaît à une couleur jaunâtre, située derrière la partie inférieure de la chambre antérieure de l'œil.
Le pus étant d'une pesanteur spécifique plus grande que
l'humeur aqueuse, il se précipite toujours à la partie inférieure des chambres ; lorsqu'il est en petite quantité et
qu'il ne s'élève point jusqu'à la pupille, la vue est conser-
vée en partie ; mais lorsqu'il remplit complétement les
chambres et qu'il fait disparaître l'ouverture pupillaire, le
malade n'y voit plus : cette affection , dans l'état aigu,
étant presque toujours consécutive , elle est presque toujours accompagnée de photophobie , de photopsie, de sur-
croît d'activité dans la sécrétion des larmes , de rougeur
de la conjonctive et de la sclérotique , de maladie de l'iris
et d'autres symptômes de maladie profonde de l'œil.
Lorsque le pus existe en petite quantité, il occupe, comme
nous l'avons dit, la partie la plus déclive des chambres, et
on le trouve dans une position horizontale comme un corps
plus pesant dans un liquide où il serait précipité. Dans sa
première période, cette maladie n'augmente point les douleurs et l'état général de la maladie ; mais lorsqu'il existe
en grande quantité, que les chambres sont envahies, il se
manifeste dans l'œil un sentiment de pression fort incommode , accompagné de douleurs profondes dans l'œil et
dans la tête , douleurs intolérables , qui s'irradient aux
tempes et jusque dans la mâchoire inférieure.

Le célèbre professeur Beer divise cette maladie en
hypopyon vrai et en hypopyon faux. Selon lui, l'hypopyon vrai est celui où le pus s'est formé dans la
chambre de l'œil ou dans l'iris : l'hypopyon faux
est celui qui s'est introduit dans la chambre antérieure à la suite de la perforation de la cornée par un ul-

cère. Selon d'autres auteurs, l'hypopyon vrai est celui qui
est produit par un véritable pus accumulé dans les chambres de l'œil; l'hypopyon faux au contraire est produit
par un liquide puriforme et lymphatique qui s'accumule
dans les chambres de l'œil, et que nous décrirons à part.

L'hypopyon se forme quelquefois par la métastase du
pus vers l'œil; mais il est beaucoup plus souvent l'effet de
quelque grave ophthalmie, surtout de l'iris et du chémosis
qui ne se sont point terminées par la résolution. Il n'est pas
rare de voir l'hypopyon accompagné d'une grave ophthalmie, au point que l'affection phlegmoneuse attire à elle la
principale attention du médecin, et que le pyosis n'est
considéré que comme un symptôme. Mais si l'inflammation
est fort peu de chose, et si l'accumulation du pus dans les
chambres de l'œil indique un phénomène imminent, et si
elle constitue l'objet principal du traitement, la maladie
est dite avec raison hypopyon.

Le pronostic de cette affection varie suivant la quantité
de pus accumulé; lorsqu'elle est fort petite, elle se résorbe assez facilement sans porter atteinte à la vue, quelle
que soit la nature du pus; mais il est beaucoup plus difficile de le faire disparaître, lorsqu'il dépasse la marge
supérieure de la pupille. Car, en pareil cas, il arrive fréquemment qu'une certaine quantité de pus reste dans la
pupille et en produit l'oblitération; si toute la chambre antérieure est remplie de pus, on ne tarde pas à voir la cornée se transformer en un bourbier purulent, et tomber
en phthisie. L'hypopyon entraîne principalement ces funestes conséquences lorsqu'il n'est pas convenablement
traité.

Les moyens thérapeutiques employés contre cette maladie
varient suivant la quantité de pus accumulé : dans les cas
où elle est fort peu de chose, on fait usage des vapeurs d'une
décoction émolliente dirigée sur l'œil ou bien de la décoction des mêmes substances que l'on instille sur l'organe.

elles sont surtout très-utiles tant qu'il reste quelque peu d'inflammation. Mais si l'hypopyon date depuis fort long-temps, il faut chercher à stimuler l'action absorbante des vaisseaux par l'application de sachets aromatiques convena-blement chauffés, de la teinture anodyne ou du laudanum liquide de Sydenham, une ou deux fois par jour. On emploie aussi très à propos les purgatifs salins, dont l'action est d'ac-tiver l'excrétion des humeurs et les vaisseaux absorbans; lorsqu'il y a une grande quantité de pus dans les chambres de l'œil, il faut commencer par faire une ouverture à la cor-née, dont on incise la partie inférieure avec le couteau à cataracte, afin de faire sortir ce pus. Dans le cas où la communication des chambres serait supprimée par l'oc-clusion de la pupille, on ne peut pas pratiquer une incision sur la cornée, ainsi que l'indique Græff, afin de donner issue au pus : on pratique une incision sur la sclérotique près de la marge inférieure de la cornée, avec le couteau à cataracte, dont le tranchant est tourné en arrière, et l'on pénètre dans la chambre postérieure. Quoiqu'on ait pratiqué une semblable incision sur la cornée ou la sclérotique, le pus n'est pas évacué à l'instant même; le plus souvent il ne sort que goutte à goutte à cause de sa grande densité. Il est quelquefois très-utile d'instiller souvent pendant le jour une décoction de mauve ou de toute autre liquide émol-lient afin de provoquer la sortie du pus; on est aussi par-fois obligé d'écarter de temps en temps les lèvres de la plaie avec la pointe du couteau, afin qu'elles ne s'aggluti-nent pas. Après avoir évacué, par ce moyen, la plus grande partie du pus, on recourt aux purgatifs anti-phlo-gistiques, aux sacs aromatiques et à la teinture anodyne.

Hypohœma. Cette affection n'est autre chose qu'un épan-chement sanguin dans les chambres de l'œil. Lorsqu'il est très-minime on l'aperçoit seulement dans le fond de la chambre antérieure sans qu'il s'y produise ni incommodité ni douleur : une couleur rougeâtre, dont la pupille n'est pas atteinte , le fait facilement distinguer de l'humeur aqueuse. Lorsqu'une grande masse de sang est accumulée dans l'œil, la chambre antérieure en est absolument remplie, au point qu'on n'aperçoit plus ni iris, ni pupille. Outre la perte de la vue , le malade en pareil cas est tourmenté d'un sentiment de pesanteur ou d'une douleur tensive de l'œil. L'épanchement parvenu à son plus haut degré d'intensité, la cornée fait saillie en dehors, le bulbe a augmenté de volume , ses mouvemens sont difficiles , il se rompt quelquefois : les douleurs sont atroces et continues.

L'hypohæma a souvent lieu par suite des lésions de l'œil. Dans les opérations de la cataracte faites à travers la sclérotique , il arrive aussi très-souvent qu'il se répand dans les chambres de l'œil du sang qui provient de la lésion des vaisseaux ciliaires ou de ceux de l'iris. La même chose a encore lieu dans les cas de pupille artificielle , et principalement dans la corédialysie. Les blessures faites accidentellement à l'œil, donnent aussi lieu à un épanchement sanguin dans les chambres de cet organe , lorsqu'elles sont faites par un instrument qui pénètre dans ses parties internes. Les lésions produites par des instrumens mousses, sans solution de continuité , peuvent aussi donner naissance à l'hypohæma, lorsque le choc est très-fort : nous ne parlerons point ici de l'effusion sanguine que l'on rencontre dans les chambres de l'œil dans les cas d'ophthalmie, surtout de l'iritis elle ne constitue qu'un symptôme.

S'il ne se déclare aucune inflammation , le pronostic de cette affection , lorsqu'elle est très-légère comme après les lésions artificielles de l'œil , est bien peu de chose ; car par les seules forces de la nature, cette légère effusion de sang se résorbe promptement. Mais si la durée de l'hypohæma donne lieu à l'inflammation , et s'il se fait une exsudation lymphatique , la pupille sera obstruée par la lymphe accumulée et par les caillots sanguins qui ont résisté à l'absorption, surtout si on n'y apporte aucun remède. Privé des secours de la médecine, et parvenu à son maximum d'intensité, l'hypohæma se termine presque toujours par une ophthalmie qui détruit le bulbe oculaire par la suppuration. Dans le pronostic de l'hypohæma, il n'est pas inutile de prendre en considération la cause qui y a donné lieu : en effet, lorsqu'une violente contusion a donné naissance à cette affection, que l'organe ne peut distinguer la lumière d'avec les ténèbres, il est permis en pareil cas de supposer la paralysie.

On ne saurait observer avec trop d'attention, pour le traitement, le degré de la maladie et l'inflammation qui l'accompagne. Il faut recourir à la section de la veine et aux autres moyens antiphlogistiques s'il y a des symptômes inflammatoires. Lors même qu'il n'y aurait aucun signe inflammatoire, il faudrait encore employer les purgatifs antiphlogistiques, surtout le calomel, afin d'exciter l'action absorbante des vaisseaux de l'œil, par l'abondance des excrétions alvines : on donne aussi l'arnica, la digitale pourprée et d'autres médicamens à l'intérieur s'il n'y a pas d'inflammation. Si le sang enfermé dans les membranes est en grande quantité, il faut bien pratiquer une issue en incisant la cornée : mais il suffit d'abord de faire des fomentations avec l'oxycrat ou l'eau froide s'il est en petite quantité : on a recours plus tard aux infusions aqueuses ou vineuses des plantes aromatiques.

Hypogala. L'hypogala est une affection de l'œil consistant dans un dépôt de lait dans cet organe : les chambres de l'œil sont remplies dans cette maladie, ou d'une humeur aqueuse ressemblant à du lait, ou d'un lait pur et naturel. Les vaisseaux de la conjonctive, de la sclérotique sont gorgés de sang : la lentille crystalline et le corps vitré contractent une couleur blanche; il se manifeste de grandes douleurs dans les yeux et la tête, la vue est tellement abolie que l'œil ne peut pas même distinguer la lumière d'avec les ténèbres : le malade aperçoit des traînées de feu très-incommodes, l'altération du pouls et de la chaleur accompagnée des autres symptômes, indique très-souvent l'existence de la fièvre inflammatoire. Cette maladie affecte les femmes lorsque la sécrétion laiteuse des mamelles est supprimée par le froid, la chaleur ou toute autre cause.

Cette maladie affecte ordinairement les deux yeux, elle est cependant rare dans la pratique, et je ne l'ai jamais vue : je la décris d'après le professeur Fabini. Selon lui, le pronostic en est très-fâcheux ; car il est très-difficile de rétablir la transparence des humeurs, quoique l'humeur aqueuse recouvre un peu de sa transparence : la lentille cristalline, le corps vitré restent communément opaques et la vue est abolie. Dans le cas extrêmement rare où les humeurs de l'œil recouvreraient parfaitement leur transparence, l'état primitif de la vue ne se rétablit presque jamais : car les malades sont presque toujours affectés d'amaurose ou d'ambliopie amaurotique.

Eu égard à la constitution générale du malade, il y a deux indications à remplir dans le traitement de cette maladie. L'une regarde la suppression de la sécrétion laiteuse qu'il s'agit de rétablir, l'autre le dépôt de lait qui est dans l'œil, et dont il faut chercher à obtenir l'absorption.

On cherche d'abord à rappeler la sécrétion du lait par des cataplasmes émolliens, plus tard par des cataplasmes irritans préparés avec des poudres de fleurs de camomille et de ciguë. Dans ce but on se sert avec avantage de sacs aromatiques souvent rechauffés ; ou bien, avec un morceau de linge imbibé de la fumée de l'encens, du mastic ou d'autres résines on fait des frictions sur les seins : on prescrit l'usage interne de l'arnica, du camphre, du chlorure de mercure pour opérer la résorption du lait qui est dans l'œil.

Mais si cette affection est accompagnée de fièvre inflammatoire, on emploie seulement les cataplasmes émolliens pour rétablir la sécrétion laiteuse : suivant l'intensité de la fièvre on a recours à la saignée avec la lancette pour la mitiger : on donne quelques légers purgatifs salins et autres remèdes antiphlogistiques ; mais il convient d'employer les moyens propres à activer la résorption laiteuse, aussitôt que la fièvre est tombée.

HYDROPHTHALMIE, OU HYDROPISIE DE L'ŒIL.

Comme l'indique le mot hydrophthalmie, c'est une collection d'eau dans l'œil qui cause cette maladie que l'on nomme aussi hydropisie de l'œil. Cette affection qui est assez rare en Europe est commune en Orient : M. Grellois (1), chirurgien militaire, l'a rencontrée souvent en Afrique, et elle lui a fourni le sujet de sa thèse inaugurale. Cette maladie est souvent héréditaire ainsi que l'observe M. Grellois, et j'en connais un assez grand nombre de cas, qui sont congéniaux (chez les moutons et les veaux nouveau-nés, on rencontre souvent cette affection).

Comme l'accumulation aqueuse peut occuper diverses places dans l'œil, l'on est convenu d'admettre quatre espèces d'hydrophthalmies, *l'hydrophthalmie antérieure, l'hydrophthalmie mixte, l'hydrophthalmie postérieure et l'hydrophthalmie de la choroïde.*

Toutes les causes qui détruisent l'équilibre entre les vaisseaux absorbans et les organes sécréteurs, peuvent produire l'hydropisie de l'œil : ainsi il faut placer en première ligne les inflammations des diverses parties de l'œil, et surtout de celles qui sont destinées à sécréter l'humeur aqueuse, et qui produisent souvent une hypersécrétion telle qu'à l'état aigu elle entraîne des accidens graves, comme *le rhexis de l'œil :* lorsque la sécrétion est augmentée peu à peu, elle ne détruit point la sphère antérieure de l'œil, mais elle modifie sa forme. Avec la plupart des ophthalmo-

(1) Grellois, thèse inaugurale, Paris, 1836, n° 157.

logistes comtemporains, je considère l'hydropisie de l'œil
comme le résultat de l'inflammation des diverses parties
destinées à sécréter des liquides transparens. Cette collection anormale de liquide peut aussi être le résultat d'une
brusque interruption des fonctions de la peau, et j'ai remarqué que dans un grand nombre de cas elle se mani-
festait à la suite des exanthèmes aigus qui n'avaient point
accompli toutes leurs périodes ; et il n'est pas de praticien
qui ne sache combien les hydropisies et les leucophlegma-
sies sont fréquentes, à la suite de ces répercussions.

Il faut aussi se hâter de le reconnaître, il peut y avoir
des hydropisies de l'œil par cause de faiblesse générale,
comme il y en a dans les autres organes : les observations
de M. Grellois viennent à l'appui de cette opinion. Comme
nous l'avons dit (1), cette maladie est très-fréquente sur
la côte de Barbarie, où il l'a observée souvent (2) : « A Alger,
» dit-il, cette maladie porte en partie ses atteintes sur les
» individus de la caste juive, qui là plus qu'ailleurs sont
» condamnés à la misère, forcés par la pauvreté à s'en-
» tasser, hommes, femmes et enfans, dans un espace très-
» rétréci, en proie à la malpropreté la plus dégoûtante :
» heureux encore quand une nourriture peu saine, peu
» abondante peut les soustraire à la faim. »

Selon le même auteur, la blancheur éblouissante des
maisons peut aussi influer considérablement sur le nombre
des hydrophthalmies ; car à Bougie, où cette circonstance
n'existe pas, cette maladie est très-rare. « C'est un dou-
» loureux spectacle, dit-il, de voir dans les rues étroites
» d'Alger, des files de six à huit aveugles, se suivant
» les uns les autres, et se servant réciproquement de
» conducteurs ; chez presque tous, la cécité est due à l'hy-
» drophthalmie (2). »

(1) Grellois, ouvrage cité.
(2) Grellois, ouvr. cité.

On ne peut plus admettre aujourd'hui l'oblitération des pores de la cornée, puisqu'ils n'existent pas ; c'est tout aussi irrationnel de croire avec Midlemore, que cette maladie est due uniquement à une cause locale, et n'est jamais constitutionnelle. Les affections scrofuleuses et syphylitiques peuvent aussi être rangées au nombre des causes qui produisent l'hydrophthalmie : quant à celles qui sont traumatiques, elles sont évidentes.

Comme l'accumulation de l'eau peut occuper diverses places dans l'œil, l'on est convenu d'admettre quatre espèces d'*hydrophthalmies*, *l'hydrophthalmie antérieure*, *l'hydrophthalmie mixte et la postérieure* enfin l'hydrophthalmie choroïdienne. M. Mackensie (1) a constaté une cinquième variété, qui consiste en un épanchement entre la choroïde et la rétine.

Hydropisie antérieure ou précornéenne. Cette hydropisie de l'œil a uniquement son siége dans les chambres antérieures et postérieures de l'œil ; elle est due à l'augmentation de l'humeur aqueuse, qui distend la cornée, l'amincit et lui imprime une forme sphérique très-prononcée. Celle-ci ne tarde pas à perdre sa diaphanéïté, parce que les paupières la frottent, l'irritent, la dépolissent : cependant elle peut arriver à un degré de développement énorme sans perdre de sa pellucidité ; j'ai vu à Paris aux Néothermes, un jeune homme hydrophthalme de naissance qui était dans ce cas.

J'ai démontré dans la Gazette médicale de Paris (2) le mécanisme au moyen duquel l'hydrophthalmie antérieure devenait latérale, et comment avait lieu l'envahissement aqueux et l'amincissement de la sclérotique, qui prend alors une teinte bleuâtre. L'iris est presque toujours tremblotante, la pupille dilatée ou immobile, le globe de l'œil pa-

(1) Mackensie, ouvr. cité.
(2) *Gazette médicale de Paris*, 1832.

raît plus dur, les mouvemens sont difficiles , alors que les malades regardent en bas ; en penchant la tête, il leur semble que l'œil va tomber, et cette sensation est accompagnée de tiraillemens très-douloureux dans le nerf optique. Je connais une dame du département du Cher , chez laquelle ce phénomène est tellement développé , qu'elle est obligée de se placer pour manger, devant une table très-élevée, dans la crainte de baisser la tête.

Dans le commencement de la maladie, la vue commence par diminuer , le malade est affecté de symptômes de myopie, peu à peu sa vue diminue et une cécité complète est imminente, à moins que la maladie ne reste stationnaire, ce que l'on a observé bien souvent. L'hydrophthalmie antérieure se termine quelquefois par la guérison, c'est surtout quand la maladie est symptomatique : quand celle-là n'a pas lieu et que la maladie augmente, l'œil peut se rompre et dégénérer ensuite en une affection cancéreuse.

Hydrophthalmie postérieure. Dans cette espèce d'hydropisie , la maladie se développe à la partie postérieure de l'œil entre l'humeur vitrée et la rétine ; par son développement elle donne à l'œil une forme de cône tronqué , ayant une grande analogie avec l'œil des oiseaux du genre *Stryx*, analogie que M. Grellois (1) exprime en ces termes : *la convexité de la cornée est telle qu'elle forme le segment d'une sphère beaucoup plus petite, ajoutée à une sphère beaucoup plus grande.* La cornée prend ensuite une forme conique, puis elle s'amincit et se redouble : l'iris, poussé en avant, se bombe, et finit par se trouver en contact avec la cornée à sa concavité : la sclérotique s'amincit, devient bleue, brunâtre, variqueuse, l'humeur aqueuse se trouble, la pupille se contracte, et l'on voit souvent le cristallin faire saillie à travers son ouverture ; le globe de l'œil devient très-dur,

(1) Grellois, ouvr. cité.

le malade y éprouve une tension telle, qu'il pense le voir éclater à chaque instant ; aussi cette espèce d'hydrophthalmie est-elle bien plus douloureuse que l'autre. Les malades deviennent souvent furieux, ils demandent que l'on évacue le liquide, et Beer (1) raconte que plusieurs malades, pressés par la douleur, pratiquèrent eux-mêmes cette opération. Dans cette espèce d'hydropisie de l'œil, la cécité est plus rapide et surtout compliquée de phénomènes amaurotiques, dus à la compression de la rétine.

Les phénomènes de diminution de la vue se traduisent encore ici par des symptômes de myopie, ce que l'on explique très-facilement, lorsqu'on se rappelle les belles expériences de sir Everard Home sur les modifications apportées à la vue par les différentes courbures que prend la cornée ; aussi ne saurais-je comprendre comment M. Middlemore peut considérer la presbytie comme un des symptômes différentiels de cette variété.

Hydrophthalmie mixte, buphthalmie. Cette espèce d'hydrophthalmie est produite par la réunion des symptômes des deux autres variétés ; dans celle-ci l'œil est beaucoup plus gros, uniformément développé, ce qui lui a fait donner le nom d'œil de bœuf. Dans ce cas le globe est tellement développé qu'il sort de l'orbite, comme si une tumeur, siégeant au fond de la boîte osseuse, le chassait en avant. Cette maladie est souvent congéniale ; la cornée alors a presque toujours perdu sa transparence. Lorsque la maladie est accidentelle, cette membrane reste pellucide jusqu'au moment où elle éclate par son extrême amincissement. La sclérotique est bleue, dans presque toute sa circonférence, elle est parsemée de vaisseaux variqueux, plus ou moins développés ; l'iris est flottant, la pupille dilatée, et le cristallin, ayant brisé ses attaches, se promène dans

____
(1) Beer, ouvrage cité.

l'une et l'autre chambre. Lorsque les paupières ne peuvent que difficilement recouvrir le globe, la cornée s'enflamme, s'ulcère, et finit par se soulever ; l'œil se vide alors plus ou moins complétement, l'introduction de l'air l'enflamme, et il dégénère fréquemment en une tumeur fongueuse.

Hydropisie choroïdienne ou *sous-scléroticale.* Cette hydropisie de l'œil, de la formation de laquelle nous indiquerons le mécanisme en parlant du staphylome de la sclérotique, ne peut point être reconnue du vivant de l'individu lorsqu'elle est placée à la partie postérieure de l'œil; mais quand elle a lieu sur les côtés, on peut la reconnaître aux symptômes suivans : Augmentation du volume de l'œil dans le point malade, distension et dédoublement de la sclérotique, teinte bleuâtre de la partie, dilatation de la pupille, varicosités des vaisseaux recouvrant la tumeur, abolition graduelle de la vue, lorsque la maladie se forme lentement, instantanée lorsque la collection du fluide est rapide. Lorsque la maladie est avancée, on aperçoit dans la pupille un corps opaque qui n'est autre chose que la rétine privée de sa transparence, et portée en avant par la choroïde refoulée à son tour par le liquide sous-sclérotidien. Quant à l'épanchement sous-rétinien, ainsi que l'a observé M. Mackensie, il n'y a pas encore de symptômes caractéristiques, pour faire reconnaître cette espèce.

Traitement. Due à une foule de causes différentes, l'hydrophthalmie nécessite aussi des traitemens variés. Il est bien important de s'assurer s'il existe encore des phénomènes inflammatoires, car il serait imprudent de ne point les combattre, et il y aurait erreur de diagnostic, à leur opposer un traitement stimulant. Ainsi, si l'inflammation productrice de la maladie n'étant point encore éteinte, il faut la combattre par des moyens antiphlogistiques; on doit surtout insister sur les saignées générales, parce que, d'après les belles observations de M. Magendie, elles ont le double effet d'augmenter l'activité des vaisseaux absorbans, et de diminuer l'inflammation : s'il est nécessaire on leur fera succéder les saignées locales. On accélérera les effets de ce traitement par l'usage du sel de nitre à hautes doses, auquel on pourra joindre quelques autres diurétiques, le calomel à hautes doses, la teinture de colchique automnale, sont ici indiquées. Les frictions et les applications d'onguent napolitain ont très-bien réussi à Weller (1) et Grellois (2). Lorsque la maladie est due à la brusque répercussion d'un exanthème, il faut insister sur l'usage des bains de vapeur. S'il est possible on cherchera à ramener l'exanthème au moyen de frictions et de pommades irritantes; et en procédant par analogie, on peut recommander les vésicatoires volans, dont l'usage réitéré et prolongé a guéri non seulement des hydropisies articulaires, mais encore des hydrocèles anciennes.

Lorsque ces ressources sont insuffisantes il faut recourir à des moyens chirurgicaux. Autrefois quand l'hydropisie était incurable l'on extirpait l'œil en entier ; mais cette pratique ne tarda pas a être abandonnée, lorsque Nuck (1) eût, à l'exemple des Chinois et des Japonais pratiqué la ponction de l'œil, ou évacués les humeurs, avec un petit trocart plongé au centre de la cornée. Woolhouse son imitateur pour pratiquer la même opération, faisait la ponction dans la sclérotique : Heister, Mauchard, Marchand faisaient une incision à la cornée avec une lancette : Ricther voulait que l'on emportât une partie de la cornée, ou que l'on passât dans cette membrane un petit séton; enfin, Choppart et Desault, pratiquaient l'excision partielle de l'œil et quelquefois son extirpation.

Dans l'état actuel de la science on a renoncé à l'extirpation du globe de l'œil pour guérir l'hydrophthalmie : on n'emploie que fort peu la ponction, le procédé le plus

(1) Weller, ouvr. cité.
(2) Grellois, ouvr. cité.

convenable, celui qui offre des résultats les plus avantageux c'est l'excision de la cornée, au moyen de laquelle
on vide l'œil et on le réduit à l'état de moignon inerte, capable de supporter ensuite une pièce artificielle. Pour y
procéder on suivra les mêmes indications que celles que
nous avons données pour l'extirpation du staphylome. Cette
opération n'est point dangereuse, je ne l'ai jamais vue suivie d'accidens graves : M. Sanson (1) professe la même opinion, M. Velpeau au contraire lui attribue une certaine
gravité.

Afin de se passer d'aide pour pratiquer cette opération,
M. Demours avait fait construire un instrument de Dumont
suffisamment large pour y engager le segment antérieur
de l'œil : en lâchant la détente, la lame enlevait avec rapidité toute la partie engagée dans la lunette de cet instrument. Je répète ce que j'ai dit ailleurs (2), cette espèce de
guillotine n'a aucun avantage, que la célérité ; à peine serait-il permis de s'en servir chez les personnes excessivement pusillanimes.

Lorsque la rupture de l'œil a eu lieu spontanément, il se
manifeste souvent à la suite des phénomènes de luxuriation
charnue qu'il faut réprimer avec le nitrate d'argent ou
tout autre caustique. Ces moyens ne sont pas toujours suffisans, l'œil prend des caractères cancéreux ; il faut alors
l'extirper, c'est le seul cas où il soit permis de tenter cette
opération pour l'hydrophthalmie : ce cas échéant, on y
procédera selon les préceptes indiqués à l'article cancer.

(1) Sanson, *Dictionnaire de médecine et de chirurgie pratique.*
(2) *Gazette médicale.*

ÉVACUATION DE L'HUMEUR AQUEUSE.

Il faut, quand on ne veut pas perdre toute chance de guérison, lorsque les médicamens internes ont échoué, recourir à la paracentèse de l'œil, avant que la cornée ne soit malade dans toute sa périphérie ou dans une portion de celle-ci, car alors l'irritation continue, à laquelle est en proie la membrane de Descemets, se propage aux lames de la cornée, qui s'hypertrophie et donne lieu à une altération particulière à laquelle nous consacrerons un article particulier, sous le nom d'*Hypercératose.*

Il reste une autre maladie qui réclame impérieusement l'évacuation de l'humeur aqueuse, et cela au moment où la maladie est à l'état aigu. Circonstance dans laquelle, en général, les chirurgiens ne sont pas d'avis de porter l'instrument sur les tissus enflammés. Je veux parler ici de l'augmentation de la sécrétion de l'humeur aqueuse dans les ophthalmies graves, soit internes soit externes. La perte de l'œil est éminente dans ce cas. *Melius est anceps quam nullum experiri remedium.* Telle était du moins la pensée de Wardrop, lorsqu'il pratiqua la première fois l'évacuation de l'humeur aqueuse. (Voyez *Essays on the morbid anatomy of the humann Eye*, p. 9, 2e vol., et *on the evacuating aqueous humor. Transactions medico-chirurgicale*, 4e vol.) On doit surtout recourir à cette opération quand le malade n'est pas soulagé par des moyens antiphlogistiques les plus énergiques, et qu'il éprouve dans l'œil un sentiment de tension douloureuse, comme si l'œil était chassé hors des paupières et de l'orbite par une puissance surgissant du fond de celle-ci : cette douleur est constante aux tempes. Le malade, dès qu'il exerce le plus léger mouvement, est en proie aux plus horribles douleurs, il croit voir des éclairs qui sillonnent l'intérieur de son œil. On aperçoit sur cet organe, non loin de l'insertion de la cornée sur la sclérotique, un cércle d'un blanc bleuâtre, assez ressemblant à ce que l'on nomme l'*Arcus senilis*. Quand ce signe est apparent, la rupture de la cornée est imminente : malheureusement, quand la cornéite est compliquée de chémosis et de blépharite pustuleuse à cercle est moins appréciable, soit que la conjonctive s'élève en forme de bourrelet autour de la cornée, qui est alors moins visible, soit que le mucus sécrété par les paupières ternisse la cornée. Le seul moyen qui puisse s'opposer à ce que la cornée ne crève ou ne parte de toute pièce, ce qui a lieu souvent, c'est de recourir à l'évacuation de l'humeur aqueuse; par cette méthode on obvie aux accidens mécaniques de cette plénitude de l'organe, et surtout à la distension et compression opérées dans les organes dont la maladie a centuplé la susceptibilité. Aussitôt que l'opération est faite, le malade éprouve un soulagement inexprimable : j'ai pratiqué onze fois cette opération avec succès, et il y a peu de jours j'étais prêt à la faire une douzième fois sur un enfant atteint d'ophthalmie catarrhale contractée à la maison de refuge, lorsque les parens insistèrent pour obtenir vingt-quatre heures de délai, délai bien funeste pour le petit malade, puisque, dans la nuit l'humeur aqueuse a soulevé les lames de la cornée à sa partie supérieure, et s'est échappée en produisant une procidence de l'iris (1). Cette opération a été fréquemment pratiquée en Angleterre et en Allemagne; elle produit dans la plupart des cas de très-bons effets, quoi qu'en dise M. W. Lawrence dans les leçons qu'il a faites à l'infirmerie de Londres pour le traitement des maladies des yeux; «je l'ai, dit-il, employé plusieurs fois, sans en tirer un » grand avantage; je n'ai pas été très-porté à l'employer » dans les cas graves, parce que j'ai toujours été assez » heureux pour les combattre par les antiphlogistiques. » Heureux M. W. Lawrence!! comment faites-vous quand les antiphlogistiques poussés au plus haut point échouent, ce qui est surtout très-fréquent dans les ophthalmies catarrhales et gonorrhéiques, quand le boursoufflement des paupières persiste ? Vous avez raison quand vous dites que cette petite opération, simple en apparence, est quelquefois difficile en exécution, vu l'état de susceptibilité de l'œil et le gonflement des paupières, vu surtout l'intolérance de l'œil pour les rayons lumineux. Le temps fixera sans doute vos opinions à ce sujet comme il en a fixé bien d'autres, et vous n'aurez plus à craindre le reproche que vous adressait M. Roux dans la relation de son voyage à Londres (1). Je n'invoque pas ici mon opinion pour balancer la vôtre ; mais je m'étaie des faits rapportés par Weller, des opérations pratiquées par Lerche, et surtout de l'opinion favorable à cette médication, consignée dans la bibliothèque ophthalmologique, par Langenbek, praticien de premier mérite. (Voyez la Nouvelle Bibliothèque ophthalmologique, page 177.).

Ce serait méconnaître la direction imprimée à la marche de la chirurgie moderne, et retomber dans un aveugle empirisme, que de vouloir assigner une seule et même méthode pour pratiquer la paracentèse de l'œil. C'est pour ne point mériter ce reproche que nous croyons devoir indiquer les modifications que doit subir l'opération qui nous occupe, en raison des différentes circonstances où elle est applicable.

Toutes les fois qu'on est obligé d'évacuer l'humeur aqueuse pour guérir, ou tout au moins tenter de remédier aux accidens d'une hydrophthalmie aigue qui a résisté aux remèdes internes, il faut employer le procédé recommandé par Wardrop, dans l'ouvrage que nous avons déjà cité ; pour cela le malade étant placé sur une chaise assez élevée, et dans une localité suffisamment éclairée, l'opérateur saisit l'aiguille à cataracte, lancéolée, dite de Beer, tenue comme

(1) Roux, *Voyage chir. à Londres* , p. 295.

une plume à écrire ; puis, ouvrant lui-même les paupières
en les faisant tenir écartées par un aide, s'il est peu familier
avec l'opération, il enfonce l'aiguille dans la cornée transparente, à une ligne environ de son union avec la sclérotique.
Cette ponction doit avoir lieu dans la direction d'une ligne
qui, partant d'un point élu pour l'introduction de l'instrument, irait aboutir à la partie supérieure du bord libre
ou pupillaire de l'iris. Ce mouvement, dans le temps de
l'opération, est indispensable parce qu'aussitôt que la lame
est parvenue dans la chambre antérieure, la tige qui la
soutient étant beaucoup plus fine, l'humeur aqueuse jaillit
avec force, et l'iris se présente immédiatement contre la
tige ; mais on évite de le blesser en abaissant légèrement
la main, et en portant la lame de plat contre la concavité
de la cornée. Il est malheureusement très-fréquent de voir
l'iris se contracter sur la pointe de l'aiguille avant que cette
manœuvre soit exécutée ; dans ce cas il faut tenir l'instrument immobile, et placer la paume de la main au devant
de l'œil, sans le toucher, pour produire de l'obscurité, et
de là la dilatation de la pupille, ce qui permet de retirer
l'instrument sans blesser l'iris. Pour obvier à cet accident,
je me sers d'un petit instrument composé d'après le modèle
de Coréoncion, de Grœff, avec la différence qu'il y a deux
lames superposées l'une à l'autre par le même mécanisme
que dans l'instrument précité, et qu'une de ces lames est,
non tranchante, en argent, et permet de retirer celle qui
coupe au même moment où elle achève la section de la
cornée. Cet instrument nous sert aussi quelquefois pour
pratiquer la pupille artificielle, et pour briser la capsule du
cristallin dans l'opération de la cataracte. Il arrive quelquefois que, aussitôt que l'humeur aqueuse est évacuée, l'iris
se présente au trou laissé par l'aiguille, et cherche à s'y
engager : je dis cherche, car lorsque l'on a employé l'aiguille de Beer, le trou n'est pas suffisant pour donner passage
à cette cloison mobile ; ou pour produire sans ouverture

une fistule de l'humeur aqueuse. Pour obvier à de pareils accidens, j'ai recours aux modifications suivantes apportées au procédé de Wardrop.

1° Je fais instiller dans l'œil, cinq ou six heures avant l'opération, quelques gouttes de solution aqueuse d'extrait de belladone, afin d'avoir la plus grande dilatation possible de la pupille (1).

2° Après avoir placé le malade comme le recommande le chirurgien anglais, j'enfonce l'aiguille à cataracte dans la cornée transparente, à la partie externe de son diamètre transversal, à la même distance de son insertion avec la sclérotique que dans l'autre procédé, le tranchant étant tenu parallèle à l'axe de l'œil. Par ce moyen, j'évite non seulement la blessure, mais encore de le voir se présenter à la solution de continuité. La cicatrisation de la cornée n'est pas instantanée, l'écoulement persiste un ou deux jours. Si besoin était, on pourrait sans crainte empêcher cette cicatrisation en passant dans la solution de continuité un petit stylet mousse de Méjan, chose assez facile, car la cicatrice se reconnaît à une petite tache blanchâtre. Quoi qu'il en soit, aussitôt que la ponction est faite, le malade croit voir dans son œil des sillons lumineux, ou de petits globules de feu, circonstance dont il faut le prévenir, crainte de l'alarmer ou de lui donner un espoir peu fondé de guérison, lorsque ce phénomène coïncide avec la ponction pratiquée sur un œil frappé de cécité dont on veut seulement diminuer la procidence. Aujourd'hui, le trois-quarts de Wolhouse et l'aiguille creuse d'Abulcasis, sont relégués dans les arsenaux de chirurgie comme des monumens historiques de la science.

---

(1) Dans le cas où l'état de l'œil ne permet pas des instillations de belladone, il faudrait l'employer à l'intérieur, même à dose narcotique.

INFLAMMATION DE L'HUMEUR AQUEUSE (AQUO-CAPSULITIS DES ANGLAIS) ET HYPERCÉRATOSE.

L'inflammation de la capsule de l'humeur acqueuse est encore niée par quelques personnes ; cette maladie est plus fréquente qu'on ne le croit en général , c'est surtout à Wardrop qu'est dû l'honneur d'en avoir éclairé le diagnostic. Cette maladie est beaucoup plus fréquente en Angleterre qu'en France , ce qui a permis aux Anglais de l'étudier avec plus de soins : dans un voyage que vient de faire en Angleterre un de mes élèves les plus distingués , M. le docteur Sperino, de Turin, il a vu un certain nombre de maladies de ce genre , que M. Tyrrel lui a fait voir avec sou obligeance accoutumée : dans tous les cas soumis à son observation la surface interne de la cornée était légèrement obscurcie tandis que la face externe était lisse. A l'état aigu, cette maladie ne peut point être séparée de l'inflammation de l'iris et de la cornée , tandis que l'inflammation lente se manifeste seule et indépendamment des autres tissus. Lorsque cette maladie existe , l'on retrouve cependant aux bords de la cornée cette petite injection vasculaire commune à l'inflammation de la cornée et à celle de l'iris ; car quand aux symptômes perçus par le malade , ils consistent dans un sentiment de plénitude dans le globe , accompagné de déchirement dans le front et dans l'orbite. Lorsque la maladie augmente, la membrane Descemets perd sa transparence , on dirait d'un verre de montre dépoli à sa surface concave ; la cornée ne tarde pas à devenir plus saillante en raison de l'augmentation de la sécrétion de l'humeur aqueuse. Si cet état continu, la cornée se déforme et prend diverses configurations, dont on a voulu faire une maladie à part , nommée staphylome conique de la cornée, *staphyloma pellucidum* (Demours), hypercératose des Allemands, ochlodes (D'Ammon), propulsion conique, etc. Il paraîtra étrange que je renferme cette déformation de la cornée dans l'inflammation de l'aquo capsulite ; mais j'ai été assez heureux de pouvoir suivre graduellement, non seulement le développement de cette maladie, mais encore d'en disséquer trois cas, et partout, j'ai vu une hydropisie antérieure de l'œil, compliquée d'un changement de forme, produit par l'action de l'humeur aqueuse, agissant sur la cornée, comme la sérosité accumulée dans l'abdomen, le scrotum, agit sur la ligne blanche et l'albuginée. Je m'en suis d'autant plus convaincu, qu'en pratiquant même sur le vivant l'évacuation de l'humeur aqueuse, j'ai vu la cornée s'affaisser, comme une bulle de pemphygus évacuée.

Quand l'aquo-capsulite est à l'état aigu, il faut chercher à l'arrêter par le même traitement que l'on oppose aux iritis, lorsque la maladie est très-développée, et ne peut pas être enrayée, dans la crainte de voir l'œil se crever. Autant cette opération est profitable à l'état aigu, autant elle est inutile pour guérir l'hypercératose, contre laquelle je l'ai employée plusieurs fois.

INFLAMMATION DE LA CAPSULE DU CRISTALLIN.

Cette maladie porte aussi le nom de *capsulite phlegmoneuse* (Fabini), *phacohyménite périphakites* (Rosas, Pauli). Elle a son siége principal dans la capsule du cristallin, et pour peu que la maladie soit prononcée, elle se propage au cristallin : je ne crois pas même qu'il soit possible de les séparer l'une de l'autre ; aussi tout ce que nous dirons de l'inflammation de la capsule doit-il être considéré comme appartenant aussi au cristallin. C'est surtout après avoir lu l'ouvrage très-remarquable de Walther et l'excellente monographie de M. Sichel, que je me suis convaincu que ces deux maladies ne pouvaient être séparées l'une de l'autre : les expériences faites sur les animaux viennent me fortifier dans cette croyance. Cette maladie a son siége plus ordinairement sur la capsule antérieure du cristallin, c'est pour cette raison que sa partie postérieure échappe si souvent à l'investigation ; les symptômes de cette affection sont si peu apparens dans le début, que l'on parvient à peine à les découvrir avant qu'elle ait fait des progrès ; il faut le dire aussi, la plupart des symptômes de cette maladie ressemblent tout-à-fait à ceux de l'iritis lente ; car, ainsi que le fait judicieusement observer le professeur Fabini, l'iris se bombe et se porte en avant, la pupille se rétrécit ; il est donc difficile de saisir les premiers symptômes objectifs propres à la cristalloïde.

Il faut donc recourir, non seulement à la dilatation artificielle de la pupille, mais encore à l'usage d'une forte loupe pour apprécier le cristallin : dans d'autres circonstances la maladie marche rapidement et revêt une forme tout-à-fait aiguë.

Lorsqu'on examine avec soin, le fond de l'œil, il paraît moins noir, comme enveloppé dans un nuage de fumée ; d'autres fois le cristallin semble dépoli, et on aperçoit à sa surface une petite moisissure imperceptible à l'œil nu, moisissure qui se soulève et forme de petites fentes ou stries qui donnent au cristallin un aspect particulier. Tantôt ce sont de petits points étoilés, tantôt de petites stries dendritiques dont la loupe rend les dispositions plus évidentes. Le gonflement de la capsule cristalline tend à la rapprocher de la partie postérieure de l'iris ; ce rapprochement a lieu bien souvent, et c'est par ce moyen que le pigment noir de la partie postérieure de l'iris, s'applique sur la capsule, y dépose son principe colorant et y lithographie, que l'on me passe le mot, des dessins variés, qui forment des cataractes pigmenteuses, zonulaires, barrées, etc.

L'on comprend comment l'iris se déforme alors, comment la pupille devient irrégulière et a perdu ses mouvemens. Il en faut chercher la cause dans l'exsudation d'une lymphe plastique organisable dont nous avons indiqué la

II.   44

marche et l'organisation en parlant de l'iris. M. Walther a décrit comme très-fréquente la formation, ou mieux l'apparition de vaisseaux sanguins sur la capsule. Nous avons constaté l'existence du fait avancé par ce célèbre chirurgien : mais nous pensons, avec M. Sichel, que cette production pathologique est beaucoup plus rare que ne le croit M. de Walther ; car M. Sichel fait très-bien observer que le professeur de Munich, a considéré comme des vascularités de la capsule, les filamens pigmenteux qu'il n'est pas rare d'y rencontrer.

Quant aux symptômes perçus par le malade, ils se bornent, dans le principe, à des pesanteurs de tête, à des tensions dans l'œil : cet état d'obscurité dans la symptomatologie est cause que l'on fait peu d'attention à la maladie.

Ce sont surtout les lésions mécaniques qui donnent lieu à cette maladie ; les personnes sujettes aux congestions cérébrales et oculaires sont principalement exposées à cette inflammation : l'influence d'une lumière intense, l'opiniâtreté dans l'action de voir y prédisposent.

Cette maladie est beaucoup plus nuisible qu'on ne le croit communément ; les médecins y font le plus souvent très-peu d'attention à cause du caractère occulte des symptômes. C'est pourquoi le pronostic en est défavorable, parce qu'étant connue, elle est négligée ou mal traitée, le plus souvent elle peut être bien funeste à la vue, dans beaucoup de circonstances suivant son caractère ; si les humeurs morbifiquement congestionnées dans la capsule viennent à se coaguler, l'obscurcissement de ces parties s'ensuit nécessairement ; il en est encore de même, si toute la lentille, ou seulement une portion entre en suppuration : sa sécrétion de l'humeur de Morgagni, s'est accrue pendant l'inflammation, la cataracte peut s'ensuivre ; lorsqu'on a le bonheur de connaître la maladie, il faut avoir recours aux moyens antiphlogistiques, pour se mettre en garde contre ces tristes terminaisons ; on devra em-

ployer les purgatifs salins, les pédiluves légèrement irritans et un régime diététique convenable. Le malade doit
être mis à l'abri de la lumière et des courans d'air ; l'usage
des sangues est très-avantageux.

En faisant instiller dans l'œil de l'extrait de belladone,
on parvient quelquefois à rompre les brides.

A l'exemple de Weller (1), je fais précéder l'histoire de
la cataracte de celle de la cristalloïde; car je suis convaincu,
comme lui, qu'elle est la cause de presque toutes les cataractes.

(1) Weller, ouvrage cité.

DE LA CATARACTE.

Mais si avec les remèdes tant universels que particuliers on ne pouvait guérir la cataracte, on la laissera meurir, sans user d'aucun remède; estant meure, ce qui se cognoistra par les signes ci-après descrits, on viendra à l'opération.

Maladies des yeux, par J. GUILLEMEAU, *natif d'Orléans*. Paris, 1585, p. 82.

La cataracte (1), qui est aussi nommée *hypochyma, suffusio nigra*, dérive du grec et signifie opacité. Cette maladie a été connue dès la plus haute antiquité; on peut s'en convaincre en parcourant les ouvrages d'Hippocrate et de Celse; mais ils eurent sur elle les idées les plus erronées. Pline lui-même partagea ces erreurs, qui consistaient à regarder la cataracte comme le résultat d'une accumulation d'humeur épaisse et coagulée derrière ou devant la pupille. D'autres considérèrent la cataracte comme le résultat de l'opacité postérieure de la cornée; il en est enfin qui cherchèrent son siége dans l'altération de l'humeur vitrée, de telle façon qu'ils pratiquaient une opération de cataracte sans savoir précisément quels en étaient la nature et le siége. Il peut se faire que dans les ouvrages des Arabes dont la traduction n'a point été faite ou qui ne soit pas parvenus jusqu'à nous, l'on trouve des indications plus positives sur le siége des cataractes, puisqu'il est bien reconnu aujourd'hui qu'ils pratiquaient l'extraction. Quoi qu'il en soit, il y a à peine deux cent trente-quatre ans que l'on sait que le véritable siége de la cataracte se trouve

(1) Phakite, phacoscelroma, phaco-malacie, etc , etc.

dans le cristallin. Ce fut Kepler, célèbre astronome, qui mit les chirurgiens sur la voie, en prouvant que le cristallin était destiné à rassembler les rayons lumineux sur la rétine, vrai siége de la vue : François Quaqué et Remy Lasnier, prouvèrent la vérité des assertions de Kepler : peu après, Borel, Bonnet, de Blégny, Tozzé, Rohaut et Gassendi, démontrèrent que le cristallin était le véritable siége de la cataracte. Malgré l'évidence de ces démonstrations, l'ancienne doctrine prévalut, et ce ne fut qu'au commencement du dix-huitième siècle que Maître-Jean, Boerhhaave, Brisseau, Heister et Méry rappelèrent l'attention du monde savant sur le véritable siége de la cataracte, et démontrèrent qu'il n'y avait aucune production nouvelle dans les chambres de l'œil. C'est à Brisseau, qu'est due la division de l'œil, en chambre antérieure et en chambre postérieure, division qui devait jouer un si grand rôle, dans le diagnostic d'un grand nombre de maladies des yeux.

L'illustre Morand ne tarda pas à se convaincre que, bien que, dans le plus grand nombre des cas, la cataracte eût pour siége le cristallin ; il en était d'autres où la maladie lui paraissait étrangère, c'est alors qu'il entreprit des recherches qui l'amenèrent à constater la présence d'un cristallin sain avec une capsule opaque : il mit cette vérité hors de doute en présentant à l'Académie royale des sciences, en 1722, des pièces à l'appui.

Dès-lors, les recherches de Saint-Yves, de Guérin, de Wenzel ont prouvé que non seulement le cristallin, mais encore ses capsules, pouvaient être simultanément, ou isolément atteintes d'opacité.

Étiologie. Les causes qui produisent cette affection, quoique très-nombreuses, ne sont pas moins encore trèsobscures dans la plupart des cas ; néanmoins, nous allons essayer de les énumérer dans un ordre qui, nous l'espérons, nous permettra de n'en oublier aucune : pour cela, nous établirons des divisions basées sur les différentes conditions qui favorisent ordinairement le développement de cette maladie.

Cette manière de faire nous paraît d'autant plus préférable, qu'elle rendra cet exposé plus clair, et qu'elle nous permettra de discuter la valeur de chacune de ses causes au fur et à mesure qu'elles se présenteront, ce sont :

1° Celles qui peuvent être rapportées à des affections héréditaires;

2° Celles qui sont le résultat d'une disposition physiologique;

3° Celles qui trouvent leur source dans un état pathologique général ou local de l'individu ;

4° Enfin, en celles qui ont une action physique ou chimique;

1° *Causes héréditaires.* Ces causes ne peuvent être révoquées en doute, surtout depuis les nouvelles observations qu'en ont présentées Maître-Jean, Deshayes-Gendron, Janin, Petit de Lyon, Saunders, Adams, Béer, Demours, Bellivier; aussi leur existence n'est-elle contestée par personne que je sache.

C'est ainsi que Janin (1), en particulier, cite, entre autres exemples, une famille entière de six personnes qui étaient affectées de cette infirmité.

Richter (2) fit l'extraction d'une cataracte chez une malade dont le père et l'aïeul avaient eu la même affection, et dont le fils commençait, à cette époque, à l'avoir également: il ajoute qu'il a vu trois enfans, nés des mêmes parens, qui eurent tous la cataracte à l'âge de trois ans.

Beer parle aussi de quelques familles dans lesquelles tous les enfans eurent des cataractes à un certain âge.

Plus récemment, M. Maunoir (3) a constaté, sur trente-

(1) Janin, *Observations sur l'œil*, p. 149.
(2) Richter, *On the different sympt. of cataracte*, p. 3, édit. anglaise.
(3) Maunoir, Thèse sur la cataracte. Paris, 1838, n° 345, p. 21.

neuf cataractes, que dix appartenaient à des familles dans lesquelles plusieurs autres membres avaient été affectés de la même maladie.

Notre savant confrère, M. le professeur Sanson (4), a connu une famille dont tous les enfans sont devenus cataractés vers l'âge de vingt-quatre ans.

Dupuytren a opéré avec succès plusieurs générations de même famille, bien que Beer prétende que, dans ce cas, l'opération soit rarement heureuse.

J'ai opéré moi-même, dans une même année, la mère, le fils et le petit-fils ; chez tous les trois, le succès a dépassé mes espérances.

M. Velpeau, dans sa médecine opératoire, cite des faits analogues qui viennent encore confirmer cette assertion, que l'influence de l'hérédité joue un grand rôle dans la production de cette maladie.

2₀ *Causes physiologiques.* L'âge avancé est en général considéré comme prédisposant au développement de cette affection. Wenzel prétend que les individus au dessus de 40 ans sont plus fréquemment affectés de cette maladie que ceux d'un âge moins avancé : mais cette opinion, qui la considère comme l'apanage presqu'exclusif des vieillards, nous semble pouvoir être combattue avec quelque apparence de raison. Car, outre que la cataracte n'est pas très-rare chez les adultes, et que les enfans, comme nous le verrons par la suite, l'apportent en naissant : il est très-commun de voir des vieillards décrépits qui, n'ayant fait aucun exercice immodéré de leur vue dans leur jeune âge, sont capables de lire les caractères les plus fins à l'aide de lunettes seulement. Cette dernière réflexion nous conduit donc naturellement à avancer que, si l'on questionne la plupart des vieillards affectés de cataracte, on verra que chez

---

(4) Sanson, *Leçons sur les maladies des yeux*, faites à la Pitié, recueillis par M. Alph. Bardinet et J.-B. Pigné, 1837, p. 5.

beaucoup d'entre eux, la cause prédisposante a eu son principe d'action dans un âge encore peu avancé et que les progrès de la maladie ont marché avec l'accumulation des années; ainsi les uns auront abusé soit par profession comme chez les horlogers, les joailliers, etc., soit par imprudence, de l'exercice de leur vue. Quelques autres auront reçu dans leur jeune âge des coups sur les yeux à la suite desquels, la vue aura commencé à s'affaiblir, ou bien ils auront fait sur la tête des chutes graves d'un lieu plus ou moins élevé, d'autres encore auront été affectés d'ophthalmies aiguës ou chroniques, etc., etc., etc.

Nous pourrions multiplier les exemples à l'infini; mais nous nous bornerons à ceux que nous venons de citer.

Nous ne disconvenons pas néanmoins que l'âge seul ne prédispose souvent à la formation de cette maladie, et il faudrait être ennemi des faits et par conséquent de la vérité pour nier son influence; car qui ne sait la modification qu'éprouve en général le système musculaire chez les vieillards, et qui pourrait s'étonner des changemens qui surviennent dans le cristallin, quand tous les autres appareils sont soumis à cette loi vitale qui pousse incessamment l'organisme à une détérioration progressive? Pourtant avouons que l'explication qu'on a donnée du mode de développement de cette affection, chez les vieillards, n'est pas fondée sur des observations bien rigoureusement démontrées; mais, comme nous n'en avons pas de meilleure à donner dans l'état actuel de la science, nous nous en contenterons, de peur d'en donner une encore plus hypothétique: du reste, elle satisfait assez l'esprit et ne manque pas d'un certain degré de probabilité. On sait, puisque l'anatomie pathologique le démontre d'une manière évidente et incontestable, que chez beaucoup de personnes avancées en âge, les vaisseaux artériels d'un volume assez considérable s'ossifient, diminuent de calibre ou s'oblitèrent, par conséquent ne serait-il pas possible d'admettre que chez beaucoup la formation de la cataracte soit le résultat d'une oblitération ou d'une ossification des vaisseaux nourriciers du cristallin, qui proviennent de l'artère centrale de la rétine. Cette explication, comme nous l'avons dit, nous paraît assez judicieuse, surtout si on y ajoute celle-ci pour la corroborer : que le système lenticulaire comme tous les autres tissus éprouve une sorte de sécheresse propre à l'âge sénile.

3° *Causes qui ont leur principe dans un état pathologique général ou local de l'individu.* Les vices dartreux syphilitiques, scrofuleux, rhumatismal, goutteux, ont tour-à-tour été invoqués comme cause productrice de la cataracte, mais il est certain qu'on s'est un peu hasardé en avançant cette proposition ; car à peine peuvent-elles être considérées comme causes prédisposantes. Il en est de même de la suppression des écoulemens blennorrhagiques, des vésicatoires, des cautères, d'ulcères anciens, de flux sanguins habituels comme les règles, les hémorrhoïdes, de la répercussion d'exanthèmes cutanés, toutes causes bien secondaires et qu'on a assignées à la production de la cataracte, comme on l'a fait pour beaucoup d'autres maladies dont le diagnostic offrait beaucoup d'obscurité.

Un état moral particulier, tel que la colère, une impression douloureuse, vive, les excès vénériens ou de table, ont été considérés comme autant de causes capables de donner naissance à la cataracte. C'est ainsi que M. Tratra, pour corroborer cette assertion, cite le fait qui lui a été communiqué par M. Weidruaun, d'un homme qui fut subitement affecté d'une cataracte au sortir d'un repas copieux. Qni ne connaît le fait du dénonciateur de Dessault?

Chercherons-nous à expliquer comment ces causes ont agi? Dirons-nous que c'est par sympathie ou par synergie, cela ne nous coûtera pas beaucoup, mais cela ne nous avancera pas davantage ; confessons plutôt notre ignorance à ce sujet jusqu'à ce que de nouvelles recherches viennent déchirer le voile épais qui couvre encore ce point de l'étiologie de l'affection qui nous occupe.

En remontant aux sources, je me suis convaincu qu'un grand nombre d'individus qui avaient été atteints de cataractes dans les premières années de leur vie, furent affectés de l'ophthalmie purulente des nouveau-nés.

Les recherches récentes de M. D'Ammon, sur lesquelles nous avons tant insisté en parlant de l'ophthalmie purulente, me paraissent devoir jouer un grand rôle dans l'explication de la formation de cette espèce de cataracte.

Les ophthalmies interne, aiguë et chronique peuvent donner lieu à la cataracte; on en trouve des preuves nombreuses parmi les soldats qui ont fait les campagnes d'Égypte, et chez lesquels l'ophthalmie égyptienne avait exercé de grands ravages, qui eurent, pour conséquence la formation de cette triste maladie.

4° *Causes physiques.* Ce sont toutes celles qui agissent soit immédiatement, soit médiatement sur l'organe de la vision, telles que l'action prolongée sur les yeux, d'une vive lumière et d'une chaleur intense, comme cela s'observe plus particulièrement chez les verriers, les fondeurs, les horlogers, les joailliers, les serruriers, les cuisiniers, les moissonneurs, en un mot chez tous les individus placés dans des circonstances à peu près semblables.

L'action de ces causes est encore singulièrement aidée par la position fléchie du corps, déterminant un afflux plus considérable de sang vers la tête (dans certains travaux champêtres) et semble, selon Beer, provoquer plus ou moins rapidement la cataracte conjointement avec l'inflammation du cristallin et de la capsule.

Un des résultats les moins équivoques de l'expérience de cet auteur, l'accès subit d'une lumière vive dans les yeux d'un enfant nouveau-né ou d'un enfant très-jeune et faible, est une des causes les plus influentes, quoique les moins généralement connues de cette affection.

Des violences portées immédiatement sur le globe de l'œil, des coups sur la tête, les commotions violentes générales, les plaies faites à la capsule ou à la lentille par des instrumens piquans ou tranchans ; des parcelles de corps durs lancés avec force jusqu'au cristallin, comme des fragmens de verre, de bois, des pailles du cuivre, de fer, comme on en observe souvent des exemples chez les tourneurs en cuivre, les forgerons; toutes causes ayant une action plus ou moins énergique, plus ou moins prompte, suivant la disposition des individus, et le degré de force avec lequel elles ont été appliquées.

J'ai rapporté dans la thèse de M. Maunoir trois cas de cataracte produite par l'action directe d'un corps vulnérant sur la cornée sans déchirure de déplacement : dans les deux premiers cas, ce fut un bouchon de vin de Champagne lancé avec violence qui produisit l'opacité en moins de vingt-quatre heures.

Dans le troisième cas, ce fut un volant lancé par une raquette.

Il existe aux États-Unis, dans le Kentucky surtout, une espèce d'hommes qui font métier de courir les foires et de se battre ; ils ont pour habitude d'enfoncer la cornée avec l'ongle (goging) de là, luxation du cristallin et perte de la vue. Lassus rapporte qu'un baiser, fortement donné sur un œil, fut la cause immédiate d'une cataracte.

Causes chimiques. L'action continuée de certaines vapeurs irritantes, telles que celles du naphte, des acides chlorhydrique, azotique, sulfurique sont très-efficaces, suivant Beer, pour la production de cette affection.

Avant de terminer l'histoire des causes de la cataracte, disons que leur action, dans beaucoup de cas, peut être contestée ; car il n'est pas rare de les rencontrer réunies en plus ou moins grand nombre chez des individus qui n'ont point de cataracte, de même qu'il arrive assez fréquemment aussi de voir cette affection se déclarer chez des individus qui n'ont été exposés à aucune d'elles. De telle sorte que nous sommes obligés d'admettre des causes prédisposantes qui nous sont absolument inconnues, et qui tantôt se bornent à rendre plus puissantes les causes déter·minantes, et tantôt deviennent elles-mêmes afférentes. Ajoutons, toutefois que celles qui détruisent la connexion normale de la capsule, déterminent l'obscurcissement du système lenticulaire, rendent impossible la nutrition des diverses parties qui composent ce système; que celles au contraire qui consistent dans la blessure de la capsule ou de la lentille, donnent lieu à une inflammation qui produit la suppuration, l'induration, l'exsudation lymphatique, et par là l'altération de la transparence; qu'enfin toutes les causes dont l'action principale consiste à congestionner, à accumuler le sang et les humeurs dans l'œil, sont également un sujet d'inflammation suivie de toutes les funestes conséquences ci-dessus mentionnées.

Marche. La marche de la cataracte varie suivant la cause qui lui a donné naissance, suivant l'état particulier de l'organe de la vision, suivant la disposition particulière des individus, enfin suivant une foule de circonstances qu'il serait trop long d'énumérer.

En général, suivant M. Demours, deux ans sont nécessaires pour que l'opacité soit complète; pourtant, dans beaucoup de cas, elle met sept à huit ans pour parvenir amplement à son état de maturité.

Quelquefois il arrive qu'une cataracte ayant débuté d'une manière lente, insensible et graduelle, prend subitement une marche rapide, de telle sorte qu'en peu de jours, en peu d'heures même, la cécité devient absolue; les deux yeux sont également sujets à cette affection; mais il est à remarquer qu'il arrive très-rarement qu'ils soient affectés simultanément; ce n'est que successivement que la maladie envahit les deux organes visuels, de telle sorte que la vue est déjà totalement abolie dans l'œil primitivement malade , que, dans l'autre, elle est à peine troublée. Disons toutefois que la cataracte , à moins qu'elle ne soit due à une violence extérieure , est rarement bornée à un seul œil.

Symptômes. Ils sont subjectifs, c'est-à-dire sentis par le malade, ou objectifs, c'est-à-dire perçus par l'observateur.

Les symptômes subjectifs peuvent ne pas exister, c'est ainsi qu'il arrive très-souvent que des individus cataractés n'ont pas conscience de la perte d'un de leurs yeux, et que ce n'est qu'accidentellement qu'ils s'aperçoivent que la vision ne se fait plus que d'un seul côté.

De même on rencontre quelquefois des individus dont les cristallins paraissent opaques, même à distance, à ceux qui les examinent et qui n'éprouvent aucun trouble dans la vision : j'ai souvent constaté ce fait chez M. le baron de G***, dont on voyait à six pas l'opacité du cristallin; non seulement il voyait à se conduire, mais encore il lisait l'édition de poche du Code civil : un homme de couleur, au service de M. de Montglave, se trouvait dans le même cas.

Il est un état particulier de l'œil dans lequel les fonctions de cet organe jouissent d'une intégrité parfaite, et qui pourrait en imposer pour l'existence d'une cataracte aux personnes peu habituées aux investigations des différens milieux de l'appareil visuel. Ce phénomène qu'on attribue assez généralement à une coloration de la choroïde, produit l'illusion qui, au premier abord, peut faire confondre l'affection qui nous occupe avec cet état de l'œil, d'où résulte, chez l'homme, un effet semblable à celui que produit *le Tapis* chez les animaux.

Du reste, les cas dans lesquels il y a absence complète de symptômes subjectifs sont rares et peuvent être considérés comme exceptionnels : le plus ordinairement le malade éprouve un affaiblissement remarquable dans la vue; un brouillard léger d'abord semble envelopper tous les corps environnans ; puis à ce brouillard succède l'apparition d'un léger nuage qui s'interpose entre l'œil et les objets qu'il regarde; bientôt il croit voir voltiger dans l'air des mouches noires, des flocons de laine ou de neige, des réseaux, des stries, des lignes en *zigzag ;* d'autres fois, il voit des rubans colorés, des diamans, des flammes, des éclairs, des serpens lumineux qui semblent ramper devant ses yeux, des anneaux brillans, etc., etc.

Ces corps sont fixes, relativement à l'axe visuel, tandis qu'ils paraissent se mouvoir chez les amaurotiques, lors même que l'œil est en repos, caractère qui, dans beaucoup de cas, sert à distinguer ces deux maladies, comme nous le verrons par la suite. A cette époque, le médecin commence déjà à apercevoir un léger changement dans la transparence de l'appareil lenticulaire; peu à peu ces phénomènes physiques se dessinent davantage, la vue diminue progressivement à mesure qu'ils se présentent, et bientôt le malade ne distingue plus les objets que d'une manière confuse ; c'est alors que se présente un phénomène facilement explicable, c'est celui-ci : le malade ne distingue plus les objets fortement éclairés; aussi les voit-il mieux le matin avant le lever du soleil et le soir après son coucher, qu'au milieu de la journée ; cela tient à ce que, l'opacité débutant ordinairement par le centre, les rayons lumineux un peu brillans ne peuvent traverser cette opacité pour aller impressionner la rétine. Par suite du rétrécissement qu'ils occasionent dans le diamètre de la pupille, la cécité devient à peu près complète, tandis que si ces rayons sont faibles comme le soir et le matin, par exemple, alors le champ de la pupille, devenant plus ample, mettra à découvert la circonférence du corps lenticulaire qui n'a point encore envahi l'opacité, et qui se laissera facilement traverser par la lumière; le malade alors pourra distinguer les objets, mais seulement ceux placés sur le côté. Enfin, il arrive un moment, où, la maladie faisant des progrès incessans, le malade ne peut plus distinguer que la lumière des ténèbres.

La cataracte une fois bien formée, la pupille présente une coloration particulière, suivant la nature et l'espèce à laquelle appartient la maladie ; c'est ainsi qu'elle peut être grise, blanche, perlée, jaunâtre, ambrée ou noire, comme nous le verrons en traitant chacune des espèces de cataractes en particulier. On distingue, en outre, sur son contour un petit cercle noirâtre, formé par le bord libre de l'iris dont la teinte foncée est d'autant plus appréciable, que la couleur de l'iris est plus claire, et par l'ombre de l'iris projetée sur la surface lenticulaire opaque. La circonférence de ces deux cercles suit, du reste, les mouvemens de dilatation et de resserrement de la pupille ; seulement le dernier change de forme par suite de la direction verticale ou oblique des rayons lumineux, par rapport à l'axe de la cornée.

L'iris conserve ordinairement sa mobilité, sa régularité et sa coloration normales ; la cataracte, en général, ne fait éprouver aucune gêne, aucune douleur, à moins qu'il n'y ait complication d'autres maladies, comme cela arrive malheureusement trop souvent, ainsi que nous le verrons plus loin, et le malade n'éprouve d'autre accident qu'une cécité plus ou moins absolue.

Décrivons maintenant les symptômes que présente en particulier chacune des différentes variétés de cataractes que nous avons signalées.

Cataracte capsulaire. Dans cette variété l'opacité débute rarement par le centre de l'appareil lenticulaire ; c'est le plus ordinairement à la circonférence qu'elle paraît tout d'abord, sous forme de stries blanchâtres ; arrivée à un certain degré de développement, elle présente une coloration d'un blanc mat ou nacré, brillant, réfléchissant par-

faitement la lumière , et présentant quelquefois un aspect
tâcheté ou veiné ; les signes de cette variété de cataracte
diffèrent suivant que l'opacité a envahi la totalité de la capsule, son segment antérieur et son segment postérieur.

Il est difficile pourtant, pour ne pas dire impossible , de
distinguer l'opacité capsulaire antérieure de l'opacité capsulaire complète , aussi ce que nous allons dire sur les
symptômes de la première, s'appliquera-t-il parfaitement à
la seconde.

Dans ces deux espèces de cataractes, la capsule acquiert
presque toujours une épaisseur plus considérable que dans
l'état normal ; il en résulte ordinairement un rapprochement plus ou moins prononcé entre la face postérieure de
l'iris, et la surface cristalloïde, une diminution plus ou moins
considérable de la chambre postérieure : quelquefois une
compression plus ou moins violente de l'iris, portant la convexité de cet organe en avant, produit de la gêne dans les
mouvemens de la pupille et la disparition plus ou moins
complète, du cercle formé par le bord libre de l'iris, sur la
surface blanchâtre de la cataracte. Cette maladie est beaucoup plus rare qu'on ne le croit communément; pourtant,
si l'on s'en rapporte aux observations de Tenon , Samuel
Cooper et Dupuytren , on est porté à croire que cette affection est assez fréquente , puisque ce dernier chirurgien
prétend que celle-ci est à la cristalline dans le rapport de un à
un et demi. Mais si d'une part on consulte les comptes rendus des cliniques oculistiques de Vienne et de Berlin, où
l'extraction , véritable pierre de touche de diagnostic, est
généralement employée, et les faits recueillis par M. Maunoir, à la clinique de M. Roux , qui adopte presque exclusivement la méthode par extraction, il est facile de se convaincre du peu de justesse de l'opinion avancée par
Dupuytren. Ordinairement l'opacité du cristallin coïncide avec celle de la capsule, ce qui, du reste, est facilement explicable , si l'on remarque que les vaisseaux

qui nourrissent la lentille servent à la nourriture de sa membrane.

Lorsque la perte de transparence occupe seulement le segment postérieur de la capsule, l'opacité est profonde, concave, inégale, sans stries ni taches d'un blanc mat, mais reflétant les objets à la manière des miroirs concaves. Le système lenticulaire a à peine augmenté de volume ; aussi la plupart des signes qui nous ont servi à distinguer la cataracte capsulaire antérieure et complète, manquent-ils dans celle-ci. Elle se montre moins fréquemment que la précédente, cela tient à la différence d'épaisseur, de structure et de vascularité des deux membranes.

Il est à remarquer que la cataracte capsulaire, quel que soit son siége, marche plus rapidement à maturité, et acquiert presque toujours une étendue plus considérable que la cataracte cristalline. Ajoutons qu'elle se montre plus particulièrement chez les jeunes sujets.

Cataracte cristalline et lenticulaire. Cette seconde variété de la cataracte consiste, dans l'opacité plus ou moins complète de la lentille *cristalline*, opacité qui débute presque toujours par le centre de cet organe, et qui, à mesure que la maladie fait des progrès, s'accroît et s'étend de ce point à la circonférence jusqu'à la perte de transparence complète, en restant, toutefois, plus prononcée dans le premier point que dans le reste de l'étendue de la lentille, ce qui s'explique facilement, en songeant que le cristallin diminue d'épaisseur, de son milieu vers ses bords.

Les vieillards en sont plus fréquemment affectés que les jeunes gens, et lorsqu'elle se montre chez ces derniers, ce n'est guère qu'à la suite d'inflammations, de causes externes ou internes.

Quand elle est complétement formée, on aperçoit facilement les deux cercles dont nous avons déjà parlé plus haut, et qui sont produits l'un par le rebord foncé du cercle, l'autre par l'ombre du bord libre de l'iris sur l'opacité cristalline, qui est d'autant plus appréciable, que la lumière qui tombe sur l'œil est plus vive.

Dans les cataractes cristallines, la densité du cristallin n'est pas ordinairement changée. Quelquefois, pourtant, cet organe acquiert divers degrés de densité qui ont valu à la cataracte différens noms, en rapport avec les diverses variations dans la consistance de ce corps ; de là, la distinction des cataractes, en cataractes pierreuses, plâtreuses, admises par les auteurs. Quelques oculistes ont prétendu que la dureté du cristallin était en raison directe de l'ancienneté de la maladie ; mais il est évident que cette opinion est erronée ; car outre, qu'on rencontre souvent des cataractes nouvelles d'une consistance dure, tandis que d'autres anciennes sont pour ainsi dire à l'état liquide, il est assez commun d'en trouver qui, dures dans le principe, ont acquis plus tard une liquidité parfaite.

L'appareil lenticulaire, dans cette variété, change peu de volume, pourtant lorsque l'affection a été le résultat de causes accidentelles qui ont déterminé de l'inflammation, il y a ordinairement une légère augmentation, cela est très-rare quand la maladie s'est développée d'une manière graduelle et insensible ; du reste, plus le cristallin cataracté est dur, plus il est petit, en général.

Quant à la couleur que présente cette deuxième variété, elle est excessivement variable, suivant l'époque où en est la maladie, et suivant l'âge de l'individu affecté ; mais, en général, lorsque la maladie est arrivée à l'apogée de son développement, c'est-à-dire lorsqu'elle est mûre, comme on le dit dans le langage ordinaire : elle présente chez le vieillard une teinte jaune, ambrée, brune ou noire. Les cataractes qui offrent cette dernière couleur sont assez rares ; mais pourtant elles existent, et comme elles présentent quelques particularités intéressantes sous le rapport du diagnostic, nous les traiterons séparément un peu plus loin. Il est digne de remarque que, la cataracte ne présente pas ordinai-

rement chez les adultes, la même couleur que chez les vieillards : chez ceux-là , la teinte est toujours plus claire, elle
est d'un blanc sale, grisâtre, quelquefois jaunâtre.

Il arrive quelquefois que, la cataracte éprouve des oscillations en rapport avec les mouvemens généraux du corps
ou de la tête du malade, elle est dite alors branlante : ce
phénomène est dû à ce que le cristallin raccorni flotte dans
la capsule intacte, et non point, comme le croyait Cusson,
parceque la cristalloïde postérieure est détachée du corps
vitré et qu'il existe un commencement d'exfoliation.

La 3ᵉ variété, qui est la *cataracte morgagnienne,* est nommée par quelques auteurs cataracte laiteuse et confondue
par d'autres avec la *cataracte purulente :* c'est la plus rare
de toutes les cataractes vraies, surtout à l'état simple : presque toujours elle entraîne avec elle l'opacité du cristallin.
Cette rareté, cependant, n'est que relative au moment de
l'opération ; car dans l'épidémie du choléra, j'ai pu remarquer sur plusieurs individus l'existence de cette cataracte
le cristallin étant sain : ce fait joint à quelques autres, m'autorise à croire qu'au début de la maladie, il y a d'abord
altération du fluide morgagnien, auquel le cristallin finit
par participer par imbibition : M. Travers en nie l'existence : M. Velpeau la révoque en doute, la rapportant à
une maladie de la capsule ou à la dissolution périphérique
de la lentille cristalline.

Quoi qu'il en soit, Beer en donne la description suivante :
«Elle est produite par la transformation de tout le cristal-
»lin en un liquide laiteux ou en une substance semblable
»à de la gelée claire, souvent elle est accompagnée de
» cataracte capsulaire complète. » Sa formation est toujours rapide et paraît avoir communément pour cause, l'impression d'agens chimiques sur l'œil et surtout de gaz
qui se dégagent par l'action d'un acide minéral, sur un
métal avec lequel il peut former un oxide ; sa couleur est
d'un blanc laiteux plus ou moins azuré, d'une apparence

nuageuse dans certaines circonstances, d'autres fois uniforme : ce qui tient à la présence de flocons albumineux plus opaques et plus denses, que le liquide trouble au milieu duquel ils nagent; qui changeant de place par les mouvemens généraux du corps ou de la tête, ou bien par le frottement du globe de l'œil , fait varier incessamment l'apparence de la maladie. Ainsi , si le malade vient à rester pendant quelque temps dans l'immobilité , il en résulte, que les flocons obéissant aux lois de la pesanteur , gagnent les parties inférieures de la capsule et déterminent la formation de deux couches , l'une supérieure , produite par un liquide trouble, semblable à du lait mélangé d'eau et à travers lequel quelques rayons lumineux pouvant se faire jour , laissant au malade la faculté de distinguer la lumière d'avec les ténèbres ; et l'autre inférieure, plus opaque , plus dense, plus blanche , formée par le dépôt de ces flocons qui s'opposent dans ce point au passage de la lumière. Pour cela les malades distinguent-ils mieux quand les rayons lumineux viennent d'en haut, que lorsqu'ils partent d'en bas? Les choses étant dans cet état, si on imprime de violens mouvemens à la tête, si l'on vient à pratiquer des frictions sur le globe de l'œil , en appuyant sur les paupières fermées, alors la maladie change d'aspect, les deux couches se mélangent, se pénètrent, ne forment plus qu'un tout d'apparence laiteuse, opaque, et le malade qui pouvait encore distinguer la lumière auparavant, perd tout à coup cette faculté.

4ᵉ *Espèce.* Cette dernière espèce est plus commune que la précédente et peut être considérée comme le terme le plus avancé de toutes les autres ; elle peut cependant être primitive , c'est-à-dire survenir simultanément dans toutes les parties de l'appareil lenticulaire ; son volume est ordinairement considérable ; il résulte alors de cette énorme distension , une diminution, et quelquefois une disparition complète de l'une et de l'autre chambre , une compression de l'iris poussée quelquefois au point de paralyser les mouvemens de cet organe, qui devient convexe en avant, et enfin la disparition complète de l'ombre pupillaire sur la surface de la cataracte. Le poids de cette cataracte est en raison de son volume, j'en ai pesé plusieurs avec soin, et elles allaient jusqu'à six grains et plus même, tandis que, comme nous l'avons dit ailleurs, le cristallin sain d'un Européen ne pèse que quatre grains.

La couleur de la pupille présente, du reste, tous les caractères des autres cataractes. Ainsi quand la capsule n'est pas complétement envahie par la maladie, on distingue les points opaques qui résident sur cette membrane dans les intervalles restés sains, on aperçoit le liquide de Morgagni trouble, et on peut quelquefois encore entrevoir le milieu de l'œil, et à travers ces parties déjà affectées, mais non encore tout-à-fait opaques, le cristallin d'un blanc mat. Mais quand l'affection de tout l'appareil est à son apogée on ne distingue qu'une surface blanche, nacrée, opaque, striée, s'opposant à la perception de la lumière.

Les oculistes allemands ont distingué plusieurs variétés de cette espèce de cataracte fondées non seulement sur l'opacité du cristallin et de ses annexes, mais encore sur une altération organique des parties circonvoisines. C'est ainsi qu'ils appellent *cataracte trabéculaire ou barrée,* une variété de cette maladie qui a pour caractère la formation d'une espèce de zone transversale ou oblique, de couleur blanche, brillante, d'une épaisseur et d'une consistance variable, ordinairement résistante et cartilagineuse : s'étendant d'un point du bord pupillaire à un autre point correspondant, quelquefois du grand cercle de l'iris jusques aux bords du petit. Beer l'a trouvée ainsi sur un cadavre soumis à ses recherches anatomiques. La pupille est presque toujours déformée par suite des adhérences que contracte cette zone, avec la face postérieure de l'iris.

2ᵉ *Variété. — Cataracte capsulo-lenticulaire combinée*

avec dépôt de matières sur la capsule antérieure. Ces dépôts qui ont pour siége la surface de la capsule antérieure, dé-terminent par leur arrangement et leur couleur, des cata-ractes qui ont des noms particuliers, d'après leur ressem-blance avec d'autres corps à laquelle leur disposition donne lieu. C'est ainsi qu'on distingue la cataracte marbrée, en treillage, étoilée, tachetée, dimidiatée, centrale, etc.

3e *Variété.* — *Cataracte capsulo-lenticulaire enkystée.* Elle est reconnaissable à sa couleur blanche éclatante ; la cap-sule se rapproche ou s'éloigne de l'iris suivant les mouve-mens de la tête, ce qui l'a fait aussi nommer *cataracte bran-lante, nageante ou flottante.*

4e *Variété.* — *Cataracte capsulo-lenticulaire pyramidale ou conique.* Celle-ci résulte le plus ordinairement d'une vive inflammation interne de l'œil, elle se reconnaît à une pro-duction nouvelle de forme conique, de couleur blanche, luisante, qui s'avançant à travers la pupille en comprime quelquefois son contour, au point d'en rendre les mouvemens, impossibles : d'autres fois, elle fait de tels progrès, qu'elle fait saillie dans la chambre antérieure de l'œil , et arrive même jusqu'à toucher la face postérieure de la cornée transparente. Dans ce dernier cas, la faculté visuelle est très-faible et quelquefois entièrement abolie : j'ai opéré une cataracte de ce genre à Saint-Germain-en-Laye , en présence de MM. les docteurs Clerc, Lamare et autres : la pyramide faisait saillie de deux lignes au moins à travers le trou pupillaire.

5e *Variété.* — *Cataracte capsulo-lenticulaire en gousse, ou aride siliqueuse.* Dans ce cas, la capsule desséchée et ridée renferme un cristallin raccorni comme dans une espèce de coque ou de cosse : chez les adultes, cette cataracte est d'un jaune blanchâtre ; elle résulte presque toujours d'une in-flammation produite par l'action d'une violence externe. Chez les enfans, parmi lesquels on la rencontre souvent pendant les premières semaines de leur existence, elle paraît être la conséquence d'une inflammation lente du cristallin et de sa capsule, dépendant d'une lumière trop vive sur leurs yeux délicats. Le professeur Schmidt qui n'a jamais observé cette variation de cataracte que chez des enfans qui, dans leur première enfance, avaient été sujets à des convulsions, en conclut que la cause de cette maladie est due à un relâchement partiel des liens du cristallin et de la capsule, par la violence des paroxysmes convulsifs. Cependant Beer a remarqué que beaucoup d'enfans, âgés de deux mois, affectés de cataracte, n'avaient jamais été atteints de phénomènes convulsifs; que chez presque tous, au contraire, la maladie avait été précédée de l'action plus ou moins prolongée d'une vive lumière sur les yeux, ou de coups, ou de chutes sur la tête. Chez eux, la cataracte présente une teinte blanchâtre tirant sur le gris; la pupille est mobile à moins qu'il n'y ait adhérence avec l'iris : c'est ce qui arrive assez souvent, et ce qui prouve l'inflammation primitive du cristallin, de sa capsule et des parties environnantes. Cette cataracte est d'un petit volume et séparée de l'uvée par un intervalle assez considérable.

La vision est considérablement affaiblie, et quelquefois totalement détruite.

6e *Variété.* — *Cataracte capsulo-lenticulaire accompagnée d'un kyste rempli de matière purulente.* Cette dernière variété est très-rare, elle est caractérisée par sa couleur d'un jaune citron foncé; la lenteur des mouvemens de l'iris, l'oblitération manifeste de la chambre postérieure de l'œil, la convexité de l'iris, la faible sensibilité à la lumière. La matière renfermée dans le kyste est parfois très-fétide, ce qui a fait donner à cette cataracte le nom de *cataracte putride*, par Schiferli. Quelquefois ce kyste peut être enlevé en totalité à l'aide de forceps ou pinces à cataracte, ainsi que le professeur Schmidt l'a observé le premier. Cette maladie survient ordinairement chez des individus cachectiques : pourtant elle a été observée chez un jeune homme doué d'une bonne santé à la suite d'une violence portée sur le globe oculaire.

Malgré le nombre de ces divisions, il est encore une foule d'altérations qui, jusqu'à un certain point, peuvent simuler l'opacité de l'appareil lenticulaire, bien qu'elles existent en dehors de cet appareil : telles sont celles que l'on désigne sous le nom de fausses cataractes, et dont nous allons donner la description.

Parmi celles de cette espèce, la plus commune, suivant Beer, est la *cataracte fausse albumineuse :* elle est toujours le résultat d'une exsudation pseudo-membraneuse sécrétée par l'iris à la suite de l'inflammation de cette membrane. Lorsque ces dépôts de fausse membrane ont envahi la chambre postérieure et obstrué toute l'ouverture pupillaire, elles simulent assez exactement une cataracte vraie. Mais, en examinant avec attention l'œil malade, en se reportant sur les phénomènes précurseurs de la maladie, sur les causes qui l'ont occasionée et sur les symptômes qui ont accompagné son développement, on ne tarde pas à reconnaître son véritable siége et sa nature intime : ainsi, la perte de la vision avait été précédée par une maladie longue et douloureuse, de l'œil et de la tête : elle est accompagnée de déformation et d'immobilité plus ou moins complète de l'iris. La couleur blanchâtre de la couche albumineuse qui obstrue la pupille n'est point uniforme : quelques endroits sont plus clairs, d'autres plus opaques, de manière à présenter une espèce de réseau, de toile : quelquefois une portion de l'enduit noir qui revêt la face postérieure de l'iris s'en est détachée, et adhère à cette membrane accidentelle, sous forme de stries noirâtres, comme ramifiées. Si on examine, à l'aide d'une forte loupe, cette production nouvelle, on découvre un nombre plus ou moins considérable de petits vaisseaux de nouvelle formation qui rampent dans son épaisseur, et qui semblent avoir pour origine l'iris. Cette maladie est souvent compliquée de l'obscurcissement du cristallin et de sa membrane.

Cataracte fausse purulente. Celle-ci, moins fréquente que les précédentes, est le résultat d'un hypopyon dont la matière purulente n'a pas été résorbée en totalité, et dont une portion s'est engagée à travers la pupille dans la chambre postérieure. Beer en donne la description suivante : « Elle forme une masse albumineuse qui s'avance quelquefois en partie dans la chambre antérieure de l'œil, mêlée avec des particules de pus, de manière à présenter une teinte jaunâtre et une apparence granuleuse : la pupille est toujours resserrée, anguleuse et adhérente à la masse morbide : l'iris est immobile, s'avance vers la cornée, et la vue ainsi que la faculté d'apercevoir la lumière sont complétement perdues. »

Cataracte sanguinolente. Elle reconnaît pour causes un épanchement sanguin dans la chambre de l'œil, occasioné par la déchirure de petits vaisseaux de l'iris, consécutive à l'action do violences portées sur le globe de l'œil. La présence de ce sang détermine quelquefois une inflammation, d'où peut résulter la formation d'une certaine quantité de pus. Le premier de ces fluides cède sa portion séreuse aux vaisseaux absorbans, et se trouve réduit en un caillot qu'enveloppe le second fluide nouvellement sécrété, qui présente l'aspect de grappes veloutées, rouges, recouvertes de petits points blancs, jaunâtres, éclatans, elle prend alors le nom de cataracte grumeuse sanguinolente : la pupille est anguleuse, mais rarement rétrécie : le malade jouit d'une vue passable.

Cataracte dendritique de Schmidt, arborescente de Richter. Cette dernière variété de cataracte fausse, est également le résultat d'une commotion violente de l'œil, à la suite de laquelle une portion du tapis de l'uvée détaché, tombe sur la surface antérieure de la capsule du cristallin et présente une apparence plus ou moins analogue aux arbores-

<table><tr><td>II.</td><td>12</td></tr></table>

cences qu'on a remarquées dans une espèce d'agathe nommées *dendrites*. Par un examen superficiel, il est difficile de reconnaître la maladie au premier abord surtout si l'accident est récent. Le malade seulement s'aperçoit que la vue est trouble, mais comme pour que cette impression des lambeaux s'opère, il faut que la commotion ait été violente ; il en résulte qu'elle entraîne presque toujours à sa suite l'opacité du cristallin et de la capsule, opacité qui par sa couleur contraste parfaitement avec le lambeau de l'uvée et le fait facilement reconnaître.

La vue est plus ou moins affaiblie par suite de la présence de cette portion du tapis et de l'adhérence du bord pupillaire à la capsule antérieure par suite de l'inflammation qui se développe dans ces parties. Pourtant lorsque cette inflammation ne survient pas, le bord pupillaire reste libre, mobile, et la vision peut encore se faire, médiocrement il est vrai, malgré l'état d'opacité du cristallin et de sa membrane.

La formation de cette dernière variété de cataracte peut être considérée comme une impre ssion analogue aux empreintes lithographiques.

Cataracte secondaire. On donne ce nom à l'opacité qui apparaît à la place du cristallin après une opération de cataracte, opacité qui consiste dans l'obscurcissement de la capsule antérieure du cristallin, elle se montre derrière la pupille sous forme d'une couche opaque, blanchâtre, partout continuée et interceptant complétement les rayons lumineux lorsque le cristallin a été déprimé ou enlevé sans que la capsule ait été déchirée. D'autres fois cette cataracte ne remplit pas complétement le champ de la pupille, elle offre une ou plusieurs ouvertures plus ou moins grandes, plus ou moins irrégulières, dans un point quelconque de son étendue et qui permettent aux rayons lumineux d'arriver au fond de l'œil, laissant au malade la faculté de voir les objets. Dans d'autres cas, elle se présente sous forme de lambeaux flottans dans la chambre postérieure, qui par leur base tiennent à la circonférence des procès ciliaires, et dont le sommet anguleux ou dentelé flottant dans l'humeur aqueuse, se dirige vers la pupille qu'il obstrue plus ou moins complétement.

Si à la suite de l'opération de la cataracte il reste des fragmens de cristallin qui échappent à la résorption, l'opacité qui en résulte prend le nom de cataracte lenticulaire secondaire: il en est de même lorsque le cristallin, après la dépression, remonte à la place qu'il occupait.

M. Maunoir a rencontré sur l'œil d'une femme morte, quinze jours après l'opération de la cataracte par extraction, une plaque jaunâtre occupant le champ de la pupille; cette plaque était une fausse membrane très-mince, très-molle, ressemblant à celle que l'on trouve sur la plaie d'un vésicatoire et adhérente à tout le pourtour de la petite circonférence de l'iris: après l'avoir détaché, il fut aisé de voir qu'une seconde pellicule opaque, parfaitement distincte de la première, existait en arrière de celle-ci; c'était la lame antérieure de la cristalloïde.

Caractères différentiels entre la cataracte et l'amaurose. Quoique en général les symptômes de cataracte soient assez tranchés pour n'être pas confondus avec l'amaurose, il est cependant des cas où le diagnostic peut être difficile et incertain surtout au début. Afin de rendre les symptômes différentiels plus évidens, nous allons rapporter sommairement d'après Samuel Cooper, Ware et Beer, les symptômes de chacune de ces affections afin qu'on puisse les comparer au besoin.

Symptômes caractéristiques de la cataracte au début. 1° Tous les objets, surtout ceux dont la couleur est blanche, paraissent au malade comme s'ils étaient entourés d'un nuage léger: ce trouble dans la vision, ainsi que l'a fait observer M. Ware, se manifeste en général avant qu'aucune opacité soit perceptible derrière la pupille.

2° L'affaiblissement de la vue est toujours exactement en rapport avec l'augmentation de l'opacité qu'on aperçoit derrière la pupille.

3° Dans la plupart des cas l'opacité est d'abord visible derrière la pupille, et c'est au centre qu'elle est le plus marquée ; quelquefois, mais bien plus rarement, elle se montre d'abord sur le bord de la pupille.

4° Dans les yeux dont l'iris est d'une couleur claire, plus la cataracte a fait de progrès, plus on aperçoit distinctement au bord de la pupille un cercle noirâtre qui est occasioné en partie par l'ombre que l'iris projette sur la cataracte, mais principalement par la teinte foncée du bord pupillaire de l'iris, qui dans un œil de couleur claire ne peut être aperçu et qui alors est visible à cause de la surface grisâtre qui se trouve derrière lui.

5° Comme la cataracte commence en général au point central derrière la pupille, les objets qui sont placés immédiatement en face des yeux sont vus avec plus de difficulté, même dans le début de la maladie, que ceux qui sont placés de côté, surtout quand la lumière n'est pas trop vive et la pupille est assez dilatée.

6° Il s'ensuit de là, que lorsque l'opacité du point central derrière la pupille est un peu considérable, le malade est tout-à-fait aveugle quand la lumière est vive, tandis qu'il jouit encore un peu de la vue lorsque au contraire le lieu où il se trouve est assez obscur : quand l'opacité n'est pas très-avancée, il suffit de tourner le dos à la lumière pour que la vue soit un peu améliorée pendant quelque temps.

Les personnes affectées de cataracte commençante se servent avec avantage de verres convexes, en effet, par ces lentilles les objets sont aggrandis, mais ce moyen ne peut être utile, qu'autant que l'opacité est peu considérable.

8° La flamme d'une chandelle paraît entourée d'une auréole nuageuse et blanchâtre, dont la longueur aug-

mente à mesure que le malade s'éloigne de la lumière.
Lorsque la cataracte est très-avancée, la flamme de la chandelle ne peut plus être vue, le malade distingue seulement l'endroit d'où vient la lumière et sait si elle est éloignée ou près de son œil.

9° Enfin, la cataracte qui se forme lentement ne détermine, à aucune époque de son développement, des changemens dans la mobilité de l'iris ; et si cet effet est produit
quelquefois lorsque la cataracte est complétement formée,
la nature de la maladie est alors si manifeste, qu'aucun
chirurgien ne court de danger de la confondre avec l'a-
maurose.

Les symptômes caractéristiques de l'amaurose sont entièrement différens : 1° l'opacité visible derrière la pupille
est placée à une distance considérable de cette ouverture,
ainsi qu'on peut s'en assurer en regardant l'œil de côté.
2° L'opacité est un peu concave; 3° sa couleur tire plus sur
le vert ou le rouge que sur le gris ; 4° l'affaiblissement de
la vue n'est pas du tout en rapport avec l'intensité de l'opacité, le malade étant presque entièrement aveugle ; 5° la
pupille est plus ou moins dilatée ; l'iris est presque ou entièrement immobile ; son bord pupillaire forme peu à peu
des angles, et, par conséquent, ne conserve pas sa forme
circulaire ; 6° la cornée elle-même n'est pas aussi claire et
aussi transparente que dans l'état naturel ; 7° l'augmentation ou la diminution temporaire de la cécité si commune
chez les individus affectés d'amaurose incomplète, ne dépendent jamais du degré de dilatation de la pupille ou de
l'intensité de la lumière, comme cela a lieu chez ceux qui
sont affectés de cataracte, mais se rattachent à des causes
plus générales et qui tendent à exciter ou à affaiblir l'économie; 8° l'auréole nébuleuse que les malades affectés
d'amauroses voient autour de la flamme d'une chandelle
ne ressemble pas à un nuage blanchâtre, mais offre toutes
les couleurs de l'arc-en-ciel ; la flamme elle-même présente

ces couleurs différentes, et quand le malade s'en éloigne à quelque distance, elle paraît en général comme fendue; 9° des lunettes ne rendent la vue meilleure à aucune période de la maladie; 10° enfin, les objets qui sont situés dans une direction latérale, relativement à l'œil, ne peuvent pas être vus plus distinctement que ceux placés immédiatement vis-à-vis de cet organe.

Complications de la cataracte. Toute condition pathologique tendant à modifier ou aggraver la position d'un œil cataracté, doit être considérée comme une complication à surajouter à l'obstacle mécanique apporté à la pénétration des rayons lumineux dans l'œil : les complications de la cataracte peuvent être simples ou composées, générales ou locales.

Parmi les causes générales, il faut placer, en première ligne, toutes celles qui se rattachent à un vice constitutionnel acquis ou héréditaire, rebelle ou incurable. Dans ce nombre, il faut placer les affections scrofuleuses très-prononcées, portant presque toutes avec elles le caractère de vulnérabilité de l'organe, *la syphilis mal traitée* ou *dégénérée, le scorbut, le pian, la lèpre*, une constitution goutteuse, rhumatismale, un tempérament délabré et détruit par la maladie, la misère ou le traitement. Les professeurs Rust et Fabini ont toujours regardé, comme une complication fâcheuse de la cataracte, l'existence de la plique polonaise.

Dans les complications générales peuvent se ranger encore la prédisposition aux hémorrhagies, nommée hémorrhaphilie, et connue, en Allemagne, sous le nom de *blutter*, les congestions cérébrales anciennes, récentes et compliquées d'une production de phénomènes nerveux généraux et locaux.

Causes locales. Les causes locales sont la persistance de l'inflammation qui peut avoir produit la cataracte, ou qui s'est développée après son apparition ; les changemens de

rapport du cristallin avec l'iris, et de celui-ci avec la cornée ; enfin, l'amaurose, quelles que soient sa cause et son
origine.

Persistance de l'inflammation dans l'œil et ses annexes.
Quoique nous ayons dit plus haut qu'il n'était pas toujours
possible de reconnaître les causes qui font troubler le cristallin, il est cependant reconnu en fait qu'une grande
quantité de cataractes est la suite ou la conséquence de
l'inflammation, surtout de celle qui aura eu pour siége les
enveloppes du cristallin lui-même, et des parties qui l'a-
voisinent le plus : cette inflammation peut persister et modifier, ou compliquer la cataracte en produisant des tissus
nouveaux.

Altération morbide. On reconnaît la persistance de l'inflammation qui a précédé la formation de la cataracte, ou
qui s'est développée après elle, à la présence des congestions de l'iris et des vaisseaux précornéens, aux douleurs
suprà et infrà-orbitaires qui existent continuellement, ou
sous forme intermittente : douleurs presque toujours accompagnées de productions d'étincelles ou de fantômes.
Dans les cataractes qui succèdent aux affections blennorrhagiques, égyptiennes ou autres de la conjonctive, il
reste, sur les paupières, un état de phlogose avec hyper-
hémie locale ou générale de la conjonctive, ce qui donne
une complication grave dont on peut cependant triompher.

Complication de la cataracte par changement de rapports.
Lorsque la cause qui a produit sur le cristallin l'opacité,
peut aussi avoir agi sur l'iris, elle produit des changemens
de rapport entre le cristallin et cette membrane : ce rapprochement a presque toujours produit des adhérences ou
brides qui peuvent varier depuis une simple adhérence
filiforme et microscopique jusqu'à l'adhésion complète du
cristallin avec toute la face postérieure de l'iris. Ces adhérences se reconnaissent presque toujours à la paresse de
l'iris, à ses contractions irrégulières, et souvent à son im-

mobilité complète. Il est important de les reconnaître; car leur force et leur nombre peuvent influer singulièrement sur le manuel opératoire : il est toujours plus facile de combattre un ennemi que l'on a reconnu. C'est surtout à la suite des iritis spécifiques que l'on rencontre ces complications ; dans quelques cas, l'hypertrophie du cristallin chasse l'iris en avant, sans y adhérer, et cette cloison mobile devient tellement saillante qu'elle envahit presque entièrement la chambre antérieure.

Cataracte compliquée d'amaurose. Cette complication de la cataracte est malheureusement très-fréquente : c'est sans contredit la complication la plus grave de la cataracte, car elle passe quelquefois inaperçue aux yeux des hommes les plus attentifs, malgré les moyens d'investigation que nous avons indiqués dans ce livre et dans nos recherches sur la cataracte. Le diagnostic est d'autant plus difficile que, dans un grand nombre de circonstances, la maladie et le malade se réunissent pour entraver le diagnostic de l'homme de l'art, et lui arracher le consentement d'une opération devant laquelle il a reculé. Le chirurgien est d'autant plus embarrassé, que la plupart des cataractes sont accompagnées, dans leur début, de phénomènes amaurotiques et pendant lesquels on ne trouve aucune trace de l'obscurcissement du cristallin ou de ses capsules. Dans une pareille occurrence il ne faudra jamais perdre de vue les principes que nous avons exposés à l'article *Diagnostic différentiel :* il est surtout important d'établir des moyens d'investigation sans en prévenir le malade; car il est lui-même victime de ses propres illusions et d'une série d'hallucinations fantastiques qui se développent même chez les individus atteints d'amaurose. Je répète ici ce que j'ai dit ailleurs, je n'ai jamais, quoi qu'en dise M. Sichel, rencontré d'amaurotiques qui vissent mieux de côté; d'ailleurs est-on tombé dans une erreur, parce que l'on n'a jamais rencontré un fait ! ! ! (1)

____

(1) Sichel, ouvr. cité, p. 520.

C'est un reproche que m'a aussi fait tout aussi judicieusement M. Stœber (1). Il est du reste, ainsi que le prouvent les observations de Gui de Chauliac, de Rolink, Janin, Wenzel, Lusardi, Warnatz et Cunier, tant d'observations de cataractes noires qui passent inaperçues, qu'il pourrait bien se faire que les amaurotiques y voyant par le côté, et observés par Beer et Richter, ne dussent cette propriété qu'à la présence d'un cristallin noir.

D'un autre côté, j'ai vu des amaurotiques recouvrer la vue très-peu de temps après la formation de la cataracte, et pouvoir être opérés ensuite : il se rencontre aussi par contre qu'un individu atteint de cataracte, et qui y voit comme un cataracté, devient tout-à-fait aveugle : l'opération ne rend point la vue au malade. Dans quelques cas d'extraction que j'ai pratiqués avec connaissance de cause et du consentement du malade, la douleur a été aussi vive que dans un œil sain; la réunion parfaite, et la transparence des milieux très-fréquente : n'ayant jamais fait l'abaissement dans ces cas-là, je n'ai point pu observer les phénomènes d'absorption observés par M. Sichel (2). Celui-ci a aussi très-bien expliqué comment se forment les cararactes secondaires à l'amaurose : je partage son opinion sur leur nature et leur formation. Voici comment il » s'exprime : « Dans la majorité des cas de ce genre que » nous avons observés, les cataractes étaient secondaires, » présentant les caractères des cataractes molles. Leur » origine s'explique facilement par la lésion siégeant dans » le système nerveux et vasculaire de l'organe de la vision, » et influant nécessairement, plus ou moins, sur la nutri-» tion du cristallin. »

Traitement des complications. Un opérateur prudent n'entreprendra pas une opération de cataracte sans avoir au moins tenté de guérir une complication générale. Dans

(1) Stœber, *Gazette médicale de Paris*, n° janvier 1838.
(2) Sichel, ouvr. cité, p. 521.

le cas où le traitement échouerait, l'on n'a rien à se reprocher, et l'on voit tous les jours des opérations faites sous
l'empire d'une complication constitutionnelle vraiment extraordinaire, réussir sans le moindre accident. Quant aux
adhérences de l'iris avec le cristallin, des dilatations successives et graduées avec la belladone peuvent faire rompre les brides du cristallin, et si elles ne se dissipent point,
elles expliquent leur présence d'une manière assez tranchée
pour que pendant l'opération, on puisse leur opposer des
moyens convenables de destruction ; on peut même faire
l'opération en deux temps, ainsi que je l'ai démontré dans
mes recherches sur la cataracte (1). Pour l'amaurose,
on lui oppose les mêmes moyens que si elle était seule ;
nous les exposerons avec détail en traitant de cette maladie. Si ensuite vous opérez un malade avec connaissance
de cause, si le malade vous a induit en erreur, ou si vous
vous êtes trompé vous-même, ce qui peut arriver souvent,
il n'y a pas un grand malheur puisque l'opération ne compromet point l'existence du malade et ne change rien à son
état d'aveuglement complet. L'opérateur seul peut y compromettre sa réputation, s'il n'a pas la précaution de prévenir les malades ou les ayant-cause de la position réci-
proque de l'opérateur et de l'opéré.

Pronostic de la cataracte. D'après tout ce que nous venons
de dire, il est facile de concevoir que le pronostic de la cataracte doit être en général fort difficile à faire, non seulement
en raison de ce qu'elle n'est pas guérissable par les moyens
médicaux, mais encore parce qu'il faut alors recourir forcément à une opération chirurgicale qui, quoique d'une simplicité très-remarquable, est souvent suivie d'un résultat qui se
joue de toutes les prévisions. En effet, lorsque je consulte
les résultats de mes souvenirs chirurgicaux en ce qui concerne cette opération, et si je tiens compte des faits qui me

(1) Recherches citées.

sont propres, je suis vraiment effrayé de voir des opérations qui n'ont rien laissé à désirer sous le rapport du manuel opératoire, de sa promptitude et de la sûreté de son exécution, être suivies d'un insuccès désespérant, tandis que des opérations faites pour ainsi dire en dépit de toutes règles, réussissent comme par enchantement. Pour qu'une opération réussisse, en général, il est une foule de conditions qu'il ne dépend pas de l'opérateur de remplir : quelques unes sont inhérentes aux malades eux-mêmes. La première, la plus indispensable, c'est de convaincre celui qui doit subir une opération de cataracte, de la nécessité de ne pas bouger pendant l'opération; car un violent mouvement de l'œil peut occasioner des lésions graves qui peuvent faire échouer complétement l'opération. M. D., anglais, âgé de soixante ans, était atteint de cataracte ; désirant se faire opérer, il s'adressa à M. Roux. Au moment où la pointe du kératotome se présente à la cornée, M. D*** fait un mouvement si brusque, qu'il repousse l'opérateur à plusieurs pas, et qu'il renverse même un aide : heureusement que le couteau fut retiré en temps utile, et que l'opération ne fut pas même commencée. Plus tard M. Sanson opéra le même malade par abaissement, et avec de grandes difficultés, ainsi que me l'a raconté M. le docteur Eager, qui assistait M. Sanson. Une vieille femme de Sancerres, âgée de quatre-vingts ans, sourde au dernier point, se leva brusquement au moment où j'abaissais son cristallin, heureusement qu'en raison de l'élévation de ma taille, il me fut possible de me lever en même temps qu'elle, et de terminer l'opération sans accident.

Aux causes qui rendent le pronostic incertain, et qui ne dépendent point du chirurgien, il faut aussi joindre l'indocilité des malades dans l'accomplissement des soins et précautions à prendre après l'opération. Il m'est arrivé d'opérer un malade par extraction, et de le trouver le lendemain sans bandeau dans sa chambre, prétextant qu'il ne pouvait

rester la tête couverte. Fabini (1) raconte qu'ayant opéré
un vieillard par l'extraction, il le trouva le lendemain assis
sur son lit, sans bandeau, battant briquet et allumant sa pipe.
Il faut encore placer dans la même catégorie, les impru-
dences commises par les malades pour s'assurer s'ils voient:
une vieille femme des incurables de St-Germain en Laye,
que j'avais opérée, avait toujours enlevé son bandeau pendant la nuit, et le matin, elle répondait au docteur Clerc
qui lui faisait des reproches : Si l'on ne veut pas que je voie,
pourquoi m'a-t-on enlevé la cataracte?

Un des plus grands obstacles au pronostic de l'opération
de la cataracte, c'est l'ignorance où le chirurgien se trouve
de l'irritabilité du malade, et de la réaction qui peut en
être la suite, et faire perdre tous les bénéfices de l'opération. A cette irritabilité se joignent, parfois, des idiosyn-
crasies particulières, pouvant produire de nombreux accidens : c'est pour cette raison que j'ai pour habitude,
toutes les fois que je le puis, de m'adjoindre le médecin
ordinaire du malade, dont l'expérience peut me guider en
plus d'une occasion : je donnerai le conseil d'en faire de
même à tout opérateur qui tient à cœur de voir son malade recouvrer la vue. Le médecin ordinaire vous fera
connaître les affections antécédentes, celles auxquelles le
malade est sujet, et la meilleure méthode de les combattre :
si le médecin est éloigné, il faut se mettre en rapport avec
lui pour profiter de son expérience.

Quant à ce qui regarde personnellement l'opérateur pour
établir son pronostic, il faut qu'il soit médecin avant tout
pour diagnostiquer les affections générales et locales qui
peuvent influer sur l'issue de l'opération. Il doit ensuite
non seulement être ambidextre (2), mais encore être familia-

(1) Fabini, *Journal complément du Dict. des sciences méd.*

(2) Je n'ai jamais pensé que ce fût sérieusement que M. Malgaigne
prescrivit de se servir de la main droite dans tous les cas : il est de

risé avec les différens procédés opératoires, pour les appliquer aux cas qui en réclament un de préférence à un autre.
Il doit avoir calculé d'avance tout ce qui peut entraver le
manuel opératoire ou le compliquer, afin de pouvoir immédiatement y porter remède. Ces conditions une fois remplies, l'on peut, en général pronostiquer qu'une opération
sera heureuse : 1° si le malade jouit d'une bonne santé ;
2° s'il est courageux et bien décidé ; 3° si la cataracte est
exempte de toute complication locale ; 4° si la cataracte
est d'une belle nature et uniforme; 5° si l'opération est suivie de peu de douleur ; 6° si le malade n'est pas irritable ,
goutteux , cachectique , scorbutique , sujet aux inflammations ou aux congestions cérébrales.

Par contre , lorsque le malade sera pusillanime , super-
stitieux, indocile , sujet aux hémorrhagies locales (Blutter),
aux affections nerveuses, avec complication locale de la cataracte , vulnérabilité de la peau , tendance aux inflammations, aux érysipèles, aux ophthalmies ; si l'œil s'éloigne de
l'état normal par sa position , sa construction , sa mobilité ;
s'il est encore sous le poids d'une affection inflammatoire ;
si le malade est atteint de plique polonaise (1) , il faut être
très-réservé sur le pronostic et ne pas le cacher au malade
et à ses parens.

Enfin , si le chirurgien est bien au courant de l'état
du malade , des accidens qu'il a à redouter ou à combattre, il posera d'autant plus facilement le pronostic et le
résultat qu'il lui aura été plus facile de les combattre avec
succès.

Dans l'intérêt de son malade et dans celui de sa répu-

opérations où cela est de toute impossibilité. Je regrette qu'un homme
aussi judicieux que lui poursuive une semblable utopie ; elle lui a valu
la réponse de M. Lison , chirurgien à Donzy (Nièvre), dont les opinions sont du reste communes à tous les contemporains. (*Bulletin the-
rapeutique* , t. XLI.)

(1) Rust , Fabini.

tation , l'oculiste doit prévenir le malade et ses ayant-cause.

1° Qu'après une opération de cataracte, même la plus heureuse, l'opéré n'y voit jamais aussi bien qu'avant d'avoir été cataracté, même en se servant de verres convexes.

2° Que les myopes sont ceux qui en retirent de plus grands bénéfices en ce que la réfraction de la lumière est moindre.

3° Que ceux qui étaient fortement presbytes éprouvent le contraire, et qu'ils ont besoin de verres plus forts.

4° Qu'il est des opérations, après lesquelles il reste toujours une vue vague et incertaine sans cause connue, et que les meilleurs verres ne peuvent corriger.

Peut-on guérir la cataracte par des remèdes internes et externes ?

La guérison de la cataracte sans opération et par des agens pharmaceutiques internes ou externes, a préoccupé pendant long-temps des médecins instruits et de bonne foi; mais, fatigués de l'inutilité de leurs recherches, ils ont abandonné au charlatanisme cette nouvelle pierre philosophale. Il est bien peu d'individus, tant raisonnables soient-ils, qui n'aient tenté de se faire guérir de la cataracte avant de recourir à l'opération : l'espèce humaine est ainsi faite, le mot opération effraie toujours, lors même qu'il s'agit d'une des moins douloureuses.

Je n'ai rien à ajouter à la protestation insérée contre les guérisseurs de cataracte modernes par M. Sichel (1), ni au chapitre consacré à cette affection dans mes Recherches sur ce sujet (2). Aujourd'hui que les homœopathes s'emparent à leur tour de cette utopie fertile en résultats pécuniaires, nous serons probablement obligé de protester de nouveau contre ce honteux charlatanisme et cet ignoble

(1) Sichel, *Lancette française,* numéros 68 et 75, 1833.
(2) Recherches citées.

trafic. Le mercure était considéré par Boerhaave comme un moyen excellent de guérir les cataractes , *incipientes cataractas mercurius solvit :* dans quelques cas de cataracte pseudo-membraneuse syphilitique, MM. Grœff et Bech ont constaté la valeur thérapeutique favorable du mercure, là se bornent les succès.

Si l'on ne peut pas guérir la maladie , on peut quelquefois enrayer la marche de l'affection cristalline : une révulsion énergique , une méthode anti-congestive convenable , peuvent suspendre la marche d'une cataracte; mais la faire rétrograder, je ne le crois point, je ne l'ai jamais vu, et j'aime à croire que pour cela M. Bourjot St.-Hilaire *ne me taxera point d'ignorance au premier chef* (4).

L'opération est donc le seul moyen de guérison; c'est vers elle que doivent tendre tous les efforts du chirurgien : afin de la rendre plus sûre, il est convenable d'examiner les questions suivantes :

Faut-il opérer la cataracte, quand un seul œil en est atteint ?

Je crois déjà avoir donné la solution de cette réponse dans la deuxième édition de mes Recherches (1), mais cette question se présentant naturellement dans ce travail, il est nécessaire de la développer de nouveau. Si dans les sciences médicales, les grands noms pouvaient faire pencher la balance pour ou contre telle opinion, certainement les noms de St-Yves, maître Jean, Wenzel, Roux, Velpeau, pourraient faire rejeter la pratique et l'opération quand un seul œil est affecté : mais les faits sont plus puissans que les noms, et ceux-ci infirment chaque jour l'autorité des personnages que je viens de nommer. Les praticiens opposés à l'opération pratiquée sur un seul œil cataracté, objectent :

(1) Bourjot Saint-Hilaire , *Revue médicale,* 1837.

1° Que cette opération produirait un désaccord marqué dans les puissances focales des deux yeux, et que les meilleures lunettes ne pourraient corriger cette inégalité,

2° Que l'inflammation pourrait se développer dans l'œil opéré et par sympathie envahir l'œil sain et le perdre ou tout au moins le faire cataracter.

3° Qu'un œil est suffisant pour qu'un homme puisse vacquer à ses affaires.

4° Qu'enfin, en attendant que la cataracte soit complète aux deux yeux, on peut espérer d'opérer les deux yeux à la fois.

Comme on le voit, ces objections ne sont que spécieuses, rien de plus facile que de les détruire par des faits plus puissans que des raisonnemens.

En effet, ne voit-on pas tous les jours des hommes posséder une vue inégale : il suffit de visiter quelquefois les ateliers de MM. Chevalier, Marion et Chambellan pour y rencontrer des hommes atteints de vue inégale qui cherchent à corriger ce défaut par des moyens de dioptrique convenable, et cependant on ne leur a pratiqué aucune opération.

2° Ricther avait observé que la cataracte qui était saine dans le principe, finissait par contracter des adhérences avec les parties environnantes : Travers a reconnu que, l'œil restant cataracté pendant un grand nombre d'années, la rétine s'affaiblissait.

3° J'ai opéré cinquante-trois opérations de cataracte monocle sans accidens, et Riberi (1) qui en a aussi opéré un très-grand nombre, déclare n'avoir jamais vu l'œil sain succomber aux conséquences de l'opération faite sur l'autre : d'un autre côté le malade n'est pas exposé à être complétement aveugle, et cette considération est trop importante pour ne pas la prendre en considération.

____

(1) Riberi, ouvr. cité.

4° Platner (1) , Manoury (2), Fra de Marolle (3), ayant observé, ainsi que moi, que, lorsque les yeux étaient inégalement cataractés , ou lors même qu'un ne l'était presque pas, l'on arrêtait la maladie par l'opération de l'œil empêché , ils recommandèrent d'opérer l'œil malade. Depuis bien des années , je suis cette pratique, et j'ai déjà obtenu de si beaux résultats que je me plais à en consigner ici deux des principaux.

1re OBSERVATION.

Double cataracte , complète à gauche , commençant à droite; opération ; amélioration de la vue à droite.

M. Martignon , âgé de quarante-neuf ans , né et habitant de la Havanne , me fut adressé par le docteur Mariano Paz de Gomez, ancien médecin aux Moluques, et dont j'avais opéré le frère en 1829, à Paris. A la suite d'une ophthalmie très-violente , M. Martignon fut brusquement atteint de cataracte complète de l'œil gauche. Pendant trois ans l'œil droit fut exempt de tout obscurcissement; mais le malade ayant été atteint d'une nouvelle ophthalmie, il s'aperçut avec effroi que le cristallin droit commençait à perdre de sa transparence. Après avoir terminé, quelques affaires pressantes qu'il avait en Espagne, il vint me consulter à Paris, et me proposer de le débarrasser de la cataracte gauche en attendant que la droite fût prête à opérer.

Je l'opérai dans les premiers jours de septembre 1832, en présence de MM. Bennati, Schultz, Bertolini, Mariano Paz de Gomez et autres. La cataracte était intense et difficile à broyer ; j'en vins cependant à bout, en procédant

(1) *Doctrina de morbis oculorum*, édition de Venise.
(2) Manoury, dans Riberi, ouvr. cité.
(3) *Dissertazione sulla cataratta*. Genova.

d'après les règles indiquées ci-après : aucun accident ne vint compliquer cette opération. Au bout de quarante jours, le malade put sortir, et je ne fus pas peu étonné en voyant que le cristallin droit avait repris presque toute sa transparence ordinaire. Ce mieux-être s'est soutenu et M. Martignon préfère se servir de cet œil pour lire et pour écrire, que de l'œil opéré, parce qu'il peut le faire sans lunettes, ce qui n'a pas lieu avec l'œil privé de son cristallin.

2ᵉ OBSERVATION.

Cataracte complète de l'œil droit ; nuage très-appréciable dans la capsule du cristallin gauche ; opération heureuse ; guérison des deux yeux.

M. Pélissier, de Pondichéry, âgé de cinquante ans, et d'un tempérament sec et bilieux, eut l'œil droit complétement cataracté à la suite d'une inflammation grave de l'œil.

Quelque temps après, il éprouva quelque trouble dans l'œil gauche : justement alarmé de son état, il vint en France réclamer les conseils des hommes de l'art ; il me fut adressé par mon excellent ami, le docteur Sellier.

On l'avait décidé, en province, à attendre l'obscurcissement complet de l'œil gauche, avant de se soumettre à une opération : lorsque je lui affirmai qu'un certain nombre de cas m'autorisait à espérer qu'en détruisant la cataracte droite, on pourrait guérir ou tout au moins arrêter les progrès de l'opacité commençante à gauche, il se soumit immédiatement à l'opération, et elle fut pratiquée dans la maison de santé de M. Dufrénoy, en présence de MM. Sellier, médecin ordinaire du malade, Furnari, Bergue et Dufrénoy.

Je rencontrai encore une cataracte molle, dont le broiement ne fut pas sans difficultés : la cataracte, broyée, fut livrée à l'absorption : celle-ci ne fut pas complète ; car il fallut recourir deux mois après à une nouvelle opération, qui amena la résorption complète de la cataracte. Cette opé-

ration fut donc heureuse ; mais ce qui en fit apprécier davantage le résultat, ce fut la disparition complète de l'opacité à gauche. Je pourrais multiplier ces exemples ; mais,
joints à ceux de Bowen, de Pasquale, ils suffisent à prouver l'influence de l'œil cataracté sur celui qui commence à
le devenir.

Est-il convenable d'opérer les deux yeux le même jour ?

Voici un des points les plus controversés de la pratique
chirurgicale oculaire : de même que pour la question d'o-
pérer un seul œil, l'on cite pour et contre des opinions ap-
puyées sur de grandes autorités.

En effet, Wenzel, Boyer, le professeur Grœff, Quadri,
Jœger, Fabini, et la plupart des ophthalmologistes allemands prétendent qu'il faut opérer les deux yeux le même
jour. Ils se basent sur les raisons suivantes :

1° Parce que la double opération n'entraîne pas plus
d'accidens que celle d'un seul œil ;

2° Que les malades ne sont pas soumis deux fois aux
mêmes accidens d'une opération ;

3° Qu'on est presque sûr de sauver un des deux yeux ;

4° Que les malades, après avoir recouvré la vue d'un seul
œil, ne se décident pas facilement à se faire opérer l'autre.

La plupart de ces raisons, qui paraissent très-fondées à
la première vue, perdent beaucoup de leur valeur lorsqu'on les soumet à une appréciation sévère : quelques
unes même paraissent et sont véritablement indignes des
grands chirurgiens qui les ont professées : d'autres sont absolument des raisons de circonstance, et par conséquent
ne peuvent être considérées comme des règles générales.
En effet, Wenzel et la plupart des oculistes voyageurs,
ne se trouvant dans un pays que pour un temps déterminé,
avaient pris pour principe d'opérer les deux yeux dans
la même séance, non point parce que cette pratique leur
fournissait de plus grands résultats, mais tout simplement
parce que, d'un côté ils abrégeaient les causes de leur sé-

jour, et que de l'autre ils avaient la chance, au moins, de rétablir la vision dans un œil, circonstance du plus haut intérêt pour leur réputation dans le pays.

En examinant avec soin l'histoire des opérations pratiquées sur les deux yeux à la fois, l'on ne tarde pas à se convaincre de deux choses : la première, que les accidens sont plus grands, plus nombreux ; la seconde, c'est que rarement les deux yeux réussissent complétement. C'est surtout lorsque l'on pratique l'opération sur les deux yeux par extraction, que l'on sent toute la défaveur d'attaquer les deux yeux à la fois. Rien n'est plus commun que de voir un œil opéré se vider spontanément au moment où l'on opère l'autre : j'ai vu cet accident arriver plusieurs fois au professeur Volpi, à Forlenza, Tadini et autres ; en effet, la douleur, produit un blépharospasme sympatique à l'autre œil, plus que suffisant pour le faire vider. Ce blépharospasme est constant, on peut s'en convaincre en interrogeant les malades, en laissant l'autre œil à découvert quand on opère l'autre. Maintenant, lorsque l'on a opéré un œil avec succès, il est bien peu de malades qui se refusent à subir la même opération du côté opposé ; cette circonstance deviendra d'autant plus rare que l'on pratiquera la seconde opération avant que le malade puisse jouir complétement des bénéfices de la première. Quand celle-ci a été sans accident, l'on peut, quinze ou vingt jours après, opérer le second œil : cette pratique était celle des professeurs Scarpa, Morriggi, Assalini et Flajani ; elle a été continuée avec les mêmes résultats avantageux par Panizza, Caïroli, Riberi, et par moi ; car, je dois ici le déclarer, je n'opère qu'à contre-cœur les deux yeux le même jour, les résultats m'ayant toujours paru moins avantageux. D'un autre côté, si la première opération a été défavorable, le malade n'en désirera que plus ardemment la seconde pour échapper à la cécité : il lui restera au moins l'espoir d'un succès plus heureux : tandis que, s'il a perdu les deux yeux le même jour, son avenir sera brisé par l'affreuse certitude d'être condamné à une nuit éternelle.

Marc-Antoine Petit (1), chirurgien aussi connu par son habileté que par la probité de ses opinions chirurgicales, était tellement convaincu de la nécessité de n'opérer qu'un seul œil à la fois, qu'il poussait les précautions jusqu'à opérer rarement les deux yeux dans la même saison. A cette autorité, si l'on joint celle de Dubois, Dupuytren, Monteggia, Rossi, Samuel Cooper, Maunoir, Saunders, Travers, l'on voit que le grand nombre se joint à l'expérience pour prouver sans réplique qu'il est plus convenable d'opérer un seul œil à la fois. Le professeur Scarpa avait même observé qu'à la suite d'une opération heureuse sur un œil, les accidens inflammatoires traumatiques étaient moindres sur le second, en raison de la satisfaction qu'éprouvait le malade et des conditions morales dans lesquelles il se trouvait.

La grossesse doit-elle être considérée comme une contre-indication à l'opération de la cataracte?

L'opacité du cristallin se présentant souvent pendant la grossesse, il est tout naturel de se demander si l'on doit pratiquer cette opération pendant la gestation. Il n'est pas rare de pratiquer cette opération sur des femmes qui cachent soigneusement leur grossesse. Fra de Marolla (2) en rapporte un exemple fort remarquable, et j'en ai plusieurs par devers moi : si malgré quelques accidens assez vifs, l'opération fut heureuse, sans dommage réel pour la mère et pour le fœtus : il faut cependant s'abstenir de pratiquer l'opération toutes les fois qu'il n'y a pas nécessité absolue. Celle-ci se déduit de l'impossibilité où se trouve la mère de faire soigner et allaiter son enfant par une autre femme. C'est cette circonstance qui m'obligea dernièrement à opérer une pauvre femme du département de l'Indre:

(1) Petit, M. A., ouvrage cité, p. 84.
(2) Fra de Marolla, ouvr. cité, p. 127.

ce fut aussi le même motif qui me porta à engager M. Cam,
bournac, médecin distingué de Bourges, à opérer une
pauvre femme de cette ville et enceinte de six mois.

*La vieillesse et la décrépitude sont-elles des obstacles, et
doit-on opérer les enfans ?*

Nous avons prouvé, par des faits irrécusables, que la
vieillesse et l'enfance étaient les deux périodes extrêmes
de la vie où la cataracte se montrait le plus fréquemment.
L'expérience des plus grands praticiens, tels que Saunders,
Farre, Gibson, Scarpa, Lusardi, a prouvé d'une manière
non moins convaincante que les succès étaient aussi plus
nombreux dans l'enfance et la vieillesse que dans l'âge intermédiaire. Cette raison seule suffirait pour faire un devoir aux praticiens d'opérer les enfans, s'il n'y en avait pas
de plus grandes encore qui ont trait à leur existence physique et morale. En effet, l'enfant cataracté de naissance,
ou dans les premières années de sa vie, est réduit à la condition presque végétative d'un mollusque attaché au rocher
qui l'a vu naître. Privé des moyens d'exercice, sa fibre
musculaire est frappée d'un arrêt de développement tel,
qu'il est des enfans, aveugles de naissance, qui ont de la
peine à supporter leur tête et qui ne peuvent marcher
qu'à un âge déjà avancé. Leur figure est sans expression;
elle est désagréablement altérée par le mouvement
convulsif et rotatoire du globe de l'œil : mouvement qui
persiste souvent long-temps après l'opération, et qui doit
être attribué aux efforts que fait l'enfant pour percevoir la
lumière qui pénètre plus facilement par le côté. En traitant
de la cataracte congéniale, nous parlerons de l'âge auquel
cette opération doit être pratiquée sur les enfans, et des
raisons de pathologie chirurgicale qui nécessitent la fixa-
tion de l'opération à un temps déterminé. Si nous examinons ensuite les conditions morales qui engagent à ne point
attendre l'âge de raison pour opérer les enfans, l'on verra
que d'un côté on leur fait perdre un temps précieux pour

leur éducation, que leur intelligence souffre souvent un arrêt de développement par l'isolement où elle se trouve du monde extérieur, et qu'en général leur caractère prend une tournure fâcheuse en raison des fantaisies que leur passent des parens trop tendres, sans doute et qui pensent par ce moyen leur rendre l'existence plus tolérable. Quant à la vieillesse, il faudrait qu'elle eût produit des phénomènes de décrépitude bien avancés pour devenir un obstacle à ce que l'on pratiquât une opération de cataracte, puisque l'expérience a prouvé que c'est à l'âge de quatre-vingts à quatre-vingt-dix ans (1) que les résultats favorables sont les plus nombreux. J'ai opéré une femme qui passait pour être bien plus que centenaire, et M. Amussat en a fait de même sur une femme de cent et quelques années, à la Salpétrière, sans que, dans ces deux cas, un âge aussi avancé ait en rien entravé le succès de l'opération. Dans l'année qui vient de s'écouler, j'ai opéré un grand nombre d'octogénaires avec un succès constant ; il est même arrivé aussi qu'un grand nombre d'entre eux, réduits à un état extrême de dépérissement par le manque d'exercice, ont repris de la force et de la vigueur dès l'instant qu'ils ont pu se remettre à en prendre.

Existe-t-il des cataractes noires et vertes ? On ne peut plus révoquer en doute aujourd'hui l'existence des cataractes noires déjà indiquées par Rolfink (2), maître Jean (3), Wenzel (4), Janin (5), Pellier, Edwards (6), Marc-Antoine Petit (7), Cose et Lusardi (8). Ce dernier surtout

(1) Riberi, ouvr. cité, p. 374. Fabini, journal cité.

2) Rolfink, *Dissert. de cataract.* Jena, 1664.

(3) Maître-Jean, ouvr. cité, ch. xiii, obs. 8, p. 174.

(4) Wenzel, ouvr. cité, Observ. IV, p. 48.

(5) Janin, ouvr. cité, 1772, obs. xi, xii, p. 259.

(6) Edwards, thèse citée.

(7) Marc-Antoine Petit, ouvr. cité.

(8) Lusardi et Cose, *Journal général de la société de médecine,* t. LXVIII, p. 220 et 277.

en a reucontré un très-grand nombre ; cela se conçoit lorsque l'on se rappelle que ce praticien, à l'exemple de Wenzel, a parcouru les principales villes de l'Europe, et doit
être considéré comme l'opérateur contemporain qui a fait
le plus d'opérations de cataractes. Si M. Warnatz (1) se
fût rappelé toutes ces choses, il se fût abstenu des plai-
santeries de mauvais goût qu'il a écrites à ce sujet dans sa
dissertation. Quant à moi, j'admets la cataracte noire non
seulement d'après l'autorité des auteurs susnommés ; mais
encore parce que j'en ai vu et opéré, et que mon ami
Alphonse Robert, chirurgien distingué des hôpitaux de Paris, possède des cristallins noirs dont quelques uns ont été
extraits par hasard sur un cadavre, et d'autres sur des individus vivans qui ont recouvré la vue après l'opération. Il
est difficile d'assigner une cause précise à la couleur noire
de la cataracte, Rosen-Müller (2), pense que la couleur noire
est due à la mélanose.

Mais, ainsi que je l'ai fait observer dans un travail qui
fera partie d'une publication de M. Cunier sur ce sujet,
en raison de ma position à la direction générale des haras
de sa majesté le roi de Sardaigne, j'ai pu examiner un
grand nombre de chevaux atteints de mélanose au plus
haut degré. Jamais je n'ai trouvé de cristallins atteints de
cette maladie ; bien plus, en disséquant l'œil d'une femme
qui avait succombé à la suite d'une affection mélanosique
qui envahissait la face et une partie de l'orbite ; j'ai trouvé
le cristallin complétement sain. Au rapport de M. Sichel (3),
il paraîtrait que M. Langenbek attribuerait cette coloration
à la présence du manganèse dans les cristallins noirs. Je

(1) Warnatz, *Dissert. inauy. de cataracta nigræ* et *Ammon journal*, 1832, p. 295.

(2) Rosen-Müller, *Dissertatio de cataractâ nigrâ, necnon de melanosi*, Eslangæ, 1830, p. 26.

(3) Sichel, ouvr. cité, p. 520.

crois plutôt que cette coloration est due à la présence du pigment noir qui a pénétré dans le cristallin par imbibition ; je suis d'autant plus fondé à admettre cette cause productrice, que j'ai vu la coloration en jaune chez les individus qui avaient succombé à un ictère aigu, et que les animaux qui succombent, après avoir été forcés, ont le cristallin imbibé en rouge par l'exhalation sanguine : M. D'Ammon a constaté la même coloration chez les enfans qui avaient succombé à la suite d'une asphyxie, résultat de leur séjour prolongé dans les divers détroits du bassin. Ce qu'il y a de sûr, c'est que les cristallins noirs ne sont point complétement opaques ; ils ressemblent à du quartz enfumé fortement coloré ; mais quand on les place entre l'œil et une lumière très-vive, on aperçoit celle-ci de la même manière que l'on voit le soleil au travers d'un verre garni de noir de fumée. Cette coloration est presque suffisante pour produire un aveuglement complet, lorsqu'on se rappelle que le cristallin, placé derrière l'iris, ne reçoit plus l'impression de la lumière que par l'ouverture pupillaire. Les symptômes objectifs de la cataracte noire ne sont pas assez évidens pour être pathognomoniques ; ils sont, pour la plupart, communs avec la cataracte et l'amaurose torpide : je pense que les expériences de M. Sanson peuvent servir à éclairer le diagnostic de cette maladie. Lorsqu'elle sera constatée, on lui opposera l'opération. Dans ce cas, il serait bon de préférer l'extraction si elle est faisable, parce que, ainsi que je l'ai observé dans mes Recherches sur la cataracte, il faut avoir les pièces du procès à la main pour prouver que l'on avait raison de tenter cette opération, et pouvoir, si elle échoue, attribuer ce résultat à toute autre cause qu'à une erreur de diagnostic.

Dans les cas où l'on aurait à craindre d'avoir affaire à une amaurose, je ne vois pas pourquoi l'on reculerait devant l'opération, lorsque l'amaurose a résisté à tous les autres moyens et que l'on peut ainsi rendre la vue à un individu déclaré amaurótique. Pareil bonheur échut à M. Wenzel, lorsqu'il opéra le maréchal de Molck et le secrétaire des commandemens de madame Adélaïde.

Grâces à M. Sichel, la cataracte verte sera moins souvent confondue avec le glaucome, et l'on pourra pratiquer l'opération chez des individus que l'on croyait atteints de glaucome, et par conséquent considérés comme incurables. De même que lui, j'ai vu un grand nombre de cataractes vertes considérées comme des glaucomes, et que j'ai pu ensuite opérer avec succès. Nous aimons à emprunter à M. Sichel le passage suivant :

« Fort d'un nombre considérable de faits de ce genre,
» nous ne pensons pas qu'un œil exercé puisse hésiter
» lorsqu'il s'agit du diagnostic différentiel d'une véritable
» cataracte verte et d'un glaucome ou d'une cataracte glau-
» comateuse. L'état parfaitement normal des membranes
» oculaires, la grande dureté de la cataracte verte, l'ombre
» large projetée par l'iris sur l'opacité, la grande mobilité
» de la pupille, le degré de vision qui existe, et qui est
» beaucoup plus considérable à une lumière douce qu'au
» grand jour, la connexité de l'opacité, sa situation peu
» profonde, sont autant de symptômes dont on constate
» facilement la présence dans la cataracte verte, et qu'on
» chercherait vainement dans les cas de glaucome. Dans ce
» dernier, au contraire, l'altération de la texure et l'alté-
» ration de la couleur de l'iris, la difformité de l'ouverture
» pupillaire, son immobilité, le siége profond d'une opa-
» cité concave et d'un vert sale, l'abolition le plus sou-
» vent complète de toute perception de lumière, font fa-
» cilement reconnaître, dans les tissus profonds de l'œil,
» des altérations d'une autre nature que celles qui dé-
» pendent d'une simple perte de la diaphanéité d'un mi-
» lieu transparent de cet organe. La cataracte glaucoma-
» teuse présente en outre tous les caractères d'une cataracte

» molle. On verra plus tard (Anatomie pathologique des
» cataractes) que les cataractes vertes et opérables, ex-
» traites de l'œil, sont très-dures, très-convexes, et d'une
» teinte oranger rougeâtre.

» Si donc, la pupille est en même temps régulière et
» conserve sa mobilité, et que la perception de la lumière
» se trouve proportionnée au degré de l'opacité du cris-
» tallin, la couleur verte de la cataracte à elle seule ne
» constitue pas un indice de mauvais augure, elle n'annonce
» qu'un certain degré de dureté dans la cataracte. Nous
» avons même vu des cas où le noyau du cristallin était
» seulement opaque; l'opacité verdâtre pouvait paraître
» au premier moment avoir son siége dans l'humeur vitréc.
» Dans une circonstance semblable, il faut une certaine
» habitude d'observation et l'appréciation de l'ensemble
» des signes autres que la teinte verte de l'opacité pour
» ne pas se laisser tromper par les apparences. Lorsque,
» plus tard, nous traiterons de quelques points relatifs à
» l'anatomie pathologique de la cataracte, nous revien—
» drons encore sur cette teinte verte des cataractes, et
» sur les causes qui lui donnent naissance (1).»

*Y a-t-il des saisons privilégiées pour pratiquer l'opération
de la cataracte ?*

Cette question a été résolue par la négative toutes les
fois que l'on a pu placer les malades opérés dans des conditions telles qu'ils ne fussent point soumis aux vicissitudes
atmosphériques, aux températures extrêmes de chaud et
de froid. Ces conditions peuvent toujours être remplies
chez les gens riches ou dans les hôpitaux spécialement consacrés au traitement des maladies des yeux, surtout quand
il y a comme à Pavie et à Padoue une salle consacrée exclusivement aux opérés. Dans un article spécialement con-

(1) Sichel, ouvrage cité, p. 502.

sacré à la solution de cette question (1) et inséré dans un journal, j'ai prouvé que l'on pouvait, dans des appartemens convenablement chauffés, soustraire les malades aux influences atmosphériques dans les hivers les plus rigoureux, ce qu'il est impossible de faire dans des hôpitaux privés des commodités suffisantes pour parvenir au but que nous avons indiqué ; voilà la raison pour laquelle on a eu l'habitude d'attendre le printemps et l'automne comme les saisons intermédiaires les plus convenables pour pratiquer l'opération de la cataracte.

Préparation de l'opération. Quoique, en général, on ait renoncé au traitement préparatoire à l'opération de la cataracte, je pense qu'il ne faut point s'abstenir de certaines précautions qui peuvent influer sur sa réussite. Sans entreprendre un traitement préparatoire débilitant révulsif, comme le faisaient autrefois quelques opérateurs , et surtout les Français , il faut préparer quelques malades à l'opération, surtout ceux qui sont affectés d'un vice constitutionnel , parce qu'il peut produire, au moment de l'opération, des phénomènes de réaction ; et si l'on ne décroît point la maladie, il faut tâcher d'améliorer les conditions dans lesquelles se trouve l'individu. Les malades éprouvés par de longues souffrances, exténués par la misère ou par toute autre cause, ont besoin d'être soumis à un régime fortifiant et analeptique. Quant aux hommes bien portans, il faut se borner à leur prescrire une alimentation légère, la suspension des boissons irritantes et faire de manière à ce que leur canal intestinal soit, dans la partie inférieure surtout, débarrassé de matières. La constipation et les efforts de garde-robe qui en sont la suite pouvant avoir, dans les premiers jours de l'opération, des conséquences fâcheuses, surtout quand il s'agit de pratiquer l'extraction; quelques légers minoratifs ou des lavemens purgatifs remplissent parfaite-

(1) *Journal des connaissances médicales* , tom. II , p. 171.

ment ce but. Il ne faut point opérer les femmes trop près de leurs règles ou immédiatement après leur cessation, l'écoulement du flux menstruel prédisposant toujours à l'apparition des phénomènes nerveux. Il y a des précautions morales qu'il importe de ne pas perdre de vue ; par exemple, on voit des malades tellement pusillanimes qu'il faut pendant quelques jours leur parler de cette opération, les encourager, les accoutumer à l'idée qu'elle n'est pas douloureuse ; il en est même qui sont tellement alarmés, qu'ils ne se décident à se laisser opérer qu'après avoir été mis en rapport avec d'autres malades opérés : rien ne les décide comme l'exemple des cas de guérison.

C'est, en général, une mauvaise méthode que d'arriver brusquement sans prévenir un malade ; il éprouve presque toujours un saisissement qui le prédispose aux phénomènes nerveux ; il est certains malades cependant chez lesquels il faut employer ce moyen. Il arrive parfois qu'on a affaire à des malades tellement irritables que leurs yeux se convulsent au moindre attouchement, la paupière se contracte avec force, et alors il serait dangereux de tenter cette opération. Les malades doivent être souvent visités par l'opérateur ; il leur touchera fréquemment les paupières avec un corps froid comme une clef ou tout autre instrument métallique : cette gymnastique médicale finit par leur donner de l'assurance qu'il est nécessaire de rencontrer pour pratiquer cette opération avec fruit : on en peut juger par le fait intéressant que mon ami le docteur Labat a publié dans un journal de médecine (1).

Du choix des aides et des instrumens. Quoique l'on puisse à la rigueur se passer d'aide pour l'opération de la cataracte par abaissement, il est presque impossible de pratiquer convenablement l'extraction de la cataracte sans l'assistance d'un ou de plusieurs individus sur lesquels on puisse compter. Je pose cette restriction parce qu'il

(1) *Archives de la médecine physiologique,* octobre 1834.

n'est pas rare de voir les aides s'évanouir, et que dans la pratique de ce procédé l'opération a presque toujours besoin de ses deux mains pour affermir l'œil, ou assurer l'action du couteau. Le professeur Fabini (1) éprouva sept fois cet accident ; si je suis heureux de ne l'avoir jamais rencontré, je le dois surtout à la précaution que j'ai prise de me servir toujours d'hommes qui m'étaient personnellement connus : un aide peu habitué à ce genre d'opérations laisse quelquefois tomber la paupière en temps inopportun et peut compromettre ainsi le succès de l'opération. Comme il est aussi indispensable d'assurer les mouvemens du malade, il faut le faire sans y mettre de la force et surtout sans laisser penser à celui que l'on opère qu'il est l'objet d'une surveillance active, que l'on peut immédiatement convertir, sur un signe, en des moyens de sûreté. Les aides doivent connaître le nom et l'usage de divers instrumens qui sont souvent nécessaires dans différens temps de l'opération de la cataracte.

Avant l'opération il faut toujours examiner avec soin le tranchant et la pointe des instrumens, parce qu'il arrive souvent qu'ils se sont avariés dans le transport d'un lieu à un autre et que rien n'est plus désagréable pour une opération que de présenter un instrument au tissu que l'on doit attaquer, et d'éprouver de la difficulté à le faire pénétrer. Il est convenable aussi de les plonger dans l'huile, ce qui favorise leur introduction ; Wenzel et Forlenza étaient tellement scrupuleux sur cet article qu'ils ne se servaient jamais de leurs instrumens sans avoir préalablement assayé leur action. Les couteliers se servent à cet effet de deux cilindres en cuivre, dont l'un recouvre l'autre afin de tendre une peau pour essayer les instrumens ; il serait important que les praticiens se munissent de ce petit appareil, qui ne me quitte jamais.

(1) Fabini, journal cité.

Afin de fixer l'attention sur les diverses modifications apportées à l'opération de la cataracte, j'ai cru devoir rapporter le tableau ci-contre, que j'ai extrait de mes recherches sur les causes qui font échouer l'opération de la cataracte. Par ce moyen l'on embrassera d'un coup d'œil l'ensemble de ces modifications.

TABLEAU SYNOPTIQUE
ET DIVISIONS DES DIVERSES MÉTHODES D'OPÉRER LA CATARACTE.

MÉTHODE SIMPLE.

DÉPLACEMENT DU CRISTALLIN HORS DE SON AXE VISUEL.

1° Abaissement proprem. dit. — Scléroticonyxis, en pénétrant par la sclérotique et en attaquant le cristallin par sa face antérieure.

2° id. id. — Sclérotico-hyalonyxis, en pénétrant par la sclérotique à quatre lignes environ de son insertion avec la cornée, traversant la membrane hyaloïde et attaquant le cristallin par sa face postérieure.

3° Broiement sclérotidien, ou discision. . . . . — Procédé par lequel le cristallin et ses annexes sont mis en morceaux, et soumis à la résorption suivant les méthodes de Barbette, de Scarpa, et d'Adams, avec l'aiguille droite, la courbe, ou le petit couteau tranchant d'Adams.

4° Rétroversion ou Réclinaison — Modification apportée à l'abaissement, par Günzius et Willburg, par laquelle le cristallin est déplacé hors de son axe, la face antérieure de la lentille se trouvant placée en haut et la face postérieure en bas.

MÉTHODE COMPOSÉE.

EXTRACTION DU CRISTALLIN ET DE SES ENVELOPPES.

Extraction proprement dite, ou kératonxie. . . . —
1° Avec incision à la partie inférieure de la cornée transparente, méthode arabe renouvelée par Saint-Yves et par Daviel.

2° Avec incision à la partie supérieure de la cornée, méthode du baron de Wenzel, de Santarelli, renouvelée par Jæger, de Vienne.

2° Sclérotomi-réclinaison. . . — Méthode de Gensoul de Lyon, en incisant la sclérotique à une ligne de son insertion à la cornée, et abaissement du cristallin avec la curette de Daviel, comme dans la méthode égyptienne.

3° Sclérotomi-dépression. . . — Méthode de Giorgi d'Imola, avec incision latérale de la sclérotique, au lieu d'élection pour l'abaissement ordinaire ; immersion du cristallin dans l'humeur vitrée avec un couteau-pince lancéolé, avec lequel on peut extraire la capsule au besoin.

4° Kératomi-scléroticonyxis. — Incision à la partie inférieure de la cornée pour extraire la capsule cristalloïde, en même temps qu'une aiguille introduite comme dans la scléroticonyxis ordinaire, broie le cristallin, procédé d'Adams, renouvelé par Quadri.

KÉRATONYXIS.

Kératonyxis et ses modifications —
1° Ponction simple de la cornée à la partie inférieure ou latérale ; abaissement antéro-postérieur, méthode de Col de Villards, de Gleize, Conradi, Buchorn, revendiquée à tort par Dupuytren, Demours et Montain.

2° Ponction de la cornée avec broiement du cristallin et de sa capsule, abandonnant les fragmens à la résorption sans les déplacer (méthode de Saunders), ou en les projetant dans la chambre antérieure (méthode de Jæger).

3° Ponction de la cornée avec perforation de la capsule dont les deux feuillets deviennent adhérens, lorsque l'on a évacué l'humeur laiteuse (méthode de Saunders pour la cataracte congéniale), employée avec succès par Farre, Travers, et modifiée par Carron du Villards.

D'après le tableau que nous venons d'indiquer ci-contre, l'opération de la cataracte doit être partagée en trois grandes catégories, qui peuvent elles-mêmes fournir des modifications opératoires assez tranchées pour former autant de méthodes diverses.

Ces principales catégories ou divisions sont :

A. Le déplacement du cristallin opaque de l'axe visuel, et qui se pratique : 1° en pénétrant dans l'œil à travers la sclérotique et en immergeant le cristallin dans le corps vitré ; c'est l'abaissement proprement dit, ou scléroticonyxis. 2° A travers la sclérotique, en faisant la ponction de cette tunique beaucoup plus loin que dans l'abaissement ordinaire à trois lignes, au moins, de son union avec la cornée, en traversant la membrane hyaloïde pour attaquer le cristallin par la face postérieure. Cette méthode proposée et exécutée par Bowen, se nomme sclérotico-hyalonyxis. 3° Le broiement au moyen duquel en suivant les règles de l'abaissement proprement dit, on broie et on triture le cristallin et ses annexes, dont les fragmens sont abandonnés dans la chambre postérieure, ou jetés en partie ou en totalité, dans la chambre antérieure pour faciliter leur absorption, soit que l'on suive la méthode de Scarpa, soit que l'on exécute celle d'Adams, qui consiste à couper le cristallin avec un petit couteau-aiguille. 4° Par la rétroversion ou réclinaison, procédé dans lequel le cristallin est déplacé hors de son axe, de manière que la face antérieure de l'organe vienne se placer en haut, et la face postérieure en bas. 5° Par la kératomi-réclinaison, méthode usitée en Egypte depuis un temps immémorial et dont les détails m'ont été transmis en 1820 par mon ami, le docteur Herbeer, et dont j'ai été à même de vérifier l'exactitude dans les lettres écrites du Caire par le docteur Pariset, et insérées dans le *Moniteur*. Ce procédé, ainsi que l'indique son nom, est une opération mixte qui consiste à inciser avec une lancette garnie de linge, la cornée transparente dans le lieu indiqué par Daviel; puis à introduire une petite spatule d'or, plate, au travers de la solution de continuité de la cornée, pour abattre le cristallin de haut en bas, et le plonger dans le corps vitré. 6° Par la sclérotomi-réclinaison qui ne diffère du procédé égyptien qu'en ce que l'on fait la section de la sclérotique à la partie inférieure de son union avec la partie transparente. 7° Enfin par la méthode du professeur Giorgi d'Imola, laquelle est encore un procédé mixte consistant à inciser la sclérotique dans le lieu d'élection pour l'abaissement ordinaire, avec un couteau lance à deux lames, formant pinces, s'ouvrant et se fermant à volonté, et au moyen duquel on peut non seulement abaisser le cristallin, mais encore l'extraire, au besoin, en partie ou en totalité, avec la capsule.

B. L'extraction du cristallin et de ses enveloppes. Cette méthode, évidemment connue des anciens, mais oubliée depuis long-temps jusqu'au moment où elle fut remise en pratique par Daviel, s'exécute : 1° En incisant la cornée transparente à sa partie inférieure, avec un seul ou avec plusieurs instrumens, comme le faisait le chirurgien de Marseille, et à sa partie supérieure, à droite, à gauche ou latéralement, comme le pratiquaient Wenzel ou Santarelli (1); 2° en faisant une ouverture aux divers points de la scléro.-tique comme le proposait Benjamin Bell, qui fit ses expériences sur le cadavre, et comme l'exécutaient Earle et Lobenstein qui opérèrent sur le vivant. Quadri incise la sclérotique à l'angle externe, à deux lignes de la cornée avec le couteau de Wenzel; il introduit par cette ouverture un instrument en forme de pince, dont il applique une branche sur la face antérieure du cristallin, et l'autre sur sa face postérieure en enlevant ainsi le corps et sa capsule. Enfin en mettant en usage une méthode mixte, proposée

(1) Santarelli, *Ricerche per facilitare l'estrazione della cateratta* Vienne, 1798, in-8.

et exécutée par Adams, et successivement par Quadri, qui consiste à inciser la cornée à sa partie inférieure pour aller chercher la capsule du cristallin, en même temps qu'une aiguille introduite dans le lieu d'élection pour la scléroticonyxis, broie et réduit en pièces la lentille.

C. La kératonyxis, ou abaissement antéro-postérieur, soit que la cornée soit percée en haut, en bas, en côté, par les méthodes de Col de Villards, de Conradi, Buchorn, Montain, en déprimant la cataracte en masse avec ses annexes ; soit qu'on la brise, ainsi que le pratiquaient Saunders, Farre, en laissant la capsule en place, ou en broyant le tout, comme l'exécutent Travers, Tyrrel, ou selon la modification que j'ai apportée à ce procédé.

HISTOIRE DE L'ABAISSEMENT.

L'opération de la cataracte par abaissement se perd dans la nuit des temps. On en trouve la trace non seulement dans les ouvrages de la plus haute antiquité, mais encore dans les traditions de l'Indostan et de la Chine qui remontent à la période la plus éloignée. Celse a parfaitement décrit le manuel de l'opération; on peut s'en convaincre en lisant ses ouvrages (1); Pline, qui avait connu la faculté dilatante de la belladone, rapporte que l'on en tirait un grand parti pour l'opération de la cataracte. Voici comment il s'exprime : *Le même simple* (pimprenelle) *est bon encore pour dilater les tégumens qui forment la prunelle; aussi est-il d'usage d'en enduire préalablement les yeux malades avant de les piquer avec l'aiguille pour abattre la cataracte* (1).

Le docteur Scott, qu'un long séjour dans l'Inde avait mis à même de bien connaître les usages et les coutumes des Indous, rapporte que ces peuples connaissent très-bien

----

(1) Pline, *Histoire naturelle*, vol. I, liv. 25, chap. 4, pag. 234, trad. de Holland.

l'opération de la cataracte et qu'ils l'exécutent de diverses manières. La plus usuelle diffère matériellement de celle qui nous a été transmise par les Grecs ; car ils emploient deux instrumens , dont l'un est destiné à percer la sclérotique au lieu d'élection, l'autre, que l'on introduit dans l'ouverture, et avec lequel on abaisse la cataracte, ayant soin de laisser l'instrument dans l'œil jusqu'à ce que l'on se fût assuré que la cataracte ne remontait pas. La communication du docteur Scott fut tournée en dérision par des hommes qui font métier de tout blâmer sans rien approfondir : cependant elle n'a rien de ridicule, et l'on peut voir dans les ouvrages de Taylor (1) qu'il employait le même procédé qui lui valut une si haute réputation, ainsi que l'observe très-bien Arrachard (2) qui fit aussi connaître cette méthode. Enfin, pour dernière preuve, voici venir M. Souty, chirurgien de la marine royale française, qui non seulement a vu pratiquer cette opération dans l'Inde, mais encore a rapporté les instrumens dont se servent les opérateurs indiens. Cette méthode, du reste, ne diffère que très-peu de celle employée aujourd'hui en Égypte (3).

Jusqu'au moment où l'extraction de la cataracte fut réintégrée dans le domaine de la chirurgie moderne, l'abaissement fut la seule méthode en vigueur ; alors l'esprit de parti et d'engouement qui signala l'apparition de l'extraction fit rejeter l'abaissement ; mais les travaux d'Heister, la découverte des facultés absorbantes de l'humeur aqueuse par Pott, connue de Banister et Barbette (4), les sages préceptes donnés par Scarpa, et surtout les insuccès de l'extraction rendirent à l'abaissement son ancienne splendeur. C'est aujourd'hui la méthode la plus généralement employée, ainsi qu'on peut s'en convaincre en par-

(1) Taylor, *Di un nuovo metodo di ristabilire la vista.* Pesaro, 1755.
(2) *Examen du Mémoire du professeur Ludwig* , p. 144.
(3) Pariset, *Lettres écrites du Caire* , insérées dans le *Moniteur.*
(4) Carron du Villards, Recherches citées.

courant les écrits contemporains. On a fait subir au manuel opératoire différentes modifications : la plus importante est le broiement : au moyen de ce procédé, après avoir broyé et détruit la lentille opaque et ses annexes, on les fait passer dans la chambre antérieure, ou bien on les immerge, dans les profondeurs de l'humeur vitrée, où ils ne tardent pas à être absorbés en totalité. Le broiement bien fait produit de même que l'extraction une cure radicale sans en offrir les inconvéniens ou les dangers. Reste enfin la réclinaison proposée par Villeburg, qui consiste à renverser le cristallin, sans le déprimer dans l'éponge hyloïdienne ; par ce procédé le cristallin est difficilement séparé de ses liens, il n'est pas retenu par l'éponge hyloïdienne, de telle façon qu'il remonte souvent. Cette méthode, que les Allemands emploient généralement est excessivement défectueuse, et c'est à elle que l'on doit attribuer la plupart des reproches faits alors à l'abaissement proprement dit, puisqu'ils ne doivent s'adresser qu'à la réclinaison.

C'est moins par respect pour les traditions de mon illustre maître que par les avantages réels et constans que j'en ai toujours tirés, que j'ai l'habitude d'instiller dans l'œil de tout individu qui doit être opéré de la cataracte, quatre ou cinq gouttes de belladone : c'est la veille au soir qu'il faut faire cette instillation afin de laisser disparaître la rougeur que produit cette application, rougeur que l'opération pourrait convertir en une véritable conjonctivite locale. J'emploie ordinairement huit grains de belladone et quatre grains de jusquiame dans un gros et demi d'eau : l'association de ces deux médicamens produit une dilatation plus grande que quand on les emploie isolément ; il faut chercher à obtenir le plus grand degré de dilatation possible. Je trouve à cette pratique les avantages suivans :

1° Plus l'iris est dilaté, plus tôt il est facile de suivre le trajet de l'aiguille au moment où elle pénètre dans la chambre postérieure; l'on court bien moins le risque de passer la cristalloïde et le cristallin.

2° La dilatation constante de la pupille laisse à l'opérateur un vaste champ, pour suivre les mouvemens de l'aiguille, afin de mieux apprécier son action sur le cristallin, et la direction qu'on lui donne en le précipitant dans le corps vitré.

3° Si l'on a affaire à une cataracte laiteuse, dont la rupture peut troubler l'humeur aqueuse, l'on peut espérer, grâce à la grande dilatation de la pupille, de briser les enveloppes du cristallin sans accrocher l'iris, lors même que celui-ci a disparu au milieu du nuage laiteux.

4° Lorsqu'en cherchant à déprimer une cataracte dure, celle-ci bascule sous l'aiguille et passe immédiatement dans la chambre antérieure : rien n'est plus facile alors que de l'en déloger, si la pupille a une dilatation suffisante, dans le cas contraire la lentille reste emprisonnée derrière l'iris, il est alors nécessaire de faire une section de la cornée pour éviter les conséquences fâcheuses de la compression qu'elle produit.

5° Enfin la dilatation de la pupille produit l'avantage important que voici : Quand on a affaire à une cataracte avec adhérence dans un ou plusieurs points de sa circonférence, celle-ci se trouvant plus tendue au moment de la dilatation, il est plus facile de la couper avec l'aiguille.

Les opinions sont encore bien divergentes dans l'élection du point où l'on doit introduire l'aiguille; les uns veulent que ce soit à une demi ligne ou au plus à une ligne de l'union de la cornée avec la sclérotique; les autres à deux lignes, à six lignes, et presque tous apportent pour justifier leurs préceptes, des raisons souvent inadmissibles et ridicules. Quant à nous, nous suivons exactement le principe de Scarpa, et nous pratiquons la ponction des membranes de l'œil à une ligne et demie de l'union de la cornée à la sclé-

rotique, et à une demi-ligne au dessous du diamètre transversal de l'œil.

Voici les raisons qui font donner la préférence pour pénétrer dans l'œil au lieu que nous avons indiqué.

1° Si l'on fait la ponction plus près de la cornée, on traverse les procès ciliaires, non point que la blessure en soit
dangereuse, mais ceux-ci étant abondamment pourvus de
vaisseaux sanguins, on a à redouter une petite hémorrhagie
qui trouble l'humeur aqueuse.

2° A peine la pointe de l'aiguille a-t-elle traversé les
membranes, qu'elle se trouve de suite en rapport avec la
périphérie du cristallin qui est près de l'iris ; car, le diamètre ordinaire du cristallin étant de quatre lignes, et celui de l'iris de cinq lignes et un peu plus, on courra la
chance de voir la pointe de l'instrument pénétrer dans le
cristallin avant que son grand diamètre ait traversé la sclérotique et la choroïde.

3° En se servant d'un instrument très courbe , tel que
celui de Scarpa , si l'on perce la sclérotique à une demi-
ligne en avant de la cornée , l'instrument traverse obliquement les limites antérieures de la choroïde et blesse l'iris
dans sa périphérie , tandis qu'en suivant les principes que
nous venons d'indiquer plus haut, on évitera cet accident.

4° Enfin, si l'on faisait la ponction à deux lignes et demie, trois lignes de la cornée, on ne blesserait point,
comme le prétendent quelques uns, l'expansion aponévro-
tique du muscle droit externe , parce qu'elle se termine à
quatre lignes de la cornée ; on n'aurait pas plus de chances
à attaquer les filets du sixième nerf encéphalique , parce
qu'ils se perdent dans la partie charnue susnommée; mais on
blesserait la rétine qui va jusqu'à deux lignes de la cornée.
On attribue à cette blessure les phénomènes nerveux locaux et généraux qui apparaissent pendant l'opération; il
serait plus rationnel, selon moi, de les attribuer à la lésion de quelques nerfs ciliaires, parce que dans les opéra-

tions d'hyalonyxis, faites par M. Bowen, cet opérateur qui traverse toujours la rétine, n'a pas eu à combattre plus d'accidens nerveux que, d'autres chirurgiens suivant une méthode opposée.

5º C'est pour éviter les nerfs et artères ciliaires que l'on donne le précepte de percer la sclérotique une demi-ligne plus bas que le diamètre transversal de l'œil ; malheureusement il ne met pas toujours à l'abri de cet accident ; car il est des individus chez lesquels les nerfs ciliaires se bifurquent à l'infini avant d'arriver aux confins de la choroïde.

Procédé opératoire. Lorsque tout est prêt pour l'opération, l'on fait asseoir le malade auprès d'une fenêtre, au nord s'il est possible, afin que l'œil soit bien éclairé sans donner de reflet. L'élévation de la tête sera telle que l'opérateur puisse dominer commodément le champ de la pupille, et voir facilement dans le fond de l'œil, qu'il reste debout ou assis pour opérer. Depuis long-temps, à l'exemple de MM. Panizza (1) et Riberi (2), j'ai pris pour habitude d'opérer debout ; dans cette position, les mouvemens des bras et de la main sont plus libres, et il devient plus facile de suivre les mouvemens de recul que font les malades inquiets ou irritables. Ceux qui débutent dans cette opération ou qui ont la main mal assurée, doivent se tenir assis, avec la précaution de mettre le malade sur une chaise excessivement basse, et qui leur permette de se servir de leurs genoux pour point d'appui de leur coude. Après avoir placé sur l'œil que l'on ne veut pas opérer une compresse maintenue en place par un bandage monocle, on confiera à un aide intelligent le soin de tenir la tête du malade appuyée contre sa poitrine, qu'il affermira dans cette position en passant une de ses mains sous le menton ; de l'autre main il soulevera la paupière avec une petite compresse

(1) Panizza, ouvr. cité.
(2, Riberi, ouvr. cité.

fine ou mieux encore avec l'élévateur de M. Comperat;
l'opérateur, armé d'une aiguille de Scarpa préalablement
plongée dans l'huile, et tenue comme une plume à écrire
avec la main droite ou la gauche, suivant l'œil qu'il doit
opérer; portera le manche de l'instrument presque parallèlement à la tempe, afin de présenter la pointe de l'aiguille à la sclérotique, la concavité tournée en bas et la
convexité tournée en haut. Avec les doigs annulaire et médius de la même main il prendra un point d'appui à l'union
de la tempe à son orbite, tandis qu'avec l'index et le médius il abaissera la paupière intérieure, puis avec le
doigt médius de la main opposée il abaissera la paupière
inférieure. Dans ce moment, il engagera le malade à
regarder son nez, alors il enfoncera l'aiguille dans
le point d'élection, et il traversera la conjonctive, la
sclérotique et la choroïde; aussitôt que le plus grand
diamètre du tranchant de l'instrument aura traversé la
sclérotique, on s'en apercevra facilement au manque
de résistance que l'on éprouve : dans ce moment la
pointe de l'aiguille se trouve plongée derrière le bord externe du cristallin. Ce premier temps de l'opération doit
être remplacé par le second, qui consiste à ramener la
pointe de l'aiguille dans le champ de la pupille. Cette
partie de l'opération demande un soin extrême; car si,
dans ce moment, on ramenait rapidement le manche de
l'instrument vers la tempe on heurterait le cristallin que
l'on pourrait entraîner en avant, ce qui gênerait considérablement la manœuvre. Pour obvier à cet inconvénient, il
faut retirer l'aiguille jusqu'à ce que l'on voie reparaître en
dehors une partie du tranchant : c'est ce moment qu'il faut
saisir pour rapprocher le manche de la tempe et pousser
légèrement en avant l'aiguille, dont on ne tarde pas à voir
arriver la pointe au centre de la pupille. Ce temps de l'o-
pération est assez difficile, et ne peut être suppléé par aucune autre manœuvre : car si l'on voulait pousser directement la pointe de l'instrument vers le centre de la pupille

immédiatement après avoir dépassé la sclérotique, on éprou-
verait une très-grande difficulté pour y parvenir sans blesser l'iris, accident d'autant plus fréquent que la pupille est
moins dilatée et l'aiguille moins courbe.

Lorsque l'aiguille est parvenue au centre de la pupille,
qu'elle y est dégagée de toute entrave, c'est-à-dire lorsqu'elle n'a point pénétré entre le cristallin et sa capsule,
ce dont on s'assure en portant le dos de l'aiguille du côté
de la cornée, il faut, après l'avoir ramenée à l'horizon, la
pousser dans la même direction jusqu'à ce qu'elle arrive à
la partie du cristallin qui correspond à l'angle interne de
l'œil, là où s'arrête la plus grande dilatation de la pupille.
Au moyen de cette modification apportée par le docteur
Panizza au procédé de Scarpa, on agit sur le cristallin dans
un plan oblique d'avant en arrière et de haut en bas : de
cette manière on lutte plus efficacement contre les puissances
qui tiennent le cristallin en place : en chargeant la cataracte
par le centre, on aurait à vaincre toutes ses attaches à la
fois, et l'on courrait ainsi le risque de produire le décollement de la gaîne ciliaire, ou de la grande circonférence
de l'iris : pour peu que l'on y réfléchisse, on verra que,
par le procédé du professeur Panizza, la rupture des adhérence du cristallin ne se fait que graduellement. Le résultat de cette manœuvre a pour but de faire partir le
cristallin avec sa capsule dans l'humeur vitrée qui pénètre
dans la chambre postérieure : toujours poussée par la même
force, la lentille dilacère les poches des cellules de l'éponge
hyaloïdienne, et arrive ainsi jusqu'à ce qu'elle soit parvenue dans l'espace situé *inter abducentem et deprimentem
musculum.*

Comme on vient de le voir, nous nous abstenons dans
ce procédé de déchirer d'abord la capsule, procédé vicieux
donné par Ferrein et qui a eu beaucoup d'imitateurs. M. Panizza est tellement pénétré de l'importance de ce procédé,
qu'il conseille de se servir de la tige et du dos de l'aiguille

pour opérer l'immersion du cristallin dans l'humeur vitrée, voici les raisons qu'il donne pour appuyer sa manière de voir :

1° Aussitôt que le cristallin a été immergé dans l'humeur vitrée, on ramène l'aiguille vers le centre de la pupille ; cette manœuvre se fait avec facilité lorsque le cristallin est dur ; mais pour peu qu'il soit mou, si on le charge avec la pointe de l'aiguille, on court la chance de la fixer dans la lentille opaque, d'où il est souvent difficile de la dégager.

2° Si l'accident que nous venons de décrire a lieu, l'on ne peut maintenir le cristallin dans le lieu choisi pour son abaissement, et en cherchant à le dégager on risque de froisser la rétine ou d'être obligé de retirer l'instrument, ce qui souvent ramène le cristallin au niveau du diamètre transversal de l'œil, et fait croire qu'il est remonté ; quand le cristallin sera dégagé, l'on ramènera l'aiguille au centre de la pupille, puis on décrira des arcs de cercle et des cônes dont la base correspondra à l'extrémité de l'aiguille qui appuie sur la sclérotique. Ces circonvolutions seront d'autant plus étendues, que l'on portera l'aiguille plus en avant du côté de l'angle interne de l'œil. Cette manœuvre a pour but de broyer la capsule transparente qui aurait pu échapper à l'action du premier temps de l'opération ; puis, pour établir une différence un peu marquée dans la pesanteur spécifique de l'humeur vitrée et du cristallin au profit de celui-ci (1), il faut diviser et rompre avec l'aiguille les cellules de l'humeur vitrée. Ce moyen n'est pas toujours suffisant ; car il peut arriver que par la nature d'une altération organique, le cristallin se soit atrophié et par conséquent soit plus léger que l'humeur vitrée. Dans ce cas, il faut recourir aux moyens proposés pour attaquer les cataractes molles, latentes ou tremblantes ; ce sera le sujet du chapitre suivant.

Abaissement des cataractes molles en masse ou par broiement (Discisio). Malgré que l'on ait eu la précaution de ne point attaquer la cristallin avec la pointe de l'aiguille, son enveloppe est souvent si mince et si peu résistante, sa substance si friable et pulpeuse, que la tige de l'aiguille pénètre dans le corps opaque avec la plus grande facilité. Lorsque la substance est laiteuse, il se forme souvent un épanchement qui obscurcit complétement les humeurs de l'œil : c'est alors qu'on sent tout l'avantage d'avoir dilaté largement la pupille ; il faut aussi se rapp eler les considérations anatomiques chirurgicales sur les rapports de l'iris avec les parties environnantes.

Si le cristallin se rompt en un ou plusieurs fragmens, il faut alors saisir chaque fragment avec l'aiguille, et l'emmener à son tour dans les profondeurs de l'humeur vitrée. C'est dans ce cas que l'on sent tout le prix du crochet qui termine l'aiguille du professeur Scarpa ; comment avec une aiguille ordinaire pourrait-on saisir le petit fragment flottant qui fuit au devant de l'instrument, tandis que l'on accroche facilement des morceaux de la lentille ou de sa capsule avec l'aiguille très-courbe. S'il devenait difficile de les jeter dans l'humeur vitrée, il faudrait les pousser dans la chambre antérieure, où ils seront soumis à l'action de l'humeur aqueuse, qui, ainsi que l'a prouvé Scarpa', les dissout très-facilement. Lorsque l'humeur aqueuse a été troublée complétement par l'épanchement de l'humeur cristalline liquéfiée, il n'est plus possible de voir ni l'aiguille ni l'iris ; on doit bien se garder de retirer l'aiguille comme le pratiquent quelques opérateurs ; grâce à la dilatation de la pupille, l'on pourra décrire les zones coniques dont nous avons parlé précédemment. Par ce moyen l'on aura détruit suffisamment de la capsule pour que, après l'absorption de l'humeur cristalline, le champ de la pupille soit assez grand pour donner passage à des rayons lumineux qui arrivent nettement dans l'intérieur de l'œil.

Ceux qui ont rencontré comme moi un grand nombre de

cataractes laiteuses répondront victorieusement aux paradoxes de certaines gens qui blâment la dilatation de la pupille dans l'opération de la cataracte par abaissement. Si l'expérience du professeur Scarpa, de Moriggi, de Caïroli, de Panizza et de tant d'autres de ses élèves ne détruisait pas de semblables suppositions, le simple raisonnement en ferait justice : en effet, lorsque l'aiguille peut parcourir un champ vaste, il est facile de détruire le cristallin et ses annexes. S'agit-il de faire passer dans la chambre antérieure les fragmens de la lentille opaque ? Rien n'est plus simple lorsque la dilatation de la pupille laisse à peine une petite arête à franchir : en outre, on ne laisse point des fragmens de cristallin à cheval sur l'iris ou engagés dans la pupille : leur présence étant plus que suffisante pour déterminer des inflammations de l'iris ou la production de fausses membranes.

Il ne faut point se le dissimuler, les fragmens du cristallin ne peuvent pas toujours être projetés dans la chambre antérieure ; il faut alors abandonner la masse broyée à l'action de l'humeur aqueuse, ils seront absorbés sur place, ce que l'expérience a prouvé. Ce fut Banister qui le premier observa en 1622 la puissance dissolutrice de l'humeur aqueuse. En 1783, elle fut posée en principe, par Barbet (1), en ces termes : « Licet cataracta non satis intrà pupillæ » regionem sit depressa, dummodo in particulas sic divisa, » perfecta visio intra sex aut octo septimanas sæpissimè » redit, licèt tota operatio absque nullo fructu peracta » videatur ; quod aliquotiès experientia edoctus loquar. »

Si au bout de quelques semaines la pupille ne se débarrasse point des fragmens du cristallin, l'on peut, aussitôt que les phénomènes inflammatoires sont dissipés, reporter l'aiguille dans l'œil et recommencer l'opération. Les chirurgiens anglais connaissent tellement la puissance absorbante et dissolvante de l'humeur aqueuse, qu'un grand nombre

(1) *Chirurgia Barbetti*, Genevæ, 1683, p. 49.

d'entre eux , en première ligne desquels il faut placer
M. F. Tyrrell, un des plus habiles opérateurs, de cataracte
existans , se bornent à pratiquer , dans un grand nombre
de circonstances , la destruction de la capsule du cristallin
dans son centre ou dans son tiers externe , sans provoquer
aucun déplacement : après quelques semaines ou au plus
tard quelques mois, le cristallin est complétement absorbé.
Il arrive fort souvent que le malade ou l'aide s'évanouissent (1) : pour peu que la cristalloïde antérieure ait été déchirée , le cristallin finit par être absorbé ; voici deux faits
entre un grand nombre d'autres que je me bornerai à citer.

Le 20 septembre 1828, le frère Pasquale de Marollo,
religieux capucin , oculiste fort habile , fut consulté par la
femme Angela Pedemonte, femme de service du marquis
de Cariegga. Cette femme, privée de l'œil gauche, portait
une cataracte et un petit leucoma de l'œil droit : curieuse de
recouvrer la vue , elle réclama l'opération, en cachant avec
soin une grossesse de cinq mois : au moment où fra Pasquale introduisait l'aiguille , l'étudiant en médecine qui lui
servait d'aide s'évanouit, et en tombant donna une telle secousse à l'opérateur que l'aiguille sortit brusquement de
l'œil et vint s'implanter dans la joue de la patiente.

Cependant la capsule du cristallin avait été ouverte, et
en moins de trois mois l'absorption fut complète. La malade recouvra la vue et put se livrer à ses occupations de
ménage : un an après, l'opérateur la rencontra se promenant
sans peine dans les rues de Gênes, où l'affluence des pro-
meneurs est assez grande.

Le 21 octobre 1823, le même opérateur eut encore la
contrariété de voir son aide tomber en défaillance au moment où il opérait la R. M. Benedicta Pia, religieuse de
Ste-Claire : dans un monastère d'Asti, fra Pasquale n'eut

(1) Cet accident est tellement fréquent, que le professeur Fabini
de Pest l'a rencontré cinq fois dans la même année , et que le capucin
oculiste de Gênes a été plusieurs fois obligé d'abandonner son opération.

pas le temps de retirer l'aiguille ; mais le crochet avait ou vert légèrement la capsule. Trois mois après il apprit que tout le corps opaque avait été résorbé , ce qu'il put constater lui-même en visitant la religieuse trois ans après.

Abaissement des cataractes adhérentes à l'iris. Les adhérences de l'iris avec le cristallin sont d'autant plus fréquentes , que nous avons prouvé par l'expérience de nos maîtres , de nos contemporains , et par des faits qui nous sont propres qu'une grande quantité d'opacités de cette lentille sont consécutives à une inflammation. Dans quelques circonstances ces adhérences sont appréciables au premier aspect ; mais dans d'autres cas, elles ne le deviennent qu'après la dilatation de la pupille au moyen de la belladone : cela seul suffirait pour prouver les avantages de cette dilatation : ces adhérences sont quelquefois fort légères , elles ne modifient nullement les rapports de la chambre antérieure avec la postérieure , ce dont on s'assure en examinant l'œil de profil. Cette apparence normale ne doit point en imposer, car après la dilatation préalable, on est étonné de voir l'iris bridé de toutes manières et produire des irrégularités très-marquées de la pupille : ces adhérences peuvent exister en un ou plusieurs points de la circonférence ; il est même des cas où elle est complète dans tous les points de l'iris.

Dans tous les cas, l'abaissement de la cataracte adhérente est toujours une opération difficile, si difficile même et si dangereuse, que Richter se demande si ce n'est pas une opération livrée au hasard et qu'un chirurgien prudent ne doit point tenter. Le professeur Panizza (1), se fondant sur ses propres opérations et sur les observations rapportées par Barratta (2), affirme que dans presque tous les cas l'on peut parvenir à détruire les adhérences du cristallin avec l'iris, et terminer l'opération par abaisse-

(1) Ouvrage cité , pag. 76.
(2) Ouvrage cité, tom. II, obs. 83 , 84 , 85.

ment proprement dit, soit par broiement. J'avais besoin
de cette autorité pour étayer l'opinion que j'ai émise
dans mes Recherches sur la cataracte et que j'avais formulée
en ces termes : pourvu que dans le côté externe, lieu d'é-
lection où l'on enfonce l'aiguille de Scarpa, il se trouve un
petit point de l'iris libre, je me fais fort de terminer l'o-
pération en observant les règles suivantes :

1° Chercher à obtenir la plus grande dilatation possible
de la pupille, pour suivre avec exactitude les mouvemens de
l'aiguille.

2° Introduire l'instrument comme dans le procédé ordinaire, le conduire jusqu'au centre de la pupille ; de là, si
l'adhérence est vers le grand angle de l'œil, pousser l'instrument la pointe en bas, jusqu'au moment où il rencontre l'adhérence.

3° Il faut alors abaisser le manche de l'instrument que
l'on porte sur la bride : quelques mouvemens de va-et-vient
accompagnés d'une légère pression, suffisent pour détruire
cette bride, et libérer ainsi l'iris des liens anormaux qui le
fixaient au cristallin ou à sa capsule : cette manœuvre, plus
simple à exécuter qu'à décrire, m'a presque toujours réusssi.
Lorsqu'il existe un grand nombre de brides, l'on voit l'iris
changer de forme à chaque adhérence que l'on détruit, et
j'ai vu des pupilles triangulaires ou en forme de trèfles,
devenir parfaitement circulaires à la fin de l'opération. Je
crois que les succès obtenus par cette méthode eussent fini
par modifier les opinions que le professeur Scarpa avait
émises dans ses lettres à Maunoir (1), dans lesquelles il
déclare que l'on doit toujours renoncer à détruire les adhérences, lorsqu'elles sont nombreuses, et qu'il faut se décider à pratiquer une pupille artificielle. Dans quelques circonstances j'ai pratiqué en deux temps l'opération dont
j'ai parlé plus haut, et à époques assez éloignées l'une de

(1) Carron du Villards, ouvrage cité, pag. 120, 1re édit.

l'autre. Si l'on ne pouvait point détruire ces brides, ou que le cristallin fût complétement adhérent, il faudrait alors perforer la cataracte dans son centre, et procurer par-là un passage aux rayons lumineux : ce procédé, inventé par mon illustre compatriote Bertrandi (1), fut plus tard érigé en méthode générale par Heister (2) et par Saunders (3). Cette opération peut se pratiquer, par la sclérotique ou par la cornée. Lorsque l'adhérence est complète, on ne peut pénétrer dans l'œil que par la cornée.

Procédé opératoire. Le malade est placé comme pour l'abaissement ordinaire (voyez page 289); l'opérateur saisit une aiguille de Saunders, excessivement fine et tranchante à sa pointe; il l'enfonce dans la cornée à une ligne et demie, deux lignes de son diamètre central, il la porte hardiment dans la substance du cristallin, qu'il traverse dans tout son entier. Lorsque ce temps est exécuté, il tourne l'aiguille entre ses doigts, puis il lui fait décrire de petits arcs de cercles, afin de perforer le cristallin dans un diamètre égal à celui de la pupille. Rarement le malade y voit sur le moment. Ce n'est qu'après quinze ou vingt jours que la pupille se débarrasse; l'absorption continue, et presque toujours le cristallin s'absorbe en entier. Cette opération n'est pas communément suivie d'accidens ; on peut la répéter plusieurs fois, et, grâce à elle, j'ai guéri des malades dans une position très-fâcheuse. Je me bornerai ici à rapporter l'histoire du colonel Esterippa et de madame Jourdain, que j'ai présentée à l'Académie, dans sa séance du 6 décembre 1836.

(1) Bertrandi, *Traité des opérations*, édit. française, pag. 280.
(2) Heister, *Institutiones chirurgicæ*, tom. 1ᵉʳ, pag. 557, in-4.
(3) Saunders, ouvr. cité.

1re OBSERVATION.

Cataracte adhérente à l'iris dans toute sa circonférence ; perforation centrale ; absorption ; guérison.

Don Vicento Esterippa , de Madrid , âgé de soixante-dix ans , d'une haute stature , goutteux , fut forcé d'émigrer à la suite des événemens qui suivirent la proclamation de la constitution. Le climat de Paris lui occasiona des malaises généraux , parmi lesquels les maux de tête jouèrent un grand rôle. Il y a quelques années qu'il commença à perdre la vue dans l'œil droit , et un médecin qu'il consulta ne tarda pas à y reconnaître une cataracte presque complète et une commençante à l'œil gauche. Il vint alors me prier de débarrasser l'œil droit, en attendant que ce fût le tour du gauche : je reconnus une cataracte molle, et je me proposai le broiement sclérotidien.

L'opération fut faite en présence de MM. Ebres, Comperat, Bergue et autres, le cristallin était pulpeux, et il ne fut pas possible d'en abaisser une seule partie après le broiement.

Il fallut attendre les effets de l'absorption, qui fut trèslente. L'œil gauche se prit pendant le temps que dura l'absorption, et je me décidai à l'opérer ; mais le cristallin paraissait uni intimement à l'iris ; la pupille , après un sixième de sa dilatation , restait insensible à l'action de la belladone. Je préférais broyer le cristallin au centre , par la méthode de Saunders ; je recourus à ce moyen, et, après quelques mois d'attente, le colonel a recouvré complètement la vue.

2e OBSERVATION.

Cataracte adhérente à gauche ; interlamellaire ; opération ; guérison.

Madame Jourdain, demeurant rue de la Tour des Dames, n° 11, vint, il y a quelques années, pour me consulter sur sa vue qu'elle perdait de jour en jour, par l'opacité de ses cristallins : à peine m'eut-elle déclaré son nom que, je lui demandai immédiatement si elle ne serait point la personne dont le nom figurait dans un livre qui traitait des cataractes guéries sans opération ; elle répondit par l'affirmative. Elle accepta avec empressement l'opération, et six jours après, elle fut opérée en présence de MM. Tanchou, Branzeau, Lamorier et autres. A l'œil droit seulement, la cataracte était pulpeuse, mais assez résistante cependant pour être abaissée en partie : cette opération fut heureuse, nonobstant un accident grave auquel la malade fut soumise pendant sa convalescence.

Quelques mois après, l'on pensa à opérer l'œil gauche ; mais comme l'iris était immobile et adhérent, je perforai le cristallin au centre en passant par la cornée ; l'absorption se fit lentement, mais également : Madame Jourdain a obtenu une guérison complète : dans l'œil droit broyé, il reste un fragment de capsule imperceptible ; dans le gauche perforé, la pupille est du plus beau noir.

Règles générales de l'abaissement. Les règles générales pour la dépression, qui concernent l'examen de l'instrument, les précautions pour contenir l'opéré et le calmer, le choix de la lumière, sont les mêmes que pour l'extraction ; la position seule varie : il en est de même pour assujétir l'œil qui n'est pas opéré.

I. Pour pratiquer l'abaissement, le malade doit être assis ou droit contre un mur, sa tête dans la première position sera convenablement fixée contre la poitrine d'un aide, et mieux encore contre un fauteuil préparé à cet effet.

« Quoique le mouvement du recul soit moins à craindre
» que dans l'opération par extraction, il est très-convena-
» ble de maintenir le malade dans une position fixe, qui
» mette l'opérateur à couvert des effets de mouvemens im-
» prudens. »

II. Comme dans l'extraction, le chirurgien doit être

placé commodément pour appuyer son coude sur le genou correspondant. Bon nombre de chirurgiens opèrent debout.

« Quoiqu'on ait ici bien moins de danger que dans l'ex-
» traction, il ne faut jamais négliger les précautions géné-
» rales, qui, souvent négligées, compromettent une opé-
» ration au moment où l'on y pense le moins »

III. L'opérateur doit lui-même écarter la paupière, mais il est plus convenable de le faire faire par un aide, l'opérateur peut alors contenir le globe de l'œil, et même les mouvemens.

« Dans l'opération par abaissement, une légère compres-
» sion peut être exercée pendant toute la durée de la ma-
» nœuvre sans qu'il en résulte aucun accident ; il faut seu-
» lement la suspendre pendant que l'on recommande au
» malade de regarder vers son nez, ou en haut; selon que
» la manœuvre opératoire nécessite ces divers mouve-
» mens. »

IV. Traverser la sclérotique par un coup sec et brusque, sans hésitation, en présentant la pointe du crochet parallèlement à l'axe transversal de l'œil, point noir en avant (1).

« Toutes les fois qu'en introduisant l'aiguille, il y a hési-
» tation, la sclérotique est labourée ; j'ai dit qu'il fallait
» présenter la pointe du crochet parallèlement à l'axe
» transversal parce que des opérateurs croient qu'en la
» présentant parallèlement à l'axe perpendiculaire, le
» plus petit diamètre de l'aiguille étant ainsi introduit,
» on risquait moins de blesser les nerfs iriens. Ce procédé
» est défectueux, parce que, pour ramener l'aiguille à l'ho-
» rizon, il faut lui faire exécuter une espèce de tour de

(1) C'est le point noir qui existe sur les manches blancs pour indiquer la courbure de l'aiguille : si le manche était en ébène, on dirait
point blanc.

» maître, et qu'ensuite les nerfs iriens, n'ayant pas une
» place connue et invariable, rien ne peut garantir leur
» lésion, qui d'ailleurs n'est pas grave, puisque dans la
» scléroticotomie et dans le procédé de Giorgi, on coupe
» plusieurs de ces nerfs. »

V. Aussitôt que la sclérotique est traversée, faire cheminer l'aiguille horizontalement, sans presser ; point noir en avant.

« Il est important, dans ce moment, de ne pas fourvoyer
» la pointe de l'instrument entre la capsule et le cristallin.
» Aussitôt que l'on commencera à voir la pointe de l'ai-
» guille s'avancer vers le cristallin, il faudra la porter
» dans l'espace pupillaire, même un peu dans la cham-
» bre antérieure, pour savoir si l'aiguille est bien li-
» bre. »

VI. L'opérateur, ayant reconnu qu'il est en bonne voie, ramène l'instrument à l'horizon, en portant la pointe parallélement à l'axe perpendiculaire du corps. Point noir en haut. Dans cette position, faire cheminer jusqu'à ce qu'elle soit arrivée au tiers interne du diamètre cristallin; toujours point noir en haut.

« La manœuvre que nous venons de décrire, a pour but
» de préserver la capsule et l'iris de l'action du crochet,
» et de mettre ce dernier en mesure d'attaquer les brides
» anormales, s'il en existe entre l'iris et le cristallin. Il est
» reconnu aujourd'hui, grâce aux expériences de Scarpa
» et de Panizza, qu'il ne faut point briser la capsule avant
» d'abaisser le cristallin, comme le recommande encore
» M. Coster dans son Manuel. »

L'aiguille étant parvenue au point que nous avons indiqué dans le paragraphe précédent, sans la changer de face, il faut presser sur la lentille avec le côté du crochet et la tige, et en imprimant à l'instrument un mouvement de bascule, point noir en haut et en avant pour la précipiter dans l'humeur vitrée, entre le muscle abducteur et l'abaisseur de l'œil; pour rendre cette manœuvre plus facile, recommander au malade de regarder en haut.

« En attaquant la lentille avec la pointe du crochet, on court le risque non seulement de briser la capsule, mais » encore de traverser le cristallin, pour peu qu'il soit mou. » Il est un autre écueil, c'est celui d'accrocher le cristallin » et de ne pouvoir le séparer de l'aiguille, lorsqu'il est ar-» rivé dans le lieu où il doit rester enfoui. »

VIII. L'opérateur, après avoir abaissé le cristallin, doit le maintenir en place, sans trop presser, pendant trente à quarante secondes; puis, ramenant avec précaution l'aiguille à l'horizon dans le champ pupillaire, il décrit alors des *cônes* avec l'instrument non seulement pour détruire toute la capsule, mais encore pour briser en différens sens les cellules de l'humeur vitrée, et obtenir pour le cristallin une pésanteur spécifique, supérieure à celle du corps vitré.

« La plupart des opérateurs sacrifiant sans raison la sû-» reté de l'opération au brillant *du faire*, il en résulte qu'en » ramenant trop tôt l'aiguille au centre pupillaire, les cel-» lules hyaloïdiennes n'ont pas été assez rompues. Alors le » cristallin, repoussé par leur élasticité (*propelling power*) » reparaît vers la pupille et s'oppose en partie ou tout-à-» fait à la vision. Si on la maintenait en place pendant que » l'on réciterait un *pater noster*, ainsi que le disait Am-» broise Paré, l'équilibre se rétablirait d'autant plus tôt » qu'en ramenant l'aiguille à l'horizon on briserait mieux » les cellules du corps vitré. »

IX. Si le cristallin est mou, en décrivant des cônes, on le rompt en autant de pièces que possible; avec le crochet, on immerge les plus gros fragmens dans l'humeur vitrée, on balaie l'espace pupillaire, on projette les petits fragmens dans la chambre antérieure.

« C'est ici le cas de se servir des crochets en divers sens, » en présentant la surface tranchante de l'aiguille aux

» lambeaux flottans du cristallin ; rien n'est plus facile que
» de les accrocher et de les porter ou l'on veut. L'aiguille
» de Scarpa a dans ce cas des avantages immenses sur les
autres intrumens. »

X. Quand tout est brisé , il faut retirer l'aiguille, ayant
soin de tenir le point noir en arrière, et en faisant décrire
au manche un mouvement de bascule vers le nez, sans
quitter la direction horizontale.

« On voit que pour retirer l'aiguille convenablement,
» il faut exécuter une manœuvre opposée à celle qui est
» employée pour l'introduire. En effet, le point noir se
» trouvant en arrière, la concavité du crochet se trouve
» en face de l'opérateur, et en portant horizontalement le
» manche vers le nez, l'aiguille est extraite sans danger et
» sans rien accrocher, ce qui arrive quelquefois quand on
» la retire de la même manière qu'elle a été introduite. »

XI. Si la cataracte est entièrement fluide, lors même que
l'humeur aqueuse est troublée, en se rappelant bien la
position des parties et en présentant le dos de l'aiguille à
l'iris, on peut facilement continuer l'opération qui ne
consiste plus qu'à briser la capsule.

« Il faut autant que possible détruire la plus grande por-
» tion de la capsule, parce que celle-ci pouvant devenir
» opaque, aussitôt que l'humeur aqueuse cesse d'absor-
» ber, il faut revenir à une seconde opération pour dé-
» truire la capsule. »

Les adhérences du cristallin avec l'iris devront être détruites en présentant le crochet sur la bride, point noir en
haut en abaissant légèrement le manche pour porter le
tranchant du crochet sur la bride. Alors, par de légers
mouvemens de haut en bas, sans dévier à droite ou à
gauche, on coupe sans peine le lien anormal, puis on
termine l'opération.

« Cette manœuvre, plus facile à exécuter qu'à décrire,
» peut être répétée autant de fois qu'il y a de brides, et

» on suit les progrès de l'opération, en voyant les différen-
» tes formes que prend la pupille à chaque bride coupée. »

XIII. Ne jamais s'entêter à abaisser un cristallin gluti-
neux, se contenter de le briser en tous sens, ainsi que sa
capsule et de les livrer à l'absorption.

« Tous les efforts faits pour déprimer cette espèce de
» cristallin, ne tendraient qu'à fatiguer l'œil et à y produire
» des accidens ; l'expérience de Barbette a été sanctionnée
» par les recherches de Scarpa et les miennes. »

XIV. Si on ne peut espérer d'ébranler un cristallin fortement adhérent, il faut alors l'attaquer au centre avec le
crochet, par de petites rotations et des grattemens combinés, y faire un trou que l'on agrandit en décrivant un cône
avec l'aiguille.

« Bertrandi et Heister ont employé ce procédé, qui est
» long-temps resté en oubli. Saunders, après l'avoir em-
» ployé pour le kératonyxis, le met en usage par la scléroti-
» que, pour des cristallins même non adhérens. L'humeur
» aqueuse absorbe peu à peu la lentille, et il se forme alors
» au centre de celle-ci une pupille qui permet au malade
» de voir parfaitement. »

Histoire de l'extraction. On a cru pendant long-temps
que l'extraction avait été inventée par Daviel ; mais, en consultant les ouvrages des écrivains arabes, on n'a pas tardé
à reconnaître qu'ils connaissaient et pratiquaient l'extraction. On en peut juger par les citations suivantes.

« Jure *Davielum* catarrhactæ extrahendæ methodi dici-
» mus inventorem, sed longe ante eum multos catarrhac-
» tam per corneam extraxisse constat. »

« Jam enim sub finem primi sæculi, teste Rhaze contin,
» lib. II. c. 3. f. 41. d. ed. Venet. 1529. fol., *Antyllus* cor-
» neam aperiebat, tum acu subtili catarrhactam per pu-
» pillam trahebat ; qua etiam methodo utebatur *Lathyrion*
» quidam. Vid. Rhazes l. c. f. 40. b. »

» *Haly*, Abbæ filius, Persa, Practic. lib. IX. c. 28. f. 163.

14*

» c. ed. Venet. 1492. fol., de extractione eadem diligentia
» disseruit, ac de depressione.

» *Avicenna*, can. lib. III. fen. 3. tract. 4. cap. 20. p.
» 353. ed. arab. Rom., et homines, inquit, vias habent
» diversas in exercendo curam aquæ, quæ fit cum instru-
» mento, ita ut quidam sint qui disrumpant inferiorem
» partem corneæ et extrahant aquam per eam, et hoc est
» in quo est timor, quoniam cum aqua, quando est grossa,
» egreditur humor albugineus. *Aqua* autem illi est *catar-*
» *rhacta*; grossam dicit eam duriorem.

» *Abu'l Kasem*, chirurg. lib. II. sect. 23. pag. 168,
» *Irakensem* quendam sibi dixisse narrat, esse ibi quosdam
» qui acuum excavatarum ope catarrhactam *exsugerent*,
» quod vero *sibi* videretur incredibile. Attamen sæculo iam
» decimo quarto hanc sibi arrogavit inventionem *Galeatius*
» *de Sancta Sophia*, Rhazis commentator.

» *Avenzoar* etiam nullo modo perfici posse credit extrac-
» tionem, et

» *Isa ebn Ali*, ophthalmiater Arabicus (vid. Jesus de
» oculis, f. 47. b. ed. Venet. 1506. fol.) extractionem ac-
» curate describit ut fama acceptam eam noverit, sed mé-
» thodum hancce faciliorem dicit descriptu, quam per-
» fectu (1). »

En 1707 un cristallin étant passé par accident dans la
chambre antérieure, et y occasionant de vives douleurs,
Yves incisa la cornée et en fit l'extraction. En 1708 Jean-
Louis Petit répéta cette opération; ce ne fut qu'en 1752 que
Daviel, proposa l'extraction comme méthode générale. Dès-
lors elle fut mise en pratique et perfectionnée par divers
chirurgiens. Ceux qui veulent suivre l'histoire du grand
nombre de modifications qu'on a fait subir à cette opération, doivent lire l'ouvrage de Sicone Ens.

C'est surtout à M. le baron Wenzel (aïeul), Ricther,

---

(1) Lachmann, *Descriptio historica instrument.*, etc. Brunovi ci.

Barth, Beer, que l'opération de la cataracte est redevable de la simplicité dont elle jouit de nos jours.

Pour pratiquer une opération de cataracte, l'on a besoin des instrumens suivans, plusieurs couteaux de Beer, ou de Wenzel, une aiguille à lancette de Beer, ou tout autre cystitome, une cuvette, un crochet, des pinces à lentilles et à crochets de Maunoir, des ciseaux de Daviel, ou tout autre instrument analogue, de l'eau froide, du taffetas anglais pour panser le malade, des compresses fenêtrées et des gâteaux de charpie fine.

Les couteaux méritent dans leur confection un soin tout particulier ; ils doivent être assez forts pour ne pas plier, pas trop trempés pour ne pas se rompre (1), très-coupant pour ne pas nécessiter d'efforts pour faire l'incision : enfin suffisamment épais pour s'opposer à la sortie de l'humeur aqueuse. Pour pratiquer l'incision selon le procédé de Wenzel, il faut un couteau exactement conforme à celui qui est dans le cliché, représentant le premier temps de cette opération.

Comme on le voit dans le tableau indiquant les diverses manières de pratiquer l'opération de la cataracte par extraction, on peut ouvrir la cornée inférieurement, latéralement, en dehors ou en dedans et supérieurement.

Dans lequel de ces divers points doit-on de préférence pratiquer cette incision ?

Il suffit de remonter aux sources pour se convaincre que Daviel faisait une incision oblique en employant pour cela divers instrumens aujourd'hui rejetés. Afin de lutter contre le retrait de l'œil vers le grand angle, le baron de Wenzel institua son procédé d'incision latérale, auquel il attribua les avantages suivans.

1° Fixer l'œil d'une manière invariable ;

(1) Deux fois, dans la même année, des couteaux M. Samson se sont rompus dans mes mains en ponctionnant la cornée.

2° Traverser la cornée par une ponction franche et décidée sans labourer les tissus ;

3° Ouvrir à volonté du même temps la capsule et éviter ainsi les contractions secondaires et consécutives de l'iris ;

4° Enfin éviter les procidences de l'iris, le refoulement et l'irritation des lèvres de la plaie.

On peut à volonté faire la section interne ou externe.

Dans quelques cas spéciaux, M. le baron de Wenzel prescrivit de faire la section par la partie supérieure de la cornée, dans une direction parallèle au diamètre bi-temporal. Pour rendre hommage à la vérité, il faut avouer que l'incision par la partie supérieure fut inventée par l'illustre Busnau de Tournay, qui l'employa une fois sur un officier des gardes françaises ; mais il eut le soin de recommander à ses successeurs de ne pas l'imiter. Bell, Richter, Svore, l'employèrent fort souvent. Santarelli l'érigea en méthode générale en employant un couteau spécial : il y a plus de vingt ans que M. Sanson la vit en outre mettre en pratique par Dupuytren. Depuis un temps bien plus éloigné encore, Forlenza en avait fait son procédé de prédilection. Alexandre de Londes, successeur de sir Wathen Wala, n'emploie pas d'autre procédé que celui-ci ; son émule Guthrie en fait de même : le docteur Wanner porta cette opération en Allemagne comme une nouveauté. Toutes les preuves : je les ai déduites dans mes recherches : qui croirait qu'en face de semblables documens M. Sichel (1) ose appeler M. Jæger l'inventeur de la kératotomie supérieure. Il fallait bien que M. Sichel reconnût à Paris les coups d'encensoirs que lui adresse à Vienne M. Jæger, et pour cela rien de mieux que de passer sur les convenances et la vérité : singulière manière d'agir pour un homme qui fait sonner si haut son indépendance et son impartialité !

J'ai rendu justice ailleurs au professeur de Vienne, en disant qu'il avait généralisé la section par la partie supé-

____

(1) Sichel, ouvr. cité p. 549.

rieure, par le perfectionnement qu'il avait apporté à l'instrument de Palucci, qu'il a combiné avec le couteau de Beer.

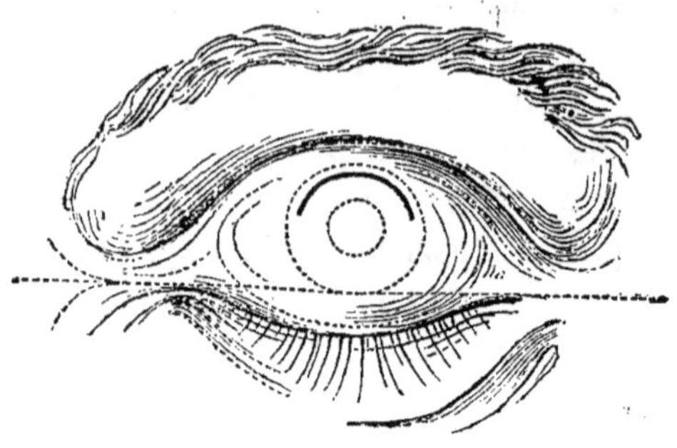

L'incision une fois faite dans la partie supérieure, a-t-on rempli toutes les conditions assignées par M. Jæger à cette méthode? savoir :

1° Une guérison très-prompte et très-rapide de la plaie de la cornée par première intention, lors même qu'il y a réaction inflammatoire ;

2° Impossibilité physique d'une irritation à la plaie par le mouvement de la paupière inférieure, dont l'action nuisible est bien reconnue ;

3° Préservation de l'écoulement des larmes dont l'action brûlante et la super-sécrétion irritent la plaie ;

4° Une suppuration moins fréquente de la plaie ;

5° Rareté de la procidence de l'iris ;

6° Ecoulement plus difficile des humeurs aqueuse et vitrée dans l'acte opératoire et après.

7° Affaissement plus rare de la cornée, en ce que l'humeur aqueuse se répare plus facilement ;

8° Enfin cicatrice plus régulière de la cornée, et si elle ne l'est pas, emportant moins d'obstacle à la vision.

Comparée à la section inférieure de la cornée, la supérieure possède réellement un grand nombre des avantages que lui attribue M. Jæger ; mais elle les rachète par des inconvéniens qui n'ont point échappé à Alexandre et à

Guthrie ,' puisqu'ils ont adopté deux temps et deux intrumens , rien que pour faire l'incision.

Si la paupière inférieure n'attaque point la solution de
continuité, c'est la supérieure qui le fait, malgré l'application de la bandelette, ainsi que je l'ai observé moi-même
et que le rapporte Fabini (1).

L'extraction est plus laborieuse, et si les larmes qui
roulent le long de la paupière inférieure ne rencontrent
point une plaie nouvelle, celles qui tombent des conduits
excréteurs de la glande, tombent d'aplomb dans la plaie
supérieure.

La hernie de l'iris est moins fréquente, sans contredit;
mais, une fois passée, il est plus difficile de la réduire, ou
de lui opposer le moyen de Maunoir (2).

Ainsi, après avoir pratiqué des incisions par la partie
supérieure de la cornée, je suis revenu au procédé de la
section latérale par la méthode de Wenzel , comme plus
facile, plus sûr et moins suivi d'accidens.

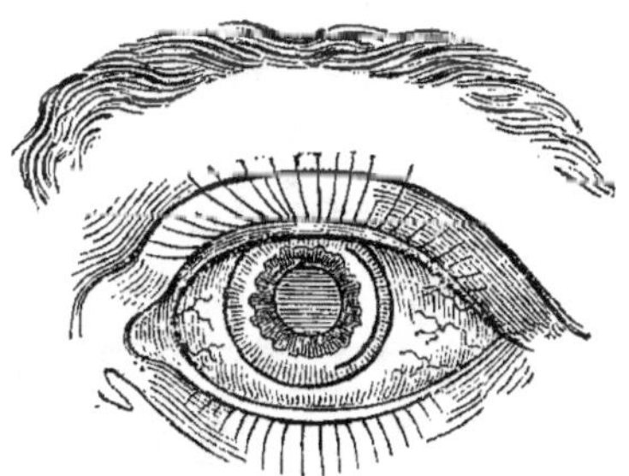

C'était le procédé de prédilection de M. Antoine Petit de
Lyon (3). Scarpa lui donnait la préférence, et nous sommes
heureux de voir un des ophthalmologistes allemands pour
lequel nous professons la plus haute estime, le professeur
Fabini, revenir lui-même à ce procédé : « Je l'ai déjà pra-

(1) Fabini, *Journal complément.* cité, tom. XLI.
(2) Mes recherches citées.
(1) M. A. Petit, ouvr. cité.

» tiqué vingt-deux fois avec succès, dit-il, sans observer
» aucune procidence de l'iris, ni écartement des bords de
» la plaie ; cette opération m'a paru toujours très-facile,
» lors même que je me servais du couteau de Beer, qui est
» trop large et trop long (1). »

M. Flarer, professeur d'ophthalmologie à Pavie, l'emploie maintenant comme son procédé fondamental (2).

Le reproche le plus sérieux que l'on puisse faire au procédéde Wenzel, c'est d'exposer à faire une section un peu étroite; ce petit malheur est facile à réparer avec mon kératotome à double lame. Onze fois je m'en suis servi avec succès : MM. Hermann, Florent Cunier, Valentini, ont eu l'occasion de s'en servir avec avantage, sans rencontrer aucun des inconvéniens ou des difficultés que M. Sichel (3) a éprouvées sur le cadavre, dans l'application de cet instrument.

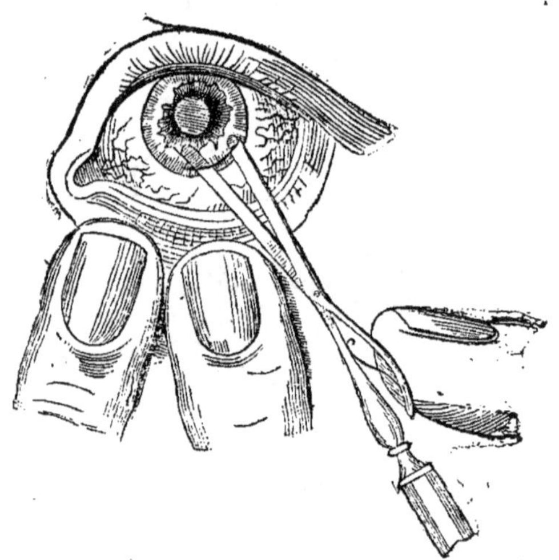

Dans tous les cas, il est préférable aux ciseaux de Da-

(1) Fabini, *Journal complément*, cité.
(2) Pétréquin, *Voyage en Italie. Bulletin médical belge,* [1838.]
(3) Sichel, ouvrage cité p. 567.

viel, qui mâchent, et qui produisent des cicatrices vicieuses.

Position du malade pendant l'opération par extraction. Il est beaucoup d'opérateurs qui prétendent que l'on peut laisser le malade assis pendant l'opération de l'extraction; un grand nombre même aujourd'hui emploient cette méthode de préférence; cependant elle a des inconvéniens assez graves : le premier de tous est que la tête du malade, fixée sur la poitrine de l'aide, n'est point suffisamment maintenue, et que la section de la cornée étant beaucoup plus difficile et surtout plus douloureuse que la ponction de la cornée ou de la sclérotique, le malade fait un mouvement de recul qui peut entraver la section uniforme de la cornée. Poyet, Popé et Pamard l'avaient si bien senti, qu'ils se décidèrent à faire coucher le malade sur un lit étroit : ils trouvèrent dans Marc-Antoine Petit, un heureux imitateur. C'était pour obvier au même accident que Barth faisait tenir son malade tout droit contre le mur, afin que toute retraite lui devînt impossible. Mutine, Riether, Beer, Benjamin Bell, MM. Alexandre et Maunoir, se servent d'un fauteuil renversé, à siége assez élevé pour maintenir solidement la tête : il est une autre raison, toute physique, c'est que, lorsque le malade est assis, l'humeur vitrée s'échappe d'autant plus facilement qu'elle suit les lois générales de la pesanteur, augmentée par un manque de résistance. On peut vérifier ce fait sur les yeux d'un cadavre dans lequel les muscles du bulbe et des paupières ne jouent plus aucun rôle. Lorsque le malade est placé sur un lit ou sur un fauteuil convenable, le corps vitré, retenu par son propre poids, s'échappe difficilement : il est une dernière raison, c'est que, dans la position horizontale, le malade est moins sujet aux évanouissemens. M. Velpeau, qui a déjà employé un grand nombre de fois la position horizontale, se demande pourquoi on n'y a pas recours plus souvent. Quand on n'a pas l'avantage d'être ambidextre, on peut de même se placer derrière la tête du malade pour opérer avec la main droite. A la rigueur on peut aussi faire asseoir le malade sur une chaise , et fixer sa tête contre la poitrine d'un aide , en prenant toutes les précautions convenables pour empêcher tout mouvement de recul. La hauteur du malade doit varier selon qu'on opère assis ou debout; l'on peut opérer en appuyant sa main sur ses genoux quand on est assis : lorsqu'on opère debout , ce moyen d'assurance manque à l'opérateur. Quoique Wenzel recommande d'opérer assis , l'application de son procédé n'éprouve aucune entrave lorsqu'on l'emploie dans la position horizontale : c'est ce que faisait Marc-Antoine Petit , c'est ce que je fais aussi dans la plupart des cas , toutes les fois qu'il m'est possible d'employer la méthode de Wenzel pour laquelle je ne déguise point ma préférence.

« *Procédé de Wenzel.* Le malade étant jugé dans le cas de
» subir l'opération , et ayant été disposé comme je l'ai dit, on
» le fait asseoir sur une chaise basse , à un jour qui ne soit
» pas trop vif, parce que, pour l'incision de la cornée même,
» un jour médiocre est plus favorable, et que d'ailleurs le
» malade est plus tranquille , comme nous l'avons déjà observé. Secondement , lorsqu'il est question d'extraire le
» cristallin , il est essentiel que la pupille ne se resserre pas
» trop , et c'est l'effet que produirait une vive lumière sur
» la partie contractile de l'iris ; on couvre l'œil sain d'une
» compresse retenue par une bandelette; un aide , placé
» derrière, tient la tête du malade et l'appuie sur sa poitrine ;
» il soulève avec le doigt index de la main qui n'est pas occupée à tenir la tête, la paupière supérieure de l'œil à opérer, et tient le tarse assujéti par l'extrémité du doigt, contre
» le bord supérieur de l'orbite. Pour réussir à cette manœuvre et pour fixer convenablement la paupière supérieure,
» l'aide doit avoir soin de relever la peau au dessus de
» l'orbite , et de faire plisser fortement les tégumens qui
» soutiennent les sourcils; par ce moyen il découvre l'œil

» en entier, il évite de percer le globe, il ne gêne en rien
» celui qui opère, et il fixe tellement la paupière, qu'elle
» ne peut faire aucun mouvement.

» L'opérateur s'établit sur une chaise un peu plus haute
» que celle du malade; comme les yeux se tournent con-
» stamment vers le lieu le plus éclairé, l'opérateur a soin de
» placer la malade obliquement vers une fenêtre, de façon
» que l'œil à opérer se trouve du côté du petit angle, et
» rende plus facile la sortie de la pointe de l'instrument
» du côté opposé à celui par lequel il est entré. Il place
» près du malade une chaise sur laquelle il appuie le pied
» droit; le genou, qui dans cette position se trouve plus
» élevé, sert à soutenir le coude du bras droit, et à mettre
» la main à la hauteur de l'œil à opérer. L'opérateur prend
» alors le kératotome de la main droite, si c'est l'œil gauche
» qu'il doit opérer, et *vice versâ*, il le tient comme une
» plume à écrire, il pose sa main et l'assure au coin ex-
» terne de l'œil, en plaçant le petit doigt un peu écarté des
» autres sur le bord de l'orbite; dans cette position, et ayant
» pris ce léger point d'appui, il ne se presse point de faire
» l'opération, et il attend que l'œil, ordinairement très-
» agité par les préparatifs, soit en repos, ce qui arrive
» toujours après quelques instans, et rend inutiles les
» instrumens proposés pour tenir l'œil, comme je l'ai dit
» fort en détail. Lorsque l'œil est en repos et tourné vers
» le petit angle, ce qu'on a soin de recommander au ma-
» lade, de façon qu'on puisse voir avec facilité le point de
» la cornée par lequel la pointe de l'instrument doit res-
» sortir, alors l'opérateur plonge l'instrument dans la partie
» supérieure et un peu externe de la cornée, à un quart
» de ligne de la sclérotique, de sorte que la lame soit di-
» rigée obliquement de haut en bas et de dehors en de-
» dans, dans le plan de l'iris; l'opérateur abaisse en même
» temps la paupière inférieure, par le moyen des doigts
» index et medius qu'il tient légèrement écartés l'un de

» l'autre, et il doit avoir l'attention la plus scrupuleuse de
» ne faire aucune compression sur le globe et de le laisser
» parfaitement libre, ce qui est le moyen le plus sûr de di-
» minuer sa mobilité et de le fixer.

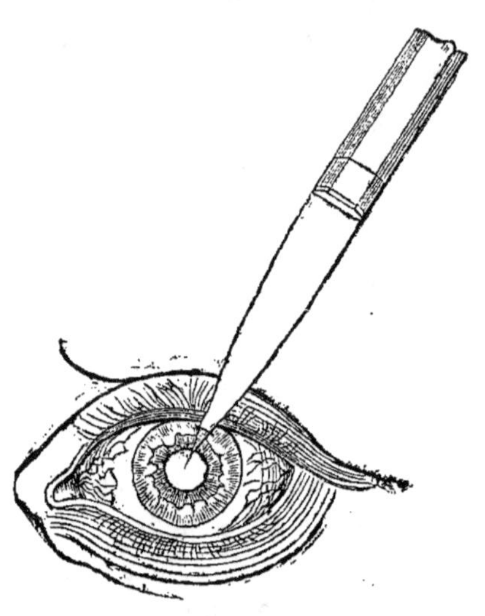

» Quand l'instrument, après avoir pénétré dans la cor-
» née, arrive vis-à-vis de la pupille, on plonge sa pointe
» dans cette ouverture par un léger mouvement de la main
» en avant, on incise la capsule du cristallin avec la pointe
» du kératotome; puis, par un léger mouvement apporté
» au premier, on le dégage de la pupille; on traverse la
» chambre antérieure; on sort vers l'intérieur de la cornée,
» un peu du côté du grand angle de l'œil, à la même dis-
» tance de la sclérotique que celle à laquelle on a percé la
» cornée par en haut; et, continuant de pousser l'instru-
» ment, on achève ainsi l'incision de la cornée le plus près
» possible de la sclérotique. Si l'on dirige le kératotome
» convenablement, si l'on se sert à propos des deux doigts
» index et médius de la main opposée, la section sera

» grande, semi-circulaire et assez près de la sclérotique,
» comme cela doit toujours être.

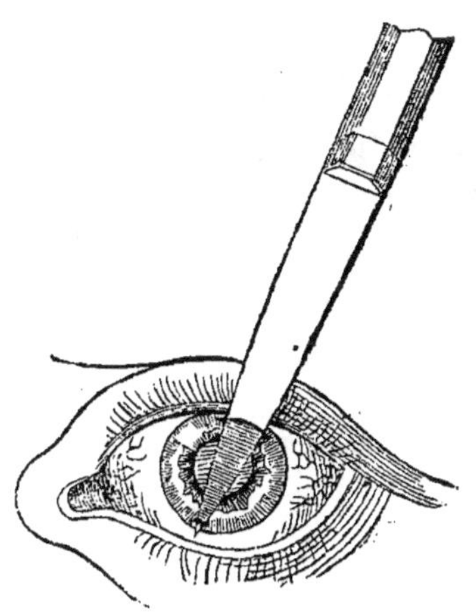

» Quand on a fait l'incision de la cornée très-près de la
» sclérotique, il arrive assez souvent qu'il sort du sang,
» cela ne doit pas du tout inquiéter ; ce sont quelques uns
» des vaisseaux sanguins de la conjonctive, rampant au
» bord de la cornée, et qui se trouvent incisés en même
» temps que cette tunique. Cette très-légère saignée locale
» ne peut être que très-avantageuse, bien loin de faire
» craindre aucun accident. Je suis tellement persuadé que
» cela peut être utile, que je tâche, autant qu'il est possi-
» ble, de diriger l'incision de la cornée très-près de la
» sclérotique, pour réussir à inciser les vaisseaux et à les
» dégorger légèrement. Il m'a même paru que très-sou-
» vent cela évitait de l'inflammation : au reste, il ne faut
» pas intéresser la sclérotique.

» Si le bord supérieur de l'orbite est fort saillant, et que
» l'œil soit fort petit et fort enfoncé dans la cavité orbi-
» taire, il serait très-difficile de faire l'incision presque
» perpendiculaire, parce que le coronal gênerait, et obli-
» gerait de tenir l'instrument trop obliquement, par rap-

» port au plan de l'iris. Il serait impossible de sortir de la
» cornée à la distance convenable. Dans ce cas, il faut di-
» riger et tenir l'instrument beaucoup moins perpendicu-
» lairement ; mais cependant il ne doit pas être horizontal. »

Pour employer le procédé de Barth et de Beer, on se
sert du couteau qui porte leur nom, et dont les couteliers
français ont dénaturé la forme pour en faire un prétendu
couteau de Ricther. Voici la véritable forme du kératotome
du célèbre professeur de Gœttingue (1).

Procédé de Barth modifié par Beer. Le malade étant
assis sur une chaise plus basse que l'opérateur, un aide
fort et intelligent se place derrière le malade ; il passe une
main sous le menton et appuie la paume de la main sur le
front, en même temps qu'il relève la paupière avec le doigt
indicateur. L'opérateur abaisse la paupière inférieure et
fixe légèrement le bulbe de l'œil par la pression de ces
mêmes doigts. De l'autre main, il saisit un kératotome de
Beer, qu'il tiendra comme une plume à écrire, ou comme
une aiguille à cataracte, il appuie les deux derniers doigts
de la même main sur l'angle externe de l'orbite et enfonce
l'instrument perpendiculairement dans la cornée à une ligne de la sclérotique, demi-ligne plus haut que son diamètre transversal. Aussitôt que la pointe de l'instrument est
parvenue dans la chambre antérieure, ce que l'on reconnaît
1° au manque de résistance ; 2° à la coloration brillante que
revêt la pointe du couteau, comparée à celle plus terne qui
est propre à la partie engagée dans la cornée ; 3° à quelques gouttes d'humeur aqueuse qui filent le long du couteau.

Une fois ce temps primitif accompli , l'on renverse la main du côté de la tempe, en poussant toujours l'instrument pour ramener la pointe au parallélisme horizontal nécessaire, pour que le couteau puisse revenir et sortir à la partie de la cornée qui est opposée au point où l'on a introduit l'instrument. En le poussant dans cette direction sans presser, l'on parvient à faire une incision semi-lunaire qui comprend toute la partie inférieure de la cornée , et forme ainsi un lambeau. Quand le couteau a presque terminé la section , il faut recommander à l'aide de laisser tomber la paupière peu à peu et non brusquement; car elle pourrait venir se rencontrer avec la pointe de l'instrument et être ainsi divisée elle-même.

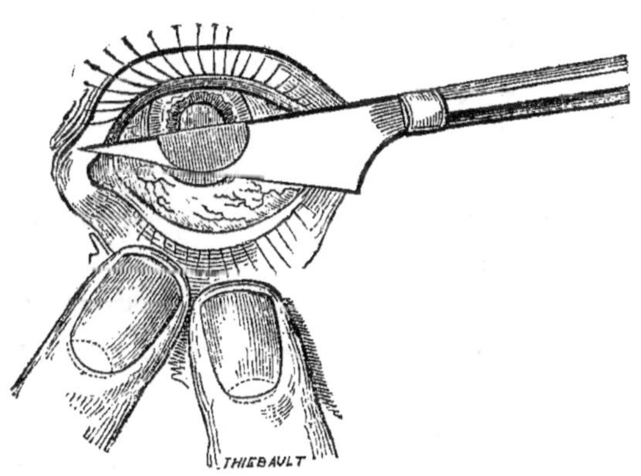

Lorsque le malade est revenu de son émotion , l'opérateur relevera lui-même la paupière supérieure et l'aide abaisse l'inférieure , il introduit sous le lambeau la tige d'une aiguille à lance. Lorsque le lambeau est soulevé, l'opérateur retire peu à peu la tige pour faire arriver la lame de l'instrument jusqu'au centre de la pupille : arrivé à ce point, il ramène le manche du côté du nez , et prati-

que sur le cristallin une incision circulaire afin de détruire
la capsule dans sa plus grande circonférence (Beer le faisait
verticalement ou crucialement); puis il retire l'instrument
avec la précaution de ne point blesser l'iris. L'opérateur
abandonne de nouveau la paupière supérieure, et l'aide,
l'inférieure.

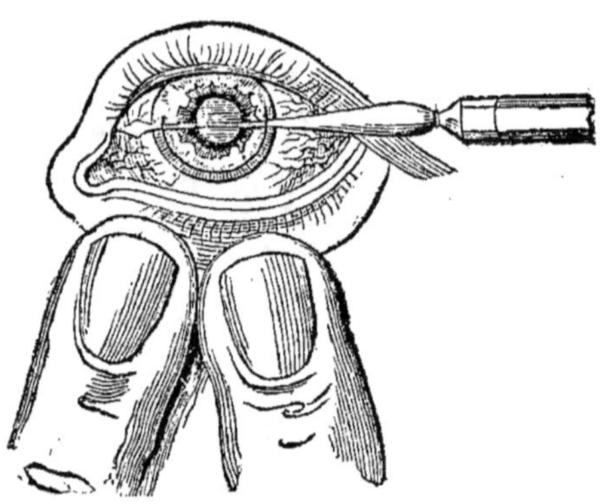

Presque toujours le cristallin s'échappe aussitôt que le
cristalloïde est incisé. Si le cristallin ne sort pas, il faut
exercer sur le globe une légère pression avec le manche
du kératotome : d'autres préfèrent presser sur le globe
avec la paupière inférieure. Après la sortie du cristallin,
on examine l'œil du malade pour voir si la pupille est bien
nette : s'il reste des accompagnemens, on les charge avec la
curette ou les pinces de Maunoir.

Forlenza injectait un peu d'eau tiède, et M. Antoine
Petit faisait des aspersions d'eau froide. Il est très-dangereux de faire faire des essais au malade afin de constater
s'il voit; les efforts de vision provoquent presque toujours
une hernie de l'iris ou l'évacuation de l'humeur vitrée, par
la contraction des six muscles de l'œil et la pression des
paupières.

Afin d'empêcher l'œil de fuir au grand angle, on le comprime légèrement en place au moyen du doigt médius de la main qui abaisse la paupière inférieure, tandis que l'indicateur maintient cette dernière et presse légèrement sur le bulbe, ainsi que le recommandait Richter, en ces termes. *Digitus ille qui palpebram inferiorem deprimit, comprimit simul paululum oculi bulbum et sic illius motum cohibet* (1). Afin de lever l'incertitude laissée par le mot *paululum*. M. Ware, s'exprime ainsi, « une pression modérée et régulière peut être continuée avec la plus parfaite sûret és ur le côté interne et intérieur de la sclérotique, non seulement jusqu'à ce que le temps de la ponction ait été accompli en entier, mais encore jusqu'à ce que la pointe de l'instrument soit entièrement ressortie au point opposé de la cornée. » Ce temps de l'opération étant accompli, toute pression doit immédiatement cesser de la part de l'opérateur ; car son aide ne doit en aucune manière presser sur le globe, lors même que la pointe de l'instrument est ressortie de la cornée, l'œil peut encore fuir vers le grand angle. Pour obvier à cet accident, Forlenza passait sous la pointe de l'instrument un petit crochet. Sigwart supportait la pointe sur un stylet placé parallèlement à l'axe du corps, pratique que M. Velpeau a fait revivre en remplaçant le stylet par une tige d'écaille.

Si dans le moment où l'on ponctionne la cornée, l'œil fuit rapidement au grand angle, il ne faut point retirer l'instrument, mais bien continuer à le pousser en avant, en prenant des précautions convenables pour ne pas blesser l'iris. M. Forlenza était fort habile pour continuer l'incision malgré cet inconvénient : une fois que le couteau a un peu pénétré, on est maître de l'œil, et en renversant la main on le ramène dans une direction convenable, sans toutefois exercer aucune violence. L'incision pour être convenablement faite, doit comprendre au moins la moitié de la cornée. Ware recommandait de la faire dans neuf seizièmes de la circonférence, ce qui faisait la moitié, plus une fraction : M. Maunoir au contraire ne la fait que des cinq douzièmes, ce qui donne la moitié moins une fraction : M. Roux, par contre, incise les sept douzièmes, ce qui donne, comme on le voit, une différence très-grande avec M. Maunoir : quoi qu'il en soit, il vaut mieux que l'incision soit trop petite que trop grande ; on remédie au premier accident, le second est au dessus de toute ressource. Il arrive souvent qu'au moment où la pointe du couteau arrive dans la chambre antérieure, il est immédiatement coiffé par l'iris ; il faut alors retirer peu à peu la pointe pour la dégager et lui faire prendre une direction telle qu'on n'ait plus qu'à le pousser en ligne droite pour faire arriver la pointe dans le lieu convenable pour sa sortie. Il n'est pas toujours facile de dégager la pointe du couteau sans le ressortir complétement, on doit le faire alors en ayant la précaution d'agrandir l'incision inférieurement afin de pouvoir introduire un instrument convenable, pour agrandir l'incision de la cornée, et pouvoir faire sortir le cristallin ; mieux vaut pratiquer l'opération en deux tems que d'y renoncer ou de blesser l'iris. Je me suis convaincu de l'inutilité de faire des frictions sur la cornée, elles ne font point rentrer l'iris en sa place ; car sa déviation est moins due à une contraction clonique, qu'à la sortie de l'humeur aqueuse qu'il s'efforce de suivre.

Malgré l'épaisseur donnée au couteau de Beer, l'humeur aqueuse s'échappe quelquefois pendant les mouvemens que l'on fait pour faire cheminer l'instrument à travers la chambre antérieure et le faire ressortir dans le point convenu : en procédant avec précaution, on peut, malgré cet inconvénient, terminer la section.

Lorsque le cristallin sort difficilement il faut aider la sortie de deux manières, la première en pressant légèrement sur l'œil, lorsque ce moyen échoue, on a recours au crochet ou à la curette. M. Maunoir procède dans ce

cas à un véritable accouchement et lorsque le cristallin a
une fois franchi l'iris, il peut sans inconvénient le charger
avec ses pinces à crochets et l'amener au dehors. Il faudrait encore se servir du crochet si le cristallin s'échappait
pour se porter dans les profondeurs de l'humeur vitrée :
s''il s'y perdait entièrement, il serait dangereux de chercher
à l'y poursuivre ; il faudrait alors terminer son immersion
dans l'éponge hyaloïdienne en pressant sur lui avec une
petite curette, comme le font les Arabes modernes dans la
kératomi-réclinaison. Dans d'autres circonstances le cristallin se présente à l'ouverture de la cornée enveloppé dans
l'iris qui lui sert de sac herniaire ; sans perdre son temps
dans des tentatives inutiles et désastreuses de réduction,
il faut, à l'exemple de Marc-Antoine Petit (1), enlever
avec des ciseaux un lambeau de l'iris à travers lequel le
cristallin s'échappe spontanément. Dans d'autres circonstances le cristallin est retenu par une adhérence à l'iris ;
il faut alors la détruire avec des ciseaux à pupille artificielle
ou mon kiotome à ressort. L'humeur vitrée sort aussi quelquefois pendant l'opération de la cataracte : cet accident a
lieu lorsque l'aide ou l'opérateur pressent maladroitement
sur l'œil, ou bien lorsque la réaction de l'œil est forte et
que les muscles se contractent avec véhémence : cela arrive
aussi quand la cataracte est adhérente à l'uvée et que l'on
fait d'imprudens efforts pour faire sortir le cristallin. L'issue du corps vitré est un accident d'autant plus à redouter
que, lorsqu'il a lieu, on ne peut en borner l'étendue : les
cellules une fois rompues, tout peut s'échapper. Beer et
Fabini croient que la sortie du quart et même du tiers de
cette humeur peut avoir lieu sans que la vue ou l'opération
en soient compromises. Toujours est-il que M. Maunoir
neveu a constaté à la Charité que, sur dix-neuf opérations
pratiquées par M. Roux et suivies de la sortie de l'humeur

(1) Ouvr. cité.

vitrée , six seulement avaient réussi. Toutes les fois que l'humeur vitrée s'échappe, il est bon de fermer aussitôt l'œil afin de rapprocher les lèvres de la plaie et de s'opposer à l'évacuation complète de l'œil. En suivant cette pratique, l'on a, il est vrai, l'inconvénient de voir la cicatrice se former avec plus de difficulté parce que l'éponge hyaloïdienne reste en partie emprisonnée dans les lèvres de la plaie, où elle apparaît sous la forme d'une petite membranule opaque qui finit par s'absorber. Lorsque l'iris fait hernie, au moment même de l'opération, il faut chercher à le réduire avec la curette, ou lui opposer l'incision pratiquée selon le procédé de Maunoir , ou bien une légère irritation galvanique , moyen que j'ai exposé plus au long dans mes recherches , et auxquelles je dois renvoyer pour ce qui concerne les moyens de rendre l'opération de la cataracte plus simple et plus facile. C'est aussi pour arriver à ce résultat que j'ai placé après chaque méthode opératoire les règles générales qui doivent servir de mémento à l'opérateur.

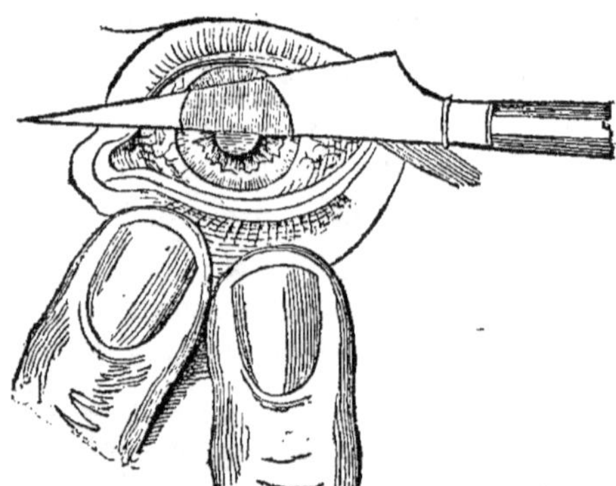

Quant à la kératotomie supérieure, elle se pratique de la même façon que l'inférieure, avec la seule différence que l'on retourne le tranchant de la lame vers la partie supérieure de l'orbite. Pratiquée avec l'instrument de Santarelli indiqué ci-après, elle est très-facile, car l'on n'a à faire qu'une simple ponction : en se servant d'un couteau ordinaire, on rencontre plus de difficulté ; c'était pour rendre cette section plus facile que Forlenza laissait venir l'ongle de chaque doigt indicateur démesurément long , afin de presser la cornée entre cet ophtalmostat d'un nouveau genre et la lame de l'instrument. C'est aussi pour arriver au même but que M. Jæger se servait d'un couteau à deux lames : M. Sichel nous apprend qu'il a renoncé à cet instrument (1) pour reprendre le couteau ordinaire. Grâce à l'obligeance de M. Maunoir, j'ai eu dès 1829 un couteau de Jæger à ma disposition dont j'ai eu l'occasion de me servir plusieurs fois, je n'ai pas tardé à y renoncer pour revenir au couteau ordinaire. Afin d'éviter les difficultés que l'on éprouve pour faire la section de la cornée par la partie supérieure, Santarelli se servait d'un couteau , au moyen duquel une seule ponction suffisait pour ouvrir supérieurement la cornée; c'est le suivant.

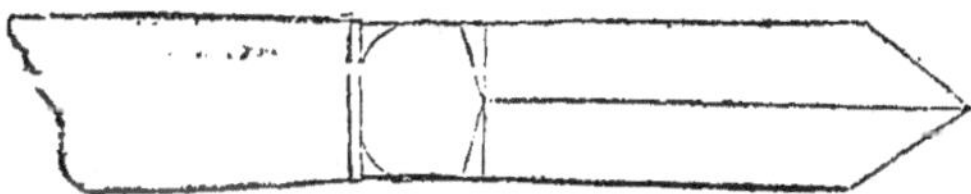

Procédé d'Alexandre et de Guthrie. M. Alexandre , dont nous avons toujours saisi l'occasion de reconnaître l'habileté , opère toujours sans aide ; il place le malade sur une chaise à bras qui se renverse , il se place derrière le malade sur un petit tabouret ; de cette manière , il opère l'œil gauche avec la main gauche, et le droit avec la main droite. D'une main il écarte les paupières , et de l'autre il fait à la cornée une incision par ponction avec un couteau à cataracte très-étroit, qu'il fait immédiatement ressortir du côté opposé : mais il ne termine point la section de la cornée, il laisse au contraire un pont assez large ; il retire alors le couteau et introduit une aiguille coudée pour ouvrir et déchirer largement la capsule. Ceci étant accompli,

(1) Sichel , ouvr. cité , p. 557.

il introduit de nouveau un troisième instrument qui est un kératotome mousse, convexe, très-étroit, avec lequel il termine la section de la cornée : cette section étant faite, il extrait la cataracte comme les autres opérateurs. Quand on réfléchit aux différens temps de l'opération de M. Alexandre, il est facile de se convaincre qu'il n'incise la cornée en deux fois, que dans l'intention de s'opposer à la sortie brusque et intempestive des humeurs de l'œil, qui se vide si souvent dans l'opération par extraction, surtout quand on opère des enfans. C'est la première impression de l'instrument qui est toujours la plus désagréable : quand on passe au second et au troisième temps de l'opération, l'œil est plutôt atteint d'un tremblement nerveux que de mouvemens convulsifs.

C'est par ce procédé que M. Alexandre a opéré avec succès S. A. R. le duc de Sussex. Si ce procédé n'est point brillant, il paraît qu'il est sûr du moins dans les mains de l'oculiste anglais : M. Guthrie l'a adopté aussi, et n'a pas à s'en repentir.

Je ne l'ai jamais employé, et m'abstiendrai conséquemment de toute appréciation personnelle ; je me propose cependant de le mettre en usage aussitôt que j'en trouverai l'occasion.

Règles générales de l'opération de la cataracte par extraction.

Je suis convaincu, avec M. Ware, que, quelque habitude que l'on ait d'une opération, il faut souvent représenter à la mémoire, les divers temps qui la composent, et les modifications diverses que les parties ou les circonstances peuvent lui faire subir. Afin de graver profondément dans l'esprit des jeunes opérateurs, les règles générales des diverses méthodes d'opérer la cataracte : nous allons les formuler en propositions ; rien ne sera plus facile que de les parcourir chaque fois que l'on aura une opération à faire, précaution que n'a jamais négligée Ware, quoiqu'il ait fait un grand nombre d'opérations : le texte, en caractère guillemetté, indique les explications des propositions.

I. Les instrumens qui doivent servir à l'opération seront examinés avec soin; le kératotome mérite une attention particulière, il faut s'assurer de son tranchant.

« Nous avons parlé, à l'article Défectuosité des instru-
» mens, des soins pris par le docteur Wenzel, et qu'il ne
» faut jamais transgresser. »

II. Le kératotome doit varier en longueur, en largeur et en épaisseur, selon les diverses conformations de la cornée, il doit toujours être plongé dans l'huile avant d'être porté sur les tissus.

« C'est au choix convenable de la forme de l'instrument
» que Forlenza et un grand nombre d'opérateurs ont dû
» la facilité merveilleuse avec laquelle ils incisaient la cor-
» née d'un œil qui se cachait profondément dans le grand
» angle, sans blesser l'iris. »

III. Il ne faut jamais perdre de vue la position convenable pour avoir une bonne lumière, et l'opéré doit être placé de telle manière que le chirurgien voie toujours parfaitement le trajet de son instrument.

« C'est un point de la plus haute importance, que
» de prendre bien son jour. Le succès de l'opération
» en dépend, et l'opérateur doit, même dans ce cas, sa-
» crifier sa propre position pour en donner une convenable
» à l'opéré; les faux jours occasionent des accidens gra-
» ves à l'homme le plus exercé. »

IV. Que l'on opère le malade couché ou assis, il doit être assez bas pour que le genou de l'opérateur puisse servir de point d'appui à son coude.

« Il est bien peu d'opérateurs qui puissent opérer à main
» levée; quelle que soit la sûreté de celle-ci, il faut se défier
» des mouvemens du malade, qui peut alors imprimer à la

» main mal assurée une secousse dont on ne peut ni calcu-
» ler ni prévoir les effets. »

V. La tête doit être fixée de telle manière qu'il n'y ait
pas de recul possible. On sentira combien la position horizontale est favorable pour obtenir cette fixité convenable.

« C'est ce recul instantané qui fait dévier la lame de l'ins-
» trument et commettre des accidens graves. Barth, en
» fixant le malade droit contre le mur, Benjamin Bell avec
» son fauteuil, obvient à cet accident ; la position horizon-
» tale les remplace avec avantage. »

VI. Il faut toujours s'assurer des bras du malade, même
le plus raisonnable.

« Nous ne sommes plus à l'époque où l'on garrote les
» opérés, mais il est des mouvemens involontaires que le
» malade ne peut retenir, et, ses mains venant à heurter
» l'opérateur, l'œil peut être vidé : il est donc important
» que quelqu'un assis à chaque côté retienne ses mains
» avec précaution. »

VII. Celui qui est chargé de tenir la paupière, doit le
faire avec précaution, sûreté, et assez de force pour vaincre le blépharospasme ; il ne touchera point à l'œil : enfin,
il se placera un peu de côté pour ne point intercepter la
lumière.

« Pour rendre ces divers temps d'une facile exécution,
» il faut que l'aide soit d'une grande taille, ou qu'il se place
» sur un tabouret solide ; il doit essuyer avec soin la pau-
» pière et ses doigts, pour que ceux-ci ne glissent pas sur
» elle et la maintiennent immobile. »

VIII. Il ne faut jamais opérer les deux yeux à la fois, et
maintenir l'œil que l'on n'opère pas avec un bandage convenablement placé avant de commencer l'opération.

« Nous avons ailleurs donné les raisons pour lesquel-
» les il ne faut opérer qu'un œil. L'œil qui ne doit pas
» être opéré doit être voilé pour empêcher les mouvemens
» qui se transmettraien à celui qui est soumis à l'opéra-

» tion : si l'œil jouissait de la faculté de voir, cette précau-
» tion serait encore plus indispensable pour empêcher le
» malade de s'effrayer à la vue des instrumens. »

IX. Avant de commencer l'opération, chaque aide doit
être prévenu avec soin de ce qu'il a à exécuter ; il faut
attendre que l'œil ait pris de l'aplomb.

« Cette recommandation est importante pour assurer la
» promptitude de l'exécution, pour que les instrumens né-
» cessaires soient présentés au fur et à mesure ; enfin pour
» que celui qui soutient la paupière la laisse tomber conve-
» nablement sans pour cela négliger de tenir la tête fixée :
» l'opérateur doit commander par signes plutôt que de la
» voix. Au moment où l'on opère le malade, il est ému et
» son œil agité ; quelques paroles consolantes le calment,
» et les mouvemens convulsifs de l'organe s'apaisent :
» c'est le moment favorable. »

X. Au moment où l'opérateur attaque la cornée, l'instrument doit être introduit presque parallèlement à l'axe
du corps par un mouvement vif et sec ; aussitôt que le
défaut de densité et la coloration de la lame annoncent
que l'on est dans la chambre antérieure ; il faut ramener la
pointe horizontalement, et parallèlement à l'iris sans presser avec l'instrument.

« Voilà le temps le plus important de l'opération : tout
» le succès dépend presque de la sûreté de son exécution ;
» car si l'instrument n'est pas enfoncé presque perpendi-
» culairement à l'axe du corps, on risque de labourer les
» lames de la cornée et d'avoir une incision défectueuse
» ou insuffisante, si aussitôt que le kératotome a divisé toute
» l'épaisseur de la cornée, on ne ramène pas sa pointe à
» l'horizon et parallèlement à l'iris. Cette cloison mobile
» sera blessée. »

XI. Lorsque la pointe de l'instrument éprouve de la difficulté à ressortir au point opposé où il est entré, il faut
favoriser ce temps de l'opération en pressant avec l'ongle

du doigt médius sur le point où il doit perforer la membrane.

« Il est important de surveiller la sortie de la pointe de
» l'instrument ; car si elle éprouvait trop de résistance ,
» non seulement elle pourrait se plier , mais encore labou-
» rer les lames de la cornée et aller blesser l'iris à son
» union avec la sclérotique. »

XII. Si l'iris se présente au devant du couteau , il faut
peu à peu retirer la lame ; puis, en renversant légèrement
la main , porter la pointe du côté de la concavité de la
cornée pour compléter l'incision : si ce moyen échoue, faire
avec le doigt de légères frictions sur la cornée.

« Je ne saurais assez recommander de ne point trop met-
» tre de précipitation dans ces diverses manœuvres ; car
» un rien peut faire commettre des fautes graves. »

XIII. Pendant le temps de la ponction et de la sortie de
l'instrument au point correspondant , on peut presser légèrement sur le globe de l'œil pour assurer l'action du kératotome ; mais, aussitôt que la pointe est visible à l'angle interne, toute pression doit cesser immédiatement.

« La chute de l'humeur vitrée et le refoulement de l'iris
» au devant du couteau , ne sont souvent que le résultat
» d'une pression imprudemment continuée. L'opérateur
» doit surtout recommander à son aide de ne presser en
» aucune manière sur le bulbe. »

XIV. La sortie prématurée de l'humeur aqueuse empêche souvent de terminer l'incision d'une manière convenable et suffisamment grande ; dans ce cas, il ne faut pas insister , le kératotome simple doit être retiré et l'incision
agrandie avec les instrumens appropriés.

« Il vaut mieux agrandir l'incision par une seconde opé-
» ration que de s'entêter à le faire dans la première, parce
» que , lorsque l'humeur aqueuse est sortie prématuré-
» ment, la chambre antérieure s'efface et le cristallin re-
» cule l'iris au devant du couteau ; le kératotome double,

» de notre invention, peut remédier à ces accidens divers,
» lors même que le cristallin a déjà passé dans la chambre
» antérieure. »

XV. La largeur de l'incision doit être en raison directe
du volume apprécié du cristallin ; cependant elle doit être
moindre pour les adultes que pour les vieillards.

« On sait à n'en pas douter que le cristallin chez les hom-
» mes adultes, est peu dur et qu'on l'extrait facilement par
» une incision moyenne, le contraire a lieu chez les hom-
» mes avancés en âge ; dans tous les cas, les pinces à cro-
» chet ou à lentille fenêtrée sont d'un grand secours. »

XVI. Aussitôt que l'incision de la cornée a été faite et
terminée convenablement, l'aide doit laisser tomber la paupière : de ce moment il n'y doit plus toucher ; c'est l'opérateur qui reste désormais chargé de ce soin.

« On conçoit que, lorsque la cornée est ouverte, toute
» manœuvre imprudente ou précipitée peut vider l'œil.
» Pour tous les temps secondaires à la section de la cornée,
» l'opérateur doit relever lui-même la paupière et ne la
» laisser toucher par personne. Rien n'est plus facile que
» cette manœuvre exécutée par la main opposée à celle
» qui tient l'instrument. »

XVII. Quand il s'agit d'ouvrir la capsule, il ne faut jamais introduire l'aiguille par la pointe ; mais commencer à
soulever le lambeau de la cornée avec la tige de l'instrument : peu à peu en retirant la main on amène la pointe de
l'aiguille au centre de la pupille sans courir le risque de
blesser ou de décoller l'iris.

« On blesse très-souvent l'iris au moment où l'on intro-
» duit l'aiguille pour inciser la capsule ; il faut toujours
» rejeter pour cette partie de l'opération la lame du kéra-
» totome et les cystotomes à lames larges. »

XVIII. Pour extraire le cristallin, il faut avoir la précau-
ion de ne pas presser trop en arrière sur le globe de l'œil,

car on courrait la chance de faire sortir l'humeur vitrée sans obtenir l'évacuation de la lentille opaque.

« Cet accident est très-fréquent, et Marc-Antoine Petit » insiste fortement sur l'importance du précepte que nous » venons de donner. »

XIX. Si une pression modérée ne fait pas sortir le cristallin, il faut alors le charger avec le crochet de Beer ou les pinces de Maunoir ; car il est toujours très-avantageux que l'opération ne se prolonge pas.

« Je ne saurais admettre ici le conseil de Ware, qui veut » que l'on presse sur l'œil en haut et en bas. Rien n'est » plus propre à vider l'œil que cette manœuvre ; les tenta- » tives réitérées et modérées avec les pinces de Maunoir, » arrivent plus facilement au but qu'on se propose sans » faire courir le même risque. »

XX. Aussitôt que l'on s'aperçoit de la hernie de l'humeur vitrée, il faut laisser tomber la paupière, la maintenir fermée par une légère pression, et calmer le malade. Après quelques minutes de repos, on recommence l'opération.

« Il est de toute nécessité de suspendre l'opération, » parce que le spasme de l'organe pourrait augmenter et » le faire vider immédiatement. »

XXI. Lorsque la cataracte est extraite avec ces accompagnemens, il faut avoir un soin extrême de réunir exactement les lèvres de la plaie avant de placer le pansement.

« Les cicatrices vicieuses de l'humeur, les hernies se- » condaires de l'iris sont presque toujours la suite de ce » prétexte important. »

XXII. En plaçant le bandage et ses annexes comme nous l'avons indiqué en temps et lieu, il ne faut jamais perdre de vue les indications suivantes : réunir par première intention la solution de continuité, modérer les mouvemens de l'organe sans comprimer ; enfin intercepter les rayons lumineux.

« Nous avons vu par le parallèle des succès de M. Del-

» mas et de ceux de Delpech, l'importance d'un panse-
» ment convenable ; il faut surtout surveiller avec attention
» la position des cils ; car un seul cil engagé dans les bords
» de la plaie, peut non seulement empêcher la réunion par
» première intention ; mais encore faire échouer compléte-
» ment l'opération (1)? »

Cataracte congéniale. Pendant long-temps la cataracte a été considérée comme l'apanage exclusif de la vieillesse, ou tout au moins de l'âge mûr; Maître-Jean, St-Yves, Méry, Petit, ébranlèrent les anciennes convictions en prouvant par des faits nombreux et matériels, que cette maladie n'épargnait pas les enfans, qu'elle les frappait même jusque dans le sein maternel. Mais ces chirurgiens nesurent pas profiter de cette découverte, et ils reculèrent devant l'idée de tenter une opération sur un organe aussi délicat que l'œil des nouveau-nés. Ils attendaient pour cela un âge avancé, et l'on blâma, en 1774, Pellier de Quengsy d'avoir été plus confiant dans son art en tentant une opération de cataracte sur un enfant âgé de trois ans (2).

Notre siècle, si fécond en découvertes chirurgicales, devait encore avoir l'honneur de prouver qu'il faut opérer la cataracte dans le premier âge. C'est à Scarpa (3) que l'on doit d'avoir ouvert cette voie, qu'ont ensuite parcourue avec succès Ware, Gibson, Saunders, Lusardi et autres : grâce à eux, l'opération de la cataracte congéniale est devenue une des plus belles conquêtes de la chirurgie moderne.

La cataracte congéniale n'est point très-rare; Saunders, célèbre oculiste de Londres, la rencontra soixante fois durant les trois dernières années de sa vie : M. Lusardi en a opéré plus de deux cents, et moi-même j'en ai observé plus de quarante dont dix-sept seulement furent opérées. La

(1) Recherches citées.
(2) Pellier, ouvr. cité, p. 257, obs. LXVIII.
(3) Scarpa, ouvr. cité, édition de 1801.

fréquence de cette maladie n'a cependant jeté que fort peu de jour sur son étiologie ; en peut-il être autrement pour une maladie qui se développe dans le sein maternel ? car, nous devons le dire, nous n'entendons par cataracte congéniale que celle que les enfans apportent en naissant, et qui est diagnostiquée dans les premiers jours de la vie.

Rien de certain sur les causes de sa production, à peine ose-t-on penser que des vices constitutionnels en soient la cause, puisque souvent dans la même famille, il naît des enfans cataractés et d'autres qui ne le sont pas, ainsi que cela s'est présenté dans la famille du nommé Decamps, d'Ath en Belgique, père de quatorze enfans, dont six sont nés cataractés par intermittence. Tout porte à croire que cette maladie est héréditaire : Lucas rapporte que cinq enfans d'un habitant de Leaven naquirent cataractés ; Gibson opéra cinq ou six enfans, fils de deux sœurs. Demours opéra un jeune homme qui avait trois frères plus jeunes que lui, et atteints de la même infirmité ; Saunders fit la même remarque ; Lusardi opéra le même jour le nommé Vateau, cataracté depuis trente ans, et cinq de ses enfans aveugles-nés ; Dupuytren opéra le père, le fils et la grand'mère. Guthrie raconte des faits analogues, ainsi que le frère de Pasqual de Gènes.

Je me suis convaincu par de nombreuses dissections, des faits avancés par Scarpa, et après lui, par Saunders, savoir : que chez les enfans cataractés de naissance, dans la grande majorité des cas, le cristallin se ramollit presque en totalité, l'absorption le dissout graduellement jusqu'à ce que les disques de la capsule cristalline se soient réunis pour former une cloison blanche, opaque, très-élastique, et adhérente aux procès ciliaires. C'est ce qui avait fait croire à Saunders que cette capsule ne pouvait être ni extraite ni abaissée.

Presque toujours avant la huitième année, le cristallin a été absorbé en entier, et il ne reste plus que les deux feuil-

lets de la capsule, ce dont je me suis convaincu dernièrement encore en opérant à Bourges, la jeune Simon dont je
rapporterai plus tard l'histoire.

Dans quelques cas plus rares, il existe des cataractes
centrales ; mais ici, je dois l'avouer, ce ne sont point des
cataractes congéniales, mais de celles qui se sont développées dans les premiers mois de la vie.

Le travail d'absorption n'est pas toujours complet, on
rencontre des cataractes qui présentent un petit noyau
isolé ou flottant au milieu d'un liquide lactescent. Voici un
tableau dressé par Saunders, où toutes ces variétés ont été
notées avec soin sur quarante-quatre cas de cataracte congéniale. Malheureusement l'âge des malades y est négligé;
mais en tout ce qui a rapport à ces cas, il ne parle jamais
d'adulte mais bien d'enfance.

Cristallin opaque et solide, avec ou sans opacité de
    la capsule. Trois simples et deux doubles.   5

Cristallin solide, opaque au centre, transparent à la
    circonférence, avec sa capsule dans le même état.
    Cinq cataractes doubles.   5

Cristallin opaque et mou, avec ou sans opacité de
    la capsule. Deux simples et deux doubles.   4

Cristallin opaque et mou, avec un noyau solide.
    Une simple et deux doubles.   3

Cristallin opaque et mou, avec sa capsule tachetée,
    tâches blanches, espaces entre elles transparens.
    Deux doubles.   2

Cataracte liquide avec opacité de la capsule. Deux
    simples.   2

Cataracte liquide, avec opacité de la capsule, et
    occlusion de la pupille.   2

Capsule opaque et épaissie; cristallin entièrement
    absorbé, ou ses débris étant minces et squameux.
    Six simples, douze doubles.   18

Capsule opaque et épaissie, contenant seulement un

très-petit noyau du cristallin, non absorbé dans son centre. Deux simples. 2
Capsule opaque, épaissie dans le centre ; débris du cristallin dans sa circonférence. 1

44

Le cas le plus commun est donc celui où la cataracte est produite par la capsule opaque, le cristallin étant absorbé ; mais ce que Saunders a oublié de noter, c'est que la capsule se crève quelquefois, et que l'humeur laiteuse se répand dans la chambre antérieure et s'y absorbe. Cette rupture facilite excessivement le rapprochement de la capsule. Si j'en juge par ma propre observation, il doit en avoir toujours été ainsi pour les cas d'affaissement de la capsule, sans quoi on ne pourrait trop admettre l'absorption dans les capsules intactes. C'est ce qui fait penser à MM. Lusardi, Lawrence, Middlemore, que le cristallin se fondait, il est vrai, en une humeur liquide, mais ne se résorbait pas. Ce qui me confirme dans cette opinion, c'est ce qui se passait lorsque Saunders appliquait son procédé de perforation au moyen duquel il produisait artificiellement l'adossement des capsules l'une contre l'autre.

Chez tous les enfans cataractés, l'œil est moins saillant que dans l'état normal ; il est plus petit, et en proie à des mouvemens rotatoires, dont voici la raison : Ces enfans portant instinctivement l'œil du côté qui donne accès aux rayons visuels, et comme c'est par la grande circonférence de la pupille que les rayons lumineux pénétrent plus facilement chez eux, ils cherchent à embrasser le plus d'objets possible en présentant en différens sens le point perméable : ce mouvement rotatoire cesse dès l'instant que l'opération est complète. L'iris est très-mobile, bombé en avant lorsque les deux capsules sont intactes et distendues par le liquide ; lorsque celui-ci s'est épanché, l'iris, au contraire, est bombé en arrière ; à travers l'anfractuosité pupillaire, on aperçoit une teinte qui varie : tantôt elle est opaline, tantôt nacrée, tantôt enfin légèrement jaunâtre : l'altération de la vue est toujours en rapport avec cette opacité : plus elle est considérable, plus la vue est imparfaite. Lorsque les cataractés de naissance sont assez âgés pour se rendre raison de leurs sensations, ils déclarent reconnaître les corps brillans, les couleurs éclatantes : quelques-uns voient même à se conduire, mais là se borne toute leur faculté visuelle : il est des cas où les cataractés de naissance sont complétement aveugles, et ils distinguent seulement le jour de la nuit.

La cataracte peut quelquefois se compliquer d'occlusion presque complète de la pupille, par l'adhérence du cristallin à l'iris : de même que la cataracte des adultes, elle peut être compliquée de différentes altérations du globe et de ses annexes, mais ces complications sont presque toujours le résultat de maladies acquises et postérieures à la naissance.

Le pronostic de la cataracte congéniale est toujours grave parce que l'on est toujours obligé d'avoir recours à la chirurgie pour tenter une opération qui n'est pas toujours certaine. Celle-ci sera d'autant plus sûres que les yeux seront en bon état, que la maladie est exempte de complications, que l'on n'aura fait encore aucune tentative chirurgicale et que l'enfant ne sera pas trop étiolé, ou sous l'influence d'une maladie quelconque.

En parlant de l'âge dans lequel il est convenable de pratiquer l'opération de la cataracte chez les enfans, nous avons fait connaître les causes morales qui engagent à la pratiquer de bonne heure, nous n'avons pas dissimulé l'influence que la perte de la vision exerce sur la santé générale.

Nous pensons, avec Saunders, que cette opération doit être pratiquée depuis l'âge de 16 à 20 mois, parce qu'à cette époque l'enfant se trouve dans des conditions très-favorables et qu'il ignore encore ce que c'est qu'une opération ; voici comment s'exprime Saunders à ce sujet :

« Les enfans naissent quelquefois frappés de cécité , et les oculistes n'ont point osé les opérer de bonne heure en raison de la délicatesse de leurs yeux et de leur indocilité. En attendant beaucoup plus tard on n'en retire pas les beaux effets que l'on aurait obtenus en s'y décidant plus tôt : en attendant que l'âge et la raison puissent venir à leur aide , la vigueur et la beauté de l'œil se perdent : la vision comme l'intelligence ont besoin d'être exercés, et la rétine, privée de l'excitation de la lumière, se paralyse insensiblement : l'iris, qui est le dispensateur du degré de lumière convenable, tombe dans la torpeur ; le mécanisme optique qui produit le rapprochement ou l'éloignement s'abolit , faute d'exercice ; enfin les mouvemens volontaires et sympathiques s'anéantissent (1). »

Lawrence pense qu'il faut opérer les enfans six semaines après leur naissance, Gibson après six mois. Nous préférons suivre l'exemple de Saunders , parce que vers cet âge les parties de l'œil offrent tous les avantages des premiers mois , sans en avoir les inconvéniens. La cornée transparente a en effet acquis un degré de convexité qu'elle n'avait point au commencement de la naissance : la chambre antérieure de cet organe a pris des limites convenables en repoussant la convexité naturelle de l'iris : cette membrane possède à cet âge une bien plus grande mobilité et le travail de cicatrisation est moins difficile. Alors, aussi on évite les obstacles qui résultent d'une grande temporisation ; l'absorption n'a point encore eu le temps de convertir la cataracte congéniale et une espèce de *cataracte capsulolenticulaire , siliqueuse sèche* , en s'emparant en grande partie de la masse cristalline pour ne plus laisser qu'une membrane dure, tenace et intimement unie aux procès ciliaires.

Les faits sont complétement en rapport avec l'opinion que nous professons : nous trouvons dans Saunders les

(1) Saunders, ouvr. cité.

preuves évidentes de ce que nous avançons et notre propre expérience nous permet de dire que l'opération sera d'autant plus heureuse qu'elle aura été pratiquée dans un âge moins avancé. L'expérience suffit donc pour faire rejeter le conseil de ceux qui recommandent d'attendre non seulement l'âge de raison, mais encore la demande formelle de l'aveugle, pour recourir à l'opération. Ceux qui donnent ce conseil n'avaient point réfléchi que les aveugles-nés, n'ayant aucune idée du monde extérieur, de l'utilité d'une opération, demanderont rarement d'être opérés. Il est bien peu d'enfans de sept à quinze ans qui sachent assez se maîtriser pour ne pas reculer devant la crainte de la douleur, qu'ils attachent toujours à l'opération surtout quand leur intelligence ne leur permet pas de pressentir tous les bienfaits d'une opération.

Si l'on emploie la force, on les place dans des conditions très-défavorables, et l'opérateur lui-même se trouve souvent très-embarrassé : j'ai eu souvent besoin de sept ou huit aides pour maintenir un enfant de cinq ou six ans : la contrainte et la peur grandies par les efforts qu'on leur oppose, leur font pousser des cris affreux. De seize mois à deux ans au contraire les enfans *ignorent* ce qu'on va leur faire et en prenant d'avance les précautions que nous indiquerons plus tard, rien n'est plus facile que de mettre tout chirurgien à même de pratiquer cette opération. A l'abri de toute influence morale, le petit malade n'éprouve que la douleur, celle-ci doit être fort peu de chose puisque l'enfant ne crie presque pas : en opérant de bonne heure, la rétine, organe immédiat de la vue, échappe à l'affaiblissement que provoque toujours le défaut d'exercice. » Dans plusieurs cas, dit Saunders, où la cataracte avait été guérie chez des enfans de quatre ans et au dessous, la sensibilité de cette membrane était aussi grande que chez les enfans qui avaient joui de la vue dès leur naissance ; mais à huit ans et même plus tôt, elle était évidemment moins active ; à douze ans, cette imperfection était encore plus marquée , et à quinze ans et au dessous , la vision se faisait mal, quelquefois même les enfans de cet âge ne jouissaient de la faculté que de percevoir la lumière. Mais ces observations ne s'appliquent point à ces cataractes congéniales dans lesquelles le centre du cristallin et de sa capsule sont seulement opaques et sa circonférence transparente ; car dans ces cas la rétine est exercée par la perception des objets extérieurs, tout imparfaite qu'elle est. »

M. Middlemore vient corroborer l'autorité de Saunders en rapportant l'histoire d'une opération qu'il pratiqua sur Thomas Gardner, âgé de 22 ans, et quoique après l'opération les pupilles fussent complétement nettes et régulières, ce malheureux jeune homme ne recouvra point la vue.

Enfin, chez les enfans en bas âge le cristallin qui n'est presque toujours qu'une bourse remplie de sérosité opaque qui s'absorbe facilement dès l'instant que la poche est rompue, l'iris n'a pas eu le temps de contracter d'adhérence avec la capsule cristalline ; enfin les muscles ne resteront pas exposés à conserver les mouvemens convulsifs rotatoires , ce qui peut arriver quand on opère trop tard, ainsi que l'a observé Lawrence.

Des procédés pour opérer la cataracte congéniale. Trois procédés seuls peuvent être pratiqués pour la destruction de la cataracte congéniale ; ce sont l'extraction , l'abaissement et la kératonyxis.

Procédé de Gibson. Il paraît que Gibson ne connaissait pas les propriétés dilatantes de la belladone pour augmenter le champ de la pupille au moment de l'opération. S'il la connaissait, il ne l'employait pas, préférant narcotiser l'enfant avec de l'opium pour paralyser ses mouvemens et engourdir sa sensibilité. Dès que l'enfant avait plus d'un an, il comptait peu sur l'action de l'opium, et s'assurait des mouvemens du petit malade en l'enfermant dans un sac dont on fermait les cordons autour du cou. On plaçait ensuite un mouchoir sur les jambes au bas des genoux pour les maintenir ; puis on mettait le petit malade sur une table garnie d'oreillers ou plusieurs aides le maintenaient. D'une main M. Gibson écartait les paupières, et de l'autre il introduisait une aiguille à cataracte dans la sclérotique à une ligne et demie de la cornée transparente, et un peu au dessous de son diamètre transversal ; arrivé dans la chambre postérieure, il déchirait largement la capsule cristalline et donnait passage au liquide qu'elle contenait ; dans ce cas l'humeur aqueuse se troublait immédiatement. Si la cataracte était molle, il la broyait pour la faire plus promptement absorber, lorsque la cataracte était dure, il l'abaissait comme chez les adultes.

Procédé de Ware. Après avoir dilaté la pupille autant que possible, ce célèbre chirurgien plaçait son malade sur une table convenablement matelassée ; après avoir fait soulever la paupière avec l'élévateur de Pellier, il fixait d'une main le globe oculaire, de l'autre il prenait un petit couteau-aiguille analogue à celui de Cheselden, il l'enfonçait perpendiculairement, le tranchant en haut à un huitième de pouce de l'insertion de la sclérotique avec la cornée, et pénétrait ainsi jusque derrière le cristallin vers sa partie centrale ; alors par un mouvement d'arrière en avant communiqué au manche de l'instrument, la pointe traversait le cristallin et sa capsule pour devenir visible vers l'ouverture pupillaire ; quand la cataracte était liquide, l'humeur aqueuse perdait immédiatement sa transparence ; M. Ware alors retirait son instrument et recommençait son opération quelques jours après : si, au contraire, la cataracte ne produisait pas d'épanchement, il continuait l'opération en portant le tranchant de son petit scalpel en différens sens pour diviser le cristallin en fragmens de même que la capsule, fragmens qu'il cherchait à faire passer dans la chambre antérieure. Toute cataracte dure était abaissée

suivant les règles de cette opération : s'il restait des fragmens de capsule, il cherchait à les diviser, mais non sans
quelques difficultés : afin d'accélérer le travail de l'absorption, il insufflait entre les paupières du sucre candi ; je ne
saurais trop m'expliquer la manière d'agir de cette substance : quand l'absorption ne se faisait point, M. Ware
pratiquait une seconde, une troisième, une quatrième et
une cinquième opérations.

Procédé de l'auteur. Je me sert d'un appareil particulier
pour contenir les enfans de moins de quatre ans, il consiste en une planche un peu plus longue que l'enfant, une
table solide, des bandes fortes roulées, et quelques vis
à bois. L'enfant tout placé sur la planche matelassée et
maintenue par des liens, je fixe l'extrémité de celle-ci sur
la table au moyen des vis à bois, tandis que la partie supérieure repose sur un tabouret assez élevé pour donner une
inclinaison formant avec l'horizon un angle de quarante-huit
degrés : dans cette position l'enfant est tout-à-fait à la portée de l'opérateur, soit qu'il opère à droite ou à gauche.
La tête sera d'autant plus facilement maintenue que l'on
aura placé sous elle un coussinet matelassé et creux, en tenant une main sur le front et l'autre sous le menton, pour
lui donner de l'immobilité. A l'aide de ce simple appareil,
j'ai réuni les avantages de la position verticale contre un
mur, recommandé par Barth, la sûreté du fauteuil de B.
Bell, enfin la commodité que peut fournir dans certaines
circonstances l'usage de la position horizontale, sur la table
adoptée par Saunders, Gibson et Ware.

Il est toujours convenable d'habituer l'enfant non seulement à se laisser lier sur sa planche, mais encore à se laisser toucher les yeux et relever les paupières, soit avec les
doigts ou avec l'instrument contentif de Lusardi. Les reflets
métalliques étant perçus par l'enfant, on se sert de cela
comme d'un jouet : lorsque l'enfant a plus de quatre ans,
je le place et le maintiens comme le fait M. Lusardi. La

pupille étant suffisamment dilatée à l'aide de la belladone, je relève la paupière avec l'instrument de Lusardi , que je tiens de la main opposée à celle qui opère , ou bien j'emploie l'élévateur de M. Compérat que je confie à un aide: j'enfonce alors dans la cornée une aiguille tranchante de la plus grande finesse (celle de Saunders modifiée), à deux lignes de son union avec la sclérotique, demi-ligne plus haut ou plus bas que son diamètre transversal : aussitôt que je suis parvenu au centre du cristallin, je l'incise crucialement et laisse l'instrument en place , immobile; car l'humeur aqueuse est aussitôt envahie et troublée par l'épanchement du fluide laiteux contenue dans la bourse cristalline : la chambre antérieure en est tellement remplie, que l'on croirait voir une opacité complète de la cornée transparente : à peine une minute s'est-elle écoulée que la matière se précipite comme dans un hypopyon séreux; alors, retirant légèrement l'aiguille , je la porte entre l'iris et la grande circonférence du cristallin. La capsule se détache facilement, et alors elle se roule sur elle-même et rien n'est plus facile que de l'immerger profondément dans le corps vitré ; si elle remonte, on la jette dans la chambre antérieure où elle s'absorbe peu à peu. Ici, dit Saunders, l'absorption est lente ; mais elle a lieu cependant.

Je l'ai employé plusieurs fois avec succès, entre autres, dans les cas suivans :

1re OBSERVATION.

Cataracte congéniale ; enfant très-violent ; opération ; guérison.

Madame Hébert, couturière, demeurant rue Saint-Denis, à côté du passage du Caire, vint me consulter pour un enfant de sa nourrice, qui demeurait dans les environs de Rambouillet, et qui était aveugle de naissance ; je la priai de le faire venir à Paris, et je ne tardai pas à me convaincre qu'il était atteint d'une cataracte congéniale. Cet enfant, âgé de trois ans, était blond, lymphatique, ne marchait point seul ; il parlait à peine, et avait une intelligence très-peu développée. Ses yeux grands bruns étaient continuellement agités d'un mouvement de rotation, qui augmentait quand on le privait de la lumière éclatante qu'il aimait beaucoup. Son plus grand amusement était de placer ses mains entre le grand jour et ses yeux, et de faire des mouvemens de haut en bas, qui lui interceptaient et lui rendaient alternativement la lumière.

L'iris très-mobile n'adhérait en aucune manière au cristallin et à ses annexes ; plusieurs dilatations graduées avec l'extrait de belladone confirmèrent ce diagnostic. L'opération fut pratiquée dans les premiers jours de juillet 1833, en présence de M. le docteur Mamelet, chirurgien au 3e régiment de ligne, et de MM. Branzeau, Pauly, Jules Boumingas, étudians. Le procédé ci-dessus fut exécuté avec facilité, et la capsule fut immergée dans l'humeur aqueuse. J'avais emmailloté l'enfant d'après la manière de Lusardi, et il nous fut très-difficile de maintenir ce petit malade ; car il se débattait et rugissait comme un petit lion, avant même qu'il eût été touché. Cependant quatre aides vigoureux, intelligens paraissaient devoir être plus que suffisans pour comprimer ses mouvemens, et ce ne fut pas sans peine que l'opération fut terminée, selon le procédé que j'ai indiqué.

Il ne se manifesta aucun accident, et l'œil était parfaitement net vingt jours après l'opération.

On me permettra d'entrer dans quelques détails sur les soins généraux qui furent donnés à cet enfant ; car j'avais à lutter contre une organisation cérébrale excessivement vicieuse, et dont je ne pouvais rien obtenir pour me faire connaître s'il voyait, oui ou non. Il était donc indispensable de le traiter par des moyens analogues à ceux que l'on met en usage pour dresser les animaux, la faim et la soif. Six jours étaient à peine écoulés, que l'enfant marchait dans une chambre obscure en se tenant aux chaises : quand il apercevait un rayon de lumière , il se bouchait les yeux en se mettant à crier : il était certain pour moi qu'il la percevait mieux qu'avant l'opération ; peu à peu il la chercha, et plaçant entre la faible lumière qu'on lui permettait et son œil une de ses mains, il faisait des mouvemens de haut en bas , qu'il répétait ensuite devant l'œil non opéré, pour établir sans doute la différence qui existait entre les deux yeux : mais il m'était impossible de fixer sa vue et son attention sur quoi que ce fût. Je résolus donc de placer à l'extrémité des fils suspendus au plafond de la chambre qu'il habitait, des fruits , du sucre ou des gateaux , après les lui avoir fait toucher et flairer : le succès couronna mon entreprise , et le petit gourmand était continuellement à la recherche des friandises : rien de plus amusant que ses hésitations, ses calculs, pour reconnaître les distances, sa colère quand ses mesures étaient mal prises. Je fus dès-lors convaincu que la vision s'exerçait, qu'il ne fallait que du temps pour la rectifier et la fortifier : en effet, cet enfant voit maintenant parfaitement et distinctement ; chez lui il ne reste plus aucune trace de capsule, elle a été entièrement résorbée.

2e OBSERVATION.

Cataracte congéniale avec tumeur, opérée par M. Maunoir ; guérison.

Anne Baker de Compton , âgé de treize ans, avait eu, dans sa plus tendre enfance, une ophthalmie violente qui s'était terminée par la fonte absolue de l'œil droit et une cataracte sur le gauche ; elle n'avait pas le souvenir d'avoir jamais vu , on pouvait donc la considérer comme aveugle de naissance. Cet œil gauche était très-beau , l'iris d'une grande activité dans ses mouvemens de dilatation et de construction , le cristallin d'un beau bleu laiteux, mais ayant à peu près sur son centre un peu à gauche, une petite tumeur du volume d'une grosse tête d'épingle, faisait saillie dans la chambre antérieure, et paraissait adhérente à la capsule par une très-mince pellicule.

Je l'opérai dans le commencement de février, et je crois devoir donner des détails de mon procédé : après avoir déterminé la plus grande dilatation de la pupille au moyen de quelques grains d'extrait de belladone, dissous dans de minces cuillers à café d'eau distillée, dans laquelle dissolution l'œil fut baigné quelques heures avant l'opération : je fis placer cette jeune fille sur une chaise ; un aide derrière elle, tenait sa tête appuyée sur sa poitrine ; de ma main gauche je fixai la paupière et l'œil avec le spéculum orbiculaire ; puis, pénétrant avec l'aiguille de Saunders, plate et tranchante des deux côtés, dans la cornée transparente à une ligne de la sclérotique, et à l'extrémité interne ou temporale de son diamètre je conduisis la pointe vers la partie supérieure du cristallin, et le portant de haut en bas je fendis la capsule dans cette direction ; puis plongeant mon instrument dans le corps même de la lentille opaque, je la coupai comme je pus, et en amenai dans la chambre antérieure trois ou quatre fragmens qui en constituaient peut-être le tiers. La petite tumeur blanche, dont j'ai fait mention, ne parut pas avoir changé de place ; toutes mes tentatives pour la séparer de ses adhérences avec la capsule, furent inutiles ; dès qu'elle était touchée par le tranchant de l'aiguille, elle fuyait dans la chambre postérieure, où elle ne trouvait point d'appui ; et dès que je l'abandonnais elle revenait à sa place.

Le résultat de cette opération qui fut facile à cause de l'extrême et rare docilité d'Anne Baker, laissa au milieu du cristallin brisé une petite pupille d'un beau noir, l'œil n'était point fatigué et à peine douloureux : Anne distingua tous les objets qu'on lui présenta ; ne soupçonnant pas du tout ce qu'ils étaient, elle portait les mains en avant pour les saisir et se trompait sur les distances, elle exprima de l'étonnement et de la joie : je fermai ses yeux, les couvris d'une compresse trempée dans l'eau tiède qui fut fixée par une bande roulée, et elle fut soumise à une diète sévère et un repos parfait. Le bandage fut levé le troisième jour, l'œil était à peine légèrement rose et nullement douloureux, les fragmens amenés dans la chambre antérieure étaient floconneux et un peu gonflés, la pupille était moins grande mais assez pour que la vue existât encore. Appelé à une excursion loin de Farnham, j'y laissai Anne Baker dans cet état satisfaisant, et ce ne fut guère qu'un mois après que je la revis. Pendant ce court intervalle de temps *elle avait appris à voir* et elle reconnaissait les objets usuels à la première vue jusqu'au point de nommer une épingle que je lui montrai entre deux doigts. Cependant la pupille n'était pas très-augmentée et était entourée d'une assez grande quantité de la matière du cristallin, non dissous; tous les fragmens qui avaient été amenés dans la chambre antérieure avaient disparu. Quelques jours après cette inspection je répétai l'opération comme elle avait été faite la première fois et j'amenai de nouveaux fragmens de cristallin dans la chambre antérieure : les suites de ce second brisement de la lentille opaque furent tout-à-fait semblables à celle de la première opération ; tous les fragmens opaques, de plus, disparurent en moins de vingt jours, il en resta très-peu dans le champ de la pupille, et en quittant Farnham, quelque temps après, je laissai ma jeune aveugle rendue à la lumière et en état de travailler à la campagne et au foyer domestique, mais conservant sa petite tumeur blanche.

Méthode de Giorgi. Ainsi que nous l'avons dit plus haut, rien n'est perdu pour un homme de génie, et un accident sur lequel on a médité donne souvent naissance à une méthode nouvelle ou à un procédé destiné à rendre de grands services.

Le professeur Giorgi, d'Imola, pratiquant une opération à Frioule, territoire de la légation de Pérouse, sur un individu cataracté depuis long-temps, s'aperçut qu'il avait traversé le cristallin de part en part dans son diamètre transversal, avec son aiguille, et que tous ses efforts n'étaient pas capables de le débarrasser, en sorte qu'il ne pouvait exécuter la dépression. Enhardi sans doute par l'exemple de Bell et Earle, il tenta d'extraire le cristallin par la sclérotique; saisissant alors un kératotome de Wenzel, il confia l'aiguille à un aide après l'avoir retirée jusqu'au point où elle était accrochée au cristallin, puis faisant à la sclérotique une incision transversale, il tira légèrement sur l'aiguille, et amena le cristallin sans accidens. Il s'échappa par la plaie une grande quantité d'humeur aqueuse, quelque peu d'humeur vitrée, mais rien n'entrava la guérison, et le malade recouvra parfaitement la vue.

En réfléchissant à ce qu'il venait de faire, le professeur Giorgi pensa que, pour un grand nombre de cas, ce procédé serait applicable, surtout si l'on trouvait moyen de le simplifier au point de n'avoir besoin que d'un seul instrument. Après avoir mûri cette idée, il fit construire un insstrument dont voici la description : Je fis faire, dit-il, une aiguille droite à deux lames, coupant des deux côtés, unie de manière à représenter une seule lame; l'une d'elles immobile et plate, l'autre mobile et convexe à l'extérieur; toutes les deux dentelées à la face interne comme une lime, et portée sur une tige métallique passablement grosse. La lame immobile porte à sa partie inférieure une ouverture ou fente dans laquelle se loge le pied de la lame mobile qui est plus courte que la lame immobile, de manière qu'elles restent unies par un contact parfait. Pour séparer ces deux lames lorsque l'instrument a pénétré dans la chambre postérieure, un petit ressort courbe sur lequel repose un ressort droit, fixé au manche, que l'index presse, pousse insensiblement le pied de la lame mobile, laquelle fait alors saillie en sens inverse; un contre-ressort courbe, placé de l'autre côté de l'instrument, maintient le pied de la lame immobile, de manière à ce qu'elle ne puisse pas s'écarter au-delà de ce qu'on désire, et régler ainsi l'ouverture formée par l'écartement des deux lames. Il suffit de cesser de presser avec l'index le ressort droit, pour que la lame mobile reprenne sa première position, et s'applique exactement sur la lame immobile, comme l'indique la planche, gravée avec le détail nécessaire.

Ainsi construite, dit M. Giorgi, mon aiguille droite me servit d'abord à faire des essais sur des yeux de cadavres et d'animaux, en y produisant une cataracte artificielle, comme le prescrit Troja. Je l'employai ensuite sur le vivant avec un succès que prouvent les observations suivantes, où sur dix cataractes et deux pupilles artificielles, la vue a été rendue à neuf individus (1). »

Procédé opératoire. Après avoir placé le malade dans un lieu convenablement éclairé, l'œil qui ne doit pas être opéré recouvert avec une compresse retenue par une bande, l'opérateur s'assied devant lui, ayant la tête plus élevée que celle du patient, mais ne faisant pas ombre sur l'œil à opérer, les jambes du malade placées entre les siennes. Un aide placé derrière le patient, maintient la tête ferme avec une main posée sur le front et l'autre sous le menton.

En supposant qu'il s'agisse de l'œil gauche, l'opérateur soulève la paupière supérieure avec l'index gauche, et maintient l'inférieure avec le pouce en appuyant légèrement sur le globe, ou bien il se sert de l'élévateur de Pellier, si l'œil est trop enfoncé ou le malade trop craintif. Il fait ensuite tourner l'œil vers le nez, l'index posé sur le ressort droit, en sorte qu'il le tienne comme une plume à écrire. Il l'introduit par la sclérotique transversalement, à deux lignes au moins de la cornée : lorsque la pointe a pé-

(1) *Memoria sopra un nuova istrumento per operare la cateratta.* Imola, 1822.

nétré dans l'œil, il agrandit la plaie de la sclérotique avec le tranchant de la lame fixe jusqu'à ce que l'incision soit suffisante pour permettre les mouvemens de l'instrument et l'extraction du cristallin. Après cela il dirige horizontalement dans la chambre intérieure, et porte la lame à plat sur la cataracte, puis il exécute sur elle quelques mouvemens accompagnés d'expulsion, comme pour opérer l'abaissement. Si le cristallin n'a pas contracté d'adhérence avec l'iris, il s'abaisse facilement ; alors l'opérateur fait exécuter à l'aiguille un quart de tour, et portant le tranchant de l'aiguille sur la cataracte, il presse le ressort de manière à détacher la lame mobile, et à produire entre elle et la lame fixe une ouverture suffisante pour y comprendre le cristallin, derrière lequel se placera celle-là, tandis que la lame fixe viendra devant la lentille opaque, entre la capsule et l'iris; cessant alors de presser le ressort, il saisit la cataracte avec la capsule cristalline, et l'entraîne au dehors par l'ouverture de la sclérotique.

Si la cataracte adhère à l'iris, l'opérateur l'en sépare avec le tranchant de l'aiguille, puis remonte l'instrument pour abaisser le cristallin et l'extraire par le procédé qu'on vient de lire.

Comme il se pourrait que, par l'incision faite à la sclérotique avec le tranchant de la lame, il sortît une portion de l'humeur vitrée avec l'humeur aqueuse, la grosseur de la tige qui porte la lame empêchera cet effet, en remplissant presque totalement l'ouverture.

L'opération étant terminée, on ferme l'œil et on y applique une compresse de toile souple, trempée dans l'eau commune, tandis qu'on recouvre l'autre œil d'une compresse sèche ; l'un et l'autre sont maintenus par une bande qui ne porte que sur le front : le malade, placé dans son lit et dans une chambre obscure pourra s'y tenir dans la position qui lui plaira, sans être obligé d'avoir la tête soulevée et immobile. Ordinairement il n'est pas nécessaire d'employer d'autre topique, il suffit de renouveler toutes les vingt-quatre heures la compresse humide jusqu'au 5e jour : s'il ne se manifeste pas d'inflammation, le malade quittera son lit au bout de huit ou dix jours, espace de temps suffisant pour la cicatrisation de la sclérotique.

A cette époque on couvrira l'œil d'un taffetas noir et l'on permettra l'introduction d'une faible lumière dans la chambre, dont l'opéré ne sortira qu'au bout d'une vingtaine de jours après l'opération ; alors on substituera un taffetas vert au noir. Le malade le portera quelque temps encore.

Voici quelques observations à l'appui du procédé du professeur Giorgi d'Imola.

1re OBSERVATION.

Cataracte compliquée, procédé de M. Giorgi.

Au mois de juin 1817, je fus appelé, dit le professeur Giorgi, chez le noble marquis Guadugni, de Monteschi en Toscane, âgé de 60 ans, d'une complexion robuste et aveugle depuis cinq ans : je reconnus que son infirmité tenait à une amaurose de l'œil droit, tandis que le gauche était affecté de la cataracte avec immobilité de l'iris, ce qui me laissait craindre ou une complication amaurotique ou une adhérence morbide considérable de l'iris avec le cristallin. Mes présomptions étaient partagées par MM. les docteurs Virgini et Frésioli : aussi j'étais peu désireux de tenter cette opération ; ce ne fut qu'après avoir été vivement ébranlé par les vives supplications du malade que je ne décidai à y recourir. L'opération fut faite avec facilité malgré les nombreuses adhérences de l'iris avec le cristallin ; elle ne fut suivie d'aucun accident ; mais, ainsi que je l'avais prévu, le malade n'y vit point.

Je fus consulté, dit M. Giorgi, au mois de juillet 1819,

par un capucin âgé de 50 ans, d'une bonne constitution et affligé d'une cécité complète produite par l'opacité du cristallin qui datait de deux ans : l'œil était en bon état et le malade distinguait facilement le jour de la nuit : la cataracte de l'œil droit se trouvant plus avancée que l'autre, je commençai par celle-ci, l'opération fut parfaitement heureuse. »

» Un an après, l'œil gauche était parfaitement cataracté. Il fut opéré à son tour ; mais le cristallin se trouvant très-mou, il se brisait chaque fois que la pince cherchait à le saisir : je me décidai donc à le projeter dans la chambre antérieure de l'œil pour le livrer à l'action de l'humeur aqueuse dans lequel il fut promptement détruit. »

Je pourrais grossir ici le nombre des faits relatifs au procédé du professeur Giorgi ; mais je renvoie au petit opuscule qu'il a publié à ce sujet. Ainsi qu'il l'avait prévu, son procédé peut servir pour l'abaissement et pour l'extraction : il offre les accidens récens de la kératotomie-réclinaison ; il doit donc être combattu par le même traitement.

Les avantages de ce procédé ne sont point supérieurs aux autres méthodes ; mais je crois que dans les cataractes capsulaires secondaires, il peut être avantageux pour extraire la capsule devenue opaque.

DE LA SCLÉROTOMIE.

C'est Benjamin Bell qui le premier proposa l'extraction de la cataracte en incisant la sclérotique : quoique ce procédé soit généralement abandonné, nous ne pouvons le passer sous silence. Son auteur pensait sans doute éviter les accidens qui se rencontrent si fréquemment en incisant la cornée transparente ; cependant, malgré de nombreux essais sur le cadavre, qui tous paraissaient devoir enhardir

Benjamin Bell , il ne pratiqua point cette opération sur le vivant. Earle, célèbre chirurgien anglais, voulut mettre en usage le procédé de Bell , mais il ne tarda pas à reconnaître de graves inconvéniens à la sclérotomie. En effet il s'écoule un temps trop long entre l'incision de la membrane et l'introduction de l'instrument destiné à saisir le cristallin. Pendant ce temps , il s'écoule toujours une plus ou moins grande partie de l'humeur vitrée ce qui empêche de saisir le cristallin facilement, vu la rétrocession du globe oculaire. Earle pensa remédier à cet inconvénient en faisant construire un instrument capable de faire l'incision à la sclérotique et de saisir le cristallin immédiatement après. Cette opération se faisait donc en deux temps , mais sans retirer l'instrument , puisqu'il formait couteau dans l'introduction , et qu'en pressant sur un bouton , il se divisait pour former une pince. Malgré d'heureux résultats de ces recherches, Earle n'y donna pas de suite. Cette méthode serait peut-être tombée dans l'oubli , si Quadri ne s'en fut occupé avec le zèle et la chaleur aventureuse que tout le monde lui connaît. Voici son procédé : avec un kératome de Wenzel il ouvre la sclérotique à l'angle extérieur de l'œil à deux lignes de son insertion : cette incision est parallèle au bord de la cornée et de la grandeur du tiers de la circonférence de la sclérotique. Il introduit alors par cette ouverture un instrument en forme de très-petite pince (agopinzette), avec lequel il saisit et extrait la lentille opaque ainsi que la capsule. Quand Quadri fit insérer la description de son procédé dans la Gazette de Salzbourg, il comptait vingt-un succès sur vingt-cinq opérations qu'il avait pratiquées : dès-lors il a pratiqué un grand nombre d'opérations avec les mêmes succès, confirmés par la probité scientifique du professeur Jüngren. Antérieurement à Quadri , Lebel avait étudié le procédé de B. Bell ; mais, soit qu'il n'en fut pas satisfait , soit qu'il n'y donnât pas assez de suite , il ne pratiqua jamais sur le vivant.

. J'ai tenté plusieurs fois cette opération sur des animaux, sur le cadavre, mais je ne l'ai employée qu'une seule fois sur le vivant : d'après le résultat de mes expériences et de ce que j'ai lu dans le mémoire de Quadri, je me suis convaincu que les inconvéniens de la sclérotomie sont les suivans :

1° Après l'incision de la sclérotique l'œil peut se vider instantanément.

2° Le cristallin fuit dans l'intérieur de l'œil et ne peut être extrait, ou passe très-souvent dans la chambre antérieure.

3° Il se manifeste souvent une hémorrhagie qui peut produire une cataracte grumeuse (cataracta grumosa secundaria).

4° La suppuration de la plaie entraîne la fonte purulente de l'œil.

Ceux qui ont assisté aux opérations de Quadri ont vu l'œil se vider plusieurs fois dans les premiers temps de l'opération, et le docteur Herbeer a été l'un des témoins de ce fait. Cet accident doit encore être plus fréquent que dans la kératotomie ordinaire, parce que dans ce cas la cornée étant divisée en forme de lambeau, elle donne lieu à une espèce d'opercule qui obstrue plus ou moins exactement l'ouverture qui a dû donner passage au cristallin. Nous avons indiqué ailleurs les moyens d'y remédier ; mais ils ne sont presque pas applicables à l'extraction de la cataracte par la sclérotomie, parce qu'une pression même modérée augmente la sortie de l'humeur vitrée au lieu de la suspendre. Je crois que si la kératotomie sclérotidienne est destinée à devenir une méthode usuelle, ce ne sera que lorsque l'on y procédera par une section supérieure, ainsi que dans la méthode de Wenzel et de Santarelli pour l'incision de la cornée.

En examinant la nature des efforts et des moyens employés pour faire sortir le cristallin par l'ouverture sclérotidienne, on ne tarde pas à se convaincre que la puissance qui cherche à le saisir , n'ayant pas une action uniforme , il s'ébranle avant d'être saisi convenablement ; cela est d'autant plus facile à comprendre que l'on doit embrasser avec les deux branches de la pince un corps dont les attaches ne sont pas suffisantes pour résister aux manœuvres faites par l'opérateur pour placer l'instrument extracteur dans une position convenable et saisir la lentille dans son diamètre antéro-postérieur.

Ou l'opérateur a dilaté la pupille avec l'extrait de belladone , ou il ne l'a pas fait : dans le premier cas , le cristallin passera facilement dans la chambre antérieure et il sera alors difficile de l'en extraire sans vider l'œil , ainsi que cela est arrivé plusieurs fois à Earle. Nous avons signalé les dangers de son séjour dans cette partie de l'œil , et les moyens d'y remédier ; mais ceux-ci sont pour la plupart inapplicables dans la sclérotomie jusqu'à ce que la blessure soit cicatrisée.

Si l'opérateur , pour obvier à cet accident , n'a point dilaté la pupille , la manœuvre pour saisir la lentille devient non seulement plus difficile , parce que les moyens visuels de l'opérateur sont plus bornés , mais encore parce qu'il accroche l'iris avec les branches de la pince et qu'il le déchire quelquefois ; enfin, pour peu que le cristallin bascule et que la pupille se contracte , il est réduit à manœuvrer à tâtons : je laisse aux opérateurs le soin d'apprécier les conséquences de pareils faits.

Le plus grave et le plus fréquent de tous les accidens à redouter dans la sclérotomie , c'est l'hémorrhagie produite par la section d'un grand nombre de vaisseaux de l'artère cilliaire longue. Si la lésion d'un simple rameau peut dans la scléroticonyxis occasioner un épanchement sanguin capable , ou de faire suspendre l'opération , ou de donner lieu à une cataracte sanguine secondaire, qu'en adviendrat-il quand l'hémorrhagie sera assez considérable pour remplir les deux chambres et y déposer un caillot que les forces absorbantes de la nature ne pourront point détruire, qui produiront les accidens observés par le professeur Rossi , et qui nécessiteront une nouvelle opération ou la perte de l'organe de la vision. Enfin la suppuration de la plaie , suite inévitable de la réunion par seconde intention, se répand dans l'œil et y détermine des accidens qui amènent très-rapidement la fonte purulente de cet organe. J'ai vu cet accident survenir bien souvent après de légères blessures de la sclérotique.

Dans d'autres circonstances il ne se forme qu'un simple hypopion ; mais il ne s'absorbe que difficilement, et le malade reste bien long-temps à attendre les bénéfices de son opération.

D'après ce que nous venons de dire, l'opération de la cataracte par la sclérotomie , doit encore être étudiée avec soin et j'engage ceux qui sont dans des positions convenables à s'y livrer avec attention, peut-être qu'ils n'auront pas à se repentir du temps passé à cette étude.

DE LA KÉRATONYXIS , DE LA RECLINAISON ET DE LA HYALONYXIS.

Tant de personnes depuis les chèvres de l'Attique jusqu'à Demours, se disputent l'invention de la ponction de la cornée pour guérir la cataracte , que je ne m'occuperai pas de son origine ; je rappellerai seulement le passage suivant qui ne laisse aucun doute sur l'ancienneté de cette méthode : *Mulier angla vidente mylor Rich, filio comitis War- wich , jam aperuit corneam supra pupillam et humorem aqueum exhausit, sive affluere sivit , qui, turbidus et obscurior factus, visionem imminuerat, ita ut æger quasi per velamentum se omnia cernere crederet* (1).

L'opération par kératonyxis consiste à faire une ponction à la cornée dans un point quelconque de sa circonférence,

(1) Mayerne Turquet. London, 1690.

au moyen de laquelle l'aiguille renverse, récline ou broie le cristallin. Cette opération a été excessivement vantée en Allemagne, elle a séduit par sa simplicité, c'est ce qui faisait dire au professeur Scarpa que c'était le procédé des maladroits en des termes moins polis, car pour le faire il empruntait une expression fort significative, quoique un peu rabelaisienne, au vocabulaire du cardinal Mazarin (1).

J'ai eu bien souvent l'occasion de me convaincre de la vérité de l'opinion de mon illustre maître, car toutes les fois que j'ai vu pratiquer comme méthode générale la kératonyxis par un chirurgien, je n'ai pas tardé à me convaincre que l'opérateur n'était pas fort habile de ses doigts.

La kératonyxis est très-facile à pratiquer, parce que à la rigueur on peut toujours se servir de la main droite, ce que l'on ne peut pas faire pour les autres procédés. Mais la facilité dans l'exécution d'un procédé n'est pas un gage assuré de succès; bien loin de là, celui-ci est en raison inverse. C'est sans doute pour faire concevoir cette facilité de la kératonyxis que M. de Walther, un des plus grands apologistes de cette méthode, s'exprime en ces termes : « Le chirurgien qui pour faire l'abaissement ou renverse- » ment de la cataracte, n'introduit pas l'aiguille par la cor- » née et la pupille, mais par la sclérotique, est comparable » à celui qui entre par une petite fenêtre dans une maison » dont la porte est ouverte (2). »

Cet aphorisme ne mérite de réfutation que parce qu'il appartient à un homme très-hautement placé dans l'opinion de ses compatriotes, et parce que, toute paradoxale que soit cette formule opératoire, appuyée sur un grand nom, elle peut devenir dangereuse pour l'humanité, et induire le jeune chirurgien dans une erreur préjudiciable à son opéré et à sa propre réputation.

(1) *Metodo dei coglioni.*

(2) Walther, *Aphorismes chirurgicaux, Journal des connaissances médicales et chirurgicales.*, 1836.

En quoi l'opération de la cataracte ressemble-t-elle à un homme qui entre dans une maison plutôt par une petite fenêtre que par la porte ouverte? S'il ne s'agissait que d'entrer, ma foi, rien n'est plus facile. Ponctionner une cornée avec un instrument bien piquant et tranchant est une chose vulgaire; pénétrer à travers une pupille bien dilatée avec la belladone, cela va tout seul; car cela est bien peu de chose. Il faut détruire le corps opaque, et s'il est dur, voici ce qui arrive : quelque grande que soit la dilatation de la prunelle, l'aiguille a bien moins de champ à parcourir que lorsqu'elle entre par la sclérotique, et si le cristallin résiste, vous l'embrochez (passez-moi l'expression) : cet accident est d'autant plus fréquent que le cristallin est plus solidement fixé en place, et que l'on emploie l'aiguille en forme de lance de M. Walther. Il n'est pas toujours facile de retirer l'aiguille, et il m'est arrivé plusieurs fois en la retirant de la voir amener le cristallin dans la chambre antérieure, et de ne l'en sortir qu'avec de grandes difficultés que l'on ne pourrait vaincre si l'iris venait malheureusement à se contracter. Il faudrait donc l'y laisser et recourir à l'incision de la cornée; car, il ne faut pas se le dissimuler, on a vu des cristallins passés dans la chambre antérieure, amener la chute spontanée de la cornée; et j'ai cité dans mon ouvrage (1) un cas de ce genre recueilli dans le service de M. Lisfranc.

Il n'en est pas de la kératonyxis comme pour l'abaissement, ici l'on peut aller chercher le cristallin dans la chambre antérieure et le rapporter dans l'éponge du corps vitré. Dans le procédé dont nous établissons la valeur, toute manœuvre de ce genre est impossible.

Maintenant peut-on détruire le cristallin et ses annexes, de manière à rendre la vue aussi nette que par la dépression?

(1) Recherches citées.

Les résultats de la kératonyxis sont-ils plus rapides? les suites enfin sont-elles moins dangereuses ? Voilà trois questions sommaires que je vais examiner en détail.

Sans aucun doute, c'est la facilité à pratiquer l'opération avec la même main sur les deux yeux, qui a principalement séduit les partisans de ce procédé ; car là gît toute sa supériorité, en tant que l'on veut opérer, en se plaçant au devant du malade, puisque le professeur Scarpa avait appris aux chirurgiens assez malheureux pour ne pas savoir se servir des deux mains , que l'on peut opérer la cataracte en se plaçant derrière le malade par l'œil droit. Cette position est si peu désavantageuse, quoi qu'en disent quelques personnes, que M. Alexandre de Londres, dont nous nous plaisons à reconnaître l'habileté, se place toujours derrière son malade pour pratiquer le procédé d'extraction qui lui est propre , n'importe à quel œil que ce soit. Maintenant l'aiguille étant introduite par la cornée qui lui sert d'hypomoclion, les mouvemens qu'elle peut décrire se bornent à un cône dont la base est au cristallin et la pointe à la plaie cornéale : il existe en même temps des mouvemens d'élévation et d'abaissement qui agissent parallèlement à l'axe de l'œil, ou selon son diamètre transversal ; c'est donc sous l'influence de mouvemens aussi bornés que l'opérateur doit chercher à détruire le cristallin et ses annexes. Il y a trois moyens de chercher à y parvenir ; premièrement, si le cristallin est dur, porter l'aiguille à l'extrémité de son diamètre supérieur en cherchant de la renverser de haut en bas. Si , dans cette manœuvre, la lentille et ses enveloppes se détachent facilement à la partie supérieure, il restera la difficulté de terminer l'opération par le bas , et alors l'on sera menacé de deux écueils : le premier de voir le cristallin remonter, parce qu'il restera suspendu à la partie inférieure des procès ciliaires que leur position met à l'abri de l'instrument introduit par la cornée, ou bien il restera de grands fragmens de capsule, parce que le cristallin se sera échappé d'entre leurs feuillets, comme un noyau sort d'une cerise lorsqu'on la comprime.

Il sera fort difficile de broyer cette capsule, surtout si l'on se sert de l'aiguille du professeur Walther. L'on a déjà des difficultés énormes à le faire avec l'aiguille tranchante de Saunders, que j'ai modifiée, et dont on peut trouver d'excellens modèles chez MM. Charrière et Lüer.

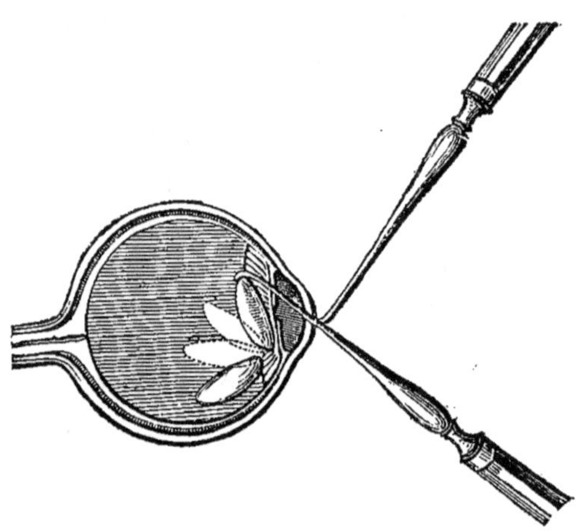

Par la kératonyxis, surtout quand on pratique la ponction par le centre de la cornée, comme le recommandent quelques Allemands, l'on perd tous les avantages de faire passer dans la chambre antérieure les lambeaux de capsules, ou les fragmens du crystallin : ce contact est d'autant plus préjudiciable, que l'on peut difficilement immerger ces fragmens dans l'humeur vitrée quand on procède par la cornée. Aussi, les fragmens amoncelés dans la chambre postérieure, en s'imbibant d'humeur aqueuse, se gonflent, augmentent de volume et exercent sur l'iris une pression qui est toujours dangereuse, en ce qu'elle amène souvent l'inflammation de cette partie si vasculaire de

l'œil. Il ne faut pas se le dissimuler, c'est plutôt à cette espèce d'étranglement, qu'au tiraillement exercé sur l'i-
ris par l'aiguille qu'il faut attribuer les iritis consécutives.
Pour n'être point taxé d'exagération, je dirai qu'il faut
que cette maladie bien fréquente à la suite de la kératonyxis, puisqu'elle a fourni au docteur Schindler le sujet
d'une dissertation spéciale, intitulée de l'iritis chronique,
consécutive à la kératonyxis (1).

Ces résultats se trouvent, du reste, confirmés par ma propre pratique et par les observations du docteur Barovero
et celles M. Lusardi (2).

(1) *De iritide chronica ex keratonyxide suborta*, Dissert. *inaug.*
Wrais, 1817.

(2) Monsieur,

En me demandant mon opinion sur la kératonyxis, vous n'avez pas
sans doute espéré me voir briser une lance en faveur d'une méthode
aussi défectueuse : c'est vous dire assez clairement, je pense, que je
n'en suis pas le champion. Jetons ensemble aujourd'hui un coup d'œil
rapide sur ma carrière pratique, où l'expérience seule me servit toujours de guide, et nous y trouverons des faits assez probans pour
étayer notre opinion.

Quand je quittai l'école de mon illustre maître Scarpa, j'opérai le
plus grand nombre de mes cataractes suivant la méthode *dite par extraction*. Quelques années plus tard, ce grand chirurgien ayant apporté d'heureuses modifications à la méthode *dite par abaissement ou
dépression*, je fus le premier à en reconnaître les avantages, et j'adop-
tai presque exclusivement la méthode scarpienne. Encouragé par
des résultats aussi satisfaisans, j'espérais pouvoir librement continuer cette même voie, quand une nouvelle méthode celle *dite
par broiement*, vint me barrer le chemin en Allemagne. C'était en
1812. Oh ! alors dans une grande partie de la Prusse, la West-
phalie, et le grand-duché de Berg, la kératonyxis régnait en souve-
raine sur ses deux rivales, chirurgiens et malades ne voyaient que
par la kératonyxis. Bref, on l'avait tant préconisée que personne ne
voulait courir les chances d'un autre mode opératoire, on voulait enfin
être opéré par kératonyxis ou rester aveugle. Fatigué de lutter contre
un engouement aussi ridicule, je me laissai aller à l'élan germanique
et j'essayai de la kératonyxis, tout en me promettant bien de l'aban-

Rien n'est plus fréquent que de voir des iritis de ce genre se développer à la suite du broiement kératidien.

donner à ses prosélytes si mes résultats ne répondaient pas à mes premiers succès. Je me mis donc à l'œuvre, je pratiquai, suivant cette nouvelle méthode , une centaine de fois l'opération de la cataracte. Eh bien ! sur plus de la moitié je fus obligé de retoucher aux yeux jusqu'à cinq fois consécutives , et j'eus la douleur, d'après mes résumés , de ne pouvoir établir mes cas de succès que dans la proportion de 1 sur 3. Certes voilà un bien piteux résultat , surtout si nous le comparons à celui que l'on obtient aujourd'hui par la dépression latérale. C'est cependant la méthode que certains médecins modernes cherchent à faire prévaloir ; que dis-je, on va plus loin , ils s'en disputent l'invention. Pauvres gens ! la kératonyxis est une vieille fille, sa naissance est inscrite aux archives des anciens , Avicenne, Abul-Kasem , Manguetto en parlent dans leurs ouvrages ; mais ce fut Pott qui la préconisa le premier dans ses écrits : Je me suis souvent contenté, dit-il , quand la cataracte était mixte, de déchirer simplement la capsule, de faire tourner entre le pouce et l'indicateur l'aiguille enfoncée au travers de la cornée , dans le cristallin, et de laisser ensuite toutes les parties en place : dans tous les cas, la cataracte disparut à la suite de cette manœuvre. » Buchorn à son tour en exagéra les avantages en Allemagne, puis vinrent Langenbeck, Græffe, Spœl , Siébold , etc., etc., qui l'appuyèrent de toute leur autorité, et nos voisins d'outre Rhin en sont encore aujourd'hui les plus enthousiastes. Flarer , professeur d'ophtalmologie à Pavie , chercha à le faire adopter par cette université , mais la méthode scarpienne prévalut toujours. En France , le docteur Montain essaya de l'introduire ; mais elle fut rejetée, surtout quand on vit cette méthode échouer entre les mains de nos plus habiles chirurgiens Dupuytren , Demours , Delpech , etc.

Je vous laisse maintenant , mon cher docteur , le soin de qualifier les prétentions de nos jeunes ophthalmologistes qui veulent, en réhabilitant cette méthode, jouer sous jambe nos grands maîtres.

Si ce n'est pas trop abuser de votre patience, nous allons passer en revue les principaux argumens que les partisans de la kératonyxis apportent en sa faveur : 1° D'abord pour commencer, c'est qu'on peut opérer les deux yeux de la main droite ; 2° qu'il se développe moins de phénomènes nerveux et inflammatoires en ne blessant que la cornée et la conjonctive ; 3° Que par la kératonyxis il ne peut provenir de procidence de l'iris ni du corps vitré ; 4° Que l'on peut suivre plus facilement les mouvemens de l'aiguille ; 5° Que l'on fixe plus facilement le

M. Pasquier, chirurgien en chef de l'hôpital des Invalides, m'a mis à même de constater un fait de cette nature sur

globe de l'œil ; 6° Que l'on peut perforer avec plus de facilité la capsule antérieure du cristallin , et faire passer les débris de celle-ci et de la lentille opaque dans la chambre antérieure ; 7° Qu'il est plus facile de déprimer les cataractes consistantes par la partie antérieure que par la partie latérale ; 8° Que dans les cataractes congéniales où existe toujours un mouvement continuel du globe oculaire , cette méthode trouve surtout son application ; 9° Que les cataractes molles qu'on ne peut abaisser sont très-facilement broyées ; 10° Qu'on peut la répéter plusieurs fois *sans inconvéniens*.

A toutes ces raisons nous répondrons : 1° Que le chirurgien qui veut s'occuper de médecine oculaire doit être avant tout ambidextre; 2° Qu'un praticien qui doit toujours chercher à prévenir les symptômes nerveux et inflammatoires en rencontre moins à combattre en suivant les autres méthodes , sans doute parce que les manœuvres opératoires sont moins souvent répétées; 3° Que dans mes nombreuses opérations par dépression , sans être plus heureux qu'un autre , je n'ai jamais de procidence de l'iris ni de l'humeur vitrée ; 4° Que dans la kératonyxis le jeu de l'aiguille est masqué par la main de l'opérateur; 5° Qu'avec mon contentif on fixe bien facilement le globe oculaire. Je ferai observer ici , qu'en attaquant la cataracte par la sclérotique , et en prenant mon point d'appui sur les tempes , je suis maître des mouvemens de mon œil sitôt que mon aiguille l'a accroché; tandis que par la kéranyxis je dois rester la main suspendue, surtout quand je suis forcé de décrire de grands mouvemens pour détacher les adhérences de la capsule ; 6° Que je ne vois pas d'avantages à attaquer une cataracte par sa capsule antérieure, et qu'ensuite , il est bien plus facile de jeter dans la chambre antérieure les lambeaux du cristallin , et de son enveloppe, en imprimant à son aiguille de petits mouvemens de bascule, qu'il est impossible d'exécuter en pénétrant par la cornée ; 7° Qu'une cataracte consistante est plus difficilement déprimée en l'attaquant par la cornée à cause des mouvemens bornés que l'ouverture pupillaire permet à l'instrument, tandis qu'en pénétrant par la sclérotique le champ des mouvemens est plus vaste; 8° Que dans les cataractes congéniales , l'aiguille une fois entrée dans la sclérotique sert de secours contentif au chirurgien qui prend son point d'appui sur les tempes; 9° Que l'instrument ne broie que difficilement une cataracte molle, borné et qu'il est arrêté par les contractions pupillaires; 10° Que je vois un inconvénient de plus aux tentatives répétées que nécessite la kérato-

un officier invalide que l'on avait opéré en ville par la kératonyxis. Je saisis avec d'autant plus d'empressement

nyxis, je veux parler des cicatrices que laisse sur la cornée le passage de l'instrument. Plus tard ces espèces de taies gênent toujours
l'exercice de la vision.

J'ai souvent entendu les partisans de la kératonyxis reprocher comme
inconvénient à la dépression latérale la résistance qu'offre à l'instrument la sclérotique : certes ici leur reproche porte juste ; mais ce léger inconvénient. N'est-il pas facilement surmonté quand on emploie
une aiguille courbe, tranchante et triangulaire, comme celle dont je
me sers depuis bien long-temps et qu'on attribue à tort au docteur
Bretonneau (1).

Mais revenons à cette kératonyxis. Il y a quelques années je fis forcément de nouvelles épreuves sur cette méthode, et mes essais vinrent
encore corroborer l'opinion que j'avais d'elle. C'était en 1831, j'exer-
çais en Suisse, et comme la kératonyxis n'était pas encore *passée de
mode*, je me vis obligé de la soumettre de nouveau au creuset de l'expérience : mes résultats furent les mêmes que vingt ans auparavant,
et cependant après une pratique exercée sur tous les points de l'Europe, je crois pouvoir avancer que cette méthode opératoire avait
entre mes mains autant de chances de succès qu'entre celles de Beuchorn
et Langenbeck. Ces nouvelles tentatives me prouvèrent jusqu'à l'évidence que dans la kératonyxis, il est infiniment plus facile de déterminer des iritis, des hypopyons et même des atrophies oculaires, par
les manœuvres de l'aiguille restreintes par l'ouverture pupillaire.

Pour être juste envers nos confrères étrangers, je dois avouer que
l'enthousiasme pour la kératonyxis avait baissé de quelques degrés et
que l'on commençait à cette époque à tenir compte des résultats des
opérations faites par la méthode scarpienne. Peut-être n'ai-je point été
tout-à-fait étranger à ce changement, car je soumis à ma méthode bien
des malades qui déjà avaient été opérés par kératonyxis. Je puis ici
invoquer le témoignage du docteur Faure, qui est trop délicat pour ne
point avouer que je répétai suivant ma méthode un grand nombre
d'opérations où la kératonyxis avait échoué sur des aveugles confiés
à ses soins, à Elbelfeld entre autres dans le grand-duché de Berg. Je
me trouvai aussi dans la même position à l'égard des malades d'un

(*) Étant à Tours en 1818, j'eus l'avantage de voir **M.** le docteur Bretonneau.
Je lui montrai mes aiguilles à cataracte, plus courbes que celles de Scarpa, et
c'est d'après ce modèle que **M.** Bretonneau en fit confectionner de pareilles.

l'occasion de rapporter, ce fait que plusieurs personnes m'avaient improprement attribué ce revers.

chirurgien dont le nom m'échappe, mais qui demeurait à quelques heures de Dusseldorf, parce que les lois médicales du pays lui interdisaient l'exercice de sa profession dans la capitale. Ce chirurgien grand partisan de la kératonyxis me fournit un assez bon nombre d'aveugles sur lesquels l'opération était restée sans résultat. Se rendant à l'évidence de ces faits, un grand nombre de praticiens étrangers se sont aujourd'hui rangés de notre côté et ont reconnu toute la supériorité de la méthode par dépression latérale sur toutes les autres ; de ce nombre sont les docteurs Naegle et Schmid dont la modestie surpasse encore le mérite. Quant aux aveugles partisans de la kératonyxis, qui comptent pour rien le temps pendant lequel se fait l'absorption d'un cristallin broyé ; nous ne pouvons que les plaindre. Non ; ils trouvent préférable de laisser des mois entiers un malade en proie aux angoisses de l'incertitude, plutôt que de le faire jouir immédiatement du sens le plus précieux ; ils n'exécutent même pas les vieillards aveugles qui ne comptent plus que par jours le peu de temps qui leur reste à vivre. Ah ! soyons plus avares du temps, arrachons aujourd'hui d'un seul trait le voile qui couvre la vue de ces malheureux, demain la mort en aura peut-être baissé le coin qu'on avait soulevé.

Une remarque que vous avez pu faire comme moi, mon cher docteur, c'est la fréquence des cataractes secondaires à la suite de la kératonyxis. La raison m'en paraît simple en pénétrant par la cornée, l'aiguille ne peut que difficilement détruire les adhérences de la capsule cristalline. Richter, qui ne se laissait pas aveugler par un esprit de colère, et bien convaincu de tous ses inconvéniens, ne conseillait la kératonyxis que pour les cataractes laiteuses. Sans partager son opinion sur la méthode à suivre pour les cataractes de cette nature, je demanderai aux praticiens si les caractères assignés à cette espèce de cataracte ne les ont jamais trompés ? Avant l'introduction de l'instrument dans la masse cristalline, on n'en connaît jamais *positivement* la nature.

Vous ne vous étonnez pas sans doute de me voir aussi exclusif pour cette méthode. Depuis long-temps les Delpech, les Dupuytren, les Dubois, les Demours se sont prononcés à son égard. Le docteur Monfalcon, auteur de l'article Kératonyxis du Dictionnaire des sciences médicales, en parle en ces termes : « La kératonyxis tentée plusieurs fois » à Paris a été rarement couronnée de succès, et il est douteux que » beaucoup de praticiens la préfèrent aux deux méthodes ordinaires.

Restent maintenant les désordres occasionés sur la cornée, soit par inflammation ou la suppuration de la plaie,

» Elle a été pratiquée deux fois sous mes yeux par une main habile,
» le manuel opératoire fut plus laborieux que celui de Scarpa, et les
» accidens inflammatoires amenèrent la perte de l'œil. » On dit qu'un
oculiste allemand, fixé depuis quelques années à Paris, fidèle *aux us
et coutumes* de son pays, cherche à tirer la kératonyxis de l'oubli où
elle est aujourd'hui ensevelie chez nous; je doute fort que notre confrère Sichel parvienne à établir sa réputation sur le résultat des opérations faites d'après cette méthode (*).

Tous les chirurgiens étrangers ne se sont pas laissé prendre aux
avantages de la kératonyxis. En Italie, le religieux Marola, Riberi,
Barovero, Defilipi, Quadri (**), Cerri, Betti, Berlinghiri, Pacini,
Baratta, Barovero et Canella ont rejeté de tout temps la méthode cornéenne. Ce dernier chirurgien, pour convaincre ses adversaires, a
même expérimenté sur 41 personnes, et le résultat a dû produire la
conversion de quelques hérétiques; car sur ces 41 cas, 18 seulement furent couronnés de succès, 6 furent comptés au nombre des demi-
succès, 13 n'eurent aucun résultat et les 4 autres furent perdus sans
aucune ressource. En conséquence, ajoute le docteur Canella, on doit
bannir cette méthode d'une saine pratique, pour l'abandonner à
l'oubli.

Les faits précédens parlent assez haut d'eux-mêmes pour qu'il ne soit
besoin d'en ajouter de nouveaux contre la kératonyxis. D'ailleurs la
méthode par abaissement perfectionnée par le professeur Scarpa s'offre aujourd'hui aux yeux des chirurgiens dans tout l'éclat de ses
avantages, et il me paraît au moins maladroit de la part de nos jeunes
praticiens de chercher à l'éclipser par leurs innovations. Oui, la méthode de Scarpa doit être préférée à toutes les autres, et si dans le
cours de ma longue carrière je fus assez heureux pour rendre à lumière des milliers d'aveugles, c'est à elle seule que je dus mes succès.
J'espère bientôt démontrer dans un ouvrage sur les diverses affections
des yeux, tous les avantages de la dépression, et ma plus grande ré-

(*) Au commencement de juin dernier à mon passage à Paris je me rendis à
l'établissement ophthalmologique de M. Sichel, je le vis opérer, ou plutôt répéter des opérations de cataracte en suivant la méthode de kératonyxis. Je
m'abstiendrai de tout commentaire sur sa manière de faire.... dans la crainte
qu'on ne me dise : Vous êtes orfévre, M. Josse.

(**) Ce chirurgien a vu remonter le cristallin onze fois sur treize chez un cataracté opéré par kératonyxis.

soit enfin par les accidens qui se manifestent dans la cap
sule de l'humeur aqueuse.

Quelque faible que soit l'obscurcissement laissé sur la
cornée par une taie consécutive à la ponction de cette
membrane, c'est déjà un sinistre ; mais si l'opacité est
grande, c'est un malheur d'autant plus grand que l'obscurcissement aura son siége plus près du centre visuel ; circonstance qui, à elle seule, devrait déjà faire proscrire la
ponction centrale. Si la plaie suppure, ce sera bien autre
chose ; souvent la cornée entière est détruite par la suppuration. Que l'on ne croie point que j'avance ici des griefs
illusoires ; ces résultats sont très-fréquens ; ils ont été constatés par un grand nombre de personnes, et entre autres
par M. le docteur Deval, qui a assisté à un certain nombre
d'opérations pratiquées par ce procédé.

Maintenant, il ne me reste plus qu'à examiner si les

compense serait de la voir universellement adoptée, persuadé que je
suis que mes imitateurs rendraient d'immenses services à l'humanité.
En France, en Espagne elle est aujourd'hui fort répandue et partout
l'on applaudit à l'heureuse inspiration de mon illustre maître Scarpa.
C'est au célèbre professeur de Pavie qu'en revient tout l'honneur,
mais entre nous pour faire la part de chacun, je vous dirai que la
méthode à laquelle Scarpa a donné son nom avait été mis en pratique
avant lui. Oh ! ne criez pas à l'ingratitude ! dans la carrière des sciences la reconnaissance a toujours cédé le pas à la vérité. Allons, êtes-
vous un peu plus calme ? Eh bien ! je vais vous donner la preuve du
blasphéme que j'ai osé prononcer en vous lisant le passage suivant du
du frère Marola, religieux de Gênes : *Dell' abbassamento della cateratta. Questo in null' altro consiste che in deprimere, e seppellire
sotto il corpo vitreo, distaccare, dividere, ed anche far passare nella
camera anteriore con certe precautione quanto di opaco, si acorgi dietro
la pupilla.* Et maintenant connaissez-vous la date de cette publication!
Ce fut en 1792, et l'ouvrage de Scarpa ne parut qu'en 1801. Et maintenant pouvons-nous supposer que l'homme le plus érudit de la chirurgie n'ait pas eu connaissance de ce passage du frère Marola ? Ce qui
vous prouve, mon cher docteur, que chacun a ses petites faiblesses.

Recevez, etc.   L_USARDI_.

malades recouvrent plus tôt la vue par la kératonyxis que par la scleroticonyxis.

Je n'hésite point à répondre par la négative, plus le plus grand nombre des cas ; car, l'opération se bornant à un simple broiement presque sans déplacement, il faut attendre du temps et de l'absorption des résultats que l'opération ne peut donner, puisque l'instrumentation est bornée et que le corps broyé ou déplacé ne se trouve point dans les conditions favorables à être promptement absorbé. Nous ne considérons la kératonyxis que comme un procédé d'exception applicable à de certains cas que l'expérience nous apprend tous les jours à restreindre, ce dont nous n'avons qu'à nous applaudir. Cette opinion est aussi celle de M. Lusardi, dont nous n'avons pas consulté en vain la longue expérience, et qui a complétement renoncé à cette méthode, comme on peut le voir par le document ci-joint :

Règles générales pour pratiquer la kératonyxis. Les précautions générales sont les mêmes que pour les autres procédés ; il serait oiseux de les répéter ici.

I. Obtenir le plus grand degré de dilatation de la pupille, autant que faire se peut.

« La nécessité de ce principe se révèle d'elle-même plus
» le champ à parcourir par l'instrument sera grand, plus
» il sera facile d'en suivre l'action et les effets dans les temps
» consécutifs. »

II. Attaquer la cornée par un mouvement sec et vif, parallèlement à l'axe antéro-postérieur de l'œil, en bas, en haut, par côté, à l'union du tiers externe avec le tiers interne, jamais au centre.

« C'est une erreur grave de penser qu'il faille traverser
» la cornée au centre. Ce précepte, faussement attribué à
» Langenbeck, après avoir été employé quelquefois impu-
» nément, a produit, dans d'autres circonstances, de nom-
» breux accidens : il fait perdre en outre un des principaux

» avantages de l'opération, celui de pouvoir projeter dans
» la chambre antérieure une partie des fragmens du cris-
» tallin brisé. »

III. Quand on emploie une aiguille droite, il faut la faire
glisser sur l'ongle qui lui servira, pendant tout le temps
de l'opération, de point d'appui ou d'hypomochlion destiné
à empêcher les tiraillemens et la pression sur la plaie de la
cornée.

« Au moyen de la précaution que nous venons d'indi-
» quer, l'on donne à la main une sûreté d'action qu'elle ne
» pourrait avoir lorsque l'on opère à main levée, l'hypomo-
» chlion de l'ongle soutient les efforts de la tige, sans pres-
» ser sur la plaie de la cornée. Rien n'est plus facile alors
» que d'agir dans tous les sens et de déprimer, broyer et
» détruire la lentille et ses annexes.

IV. Si on emploie, comme quelques opérateurs allemands, une aiguille courbe ordinaire, il faut alors, pour
obtenir une introduction facile, placer la main qui porte
l'aiguille, sur le front du malade, présenter le crochet à la
cornée, la courbure tournée vers la cornée et le dos faisant
face à l'opérateur. Aussitôt que la cornée est traversée,
par une espèce de tour de maître, on ramène la main à la
direction parallèle au diamètre antéro-postérieur.

« La manœuvre nécessaire à l'emploi de l'aiguille courbe
» ressemble assez à celle que l'on pratique pour introduire
» une algalie courbe dans la vessie, lorsque l'opérateur est
» placé entre les cuisses du malade. J'ai indiqué dans le
» cliché de la page 359, le profil de la position de l'ai-
» guille, au moment où on la présente à la cornée : dans
» le même dessin, l'on voit l'instrument ramené, sa cour-
» bure en bas. »

V. Quand on a attaqué le cristallin, il faut le traverser
et broyer en divers points, en décrivant des cônes, pour
détruire toute la capsule.

« Ce précepte ne doit jamais être perdu de vue, car de

» lui dépend le succès de l'opération. Si on se bornait à de
» simples piqûres, au lieu de hacher la capsule en tous
» sens, comme on est obligé de le faire quelquefois sur
» des enfans difficiles à maintenir, on serait presque forcé
» de revenir à une seconde opération ; en attaquant la cap-
» sule par sa grande circonférence, on évitera ces acci-
» dens. »

VI. Pendant les manœuvres pour abaisser et rompre la
lentille et ses annexes, il faut bien se garder d'appuyer sur
le rebord pupillaire.

« C'est aux pressions de l'aiguille sur le rebord pupil-
» laire, qu'il faut attribuer la fréquence des iritis qui sui-
» vent la kératonyxis et les décollemens de cette membrane
» mouvante, à sa grande circonférence. »

VII. Quand le cristallin est fluide, comme chez les cataractés de naissance, il ne faut point, comme le prétendent quelques personnes, suspendre l'opération : il n'y a
qu'à maintenir l'œil, immobile en le fixant avec l'aiguille ;
l'humeur aqueuse s'éclaircit, et l'on continue comme si
rien n'était.

« J'ai expliqué, dans le cours de l'ouvrage, que le li-
» quide latigineux se précipitait après quelques instans, et
» qu'alors l'humeur aqueuse reprenant sa transparence,
» rien n'était plus facile que de terminer l'opération. »

Hyalonyxis. Bowen a donné ce nom à un procédé d'a-
baissement qui consiste à introduire l'aiguille dans la sclérotique, à une très-grande distance de la cornée : ce procédé était suivi depuis long-temps par M. Lusardi, quand
Bowen le publia.

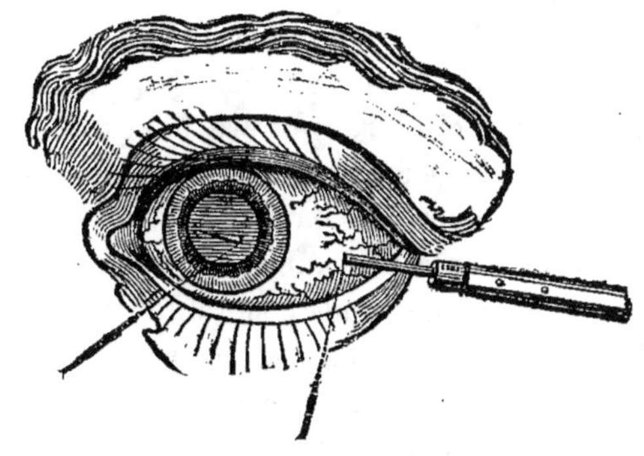

Il n'offre d'avantages qu'en ce qu'il permet d'introduire plus facilement l'aiguille, et qu'il prouve l'innocuité de la lésion de la rétine, car il n'est pas plus suivi d'accidens que l'abaissement proprement dit.

La réclinaison. Cette méthode due à Willburg n'est qu'une modification malheureuse de l'abaissement, elle consiste à renverser le cristallin de haut en bas et à le placer dans le fond de la chambre postérieure au devant des premières cellules de l'humeur vitrée.

Si quelque modification pouvait faire du tort à l'abaissement, c'était sans contredit celle de la réclinaison; car ce n'est qu'un abaissement incomplet, et qui est presque toujours suivi de réascension, ou de capsule consécutive. Le cristallin se trouvant placé trop près de l'iris, celui-ci s'enflamme et l'on a alors des accidens consécutifs.

Nous pensons que la réclinaison doit être rejetée comme une des méthodes les plus vicieuses et les plus incertaines.

Choix du procédé opératoire. Nous devons ici exposer brièvement quelques réflexions sur l'un ou l'autre procédé, ou du moins rappeler les discussions animées, passionnées même des partisans de l'extraction et de l'abaissement. Selon les principes que j'ai puisés aux leçons des grands maîtres et d'après l'expérience que j'ai acquise dans une pratique de vingt ans, je suis en droit de conclure *à priori*, que l'abaissement doit être préféré à l'extraction, sans pour cela exclure du domaine scientifique ce dernier procédé. Ainsi donc je blâme avec raison les diatribes publiées par des hommes exclusifs, qui certes eussent employé leur temps d'une manière plus honorable pour la science, s'ils avaient avec sang-froid étudié ces deux méthodes pour les mettre en usage dans les circonstances indiquées par l'observation. MM. les professeurs Dupuytren et Rossi, avec tous les esprits sages, avaient dit qu'il n'existait point de méthode curative unique pour guérir les phlegmasies des poumons : pourquoi donc en serait-il autrement pour la cataracte? j'avoue que d'un autre côté, et pour le jeune médecin qui débute dans la carrière, il est difficile de se prononcer sur la valeur des deux méthodes, et avec d'autant plus de raison, que l'on rencontre dans les deux partis des hommes éminemment recommandables : ainsi que pensera ce jeune praticien, après la lecture des pamphlets de Samuel Cooper sur la dépression, et de Ware sur l'extraction? Il faut donc étudier les faits, et non les préceptes donnés dans les livres ; mais malheureusement l'on rencontre ici un autre embarras ; car en médecine, l'on rapporte toujours avec empressement les succès pour cacher ensuite les insuccès d'une méthode. Il est donc selon moi, des cas qui exigent impérieusement l'extraction ; mais on ne peut disconvenir aujourd'hui que l'abaissement doit être employé dans le plus grand nombre ; car, comme l'avait judicieusement observé l'illustre Scarpa, cette méthode est toujours sans danger.

Voici selon moi, les cas qui exigent l'une ou l'autre méthode, et je les formule en propositions, afin de les présenter avec plus d'ordre et de clarté.

1° L'abaissement doit être pratiqué de préférence à l'extraction, chez les individus faibles, atteints d'affections rhumatismales, arthritiques, herpétiques, scrofuleuses, syphilitiques, scorbutiques, enfin chez ceux qui ont reçu en partage un mauvais tempérament.

2° Il en sera de même chez ceux qui sont fréquemment atteints de vomissemens, de catarrhe suffoquant, d'accès hystériques ou épileptiques, et d'autres phénomènes nerveux qui provoquent promptement des évanouissemens.

3° On préférera l'abaissement chez les sujets qui, en raison d'une difformité vertébrale, ou d'une affection asthmatique ou précordiale, ne peuvent pas rester couchés sur le dos.

4° Toutes les fois qu'on aura affaire à des sujets méticuleux, douillets, peu raisonnables, et qu'il est difficile de soumettre au repos absolu.

5° Il faudra choisir ce procédé lorsque les yeux sont très-saillans, gonflés, comme hydrophthalmiques, et qu'ils sont de nature vulnérables.

Lorsque le malade est sujet au blépharospasme et aux mouvemens convulsifs de la tête. Il en sera de même pour les cataractes caséeuses, gélatineuses, qui, par leur volume, chassent le cristallin en avant, et détruisent ainsi presque totalement la chambre antérieure, accident que l'on rencontre même avec des cataractes dures chez les vieillards excessivement presbytes.

6° L'expérience a prouvé que les cataractes capsulaires parfaites et capsulo-lenticulaires doivent être abaissées, parce que si l'obscurcissement est dans la face antérieure de la capsule, celle-ci doit être ouverte largement, et détruite en son entier. Si l'opacité est à la face postérieure, il faut pratiquer la même opération, qui ne serait pas sans danger si l'on avait affaire l'extraction.

7° L'abaissement mérite aussi la préférence toutes les

fois que la conjonctive oculaire et palpébrale est atteinte d'inflammation chronique ou de phlébectasie.

Lorsqu'il s'agit de cataractes congéniales branlantes, hydatiformes, et toutes les fois qu'il existe plus ou moins d'adhérences de l'iris avec la capsule, ou de celui-là avec la cornée.

8° Il faut choisir la dépression quand on rencontre des yeux petits, mobiles, profondément enfoncés dans l'orbite, ou lorsque les paupières sont fort étroites, et que l'on peut craindre une dissolution de l'humeur vitrée. Il en est de même si la cornée transparente est le siége de taches, de cicatrices, ou de toute autre maladie interessant sa forme et sa consistance.

Cas dans lesquels l'extraction est indiquée.

I. Toutes les fois que l'on aura affaire à des hommes forts, vigoureux, excessivement courageux, dociles, et dont toutes les fonctions s'exécutent parfaitement.

II. On en usera de même lorsqu'on soupçonnera l'existence d'une cataracte noire, qui aurait pu simuler une amaurose, parce qu'alors c'est un diagnostic établi, les pièces à la main.

III. Quand le cristallin est très-dur et pierreux, qu'il ne pourrait pas être facilement absorbé, et que par son poids il occasionerait quelque accident sur la rétine où il serait abaissé.

IV. Chez les malades avancés en âge, par la crainte que, le cristallin ne s'absorbant pas, il ne se forme des pseudo-membranes, capables de compromettre la vision.

V. Quand on a diagnostiqué une cataracte de l'humeur de Morgagni, par la raison que, le cristallin se trouvant sain et transparent, on ne peut s'assurer du mouvement de l'aiguille pour le déprimer.

VI. Dans la cataracte pyramidale, à cause de la résistance qu'elle présente à l'aiguille.

VII. Si le point où l'on doit faire la ponction avec l'aiguille est atteint de staphylome ou de ptérygion très-adhérent.

VIII. Enfin, si l'un des yeux avait été opéré sans succès par l'abaissement ; car, quand l'extraction réussit, la cure est prompte et radicale.

ACCIDENS CONSÉCUTIFS A TOUTES LES ESPÈCES D'OPÉRATIONS DE LA CATARACTE.

Toutes les opérations de cataracte peuvent être suivies de vomissement, de défaillance, de réaction inflammatoire et de ses suites, de névralgie sus et infra-orbitaires, et d'amaurose.

Vomissemens. Les vomissemens sont très-fréquens à la suite des opérations de cataracte, n'importe le procédé : on les attribue à des lésions des nerfs ciliaires ou à leur épanouissement découvert par Schlemn sur la cornée. Les vomissemens sont sans danger quant à l'existence du malade, mais ils peuvent faire échouer complétement l'opération de cataracte par extraction, en faisant vider l'œil ou en produisant une hernie souvent irréductible ; dans l'abaissement, ils n'ont d'autre inconvénient que de fatiguer les malades, surtout les femmes nerveuses et hystériques. Le frère Pascal ne donnait jamais à boire à ses malades lorsqu'ils vomissaient ; si les efforts de vomissement persistent, il faut donner la potion effervescente de Rivière, ou quelques cuillerées d'eau distillée de menthe par once à laquelle on ajoute des gouttes d'opium acétique (*black drops*), moyen fort vanté par les Anglais qui font un grand usage d'opium ; mais il est des femmes qui n'en peuvent pas soutenir un atome. Quand le vomissement persiste, on le suspend souvent en donnant un lavement fortement opiacé. Le professeur Scarpa a surtout insisté sur cette médication, qu'une expérience de cinquante années l'autorisait à considérer comme la meilleure. Pour combattre le vomissement, M. Bérard jeune fait marcher ses malades : ce moyen, qui n'offre aucun danger dans l'opération par broiement ou par abaissement, me paraît très-dangereux lorsque l'on a pratiqué l'extraction : dans les cas rebelles, un vésicatoire soupoudrée de camphre et d'acétate de morphine suspend toute action vomitive. Il est des malades qui ne s'évanouissent point pendant l'opération, et qui, à peine rendus dans leur lit, sont en proie à des défaillances continuelles : il faut alors donner beaucoup d'air dans la chambre, leur faire prendre une potion éthérée, et les engager à tenir dans la bouche une croûte de pain trempée dans du fort vinaigre; dans quelques cas on a été obligé de leur appliquer sur les jambes des compresses imbibées d'alcool sinapique.

Réaction inflammatoire. De tous les phénomènes consécutifs à l'opération de la cataracte, le plus dangereux est sans contredit la réaction inflammatoire, qui se manifeste dans les premières vingt-quatre heures après l'opération, car c'est à cette réaction qu'il faut attribuer les congestions oculaires intenses, les inflammations profondes, qui toutes perdent l'œil, qui quelquefois enlèvent brusquement le malade. Toutes les fois que la saignée pratiquée après l'opération n'empêche pas la réaction, il faut la rédiciver : saigner, en général, largement et même jusqu'à défaillance. Si l'expérience a prouvé que la saignée avec défaillance était un des meilleurs moyens pour arrêter les progrès des ophthalmies égyptiennes et blennorrhagiques, pourquoi balancerait-on dans l'application du même moyen contre des accidens traumatiques dont les conséquences sont aussi rapidement funestes? Dans les cas dont nous parlons, la médecine expectante est toujours funeste; il faut saigner souvent et largement : cette méthode est usitée en Italie depuis un temps immémorial; les chirurgiens de ce pays sont surtout fort énergiques dans le traitement qu'ils emploient pour combattre les accidens réactionnaires.

M. Riberi insiste surtout sur les évacuations coup sur coup, et se plaint que MM. Labat et Bouillaud aient omis de faire mention de cette manière de procéder des chirurgiens au-delà des monts (1) : quand la saignée ne suffit point, il faut employer alors le tartre stibié, à dose Rasorienne. Chez les individus qui supportent mal les saignées, l'on pourra, je crois, retirer de très-grands avantages de la compression des carotides si heureuses dans le traitement des congestions cérébrales, ainsi que le prouvent les expériences de Pary, de Preston, renouvelées il y a peu de temps par MM. Malapert, Trousseau, Sestier et Rayer. Le nitre, à hautes doses, est aussi avantageux, surtout si les malades peuvent le supporter facilement. Aux saignées générales on pourra substituer chez les individus chétifs les ventouses scarifiées à la nuque, les sangsues le long des jugulaires, ou bien les ventouses monstres du docteur Junard, appliquées sur les membres pelviens. Tous ces moyens ne sont pas toujours suffisans pour empêcher qu'il ne se forme quelquefois un énorme chémosis, il faut se hâter de l'exciser afin d'enrayer l'étranglement local. L'inefficacité de ces diverses médications entraîne presque toujours l'exsudation de la lymphe plastique, des iritis violentes, des atrésies de la pupille, et souvent même la suppuration des bulbes. Ces cas échéant, on leur opposera des moyens que nous avons indiqués pour chacune de ces maladies en particulier.

Le traitement joue un grand rôle dans la réussite de l'opération de la cataracte, et j'ai toujours vu que les chirurgiens qui soignaient le mieux les malades étaient ceux qui avaient le plus de succès.

On peut s'en convaincre en voyant l'énorme différence qu'il existe entre les résultats obtenus dans les hôpitaux spécialement destinés au traitement des maladies des yeux comparés à ceux que l'on obtient généralement dans

(1) Riberi, ouvr. cité.

les hôpitaux de Paris. Dans les cliniques spéciales il y a toujours une localité réservée aux opérés de cataractes : le jour y est convenablement distribué ; on surveille la température de la chambre, les malades sont à l'abri des questions indiscrètes et surtout des tentatives imprudentes et intempestives que font quelques élèves pour examiner leurs yeux.

Névralgie. Lorsque l'on réfléchit aux nombreuses ramifications nerveuses de l'appareil oculaire au moyen desquelles il entretient des relations si intimes et si multipliées avec la plupart des organes, il est facile de concevoir comment sous l'influence de l'action traumatique de l'opération, l'œil peut devenir le siége de névralgie.

Les accidens névralgiques à la suite des opérations de cataracte sont beaucoup plus fréquens qu'on ne le croit, ils se développent surtout chez les individus à tempérament éminemment nerveux ; ils apparaissent surtout lorsque les phénomènes inflammatoires sont apaisés et qu'on y pense le moins. C'est ordinairement vers le 15e jour que la maladie se déclare quand on a pratiqué l'abaissement, tandis que c'est vers le 6e ou le 7e lorsqu'on a pratiqué l'extraction. Ces accidens nerveux suivent en général la marche des névralgies de la face, ils débutent spontanément, ils ont des périodes d'exacerbation et de relâchement, souvent même ils sont intermittens, offrant le type des fièvres tierces ou quartes. Ordinairement la maladie débute par une douleur violente ayant tantôt son siége à la racine du nez ou a la tempe ; dans d'autres cas enfin ce sont les nerfs maxillaires et auriculaires qui sont affectés ; alors se présente l'ensemble du tic douloureux de la face.

Les douleurs peuvent varier depuis un simple engourdissement jusqu'aux douleurs les plus atroces.

La plupart des accès sont accompagnés de fièvres ardentes, de soif et de délire ; dans d'autres cas, le malade est sans fièvre même au plus fort de l'accès.

Quoique cette affection soit sans dangers pour la vie, elle est fort à craindre pour le succès de l'opération ; les causes qui la produisent sont peu connues, mais il en est une que l'expérience m'a fait connaître ; c'est l'exposition prématurée de l'œil à la lumière.

Les accidens névralgiques doivent être attaqués vigoureusement par des moyens antiphlogistiques en rapports avec la force de la maladie, le tempérament du malade et la manière avec laquelle il supporte les évacuations sanguines.

Dans un grand nombre de cas l'opium à dose élevée fait disparaître les accidens, et comme ce médicament est en général mal supporté, quand on le prend en potion ou en pilules, à l'exemple du professeur Scarpa, je le donne en lavement : en même temps l'on pratique sur le front et les tempes des frictions avec des substances narcotiques. Toutes les fois que la maladie revêt une forme intermittente, il faut lui opposer le sulfate de quinine ou le carbonate de fer.

Dans quelques cas j'ai employé avec beaucoup d'avantages l'introduction des médicamens par la méthode endémique, dont on accélère l'action au moyen de l'application des vésicatoires mis en rapport avec des courans galvaniques d'après les indications de M. Maunoir (1), dont j'ai parlé ailleurs.

Accidens propres à l'abaissement. Les accidens propres à l'abaissement sont : 1° le passage du cristallin dans la chambre antérieure ; 2° le décollement de l'iris, et 3° la réascension du cristallin.

Passage du cristallin dans la chambre antérieure. Souvent, au moment où l'on charge le cristallin avec l'aiguille, il bascule et se porte dans la chambre antérieure : sa présence dans ce lieu pourrait déterminer des accidens tels que la mortification de la cornée, et des iritis consécutives et

______

(1) *Recherches sur la cataracte.*

des pseudo-membranes. Il faut alors chercher à le sortir : autrefois on pratiquait immédiatement la section de la cornée, aujourd'hui, grâce à Dupuytren, l'on va chercher le cristallin avec l'aiguille à déprimer : cette opération est si facile, que je m'étonne que l'on ne l'ait pas pratiquée avant l'illustre chirurgien de l'Hôtel-Dieu : quant à moi, j'y ai eu recours plusieurs fois, entre autres dans une opération pratiquée sur M. le comte de B***, en présence de messieurs les docteurs Sélier et Capron.

Décollement de l'iris. Si on accroche par mégarde l'iris avec le crochet de l'aiguille, on peut, en tirant sur lui, le décoller dans un point quelconque de sa circonférence ; on produit alors une nouvelle pupille analogue à celle que l'on obtient par le procédé de Scarpa pour la pupille artificielle : le même accident peut avoir lieu lorsqu'on a méconnu les adhérences du cristallin avec l'iris, et que l'on agit trop fortement sur lui avant d'avoir détruit les liens anormaux.

Lorsque le décollement est peu considérable, l'iris reprend sa place et se ressoude de nouveau ; mais lorsque le décollement est très-prononcé, il reste presque toujours une ouverture béante qui gêne singulièrement la vision. Quand on voit l'iris se tirailler fortement sous l'influence des tentatives d'abaissement, il vaut mieux suspendre l'opération que d'occasioner des désordres : on trouvera dans mes recherches pratiques les moyens convenables pour faire l'opération en deux temps.

Réascension du cristallin. Un cristallin convenablement abaissé dans les profondeurs de l'humeur vitrée ne remonte jamais : cette pensée du professeur Scarpa se vérifie tous les jours, car le cristallin ne remonte que lorsqu'il a été mal abaissé. Dans la plupart des cas, ce phénomène est dû à ce que la lentille reste suspendue à quelques fragmens des procès ciliaires ou de ses accompagnemens. C'est aussi à l'élasticité des cellules du corps vitré qu'il faut attribuer cette réascension qu'Adams comparait à un ressort (*propelling power*). C'est pour vaincre cette élasticité que le professeur Scarpa a recommandé de rompre l'éponge hyaloïdienne aussitôt que le cristallin y était enfoncé : par ce moyen aussi on balance la différence qui existe entre la pesanteur spécifique du cristallin : depuis dix-huit ans que je suis ce procédé, je n'ai jamais eu la contrariété de voir la cataracte remonter.

Accidens propres à l'extraction. Les accidens qui dépendent de l'opération de la cataracte par extraction sont de deux espèces bien différentes. Les uns ont lieu pendant l'opération même, les autres immédiatement ou peu de temps après. Les premiers sont : 1° l'ouverture incomplète, irrégulière ou trop grande de la cornée ; 2° les blessures de la sclérotique et de la conjonctive ; 3° la blessure de l'angle interne de l'œil, de la caroncule et du sac lacrymal ; 4° la sortie prématurée de l'humeur aqueuse ; 5° la blessure de l'iris, son décollement et sa hernie ; 6° la sortie prématurée du cristallin et la suite de l'humeur aqueuse ; 7° rupture de l'instrument ; 8° iridospasme ; 9° hémorrhagie ; 10° mouvemens convulsifs de l'œil ; 11° fuite du cristallin dans le corps vitré ; 12° l'introduction de l'air dans l'œil ; 13° enfin le plissement de la cornée qui se retourne sur elle-même.

Les seconds sont : 1° l'adhérence vicieuse des rebords de la plaie ; 2° l'introduction du rebord de la paupière dans la solution de continuité ; 3° la suppuration de celle-ci ; 4° la hernie de l'iris et du corps vitré ; 5° la cataracte grumeuse et secondaire ; 6° enfin la déformation de la pupille.

Incision incomplète de la cornée. Malgré toutes les indications que nous avons posées avec soin, il arrive fort souvent que l'opérateur ne peut pas faire une incision suffisante, et cela parce qu'il lui a été impossible d'accomplir tous les temps de l'opération. Tantôt le malade est trop irritable, et son œil fuit au grand angle avant que l'on ait eu le temps de faire ressortir la pointe de l'instrument dans le lieu d'élection (contre-ponction) ; tantôt l'instrument coupe difficilement et l'on éprouve une très-grande résistance pour le faire cheminer. Dans d'autres cas, l'iris a coiffé la pointe du kératotome, et alors il faut le retirer à tout prix ; enfin il est des cas où l'humeur aqueuse s'échappe tout entière, avant même que l'instrument soit arrivé à l'endroit où la contre-ponction doit s'opérer.

Ouverture irrégulière de la cornée. L'ouverture irrégulière de la cornée est due aux mêmes causes que celles que nous venons de signaler ; mais il en est une qui lui est particulière ; c'est lorsque l'opérateur, pour accélérer le temps de section de la cornée, fait décrire à la lame de l'instrument un mouvement de va-et-vient, en même temps qu'il fait décrire à l'instrument un mouvement de rotation pour terminer le lambeau en avant. Un accident tout opposé à celui que je viens de décrire est celui qui consiste à faire une trop grande ouverture : cet accident est plus grave que l'on ne le croit en général ; car la cornée manquant d'attache et de point d'appui, non seulement elle tend à s'affaisser, à s'aplatir et par conséquent à placer ses bords dans des conditions peu favorables à une réunion parfaite : mais encore les humeurs de l'œil et l'iris seront plus exposés à faire hernie et à se répandre au dehors.

Des deux inconvéniens qui résultent à faire une incision trop grande ou trop petite, le dernier est sans contredit le moindre ; parce qu'il est facile d'y remédier immédiatement, soit au moyen des ciseaux de Daviel, soit avec le bistouri à manche de Guthrie, la lame tranchante de Maunoir, et mieux encore, avec le petit kératotome double que nous avons imaginé à cet effet. Cet instrument a l'avantage de pouvoir être employé dans des cas où l'on s'est borné à pouvoir faire une simple ponction ; circonstance où il serait impossible de se servir du couteau carré de Forlenza, de la langue de carpe de Daviel et de différens autres instrumens analogues. Les ciseaux courbes de Daviel ou de Ricther peuvent seuls être mis en parallèle avec notre petit instrument, quant à la possibilité de l'application. Maintenant, si l'on compare l'action d'un instrument tranchant simple à celle des ciseaux, l'on aura dans le premier une incision franche et régulière, tandis que dans l'autre la plaie sera contondue en quelque sorte par la pression des deux lames sur le corps que l'on incise. MM. Marini (1), Hermann, Cunier, Valentini ont employé cet instrument avec succès, sans qu'aucun d'eux lui ait reconnu les inconvéniens que M. Sichel dit avoir rencontrés en l'employant sur le cadavre (2). Dans un grand nombre de circonstances je n'ai eu qu'à m'applaudir de son application, surtout dans une kératotomie supérieure, pratiquée par un de mes élèves, et dans laquelle, quoique l'incision eût moins de deux lignes, non seulement l'humeur aqueuse s'était échappée tout entière, mais encore le cristallin était passé dans la chambre antérieure. Je terminerai par un seul mot : cet instrument est applicable lors même que l'iris fait hernie, sans courir le risque de le blesser ; pour plus amples renseignemens, on consultera mes autres publications sur ce sujet (3).

Il n'est pas facile de remédier aux inconvéniens d'une incision trop grande en ce qui concerne la cicatrisation : si le malade est raisonnable, s'il reste couché sur le dos sans mouvoir les paupières, la prompte régénération de l'humeur aqueuse peut faire espérer que la cornée reprendra sa convexité ordinaire ; dans le cas contraire l'on est presque sûr d'avoir une cicatrice difforme.

Blessures de la sclérotique et de la conjonctive. L'on blesse

---

(1) Marini, *Bulletin thérapeutique*, tom. VI, p. 282.
(2) Sichel, ouvrage cité.
(3) Carron du Villards, *Lettre à Maunoir sur un nouvel instrument*, etc. *Recherches sur les causes qui font échouer*, etc.

rarement la sclérotique en commençant l'opération ; c'est presque toujours dans la contre-ponction que cet accident arrive, et cela par la raison toute simple qu'il y a une illusion optique produite par l'union de l'iris à l'arc précornéen. Cet accident arrive presque toujours aux commençans, parce qu'ils commencent le temps de la contre-ponction beaucoup trop près de l'union de la cornée à la sclérotique, ce qui fait que la lame va toujours sortir dans cette dernière. Le même accident a lieu lorsque l'on termine le lambeau trop près de l'union de la cornée à la sclérotique ; c'est alors en bas que se trouve la blessure de cette membrane, qui par elle-même n'est rien si l'iris ne participe pas plus ou moins de cette lésion. Lorsqu'on s'aperçoit à temps de la marche vicieuse de l'instrument, il vaut mieux le retirer, et agrandir l'incision avec le kératotome double, en laissant persister un pont qui retient le lambeau, ainsi que le faisait quelquefois Marc-Antoine Petit et Wenzel.

Blessure de l'angle interne de l'œil, de la caroncule et du sac lacrymal. Cet accident arrive fréquemment aux opérateurs qui se servent de kératotome très-long : je ne suis pas de ceux qui la considèrent comme un accident sans importance, parce qu'au moment où la pointe de l'instrument vient frapper le grand angle, le malade fait un mouvement de recul qui peut faire vider l'œil : dans quelques cas l'on blesse le sac lacrymal, et l'on peut y produire une fistule : enfin l'hémorrhagie qui résulte de la blessure de la caroncule peut s'opposer à la réunion par première intention, et l'on convertit en une opération sanglante une qui ne l'est pas du tout. Pour éviter cet accident, il faut se servir d'un kératotome suffisamment long pour accomplir l'incision de la cornée et rien en plus : s'il y a hémorrhagie, il faut l'arrêter par des lotions froides, et si le sac lacrymal est ouvert, il faut tâcher d'en obtenir la réunion par première intention.

Sortie brusque et précipitée du cristallin. Cet accident est presque toujours le résultat de la contraction des muscles de l'œil, ou de la pression des doigts de l'aide ou de l'opérateur sur le globe, au moment où il termine la section : le cristallin s'échappe alors avec force, quelquefois avec bruit, et il n'est pas rare de voir l'humeur vitrée suivre cette marche : j'ai signalé ailleurs un grand nombre de faits de cette nature ; ils arrivent surtout lorsque l'on opère le malade assis, lorsque l'œil est volumineux et saillant. Les hommes peu au courant de l'extraction, ainsi que l'observe Riberi, considèrent la sortie prématurée du cristallin comme un beau résultat : cependant il observe que le cristallin, sortant avec précipitation peut rompre, et détacher l'iris, et entraîner l'humeur vitrée. Pour s'opposer à cette brusque issue, il faut cesser toute pression au moment où la section de la cornée s'achève : l'on doit être très-reservé dans l'emploi de la pression pour faire sortir la lentille, et il vaut mieux la charger avec un crochet et les pinces de Maunoir, que de courir la chance de vider l'œil.

Sortie prématurée de l'humeur aqueuse. Ainsi que nous l'avons dit, l'humeur aqueuse peut s'échapper en entier dans le premier temps de la ponction, et lors même que l'ouverture n'a pas une ligne de diamètre : la chambre antérieure disparaît complétement, et il serait de la dernière imprudence de chercher à continuer l'opération. La plupart des auteurs conseillent de la suspendre complétement, et de la remettre à une époque éloignée. Marc-Antoine Petit prétend au contraire qu'en laissant reposer le malade pendant demi-heure, la chambre antérieure se remplit de nouveau. Diverses causes produisent l'évacuation prématurée de l'humeur aqueuse ; tantôt c'est parce que le kératotome n'est pas assez épais pour remplir l'ouverture de la plaie ; tantôt on n'a pas fait avancer suffisamment l'instrument pour remplir l'ouverture que l'on fait à la cornée,

tantôt enfin la pression inconsidérée de l'aide force l'œil à
se vider.

La sortie prématurée de l'humeur aqueuse est un contre-
temps pour un opérateur prudent et habile ; il en anéantira
les effets, en suspendant l'opération en temps utile : pour un
opérateur à son début, ou trop confiant dans son habileté,
c'est un véritable malheur ; car, en ne s'abstenant pas de
continuer l'opération , non seulement il peut se fourvoyer
entre les lames de la cornée , mais encore occasioner de
graves dommages à l'iris.

Blessure de l'iris, son décollement, et sa hernie. Depuis que
l'on dilate la pupille avec la belladone , les blessures de
l'iris sont moins fréquentes, et si cet accident arrive très-
souvent à M. Roux, ainsi qu'on peut s'en convaincre en lisant le travail de Maunoir jeune, et les observations de
M. Furnari (1), c'est que M. Roux n'emploie jamais la dilatation préalable de la pupille. Il y a trois temps de l'opération dans lesquels l'on est le plus disposé à blesser l'iris :
dans le premier temps, ou de la ponction, lorsque l'on enfonce la pointe de l'instrument trop près de l'insertion de
la cornée à la sclérotique ; dans le second temps, c'est-à-
dire celui de la contre-ponction ; enfin lorsque l'on est tout
près de terminer le lambeau : dans les deux derniers temps
surtout, l'iris, entraîné par l'humeur aqueuse, se jette au
devant de l'instrument. Ces accidens seront d'autant plus
fréquens que la cornée est plus aplatie et l'iris plus bombé :
aussi quand je vois des hommes se préparer à faire des
extractions dans des cas semblables , je prédis d'avance
qu'ils blesseront l'iris , et malheureusement je me trompe
rarement. On a proposé , lorsque l'iris a coiffé l'instrument , de faire des frictions sur la cornée pour faire dilater l'iris , d'interposer un chapeau entre les yeux du ma-

(1) Furnari, *Réflexions sur un certain nombre d'opérations de cataracte*, etc. Édition belge de mes *Recherches*, p. **344**

lade et le jour pour produire le même résultat : malheureusement de tels moyens sont insuffisans, et il faut retirer l'instrument, si l'incision est suffisamment grande pour introduire des instrumens convenables, on terminera la section de la cornée.

L'habileté la plus grande ne peut pas toujours préserver l'opérateur de s'embarrasser dans l'iris ; c'est ce qui engagea M. Guttrie (1) à se servir d'un instrument dont nous avons déjà parlé ailleurs (2) ; c'est un couteau à double lame, dont une est en argent et mousse, et que l'on pousse au devant de la tranchante pour éloigner l'iris : cet instrument est fort ingénieux , mais il demande une grande précision dans sa fabrication.

Pendant l'opération, il arrive quelquefois que l'iris se détache à sa grande circonférence : cet accident a lieu dans deux temps différens de l'opération, dans les premiers lorsque l'on termine l'incision trop près du bord inférieur de la cornée ; dans les subséquens , lorsque l'on presse sur le globe pour faire sortir le cristallin , surtout lorsque l'iris fait poche et que la lentille le pousse au devant d'elle. Cet accident a surtout lieu lorsqu'il existe des adhérences anormales entre la membrane et la lentille : le décollement de l'iris est toujours un accident grave , encore que l'expérience ait prouvé qu'il reprenait quelquefois sa place et ses connexions anatomiques.

Dans le plus grand nombre des cas, il persiste une pupille surnuméraire qui rend la vue moins nette. Il y a bien peu de ressource à opposer à ces symptômes; il faut seulement se mettre en garde contre les accidens inflammatoires consécutifs ; car ils sont assez fréquens à la suite de décollemens iriens à la suite desquels l'iris contracte quelquefois des adhérences avec la cornée ; il faut

(1) Guthrie, ouvr. cité, p. 553.
(2) Recherches citées.

aussi surveiller la partie décollée, dans la crainte qu'elle ne s'interpose dans les lèvres de la plaie.

Rupture de l'instrument. Souvent l'instrument se rompt dans le premier temps de la ponction ou dans celui de la contre-ponction. Quand cet échec arrive dans le premier temps, il faut suspendre l'opération et chercher à extraire la pointe rompue au moyen de brusselles très-fines ou un crochet spécial que nous avons inventé pour cela. Lorsque la pointe s'est cassée au moment de ressortir, il faut retirer l'instrument et terminer l'opération avec notre kératotome double ou avec les ciseaux de Richter. Il serait imprudent de faire des recherches pour r'avoir la pointe, lorsque on ne la rencontre pas immédiatement. Nous avons indiqué en autre lieu, un cas où cette obstination dans les recherches fut suivie de la perte de l'œil.

De l'irido-spasme. On entend par cette dénomination, une contraction spasmodique de l'iris après la sortie de l'humeur aqueuse, et qui s'oppose à la sortie du cristallin : cet accident se présente lorsque l'œil est irrité par les difficultés que l'opérateur a éprouvées pour terminer la section de la cornée ou pour inciser la capsule : ce contre-temps du reste est de peu durée. En fermant les paupières, la pupille ne tarde pas à se dilater, et l'on termine l'opération à un jour modéré : si la contraction persistait malgré ce moyen, il faudrait, à l'exemple de Marc-Antoine Petit, fendre l'iris dans un point quelconque de sa circonférence et favoriser ainsi la sortie du corps opaque. L'expérience de ce célèbre chirurgien a prouvé combien cette méthode offrait de résultats avantageux, en la comparant surtout aux accidens qui résultent de l'abandon du cristallin derrière l'iris, qui ne tarde pas à s'enflammer et à contracter des adhérences avec lui.

Hémorrhagie. L'hémorrhagie à la suite de l'extraction provient de causes et de sources multiples, tantôt l'on a fait l'incision trop près de la conjonctive sclérotidienne, tantôt l'on a blessé l'iris soit en faisant la section de la cornée, soit en cherchant à ouvrir la capsule, tantôt enfin, l'écoulement de sang est dû au décolement de l'iris et à la rupture des artères ciliaires. Cette dernière espèce d'hémorrhagie est la plus abondante et la plus grave parce qu'elle a surtout lieu dans la chambre postérieure. Lorsqu'il y a du sang épanché dans l'intérieur de l'œil, il faut suivre le précepte de Marc-Antoine Petit (1) et introduire entre les paupières de l'eau fraîche que l'on fait pénétrer dans l'œil en soulevant la cornée : par ce moyen l'on entraîne le sang épanché et l'on suspend l'hémorrhagie. Forlenza remplissait les mêmes indications en pratiquant de petites injections avec une seringue faite exprès : ces diverses ablutions avaient pour but commun de s'opposer à la formation de caillots qui souvent sont la source de cataractes secondaires grumeuses (cataracta secundaria grumoasa).

Mouvement convulsif de l'œil. Les personnes nerveuses, pusillanimes, sont souvent prises au moment de l'opération de mouvemens convulsifs rotatoires et de blépharospasme tels que l'on ne peut point continuer l'opération : si l'incision de la cornée est suffisante pour introduire la petite spatule de Forlenza , il faut s'en servir pour pratiquer la kératotomie-réclinaison, ainsi que cela nous est arrivé plusieurs fois, entre autres chez le commandant Robaglia, dont nous avons rapporté l'histoire dans un précédent ouvrage (2).

Fuite du cristallin dans l'humeur vitrée et son adhérence à l'iris. Souvent les mêmes efforts qui tendent à faire sortir le cristallin, le jettent dans un point quelconque de la circonférence de l'œil de telle sorte qu'il ne se présente jamais à l'ouverture pupillaire. Multiplier les efforts ne ser-

(1) Marc-Ant. Petit, ouvr. cité.
(2) Recherches citées.

virait à rien, si ce n'est à vider l'œil. Il faut laisser reposer celui-ci pendant quelques instans, et si le cristallin se présente en vue, il faut le charger avec un petit crochet de Beer, et l'extraire au dehors. Je n'oublierai de ma vie une opération de ce genre pratiquée sur un brave capucin par un oculiste ambulant : il fouillait dans l'œil tantôt avec une pince, tantôt avec une curette, tantôt avec un crochet : il fit si bien qu'il évacua toutes les humeurs de l'œil, le cristallin excepté. Lorsque le cristallin est adhérent à l'iris et que c'est à cela qu'il faut attribuer les difficultés de son extraction, il faut chercher à détruire ces adhérences avec de petits ciseaux monkiotome, ou tout autre instrument. Si l'adhérence résiste, Marc-Antoine Petit dit positivement qu'il faut enlever un lambeau de l'iris qui correspond à l'adhérence avec le cristallin : il a employé plusieurs fois ce moyen.

Flétrissure de la cornée. Il arrive quelquefois que la cornée se flétrit et s'affaisse sur elle-même après la section : cet accident est surtout commun chez les individus dont la fibre est molle ou qui sont atteints d'une légère hydrophtalmie antérieure ; il faut chercher autant que possible à remédier à cet accident. Voici comment s'exprime à ce sujet M. Maunoir, qui a eu occasion d'examiner quelques accidens de ce genre : « Aussitôt après une opération de cata»racte bien faite, la cornée transparente conserve sa forme, »la pupille est noire et circulaire, l'iris même ne paraît »point appliqué contre la surface interne et concave de la »cornée, la vue a lieu quelquefois d'une manière remar»quablement nette. Cependant l'œil est diminué de tout le »diamètre du cristallin et de l'humeur aqueuse. Qu'est-ce »qui remplit le vide qu'ils ont laissé ? quand c'est de l'air, »c'est un accident même assez fâcheux.

»Cette question importante n'a pas été examinée, que je »sache, par les physiologistes, pas même par les oculistes. »La question toute simple que l'on aurait dû se faire de-

»puis long-temps est celle-ci : comment ce vide peut-il être
»rempli au moment de l'opération ? Quant à moi, je crois
»que l'action tonique des membranes de l'œil et surtout
»des muscles refoule l'humeur vitrée en avant, qu'il y a
»même une sécrétion instantanée d'humeur aqueuse et en
»même temps une légère diminution des diamètres trans-
»verses de l'œil, de sorte que le vide se trouve tout-à-fait
»rempli. On rencontre souvent des personnes faibles et
»délicates chez lesquelles, après une opération bien faite
»d'ailleurs, ce vide ne se remplit point : cette action to-
»nique dont je viens de parler n'a pas lieu et la cornée
»reste affaissée et plissée, il y a un creux au lieu d'une
»surface arrondie et convexe, et les malades ne voient
»point : les lèvres de la plaie ne se trouvent plus alors en
»contact, l'humeur aqueuse s'écoule à mesure qu'elle est
»sécrétée. Il s'ensuit une inflammation considérable, et la
»perte irrémédiable de l'œil.

»Le 6 octobre 1829, j'ai opéré l'œil gauche de M. Millet
»en faisant une incision en demi-cercle à la partie inférieure
»et un peu externe de la cornée, comprenant à peu près
»les 4/5es de sa circonférence. J'ai coupé la capsule du cris-
»tallin avec une aiguille à cataracte, et cette lentille est
»sortie au moyen d'un léger frottement. La pupille est
»restée d'un beau noir, et parfaitement intacte ; mais les
»chambres antérieure et postérieure, ne se sont pas rem-
»plies, et la cornée s'est affaissée et ridée : quelques bulles
»d'air ont pénétré dans la chambre antérieure, et le ma-
»lade n'a point vu. Ma première idée a été fort triste, et
»j'ai regardé cet œil comme perdu ! Un instant après, j'ai
»conçu la pensée de remplir cette cavité ; j'ai envoyé cher-
»cher de l'eau distillée chez le pharmacien le plus voisin :
»j'ai fait chauffer cette eau au bain-marie, puis renversant
»en arrière la tête du malade que j'avais fait coucher sur
»le dos, j'en ai rempli la cavité de la région orbitaire ; je
»lui ai fait alors ouvrir les paupières, puis, soulevant légè-

»rement le lambeau de la cornée, l'eau a pénétré dans
»toutes les cavités accessibles de l'œil, et les plis de la
»cornée ont disparu. Le malade a tenu les yeux fermés
»pendant quelques minutes, et lorsqu'il les a ouverts, j'ai
»trouvé celui que je venais d'opérer dans l'état le plus sa-
»tisfaisant. Il a eu le plaisir de distinguer nettement tous
»les objets qui lui ont été présentés aussi bien qu'après
»l'opération la plus heureuse et la plus exempte de tout ac-
»cident.

»Je dois faire observer qu'après l'introduction de l'eau,
»le malade éprouva une légère douleur qui a persisté quel-
»ques heures, mais la guérison a été complète et sans en-
»traves (1). »

Soins consécutifs à l'opération de la cataracte.

Après l'extraction. Aussitôt que l'extraction de la cataracte est achevée, on abandonne l'œil à lui-même, pourvu
toutefois qu'il ne se soit point écoulé une partie de l'humeur vitrée ; ce cas échéant, il ne faudrait laisser faire
aucune tentative de vision, quelqu'envie qu'en témoigne
le malade, parce que l'action musculaire de l'œil pourrait
le vider complétement : quand tout s'est passé convenablement, on peut tourner le malade du côté opposé à la lumière et lui montrer quelque objet volumineux ; là doit se
borner toute la condescendance de l'opérateur : il vaut
mieux même ne faire aucun essai. Que d'yeux bien opérés
ont été perdus à la suite d'essais de ce genre qui ne sont
plus tentés aujourd'hui que par des opérateurs imprudens,
qui visent à l'effet et cherchent à s'entourer de merveil-
leux. On doit se réserver seulement la faculté d'examiner
l'œil lorsque l'on craint qu'il ne soit resté dans les chambres
quelques fragmens du cristallin ou de ses annexes : encore
vaut-il mieux les abandonner toutes les fois qu'ils ne sont

(1) Recherches citées.

pas interposés entre les lèvres de l'incision de la cornée : leur présence entraînera moins d'accidens que l'introduction réitérée de la curette on des pinces de Maunoir. Aussitôt que le malade est revenu de son émotion, il faut procéder à un pansement convenable et le plus simple possible : autrefois l'on fatiguait les yeux par des médications de toute nature, l'application d'emplâtres, de charpies imbibées de blanc d'œuf et d'alun, on le couvrait de bandelettes agglutinatives, on l'affaissait sous le poids d'une cuvette de plomb ou d'un godet de gypse. Or, comme le pansement consécutif à l'extraction a pour but unique de mettre en contact mutuel les lèvres de la plaie, afin qu'elles se réunissent le plus promptement possible et que la chambre antérieure soit reconstituée, lorsqu'une section vicieuse ou une trop grande flaccidité de la cornée font qu'elle se roule un peu sur elle-même, il faut la saisir avec la pince à lentille de Maunoir, et la tirer dans une direction convenable : ensuite le chirurgien saisit la paupière par les cils et la tire en bas, pendant qu'il engage le malade à regarder en haut : ensuite il place, parallèlement à l'axe du corps, un bandelette agglutinative de taffetas gommé anglais, il fait la même chose sur l'autre œil, lors même qu'il n'a pas été opéré. On place par dessus les bandelettes quelques compresses sèches que l'on assujétit au moyen d'une bande : il est quelques personnes, et je suis de ce nombre, qui préfèrent placer sur les paupières une compresse fenêtrée, enduite de cérat et recouverte d'un gâteau de charpie fine, ainsi que le pratique habituellement M. Delmas de Montpellier : cette méthode offre l'avantage de pouvoir examiner les yeux très-facilement, si l'on redoute quelques accidens. La bande agglutinative s'enlève avec beaucoup moins de facilité : par contre, elle se détache aussi trop vite lorsque l'on est forcé de pratiquer des ablutions d'eau froide : le pansement étant terminé, on conduit ou on porte au besoin le

malade à son lit, en l'engageant à tenir la tête élevée et légèrement renversée en arrière : quand, comme Au-
toine-Petit, Velpeau et moi, on l'opère dans un lit, il est
souvent tout transporté. On le garantit de tout bruit, de
toute émotion : on le tient à une diète sévère, et il faut,
autant que possible, le priver de boisson, rien n'empê-
chant mieux les nausées et les vomissemens : il est importans de l'empêcher de faire des efforts ; et, s'il vomit, il
faut qu'il se trouve en coté pour évacuer : il en est de même
du sommeil qui doit être surveillé de crainte que le malade ne porte, sans le vouloir, ses mains à ses yeux : la
tête doit être découverte et la chambre peu chaude de
crainte de congestion. Après avoir professé l'opinion qu'il
fallait toujours examiner l'œil opéré par extraction dans
les vingt-quatre heures, j'en suis revenu à la pratique de
la plupart des opérateurs qui veulent que l'on attende au
moins trois jours : cependant, avant cette époque, la
cornée est presque toujours cicatrisée dans les premières vingt-quatre heures. Dans les premières heures
qui suivent l'opération, l'œil est presque toujours baigné
par l'écoulement de l'humeur aqueuse auquel vient se joindre une hyper-sécrétion des larmes; il est alors nécessaire
de changer la compresse, ayant démontré ailleurs l'influence qu'avait sur l'opération des compresses sales et
durcies. Dans les premiers jours qui suivent l'opération par
extraction, il faut que le malade s'abstienne de faire aucun
effort pour aller à la garde-robe, il en résulte presque toujours une hernie de l'iris ou la chute de l'humeur vitrée :
pour empêcher ces efforts, on donne des lavemens légèrement purgatifs.

Après l'abbaissement et le broiement. Le pansement consécutif après l'opération de l'abbaissement offre peu d'importance, quant à la manière dont il est fait, pourvu que
l'œil soit à l'abri des influences atmosphériques et de la
lumière, cela suffit : ainsi, on peut indistinctement placer

sur l'œil des compresse ou des gâteaux de charpie , même ne mettre rien du tout, comme le font quelques opérateurs qui se bornent à laisser tomber au devant des yeux un linge sec. Toutes les fois que l'opéré n'est pas sujet aux affections catarrhales ou rhumatismales , on retire de très-grands avantages des affusions d'eau froide pendant les premières vingt-quatre heures ; elles rafraîchissent l'œil, luttent contre les tendances congestives, si fréquentes dans la période de réaction qui suit l'opération de la cataracte.

Dans ces derniers temps , M. Mayor (1) de Lausanne a recommandé d'employer le coton cardé , comme topique unique : je ne puis me prononcer sur le mérite de cette médication parce que je ne l'ai employé qu'une fois seulement , lors même que cela ait été avec succès.

J'ai pour habitude de faire saigner les malade une heure après l'opération : cette saignée doit être abondante, et proportionnée toutefois au tempérament du malade et à sa tolérance pour la saignée. Cette pratique a cela de favorable qu'elle s'oppose presque toujours aux phénomènes de réaction , et que s'ils se présentent, on est à même de leur opposer une nouvelle saignée faite par la même incision.

L'éloignement de la lumière étant une des conditions indispensables des soins consécutifs à l'opération de la cataracte quel qu'en soit le procédé, il faut soustraire l'opéré à l'influence des rayons lumineux en le plaçant dans une obscurité aussi profonde que possible. Vers le troisième jour, lorsqu'on a examiné l'œil , et pour cela il faut prendre des précautions extrêmes , si le malade voit bien, on enlève tout pansement et on ne place sur les yeux qu'une compresse de linge fin , sec , recouverte d'un morceau de soie noire. Vers le neuvième ou dixième jour on commence à diminuer l'obscurité de la chambre : peu à peu on augmente de

(1) Ouvr. cité.

jour en jour la lumière : au quinzième on enlève le bandeau, que l'on remplace par une visière bleue ou verte.
De jour en jour on diminue de plus en plus l'obscurité, afin
que vers le vingt ou vingt-cinquième jour le malade puisse
commencer à sortir à la tombée de la nuit, en se garantis-
sant toutefois des influences atmosphériques.

DE LA PUPILLE ARTIFICIELLE.

On a élevé des statues à des hommes qui avaient découvert des étoiles : pourquoi n'en éleverait-on pas une à Cheselden, qui a dévoilé le ciel à un aveugle-né, par une opération nouvelle ?

Morand, *Éloge de Cheselden.*

Si la chirurgie ancienne peut se glorifier d'avoir décrit ou indiqué la plupart des opérations qui se pratiquent sur les yeux, il en est cependant de toutes nouvelles, et dont on chercherait vainement la trace dans les documens de l'antiquité. Si les oculistes d'autrefois eussent connu et pratiqué l'opération de la pupille artificielle, les laborieux investigateurs de l'antiquité n'eussent pas manqué de la faire connaître comme ils l'ont fait de leur doctrine et de leurs procédés dont beaucoup sont encore employés de nos jours. Ce fut Chéselden qui le premier pratiqua cette opération sur un aveugle-né à cause de l'oblitération complète de la pupille : cette opération de l'illustre chirurgien anglais excita des transports d'admiration dans toute l'Europe, et Voltaire ne dédaigna pas lui-même de payer un tribut d'éloges à l'opérateur anglais dans son commentaire sur un aveugle-né.

Mais telle est la difficulté d'écrire l'histoire des opérations chirurgicales, que, malgré l'éloge de Chéselden, que prononça Morand à l'académie des sciences, l'on a été long-temps dans un vague désespérant, touchant le manuel opératoire employé par Chéselden. S'il restait des doutes sur ce que j'avance, que l'on prenne la peine de vérifier les diverses versions données sur cette opération.

L'illustre Scarpa en était bien persuadé lui-même lorsqu'il écrivait à M. Maunoir en ces termes (1) :

« Les chirurgiens modernes doivent sans contredit une
grande reconnaissance à M. Adams pour les avoir sortis
de l'état de perplexité où ils se trouvaient concernant l'o-
pération de la pupille artificielle pratiquée par Cheselden :
maintenant, grâce au zèle et à la dextérité de M. Adams,
l'on ne peut plus révoquer en doute qu'une incision faite
à l'iris dans les deux tiers de son diamètre, ne soit quelquefois suffisante pour laisser dans cette cloison une ouverture permanente.

Procédé de Chéselden. Chéselden, après avoir placé son malade comme pour l'opération de la cataracte par abaissement
introduisait dans le lieu d'élection pour l'opération de la cataracte, à travers la sclérotique un petit couteau falciforme et
tranchant : lorsqu'il était arrivé au centre de l'iris, il retour-
nait la pointe de la lame contre cette membrane, il la traversait dans toute son épaisseur et par quelques petits mouvemens de va-et-vient, il faisait une incision de deux ou trois
lignes ressemblant à la pupille d'un chat, mais ayant une
direction tout opposée. Sharp adopta le procédé de Chéselden en lui substituant l'introduction de l'instrument par
la cornée, pour inciser l'iris d'avant en arrière. Malgré
l'approbation de Mauchart, Hinkel, d'Hevermann, il re-
nonça ensuite à ce procédé.

Procédé d'Adams. M. Adams a cru pouvoir remplacer dans
tous les cas l'instrument de Chéselden en mettant en usage
son couteau à l'iris (curved edjed iris scalpel) au moyen
duquel il n'incisait point l'iris tout d'une fois, mais lentement et à petits coups, comme pour diviser fibres par fibre.
Il est évidemment prouvé qu'Adams a réussi plusieurs
fois à pratiquer avec succès l'opération dont il s'agit, mais
il n'en dissimule pas les difficultés : il faut, dit-il, de la

(1) *Lettera diretta al professore Maunoir. Negli opuscoli*, t. II, p. 145.

part des chirurgiens une grande légèreté dans la main et se servir d'un couteau bien aiguisé ; car il est facile de détacher l'iris de sa circonférence, accident qui arrive d'autant plus aisément que l'union de l'iris avec le ligament est très-légère » (1).

L'iris fléchit quelquefois chez les vieillards surtout au devant de la pointe de l'instrument ; il faut une certaine force pour le transpercer et cela avec d'autant plus de peine que l'instrument sera moins pyramidal : cet accident est arrivé il n'y a pas long-temps à un jeune chirurgien de Paris, et l'iris fut décollé avant d'avoir été incisé convenablement.

L'opération de la pupille artificielle selon la méthode de Chéselden, renouvelée par Adams, malgré sa simplicité apparente, offre de grandes difficultés : 1° Pour ne point détacher l'iris dans sa grande circonférence, il est important de graduer la pression à la résistance de l'iris (Et quel est l'opérateur assez sûr de sa main pour s'arrêter toujours en temps utile?) 2° Pour couper, comme dit l'oculiste anglais, il faut nécessairement que le petit couteau marche en sciant, c'est-à-dire en lui imprimant de légers mouvemens de va-et-vient : pour peu que l'opération se prolonge, l'humeur aqueuse s'échappe, la partie antérieure du globe s'affaisse, l'iris devient plus mou, et les difficultés d'excision augmentent. 3° Enfin Adams avoue lui-même que si l'excision était irrégulière et frangée, la plaie peut se réunir et rendre l'opération inutile.

La pupille artificielle pratiquée selon la méthode de Chéselden modifiée par Adams, ne saurait d'ailleurs être applicable lorsque le cristallin est opaque, ou du moins elle nécessiterait une seconde opération, afin de déplacer la lentille obscurcie, de l'axe visuel. C'est pour obvier à cet accident qu'Adams se propose de briser le cristallin

____

(1) Adams, ouvrage cité, 281.

en morceaux afin d'en obtenir la résolution, et il recommande en même temps de placer entre les lèvres de la
plaie un fragment de cristallin.

J'ai toujours été disposé à rendre justice à qui que ce soit,
mais j'avoue que je ne puis admettre même la possibilité
d'interposer entre les lambeaux flottans d'une cloison morbide et qui n'a pas l'épaisseur d'un vingt-cinquième de ligne,
un corps irrégulier, et d'une pesanteur spécifique supérieure
à celle de l'humeur aqueuse. Je serais vraiment en peine de
savoir qui assume le plus de ridicule, ou des chirurgiens qui
admettent bénévolement ce procédé sans en discuter la valeur, ou de l'oculiste anglais qui nous le formule comme
un fait sanctionné par l'expérience ; quant à nous, nous
avons aussi essayé ce procédé, et nous le croyons inapplicable toutes les fois que le cristallin est malade. Parmi
les cas dans lesquels il a échoué, je me borne à rappeler
le suivant :

OBSERVATION.

Vue perdue par l'explosion d'une mine ; opération d'Adams : succès
complet.

Andréa Sacchi, de la campagne d'Ivrée, me fut adressé
à Turin, en 1820, par M. le marquis de Barolle : ce malheureux avait eu les yeux brûlés par l'explosion d'une
mine : l'œil gauche était totalement perdu ; le droit n'avait
pas de pupille apparente ; la chambre antérieure avait diminué de volume, mais elle n'avait contracté aucune adhérence avec l'iris. Le malade distinguait facilement le jour
de la nuit, ainsi que le passage des divers corps opaques
placés entre son œil et les rayons lumineux : il n'y avait
d'autre moyen de rétablir la vision que de pratiquer une
pupille artificielle : j'y procédai en présence de M. le professeur Garneri, des docteurs Sauthier et Borelli ; j'enfon-
çai une aiguille tranchante de Saunders dans le lieu d'é-
lection pour opérer l'abaissement. A peine la sclérotique

fut-elle traversée, que j'abaissai rapidement la main pour porter la pointe de l'instrument en avant ; je ne tardai pas à la voir pénétrer dans la chambre antérieure, à une ligne et demie environ de la grande circonférence de l'iris. Aussitôt que cette manœuvre fut exécutée, l'instrument fut ramené parallèlement à l'iris ; puis, lorsqu'il eut parcouru deux lignes environ, je le plongeai de nouveau dans la membrane en portant la main en dehors et en haut. De cette manière, l'iris était traversé par un séton, il ne restait plus qu'à former un lambeau, en portant l'aiguille un peu en haut et en arrière. Quelques légers mouvemens de va-et-vient imprimés à l'instrument, divisèrent l'iris, et je n'aurais pas tardé à obtenir une pupille suffisamment large pour rétablir la vision dans toute son intégrité, si j'avais rencontré un cristallin entièrement opaque. Il fallut donc détruire ce nouvel obstacle, et, pour y arriver, j'attaquai la lentille avec le tranchant de l'aiguille. Cette opération fut difficile, parce que le cristallin fuyait au devant de l'instrument, et se portait tantôt en haut, tantôt en bas ; je parvins cependant à la réduire en morceaux : désireux alors d'assurer un succès complet à cette opération, je cherchai vainement à interposer dans la solution de continuité quelques fragmens du corps divisé. Non seulement il était très-difficile de les saisir dans le liquide où ils flottaient ; mais encore, aussitôt qu'on était parvenu à en présenter un à la nouvelle pupille ; malgré toutes les précautions possibles il retombait en arrière dès que l'instrument l'abandonnait, ou bien il était projeté dans la chambre antérieure. Il fut donc impossible de maintenir aucun fragment en place, et je renonçai à toute nouvelle tentative à ce sujet, dans la crainte de compromettre le sort de mon opération.

Aucun accident inflammatoire ne se manifesta, le malade vit passablement deux ou trois jours après l'opération, puis l'iris ne tarda pas à se cicatriser ; il ne resta de la so-

lution de continuité faite à la substance de cette membrane
qu'un trou irrégulier, frangé et obstrué en grande partie
par une membrane assez ressemblante à une cataracte
capsulaire secondaire. Ce contre-temps fit perdre presque
tous les avantages; je dis presque, parce qu'il pouvait distinguer les couleurs éclatantes, les reflets des corps métalliques, et la flamme des bougies : chose qu'il lui eût été
impossible de faire avant l'opération.

Un grand nombre d'insuccès de la nature de celui dont
nous venons de faire l'histoire, forcèrent les chirurgiens
à abandonner le procédé d'Adams; ils cherchèrent en conséquence une méthode dont le résultat fut plus avantageux.

Procédé de Guérin. Guérin de Lyon, opérateur très-ha-
bile, proposa de faire une incision à la cornée comme
pour l'opération de la cataracte; puis il introduisit par
l'ouverture de la plaie un petit instrument aigu et tranchant, au moyen duquel il pratiquait sur l'iris deux incisions se réunissant en forme de croix (1).

Flajani adopta ce procédé, et, dans ses observations chirurgicales, on voit qu'il l'employa fort souvent,
avec la seule différence qu'il perforait la cornée à sa partie
inférieure avec une aiguille tranchante dont il se servait
ensuite pour inciser l'iris.

Procédé de Janin. Janin, oculiste lyonnais qui ne le
cédait en rien à Guérin, proposa d'inciser la cornée avec
le couteau de Wenzel ; puis, lorsque la section était faite,
d'introduire entre les lèvres de la plaie le même instrument, de pratiquer une seconde incision semi-circulaire
dans l'iris, puis de saisir la partie incisée, de la ramener
entre les lèvres de la plaie au moyen d'une curette ou
d'une pince, et de la réséquer ensuite. Richter introduisait
le petit couteau de Chéselden à travers la cornée, puis il

(1) *Traité sur les maladies des yeux.* Lyon, 1769.
(2) *Mémoires et observations cités.*

incisait l'iris dans une direction convenable et conforme à la nature de la maladie. Pellier, après avoir pratiqué une incision comme pour extraire le cristallin , introduisait une paire de ciseaux sur une sonde cannelée ; puis il incisait l'iris jusqu'à sa grande circonférence. Wenzel , accoutumé à pratiquer l'opération de la cataracte , introduisait son couteau du premier temps jusqu'au-delà de l'iris ; de là, le ramenant à sa direction première , il formait dans cette membrane un lambeau complet qu'il allait chercher avec des ciseaux et qu'il incisait entièrement.

Demours raconte avoir pratiqué une opération de pupille artificielle sur M. de Sauvage en faisant à la cornée une incision semi-lunaire qui intéressait aussi l'iris ; il introduisit ensuite entre le lambeau flottant de l'iris et le cristallin une paire de ciseaux droits au moyen desquels il excisa un morceau de l'iris , ce qui donna une pupille ayant la forme d'une semence d'oseille.

On peut rapprocher du procédé de Demours celui de Forlenza, que publia, pour la première fois dans le *Moniteur*, Tourlet (1), lequel s'exprime en ces termes : « Un aide
» relève avec les deux index la paupière supérieure , et
» M. Forlenza , assujétissant la paupière inférieure avec
» l'index gauche, muni à sa main droite d'un bistouri
» à lame très-étroite, introduit le tranchant en haut
» transversalement de dehors en dedans à la portion dia-
» phane de la cornée, de manière à former un grand lam-
» beau ; après cette section , il prend une aiguille en or
» arrondie et aplatie à son sommet, au moyen de laquelle
» il détache l'iris de la cornée ; ensuite un aide avec un
» instrument tenant le lambeau de la cornée écarté,
» M. Forlenza, au moyen d'une érigne double d'or de son
» invention, saisit l'iris, le soulève, et, avec des ciseaux
» très-fins, il emporte une portion d'iris d'environ une li-

(1) *Moniteur de l'Empire*, octobre 1805.

» gne et demie de diamètre. Cette portion d'iris examinée,
» on a trouvé à sa partie postérieure une portion de la
» capsule du cristallin ressemblant à du parchemin. Le
» cristallin était liquide, et l'humeur vitrée sans consis-
» tance; il s'était écoulé de cette dernière plus de la moi-
» tié; de là l'affaissement considérable du globe. Ce jeune
» malade avait été opéré le 22 septembre; et la société
» médicale certifia, dans un second rapport, qu'au 31 dé-
» tobre dernier il jouissait de la vue et d'une excellente
» santé.

Procédé de Maunoir. Maunoir, de Genève, proposa et employa avec succès la méthode suivante : il faisait à la cornée une incision ayant à peine trois lignes, et a travers laquelle il introduisit des ciseaux coudés très-déliés au moyen desquels il pratiquait sur l'iris deux incisions en forme de V, allant du centre à la circonférence, et dont la base se trouvait à la grande circonférence et la pointe au centre. Lorsqu'il existait une pupille, c'est à travers l'ouverture naturelle qu'il introduisait la branche boutonnée des ciseaux et qu'il accomplissait la section convenable. Lorsqu'il pratiqua la première fois cette opération, il s'apprêtait à exciser le lambeau tout entier; mais il ne tarda pas à s'apercevoir que ce lambeau se roulait sur lui-même et finissait par disparaître; et que par conséquent l'excision en devenait inutile.

Procédé de Giorgi d'Imola. Le procédé de Giorgi est le même que celui qu'il employait pour pratiquer l'opération de la cataracte et dont nous avons parlé plus haut: seulement il avait la précaution de faire passer une des lames de son instrument à travers l'iris; puis, lorsque l'iris était engagé, il imprimait à l'instrument des mouvemens de va-et-vient, au moyen desquels il emportait un lambeau de l'iris.

Ce procédé a réussi un grand nombre de fois.

Je ne passerai point sous silence ce que publia à la même

époque mon illustre ami le professeur Roussi, chirurgien
de S. M. le roi de Sardaigne. Voici comment il expose son
procédé : « J'ai dit que le resserrement de la prunelle
» peut être une conséquence de l'opération de la cataracte,
» on voit dans ce cas une ouverture très-étroite, tantôt
» dans le centre , tantôt hors de l'iris, et la vue est pres-
» que perdue. Il faudra alors faire la prunelle artificielle,
» puisque l'organe principal de la vue est sain, savoir : la
» rétine. Cette opération consiste à pénétrer dans la cham-
» bre postérieure avec l'aiguille pour l'abaissement, en-
» suite avancer avec celle-ci jusque derrière la périphérie
» interne de l'iris, à l'endroit où elle adhère au ligament
» ciliaire, et un peu plus haut de sa partie moyenne, où
» l'aiguille étant parvenue, on fera avancer la pointe an-
» térieurement , penchant le manche d'avant en arrière,
» jusqu'à ce qu'elle paraisse dans la chambre antérieure,
» sans cependant offenser la cornée transparente. Après
» avoir pénétré de cette façon , on dirigera la pointe de
» haut en bas pour faire dans cet endroit, à l'iris, une
» fente qui réponde à l'axe de l'œil, et ensuite en retirant
» l'aiguille , on levera les adhérences que l'iris a dans cet
» endroit audit ligament pour ouvrir par là une voie aux
» rayons, et ramener la vue (1). »

Méthode par décollement. Wrissembrom, ayant observé
que lorsque l'iris est séparé du ligament ciliaire, et que cette
ouverture anormale peut donner passage à la lumière et
servir à la vue, recommanda d'aggrandir cette ouverture
lorsqu'elle était trop étroite. Partant de ces observations
et des siennes propres dans lesquelles il avait reconnu que
l'iris se séparait du ligament ciliaire , mais encore dans
l'opération de l'extraction de la cataracte, un homme qui
a placé son nom bien haut dans les fastes de la chirurgie
militaire, Assalini pensa qu'on pouvait, en pratiquant mé-

(1) *Élémens de médecine opératoire.* Turin, 1807.

thodiquement le décollement, ouvrir une voie nouvelle aux rayons lumineux. Les expériences de ce célèbre chirurgien datent de 1786 : elles furent soumises aux Académies royales des sciences de Paris et de Turin.

C'est à l'impulsion donnée par Assalini que sont dus les travaux postérieurs de Scarpa, de Schmidt, de Buzzi, de Donegana, de Baratta et de tous ceux qui se sont occupés du décollement de l'iris.

Procédé d'Assalini. Afin de rendre son opération plus facile, Assalini inventa un petit couteau-pince qu'il introduisit par une solution de continuité faite à la cornée ou à la sclérotique, et à travers laquelle il allait saisir l'iris à sa grande circonférence pour le détacher. Il employa plusieurs fois ce procédé avec succès, entre autres dans le cas suivant, en présence de M. Spezzani, chirurgien du duc de Modène, et de MM. Setti, Verri, Landini, médecins-chirurgiens de l'hôpital de Reggio.

OBSERVATION.

Cataracte congéniale adhérente ; extraction et décollement de l'iris.

Au mois de mai 1787, on reçut à l'hôpital Rosa Ferrani de Scandiano, âgée de vingt-quatre ans, et aveugle-née, portant deux cataractes molles et capsulaires. M. Assalini s'était proposé de pratiquer l'extraction, c'est pour cette raison qu'il fit coucher la malade dans un lit ; c'est dans cette position qu'il pratiqua avec facilité l'incision de la cornée de chaque œil. Lorsque ce premier temps de l'opération fut accompli, il lacéra la capsule et donna ainsi passage à une substance caséeuse qui sortit facilement ; mais la capsule étant restée adhérente à la partie postérieure de l'iris, il fit de vains efforts pour l'extraire et fut obligé de recourir à son couteau-pincette. Lorsque la pointe de l'instrument fut parvenue au centre de la capsule cristalline, il fit écarter les branches, et poussant en avant celles tranchantes, il traversa la capsule ; puis, laissant refermer l'instrument, il pinça ainsi l'enveloppe du cristallin qui ne ressemblait pas mal à un morceau de parchemin délié.

Par de légères tractions lentes et successives il cherchait à extraire cette capsule lorsqu'il s'aperçut qu'elle était assez adhérente à l'iris pour provoquer le décollement de l'ris à sa grande circonférence, et ce qui eut lieu dans près des deux tiers. Il venait donc de se former une pupille artificielle parfaitement noire ; à l'aile opposée les tractions faites sur la capsule produisirent un résultat analogue. Chauue décollement produisit une certaine hémorrhagie, et la malade ne vit rien sur le moment. Pendant plusieurs semaines la jeune fille ne retira aucun bénéfice de son opération, mais peu à peu la vue revint ; elle alla chaque jour en augmentant, et, huit ans après, M. Assalini, l'ayant rencontrée à Mantoue, put s'assurer qu'elle voyait parfaitement (1).

Procédé de Buzzi (2). En 1798, Buzzi de Milan détacha l'iris à sa grande circonférence chez une femme restée aveugle à la suite de l'opération de la cataracte par extraction. Voici comment il s'exprime :

« Je pénétrai, dit-il, dans la chambre postérieure avec une aiguille lancéolée, puis après avoir poussé le tranchant en avant, je traversai l'iris vers sa partie supérieure à une demiligne de la place de la pupille fermée ; puis après avoir fait marcher cet instrument parallèlement à la même direction jusqu'à la grande circonférence de l'iris, j'appuyai sur celui-ci et en opérai la disjonction dans le tiers de sa circonférence avec la précaution d'agir promptement ; car, l'hémorrhagie venant à troubler l'humeur aqueuse, on pourrait ne point terminer l'opération.

(1) Assalini, *Ricerche sulla pupilla artificiale*. Milano, 1811.
(2) *Consulto inscritto nelle Memorie di Gianini*. Febrajo 1802.

Procédé du professeur Scarpa (1). En 1801, le professeur Scarpa ayant à traiter quelque cas d'occlusion de la pupille consécutive à l'extraction et à la dépression de la cataracte, pénétra dans la chambre postérieure de l'œil avec une aiguille fine et droite et lui fit parcourir toute la partie postérieure de l'iris jusque près le ligament ciliaire. Avant d'arriver là il fit pénétrer l'aiguille dans la chambre antérieure, et alors prenant sur l'instrument en avant et du côté de l'angle interne, il détacha un tiers du ligament et obtint ainsi une pupille artificielle. Plus tard, Scarpa remplaça l'aiguille droite par une autre courbe qui lui parut plus convenable.

Procédé de Schmidt. L'an 1802, Schmidt de Vienne (2), proposa, pour détacher l'iris, de se servir d'une aiguille courbe dans le genre de celle du professeur Scarpa avec la seule différence qu'elle est plus large et qu'elle n'a point d'arête saillante. Schmidt recommande d'introduire son instrument de manière que son petit diamètre soit introduit dans la direction des nerfs ciliaires ; puis, lorsque la sclérotique est traversée en entier de même que la choroïde, alors il ramène l'instrument en tournant sa pointe contre l'iris qu'il traverse et qu'il détache du ligament ciliaire comme le faisait Scarpa et Buttzi, ainsi que nous l'avons indiqué plus haut.

Procédé de Donégana. Mon ami le docteur Donégana (3) de Coma, après avoir pratiqué plusieurs fois le procédé de Scarpa auquel il donna le nom de marginal, ne tarda pas à s'apercevoir que, lors même qu'il avait détaché un tiers du ligament ciliaire, l'iris ne tardait point à reprendre peu à peu sa place et ne laissait plus qu'une fissure imperceptible. Il cite à l'appui des faits qu'il avance le professeur Paletta qui avait assisté à ses opérations.

(1) Scarpa, ouvr. cité, in-4, 1801.
(2) Schmidt, *Ophth. biblioth.*, 2 band.
(3) Donégana, *Raggionamento*, etc. Como, 1816.

C'est pour cette raison qu'il entreprit une série d'observations et de recherches anatomiques sur l'iris. Il observe à la suite d'injections très-fines que la portion de l'iris détachée du ligament ciliaire pouvait se rapprocher sous l'influence de la turgescence locale et contracter de nouveau des adhérences avec la partie dont elle avait été détachée. Se fondant sur ces observations anatomiques et sur des recherches pathologiques, il en vint à croire que les professeurs Scarpa et Schmidt, de même que Buzzi, n'avaient réussi que parce qu'ils avaient dilacéré l'iris et empêché ainsi sa rétraction. C'est pour cette raison qu'il proposa de se servir d'une aiguille en forme de serpette au moyen de laquelle il incisait l'iris après l'avoir détaché, ce qu'il faisait du reste dans le lieu d'élection recommandé par Scarpa et Schmidt. Il rapporte à l'appui de sa méthode un certain nombre d'observations très-conclusives et parmi lesquelles j'engage à méditer la I, II, V, VI, VIII.

Dans tous les procédés dont nous venons de parler, le malade doit être placé sur une chaise comme pour l'opération de la cataracte par abaissement. L'opérateur prend une position analogue à celle qu'il prend dans la même opération. Un aide soulève l'apartie supérieure, tandis que l'opérateur abaisse l'inférieure, et saisissant l'instrument comme pour l'opération de la cataracte, il l'enfonce franchement dans la cornée ou dans la sclérotique en ayant soin de tenir la convexité en bas jusqu'à ce qu'il soit arrivé au point où il veut pratiquer le décollement.

Là il traverse l'iris et fait passer le crochet en avant; une fois que celui-ci a pénétré dans la chambre antérieure, on ramène l'instrument jusqu'à la grande circonférence de l'iris sur laquelle on presse de la manière indiquée par les professeurs Scarpa, Buzzi et Schmidt, méthode par décollement et incision. Le procédé de Donégana lui-même n'était pas suffisant pour empêcher les effets du récollement de l'iris ou tout au moins de l'occlusion de la nouvelle pupille. C'est pour cette raison et pour obvier à cet inconvénient que le professeur Langenbeck proposa de combiner le décollement et l'enclavement de l'iris.

Pour pratiquer cette opération, il faut inciser la cornée dans un point approprié de sa partie libre avec un couteau à cataracte ou la lame de Daviel, puis avec un crochet on va chercher l'iris, on le décolle et on le retire dehors à travers la solution de continuité faite à la cornée. Le diamètre de celle-ci doit être au moins le double de celui du crochet destiné à produire le décollement, elle ne doit pas être trop grande afin que l'iris reste étranglé dans la plaie et produise ainsi une hernie artificielle irréductible, et qui lorsqu'elle se sépare par la mortification a produit des adhérences avec le rebord de la plaie. L'incision doit toujours être faite de telle manière qu'elle ne produise aucun obstacle à la pupille nouvelle ; il faut aussi qu'elle ne soit pas trop rapprochée du point où l'iris adhère à la cornée, parce qu'alors il deviendrait difficile d'introduire le crochet. Si l'incision était trop petite, il serait nécessaire de l'agrandir, et dans ce cas on pourrait employer avec avantage notre kératotome double, ainsi que l'a rapporté le docteur Marini (1).

Le crochet doit toujours être introduit de plat, c'est-à-dire la pointe tournée vers un des angles de la plaie, et cela afin de ne pas la heurter ni l'agrandir : pour le retirer, on suivra la même marche. Lorsqu'il est arrivé jusqu'à la grande circonférence de l'iris, l'on pousse légèrement sur l'instrument en le faisant basculer en avant pour obtenir le plus tôt possible le décollement ; lorsque la nouvelle pupille commence à se former, on recharge la partie détachée avec le crochet et en lui imprimant quelques légers mouvemens de rotation, on détache l'iris puis on l'engage avec précaution dans les lèvres de la plaie où on l'abandonne.

(1) *Bulletin thérapeutique*, t. VI, p. 282.

Si l'iris échappait à l'instrument, il faudrait l'aller chercher de nouveau pour le ramener au lieu convenu.

Afin de rendre cette opération plus facile, on a proposé
différens instrumens. Ce sont l'aiguille-pincette de Wagner,
la coréoncion de Grœff, le crochet à coulisse de Langenbeck, les doubles érignes de Reisenger, le raphi-ankistron
d'Emdem, l'iriankistron de Schlagintweit, enfin le crochet
de Tyrrel et le nôtre. Afin de simplifier cette opération et
d'éviter surtout une incision presque toujours défavorable
à la cornée, M. Lusardi proposa un procédé qui eut le double avantage de détacher l'iris sans inciser la cornée.

Son instrument, dont nous donnerons plus tard la description, peut s'appliquer aussi par la sclérotique. Voici
comment cet habile opérateur décrit son procédé.

« L'opérateur s'étant placé dans une position convenable, prendra l'instrument entre ses doigts, le plongera hardiment du côté de l'angle externe dans la cornée leucoma-
tique, à une ligne ou deux de la sclérotique, et à son diamètre transversal, la concavité regardant la cornée; mais si
la chambre antérieure existe encore, alors la concavité sera
dirigée en bas, pénétrant en avant et parallèlement à la
partie antérieure de l'iris, l'on devra appuyer le petit doigt
sur la pommette et faire un mouvement pour que la courbure de l'aiguille puisse pénétrer avec aisance, on la pous-
sera en avant peu à peu, et on jugera par la portion de
l'instrument qui restera en dehors si elle a assez pénétré
derrière l'iris, en face de la portion de la cornée qui est
transparente, alors on fera tourner le manche qui doit être
octogone entre les doigts, afin que la pointe pénètre à travers l'iris; on continuera à pousser l'aiguille sur le bord
de la grande circonférence, on appuiera avec le dos de
l'instrument sur l'iris pour détacher une portion du ligament ciliaire : cette portion étant ainsi détachée, on ou-
vrira le crochet en tirant la virole qui se trouve sur le manche, avec le doigt médius, aussitôt qu'il aura saisi l'iris, on

lâchera la virole qui laissera agir le ressort en fermant le crochet qui tient l'iris ; on sortira peu à peu l'instrument de la même manière qu'on l'aura fait entrer, et lorsqu'il sera sorti, on continuera à le tirer jusqu'à ce qu'on s'apperçoive que l'on aura formé une pupille assez grande ; alors on fera agir de nouveau la petite virole pour que le crochet s'ouvre et laisse prise, ou bien d'un coup de ciseau on emportera cette portion d'iris qui est sortie. Ordinairement on n'a pas besoin de ciseau quand il existe très-peu d'iris, il est déjà détaché avant que l'instrument soit hors de l'œil.

» Si l'iris s'échappe ou s'arrache d'entre le crochet avant que l'on ait extrait la portion nécessaire, on le saisit avec des petites pinces, on en arrache autant qu'il en faut pour former la pupille, bien entendu qu'une portion soit en dehors.

» L'opération sera bien plus facile quand il existera une grande portion de cornée restée lucide ; alors, par conséquent, la chambre antérieure sera plus ample. On plongera l'aiguille verticalement dans la cornée, à une ligne de la sclérotique, on l'avancera jusqu'à ce que l'on soit parvenu au bord de l'iris adhérent à la cornée, on pressera sur la paupière pour en détacher cette partie adhérente. Cela exécuté, on l'accrochera comme nous l'avons dit ci-dessus, et on fera l'extraction d'une portion assez grande pour former la pupille.

» On doit concevoir l'avantage de cet instrument, dont la grosseur ne surpasse pas celui dont on se sert pour l'opération de la cataracte par dépression. Ce n'est véritablement qu'une aiguille courbe adaptée à un mécanisme très-simple : à l'aide de cet instrument, et pour peu qu'il reste encore de cornée lucide, on peut pratiquer une pupille artificielle en arrachant la petite portion de l'iris correspondante à la partie transparente. Dans ce cas, il serait bien difficile de se servir de trois instrumens comme on l'a fait

jusqu'à ce jour, étant obligé de pratiquer une section avant
que de pouvoir introduire un crochet pour saisir l'iris; mais
l'utilité de mon instrument sera mieux appréciée en le
mettant en pratique, que par une simple description. »

Procédé par décollement et excision. Jusqu'à présent nous
avons parlé du décollement de l'iris que l'on abandonnait
dans les lèvres de la plaie jusqu'à ce qu'il eût contracté des
adhérences avec elle, et que la partie exubérante fût tombée en mortification. On ne tarda pas à reconnaître que ce
procédé, à côté d'avantages très-brillans, possédait aussi
des inconvéniens réels, qui étaient : 1° de laisser la plaie
béante pendant quelques jours, et de produire ainsi un fil-
trage continuel d'humeur aqueuse ; 2° d'occasioner dans
l'endroit où se trouvait l'enclavement une opacité d'autant
plus grande que la procidence de l'iris occasionait une irritation plus vive et plus durable ; c'est pour cette raison que
l'on substitua à cette méthode l'excision complète de l'iris
aussitôt que le crochet l'avait amené en dehors de la plaie
faite à la cornée. Pour pratiquer cette opération, on procède exactement comme pour l'enclavement, à la seule
différence que l'incision de la cornée est un peu plus large,
et qu'elle peut en quelques circonstances donner passage
aux pinces à crochet de Maunoir modifiées et corrigées par
Jœger. C'est la méthode qu'emploient de préférence la plupart des oculistes allemands.

Procédé par hernie de l'iris. Ce procédé consiste à faire
une incision à la cornée, puis en comprimant légèrement le
globe de l'œil, chercher à faire engager l'iris dans la lèvre
de la plaie. Cette méthode est due à M. Gibson (1) de Man-
chester. Voici comment il la décrit lui-même :

« Il faut d'abord fixer les paupières comme pour l'opération de la cataracte, on ouvre ensuite la cornée avec un

(1) *Gibson practical observation on the formation of the artificial
pupil.* London, 1811.

large couteau à cataracte, à une ligne de la sclérotique et dans l'étendue de trois lignes, toute pression sur le globe de l'œil doit alors cesser, et le couteau saisir avec précaution. Il résulte de ces différentes manœuvres, qu'une portion de l'humeur aqueuse s'échappe, que l'iris se trouve en contact avec l'ouverture de la cornée qu'elle bouche comme une valvule; alors il faut exercer supérieurement, et près du nez, une légère pression sur le globe de l'œil avec l'index et le médius de la main gauche, jusqu'à ce qu'en augmentant s'il le faut la pression, ou en variant la direction, l'iris fasse peu à peu hernie, de manière à présenter un petit sac du volume d'une grosse tête d'épingle. Cette portion doit être excisée avec des ciseaux courbes, et en même temps toute espèce de pression doit cesser : l'iris se retirera alors en dedans de l'œil, et il résultera de la section faite une pupille artificielle plus ou moins circulaire. »

Afin de rendre le procédé de la pupille artificielle par hernie plus sûr et plus facile, Menser d'Amsterdam inventa un instrument qu'il nomma diplomise : c'est une espèce de ciseaux à quatre lames qui avait pour but en s'entrecroisant de former une espèce d'emporte-pièce qui coupait l'iris circulairement, et y produisait une pupille artificielle très-ronde.

Il paraît que Menser a employé plusieurs fois ce procédé avec avantage : mais pour pouvoir être mis en usage comme celui de Gibson, il faut que l'iris soit exempt de toute adhérence avec la cornée; car sans cela, il ne pourrait y avoir aucune procidence. Il arrive souvent que lorsqu'il existe une cataracte aride siliqueuse, celle-ci se détache sous l'influence des moyens employés pour faire hernie à l'iris, ensuite elle suit la voie d'entraînement dans laquelle marche celui-ci, puis elle se présente dans l'ouverture faite à la cornée et y produit alors une hernie beaucoup plus volumineuse, dure, irréductible; dans ce cas, il faut suivre l'exemple donné par M. Maunoir et exciser la hernie. Par ce moyen l'on a fait une pupille artificielle et extrait en même temps le cristallin opaque. Voici l'histoire de l'opération pratiquée par M. Maunoir.

OBSERVATION.

Oblitération de deux pupilles ; hernie de l'iris contenant le cristallin ; excision ; guérison.

Monsieur le marquis de Beaumanoir, émigré français au service de la Russie , fut un beau matin jeté sans raison et par un caprice de Paul Ier , dans un traîneau qui le transporta au fond des steppes de la Sibérie où il contracta une ophthalmie dont la conséquence fut deux cataractes compliquées d'adhérence de l'iris. Il se rendit à Vienne auprès de Beer, qui tenta d'en faire l'extraction et qui ne put réussir. Bien plus , après l'opération la maladie se compliqua d'atrésie complète des deux pupilles. Désespéré de son état, M. de Beaumanoir vint consulter le professeur Scarpa, qui lui dit qu'on pouvait espérer de lui rendre la vue en pratiquant deux pupilles artificielles et en extrayant en même temps les deux cataractes. Il lui conseilla même de se confier aux soins de M. Maunoir de Genève, le chirurgien qu'il jugeait le plus capable de pratiquer cette opération.

Aussitôt que le malade fut arrivé à Genève il fut agréablement surpris d'entendre répéter au chirurgien génevois les espérances que lui avait données le professeur Scarpa ; les deux yeux étaient à peu près affectés d'une altération de même nature seulement au centre de l'iris gauche on apercevait un petit point blanc qui semblait être le produit d'une pseudo-membrane. C'est par cet œil que M. Maunoir débuta. Il pratiqua à la partie inférieure de la cornée

transparente une incision de quatre lignes environ. A peine
l'humeur aqueuse se fut-elle échappée que l'iris fit une
hernie très-volumineuse au travers de la solution de continuité. En faisant de légères frictions sur la cornée transparente pour en obtenir la réduction, M. Maunoir se con-
vainquit que la hernie contenait un corps étranger, dur,
lenticulaire qu'il jugea devoir être le cristallin racorni et
atrophié. Cette procidence de l'iris ne pouvait donc être
réduite à raison d'un tel accident. L'opérateur se décida
alors à exciser un lambeau triangulaire de ce sac herniaire,
à peine fut-il excisé que le cristallin s'échappa, et que
l'iris rentra aussitôt à sa place. La pupille nouvelle était
d'un beau noir, et l'on enleva au moyen de pinces à crochets quelques parcelles flottantes de capsule. Aucun accident ne vint entraver la cicatrisation de la cornée; au bout
de huit jours tout était consolidé, mais le malade ne voyait
point, quoique la pupille fût très-nette. Plusieurs semaines se passèrent dans cet état. L'opérateur et l'opéré com-
mençaient à désespérer du succès de l'opération, lorsque
tout d'un coup celui-ci s'aperçut qu'il percevait quelques uns
des corps environnans. Peu à peu ses facultés visuelles
grandirent et trois mois après l'opération il voyait parfaitement pour lire et pour écrire. Malgré cela, la satisfaction
n'était pas complète, un œil seul ne lui suffisait point.
L'œil droit fut donc, d'après sa volonté expresse, opéré à
son tour. Craignant d'avoir encore une nouvelle hernie de
l'iris, l'opérateur ne fit qu'une incision de trois lignes; par
cette petite solution de continuité il introduisit les ciseaux à
pupille artificielle et enfonçant dans l'iris la pointe aiguë
tandis que celle boutonnée soulevait la cornée, il pratiqua
deux incisions, qui, se réussissant, formaient un triangle aigu
dont la base correspondait à la grande circonférence de
l'iris et la pointe au centre. On aperçut aussitôt une pupille
du plus beau noir au travers de laquelle se présentait un
cristallin atrophié et entouré de membranes. Ce corps fut

aussitôt saisi avec de petites pinces à crochets et amené au dehors.

Les deux pupilles nouvelles parurent bien nettes , mais le malade ne vit point au commencement de l'opération. C'est par erreur que dans le Journal des connaissances médico-chirurgicales , t. 1 , p. 299 , j'ai annoncé que M. de Beaumanoir avait vu immédiatement après l'opération : il fut ramené dans son lit et ce ne fut cependant que plusieurs mois après qu'il recouvra la vue. Ce fut d'une manière tellement parfaite qu'il a par la suite pu se servir de ses yeux pour dessiner et qu'à son retour à Vienne , Beer lui-même fut tellement étonné de ce succès qu'il réunit chez lui un grand nombre de ses confrères pour leur montrer l'heureux résultat de l'opération de M. Maunoir.

Walther , grand partisan de l'excision de l'iris avait reconnu qu'en faisant l'incision de la cornée un peu large , il était plus facile d'obtenir le prolapsus de l'iris. Toutes les fois que ce prolapsus était produit, il le saisissait avec une pincette et en pratiquait la rescision.

Méthode par déplacement et enclavement. Cette méthode, dont Himly et Adams se disputent l'invention a pour but de déplacer la pupille de son centre lorsque la cornée est envahie par un vaste leucome dans son point central. C'est, il faut le dire, le seul cas où cette opération soit applicable, quoi qu'en dise Adams ; voici comment il procédait :

Il pratiquait à la partie interne ou externe de la cornée une petite incision puis pressant légèrement sur le globe de l'œil il cherchait à produire un léger prolapsus ; aussitôt que l'iris paraissait dans les lèvres de la plaie , il tirait dessus avec une pincette afin de l'enclaver dans la solution de continuité. Afin de rendre cette opération plus facile Emdem , Schlagintweit proposèrent de faire l'incision par la sclérotique, trouvant qu'il était plus facile et plus sûr d'accrocher l'iris au moyen de son ramphi-ankistron et de l'engager dans la solution de continuité. Cette méthode du reste n'a point pris faveur parce qu'elle ne produit point les résultats desirés et que l'on peut toujours la remplacer par l'excision. Je ne l'ai jamais employée chez les hommes, mais je l'ai tentée plusieurs fois sur des lapins, et chaque fois je me suis convaincu que dans une solution de continuité de la cornée, non seulement la pupille se déformait, mais qu'elle finissait par disparaître tout-à-fait.

Il reste enfin une dernière méthode, c'est celle qui consiste à faire une pupille dans la sclérotique, et que l'on nomme scléroticotomie. Cette opération, inventée par Autenrieth, fixa tout aussitôt l'attention des médecins, mais malheureusement ses résultats ne répondirent point à l'espoir qu'elle avait fait naître. Autenrieth, de même que les inventeurs d'une méthode, la considère comme excessivement avantageuse, et déclare qu'elle a toujours réussi sur les animaux. Comme cette opération est extrêmement facile à faire, et que j'ai la prétention de n'être pas plus maladroit que M. Autenrieth, je déclare que je n'ai jamais vu un animal opéré par ce moyen, pouvoir voir à se conduire. Un seul pouvait le faire, et je ne tardai pas à m'apercevoir que c'était à travers la cornée moins opaque que les autres qu'il percevait un peu de lumière.

J'ai tenté une fois cette opération sur le vivant, j'ai vu M. Sichel la pratiquer sur une femme âgée, et certes la sclérotique ne tarda pas à se cicatriser complétement : les malades ne virent point, pas même au moment où l'on fit la déperdition de substance. Voici comment procède Autenrieth :

Il pratique à la partie externe de l'œil, à une ligne et demie de la cornée, deux petites incisions qui forment un triangle dont la pointe regarde la tempe et la base la cornée : par ce moyen il forme un petit lambeau qui intéresse toutes les membranes de l'œil, et qu'il renverse ensuite avec un petit crochet, et qu'il excise aussi près que possible de la base. Il restait donc un petit trou triangulaire, espèce de pupille à travers laquelle devait pénétrer la lumière, assurant que la cicatrice qui obstruait le trou fait de cette manière était membraneuse et transparente. Gartner, au rapport de Sprengel (1), employait un autre procédé : il fixait l'œil en implantant un petit crochet au centre de la cornée ; puis il détachait un lambeau triangulaire de la conjonctive scléroticale à une ligne et demie de la cornée. Ce lambeau, dont la base était en haut et la pointe en bas, était saisi avec un nouveau crochet et disséqué avec soin. Cette dissection étant terminée, il incisait profondément la sclérotique dénudée, il pratiquait deux incisions semileptiques. Enlevant ainsi un lambeau ayant deux lignes de longueur sur une et demie de diamètre, par ce moyen il mettait à découvert la choroïde qui faisait immédiatement hernie, d'un coup de ciseaux il enlevait cette membrane et le corps vitré qu'elle recouvrait.

Cela étant fait, il rabattait immédiatement le lambeau de la conjonctive sur la nouvelle pupille, celle-ci adhérait complétement et conservait sa transparence. Cette opération n'a depuis jamais réussi dans les mains de qui que ce soit. Beer, au rapport de Jüngken (2), la pratiqua plusieurs fois sans succès, et Guthrie (3) déclare qu'il ne fut pas plus heureux.

Les expériences faites sur les animaux par MM. Serres de Montpellier et Cunier ne sont point faites pour encourager de nouvelles tentatives sur l'homme.

La formation d'une pupille artificielle est toujours une opération très-grave, ce dont on peut facilement se convaincre en voyant d'un côté les efforts faits par les chirurgiens du dernier siècle et par les contemporains pour ren-

(1) Sprengel, *Hist. de la chirurg.*
(2) Jüngken, *Das Corconcion*, pag. 43.
(3) Guthrie, *A treatise on the operation, of a formation of the arteficial pupil.* London, 1830. *Grœffe and Walther journal de chirurg. ophth.*, Band., VI, p. 560.

dre cette opération plus facile et plus sûre ; et de l'autre la multiplicité des causes et des conditions qui nécessitent cette opération.

Afin de pronostiquer quel en sera le résultat, il faudra se rappeler :

1° Que la première de toutes les conditions est la perception vive de la lumière qui indique qu'il n'existe dans l'œil aucune altération qui puisse rendre la vue impossible.

2° Il faut que la portion de cornée sur laquelle on se propose de pratiquer l'opération ait au moins le quart de son étendue, et que cette partie soit saine et transparente.

3° Qu'il reste un peu de chambre antérieure et que l'iris soit libre d'adhérences avec la cornée.

4° Que l'iris doit avoir conservé non seulement sa texture, mais encore sa couleur naturelle, surtout dans sa plus petite circonférence.

5° Qu'il est nécessaire que les fibres soient encore apparentes, et qu'il reste dans la chambre antérieure une suffisante quantité d'humeur aqueuse.

6° Enfin, que l'œil sur lequel on doit pratiquer l'opération soit complétement exempt de phlogoses ou de dégénérescences qui s'opposent à l'opération.

Si toutes ces conditions, tendant à favoriser le rétablissement de la vue, existent, on peut concevoir des espérances fondées ; cependant rien n'est plus commun que de la voir échouer malgré cela.

Appréciation des méthodes. Après nous être élevé en parlant de l'opération de la cataracte contre ceux qui n'emploient qu'une méthode unique, sans tenir compte des accidens de localité ou de généralité qui nécessitent l'emploi d'une méthode plutôt que d'une autre, nous serions bien éloignés de la véritable voie si nous n'apportions les mêmes réserves dans le choix des conditions morbides qui réclament tel ou tel procédé. De même que pour l'opération de la cataracte, nous ne cachons point notre prédilection pour deux méthodes, mais toujours cette préférence sera subordonnée aux exigences de la maladie et à la position du malade.

Que cherche-t-on, en effet, à faire en pratiquant une opération de pupille artificielle? Rendre la vue à un œil dans lequel diverses maladies ont interrompu le passage des rayons lumineux.

Examinons maintenant quelles sont les maladies qui peu-vent empêcher l'œil d'accomplir ses fonctions et nécessiter l'opération de la pupille artificielle.

1° La première, quoique la plus rare de ces maladies, est l'atrésie congéniale de la pupille. Cette atrésie peut être le résultat de la persistance de la membrane pupillaire, mais plus souvent encore elle doit sa cause à l'adhérence du bord pupillaire, soit que l'enfant naisse ainsi, soit qu'immédiatement après sa naissance, à la suite de cette fluxion interne signalée par d'Ammon, ou de la conjonctivite purulente qni en dérive quelquefois.

2° Les taches centrales et épaisses de la cornée ; résultat d'ulcérations, de perte de substances ou d'épanchement sous-conjonctivien.

3° L'atrésie de la pupille à la suite d'une inflammation violente, simple ou spécifique, sans synéchie antérieure ou postérieure.

4° L'oblitération de la pupille produite par des pseudo-membranes sans changement du diamètre des chambres.

5° La même affection avec synéchie antérieure ou postérieure.

6° La même affection avec absence de cataracte, et provenant à la suite de l'opération.

7° Adhérence d'un ou de plusieurs points de l'iris avec le cristallin et ses annexes.

8° La hernie de l'iris à travers une plaie ou une ulcéra-tion de la cornée, dont les résultats ont été des adhérences qui ont fait disparaître la pupille ou produit des cicatrices qui y empêchent l'introduction des rayons lumineux.

9° Le staphylome partiel de la cornée avec ou sans adhérence avec l'iris.

10° Enfin la réunion de trois ou quatre des conditions que nous venons d'énumérer existant à la fois, ce qui malheureusement n'est pas rare.

Comme on vient de le voir, il est un grand nombre de maladies simples ou complexes de l'œil qui nécessitent l'opération de la pupille artificielle. Un des points fondamentaux pour en obtenir la réussite, c'est de choisir un procédé adopté aux circonstances et aux localités. C'est pour cette raison que nous préférons la méthode de Maunoir, quand la cornée est intacte : toutes les fois qu'elle n'est que partiellement obscurcie, lorsque la chambre antérieure est saine, toutes les fois, qu'indépendamment de ces conditions, il existe une cataracte avec ou sans adhérence de l'iris, toutes les fois enfin, qu'il restera une place suffisante pour faire une incision et passer les ciseaux comme on le voit, cette opération s'applique à un grand nombre de cas. Cette méthode, dont M. Velpeau nous accuse (1) d'avoir été un trop ardent défenseur dans un mémoire que nous avions présenté au concours du prix annuel de la Société médicale d'émulation, en 1830, a trouvé un plus zélé et plus puissant défenseur que moi dans la personne de notre illustre maître le professeur Scarpa. Homme de conviction, Scarpa sacrifia toujours ses propres méthodes à l'évidence des faits, c'est cette évidence qui lui fit apprécier justement le procédé de Maunoir. Voici comment il s'exprime à ce sujet :

« Il est manifeste que la méthode du chirurgien de Ge-
» nève l'emporte de beaucoup sur toutes celles que nous

(1) *Nouveaux élémens de médecine opératoire* , t. I.

(2) *De variis pvpillæ artificialis instituendæ methodis commentatio academica, avctore* **Carron du Villards.**

» venons de passer en revue, la section de la cornée, pre-
» mier temps de l'opération, atteint le but sans le dépas-
» ser, puisqu'elle n'a que la moitié des dimensions de celle
» qu'on pratique pour l'extraction du cristallin. Cette mo-
» dification abrège et facilite l'opération, accélère la gué-
» rison et entraîne une cicatrice moins étendue, avantage
» dont on ne saurait nier l'importance. A l'aide des ciseaux
» la double section de l'iris s'exécute dans tous les cas avec
» autant de promptitude que de sûreté, cette cloison n'é-
» prouve aucune lacération, aucun tiraillement quelles
» que soient sa mollesse et son extensibilité. A l'aide de
» l'instrument dont nous venons de parler, qui trouve en
» lui-même son point d'appui, l'opération de M. Maunoir
» s'applique avec un égal avantage à tous les cas qui né-
» cessitent l'établissement d'une pupille artificielle ; quel
» que soit le degré, la forme et la complication de la ma-
» ladie. C'est surtout lorsqu'il s'agit de l'opacité partielle
» de la cornée, affection qui ne compte pas d'autre moyen
» de guérison que la formation d'une pupille nouvelle sur
» un point de l'iris correspondant à une partie diaphane
» de la cornée. Il faut de plus que cette ouverture soit
» assez distante du corps ciliaire, pour que ce corps opa-
» que ne puisse mettre obstacle à l'entrée de la lumière.
» Enfin la section triangulaire de l'iris dont on peut encore
» comparer la forme à celle d'un V, a pour dernier avan-
» tage celui de produire une ouverture large et durable.

» Il n'est pas rare de voir co-exister la constriction de la
» pupille avec l'opacité partielle de la cornée. Cette compli-
» cation ne peut apporter de grands changemens dans l'exé-
» cution de l'opération que nous venons de décrire ; elle
» peut tout au plus forcer l'opérateur de varier la direction
» et le siége de l'incision de la cornée, de manière que
» l'ouverture artificielle de l'iris ne corresponde ni à la ci-
» catrice ni aux autres points opaques de la cornée. Ainsi
» lorsqu'une tache correspond à la partie interne de cette

» membrane, il faut en inciser le segment inférieur un peu
» au dessus de la *caruncule*, et ouvrir une nouvelle pupille
» Vers la tempe en incisant l'iris autant que possible, sui-
» vant son diamètre transversal. Si l'opérateur, obligé
» d'exécuter cette opération sur l'œil gauche, n'est pas
» ambidextre, il se placera latéralement ou derrière la tête
» du malade lorsqu'il n'aura plus que l'iris à diviser. La ta-
» che occupe-t-elle le segment externe de la cornée, c'est
» immédiatement au dessus d'elle qu'il faut pratiquer l'in-
» cision pour ouvrir la nouvelle pupille du côté du nez sur
» un point correspondant à l'axe transversal de l'iris. C'est
» toujours sur l'endroit opaque qu'il convient d'inciser la
» cornée, puisque cette expérience prouve que cette alté-
» ration organique n'empêche ni la réunion de la plaie ni
» l'établissement d'une cicatrice solide. Une autre règle
» non moins importante, mais relative à la section de l'iris,
» consiste à ne pas trop approcher du cercle ciliaire un
» corps opaque qui pourrait arrêter plus ou moins la mar-
» che de la lumière. »

Ajoutons maintenant à cette appréciation que toutes les
fcis qu'il y a maladie du cristallin et de ses annexes, on
peut les extraire ; s'il jouissait d'une certaine consistance,
une légère pression exercée sur le globe de l'œil suffit pour
leur faire franchir la nouvelle ouverture pupillaire et les faire
passer dans la chambre antérieure. Si l'on éprouve quelques difficultés pour y parvenir, on va les saisir avec les
pinces à disséquer ou avec les pinces fénêtrées, auxquelles
M. Maunoir a donné son nom. Si le cristallin est trop gros,
eu égard à l'incision faite à la cornée, on peut avec les ciseaux de M. Maunoir le diviser en plusieurs pièces et l'extraire par fragmens, ce qui arrive tout naturellement chaque fois qu'il est mou ou friable ; enfin si le petit lambeau
d'iris ne se roule pas sur lui-même, on peut le saisir avec
les pinces à crochet, et l'attirer au dehors. J'ai pratiqué
moi-même un grand nombre de fois avec succès l'opéra-

tion de la pupille selon le procédé de M. Maunoir : les unes ont été communiquées à la société royale de médecine de Toulouse (1), d'autres ont été consignées dans le mémoire objet des reproches de M. Velpeau ; il en est enfin qui ont été publiées dans les journaux de médecine. M. Maunoir en a consigné un grand nombre non seulement dans les deux mémoires consacrés à l'exposition de son procédé, mais encore dans la *Bibliothèque universelle de Genève*, dans les Transactions médicales de Londres, enfin dans un appendice à son mémoire sur les amputations. J'indique ces sources pour qu'aillent les consulter ceux qui ont besoin d'affermir leurs croyances ou d'éclairer leurs convictions.

Ami sincère de M. Maunoir, son élève reconnaissant, je dois cependant déclarer que je ne partage point entièrement l'appréciation de Scarpa, et qu'il est des cas où la méthode du chirurgien de Genève devient inapplicable ou dangereuse. Ces cas sont les suivans :

1° Lorsque la chambre antérieure est presque totalement détruite, soit par un énorme staphylome de l'iris adhérent à la cornée, soit par une mortification partielle de cette membrane ;

2° Lorsqu'il ne reste dans la cornée qu'un espace transparent de quelques lignes, qu'il serait imprudent de compromettre en portant sur lui un instrument quelconque ;

3° Enfin, lorsqu'il n'existe plus qu'un petit fragment d'iris dont le diamètre est souvent moindre que celui de la largeur des ciseaux de Maunoir.

Dans tous ces cas, il est évident que le procédé de Maunoir est inapplicable, et que l'opération ne peut être faite que par décollement : c'est alors à l'opérateur à choisir parmi les méthodes de décollement celle qui est le plus convenable.

Toujours mu par les mêmes principes, nous n'hésiterons

(1) *Compte-rendu des travaux de la Société de médecine de Toulouse.* 1831.

point à déclarer que le procédé de Lusardi offre des avantages immenses, en ce qu'il est applicable à tous les cas qui nécessitent les diverses espèces de décollement, simples combinées avec l'enclavement ou l'excision parce que l'instrument dont on se sert n'est pas plus gros qu'une aiguille ordinaire, et que l'on n'a pas besoin de faire une incision pour l'introduire, ce qui simplifie la manœuvre, parce que l'on peut à volonté l'introduire dans tous les points de la cornée et très-souvent par la sclérotique : ce qui est préférable dans un grand nombre de circonstances, parce qu'enfin on peut à volonté produire un décollement marginal ou une perte de substance dans l'iris.

Lusardi et Baratta ont employé un grand nombre de fois ce procédé avec avantage; je lui dois pour mon compte de très-belles guérisons, et j'espère que le nombre en augmentera encore. Toutefois, je suis loin de rejeter les autres procédés de décollement; loin de là, j'ai employé assez souvent celui du professeur Grœff, au moyen de son coréoncion : les succès de ce savant sont tout aussi incontestables que ceux de M. Maunoir : deux opérations qu'il pratiqua à Londres, en 1832, prouvèrent que les objections qu'on lui avait faites n'étaient que spécieuses, et que l'imperfection dans la construction de son instrument, pouvait à elle seule être la cause de la non-réussite.

Il est bien reconnu aujourd'hui en médecine opératoire qu'il ne peut pas y avoir de règles exclusives, et que la combinaison de deux procédés peut quelquefois couronner d'un plein succès une opération qui sans cela aurait échoué. Ainsi je crois que, lorsque la cornée transparente est entièrement saine, et que la cécité n'est produite que par une occlusion complète de la pupille, on pourrait faire une section à la cornée, puis introduire l'aiguille plate de Forlenza, pour détruire les diverses brides qui retiennent la pupille captive ; si l'ouverture pupillaire ne se dilatait pas suffisamment, on pourrait exciser un lambeau de l'iris

19*

pour extraire le cristallin, ainsi que le pratiquait Marc-Antoine Petit. Dans d'autres cas, l'on pourrait combiner l'incision de la cornée avec le renversement ou abaissement du cristallin, ainsi que j'en ai rapporté un exemple ailleurs.

Je terminerai cet article par l'histoire de quatre opérations de pupille artificielle que j'ai pratiquées avec succès au moyen de six procédés différens.

1re OBSERVATION.

Cécité complète à la suite d'un leucoma très-épais au centre de la cornée; pupille artificielle pratiquée d'après le procédé de Maunoir; guérison. (Observation communiquée à la société royale de médecine de Toulouse.)

Claudine Dufournet, âgée de quatorze ans, ayant été atteinte, pendant le cours d'une fièvre scarlatine, d'une ophthalmie scrofuleuse purulente très-grave, perdit la vue, malgré le traitement le plus énergique opposé à cette affection. L'œil droit était affecté de synésesis complète : tandis que la cornée de l'œil gauche était envahie par un albugo qui obstruait toute l'ouverture pupillaire. Pendant trois mois à peu près on s'occupa des moyens de remédier à cette funeste terminaison de l'inflammation, qui équivalait à une cécité absolue : on employa sans succès les rubéfians de toute espèce, les escharotiques, les pilules de belladone, les pulsatilles noires, les poudres de Dupuytren et de Leyson, les scarifications sur la taie, l'instillation du laudanum et le galvanisme. Il ne restait plus qu'à pratiquer l'opération de la pupille artificielle, et la jeune fille la demandait avec instance : elle fut pratiquée le 3 septembre 1820 en présence de MM. Carron, professeur de l'université de Turin, Rochette, chirurgien, et Rossi, officier de santé militaire, la malade ayant été convenablement placée dans un lit, je procédai à l'incision de la cornée par le segment supérieur, selon le procédé de M. Wenzel père ; puis, introduisant avec précaution les ciseaux de M. Maunoir, je pratiquai dans l'iris une incision triangulaire dont la base se trouvait à la grande circonférence, et la pointe correspondait au centre de l'iris. Le lambeau ne se roulant point sur lui-même et paraissant traîner après lui un fragment de pseudomembrane, je crus devoir l'exciser en entier, le saisissant avec de petites pinces à crochets, je l'amenai au dehors de la solution de continuité, où il fut complétement réséqué avec des ciseaux courbes sur leur plat. Au même instant la pupille parut noire et bien nette ; la malade s'écria qu'elle voyait parfaitement ma figure et les instrumens que je tenais à la main : sa docilité fut en raison de son désir de recouvrer la vue : peu d'accidens se développèrent, ceux qui survinrent cédèrent facilement à l'emploi d'une saignée copieuse et d'une diète très-sévère. La face postérieure du lambeau enlevé, était recouverte par une pseudo-membrane, qui avait été sans doute le produit d'une inflammation, et à laquelle on devait l'obturation totale de la pupille, la faculté contractile de l'iris ayant été abolie par ce corps étranger. Vingt-six jours après l'opération, Claudine Dufournet voyait assez bien pour se conduire, quelques mois après elle lisait, cousait et vaquait à toutes les occupations féminines. Au bout de sept ans, elle succomba à un premier accouchement avec une position vicieuse de l'enfant abandonné aux seuls efforts de la nature ; il me fut impossible de me procurer l'œil opéré.

2e OBSERVATION.

Atrésie complète de la pupille avec cataracte ; application du procédé de Lusardi ; guérison.

Le nommé Théaux, de la commune des Aix, département du Cher, âgé de quarante-huit ans, fut atteint il y a quel-

-ques années d'une ophthalmie intense, à la suite de laquelle il fut atteint d'atrésie complète des deux pupilles, la droite avait complétement disparu, à gauche il n'en restait qu'un fragment imperceptible, au fond duquel on apercevait un cristallin malade. Cet homme ne voyait pas même à se conduire lorsqu'il me fut adressé par M. Hachette, avoué à Bourges, avec prière de faire tous mes efforts pour être utile à ce malheureux père de famille. Après l'avoir examiné avec soin, je restai convaincu qu'il n'y avait d'espoir de rétablir la vision que par une opération de pupille artificielle ayant le double effet de restituer l'ancienne pupille, et de faire disparaître le cristallin. La cornée étant complétement saine et la chambre antérieure complète, le procédé de Maunoir était sans contredit celui qui eût le mieux convenu, si j'eusse pu compter sur les soins consécutifs à donner à l'opéré. Mais comme j'étais loin de compte à ce sujet, je préférai employer le procédé de Lusardi ; en introduisant son aiguille par la sclérotique, je commençai d'abord par détacher les adhérences qui liaient l'ouverture pupillaire au cristallin. Ce premier temps étant accompli, je me hâtai d'abaisser la cataracte ; puis, saisissant le bord pupillaire, je lui fis perdre un fragment de substance. Cette opération a rendu la vue à Théaux, et j'espère que cette faculté se soutiendra. Elle a été pratiquée en présence de M. Hachette, de M Saint-Clivier, médecin de l'hôpital de Bourges, et de M. Henry de Paris.

3e OBSERVATION.

Opération de la pupille artificielle ; procédé mixte ; guérison.

Antoine-Marie Robaglia, chevalier de la Légion-d'Honneur et de la Couronne de fer, né et habitant la rivière de Gênes, commandant un corsaire régulier, avait perdu l'œil droit à la suite d'une blessure. Le gauche atteint d'ophthalmie égyptienne, contractée à Malte, était affecté

d'occlusion complète de la pupille. La cornée transparente
était saine, la chambre antérieure intacte ; le malade distinguait parfaitement le jour de la nuit ; il avait même la
connaissance des couleurs éclatantes, tout faisait donc espérer que l'opération serait heureuse. J'y procédai le premier février 1820 , en présence d'un grand nombre de
médecins , dont les principaux étaient, Delgreco, des îles
Ioniennes , Sismonda, de Turin , et le professeur Garneri.
L'opération fut pratiquée suivant le procédé du professeur
Maunoir ; mais comme je pensais rencontrer un cristallin
entièrement sain, la solution de la cornée fut aussi petite
que possible. A peine la double incision de l'iris eut-elle
donné lieu à une pupille suffisamment ample , que je reconnus une erreur de diagnostic matériel ; car le cristallin
avait un commencement d'opacité , s'étendant à toute la
surface ; il ne me restait à faire que son extraction , ou son
abaissement, ce dernier parti me sembla le plus convenable ; d'autant plus que la déperdition de substance faite
sur l'iris permettait à l'aiguille d'abaisser plus amplement
le cristallin. Le succès répondit parfaitement à mes espérances, et le cristallin n'est jamais remonté.

4ᵉ OBSE RVATION.

Opération de la pupille artificielle pratiquée selon le procédé de Forlenza ; guérison.

M***, portugais , me fut adressée par une famille espa-
gnole dont j'avais opéré la fille avec succès. Il était atteint
aux deux yeux d'atrésie complète, suite de tentatives d'o-
pération de cataracte pratiquée aux deux yeux par M. Place
oculiste à Madrid : l'extraction fut laborieuse , et suivie
d'une inflammation très-vive , produite par l'introduction
réitérée de la curette.

M*** y voyait à peine pour se conduire , c'est ce qui le
décida à tenter une nouvelle opération sur l'œil gauche ,

sur lequel j'étais en droit de conclure que le cristallin n'avait pas été atteint.

Avant de pratiquer l'opération, j'étais en mesure pour la faire selon le procédé de Maunoir, ou selon celui de Forlenza : je devais me décider en opérant : l'opération fut pratiquée en présence de M. Dupuytren, docteur Bardonna, général de Castellare et autres. Après avoir fait une section de la cornée à la partie externe, j'introduisis la petite spatule de Forlenza, à peine eus-je détaché quelques adhérences que la pupille se dilata spontanément et donna passage à une cataracte aride siliqueuse, dont je fis l'extraction avec les pinces à crochets de *Maunoir :* j'introduisis au moment du pansement quelques gouttes d'extrait de belladone allongé entre les paupières : la pupille est restée large, contractile. M. P... a habité long-temps Paris et voit très-bien à se conduire dans toutes les rues.

CHOROIDITE (CHOROIDITIS ACUTA), INFLAMMATION DE LA CHOROIDE.

Composée d'un réseau inextricable de vaisseaux sanguins, veineux et artériels, abondamment pourvue d'organes excréteurs, et de toute part sillonnée par des nerfs de divers ordres, se terminant par un cercle nerveux, à juste titre considérée comme un ganglion par l'illustre Chaussier (1), la choroïde porte en elle les élémens d'une prédisposition aux congestions sanguines, aux hémorrhagies, à tout le cortége enfin des accidens inflammatoires. Aussi ces maladies de la choroïde sont-elles plus fréquentes qu'on ne le croit, et si souvent, elles passent inaperçues, c'est que les personnes peu au fait de l'étude des maladies

(1) Lorsque l'on dissèque les yeux des grands animaux du genre felis, l'autruche, les grands perroquets, les phoques et les vaches marines, cette opinion de Chaussier, qui paraît un peu exagérée pour l'homme, devient tout-à-fait évidente chez eux.

des yeux, ou celles qui ne considèrent que les phénomènes généraux, attribuent à une ophthalmie simple interne ce qui n'est que l'inflammation de la choroïde.
Peut-on dans tous les cas séparer les phénomènes de l'inflammation aiguë de cette partie de l'œil, de celle de l'iris?
c'est ce que je ne crois point, et je me suis efforcé de
prouver cette doctrine dans un ouvrage récemment couronné par la société médico-pratique de Paris ; d'un autre
côté, doit-on admettre une choroïdite ¡aiguë artérielle et
une choroïdite aiguë ayant son siége dans les veines? non
certainement; car, tout en admettant, pour l'ophthalmologie, cette étiologie de détails si importans pour le diagnostic de quelques affections de l'œil, il faut se garder
de tomber dans le spiritualisme nosologique de quelques
écrivains qui, morcelant la symptomatologie, se jettent
dans des théories plus ou moins oiseuses, dont le moindre inconvénient est de faire perdre le temps ou de jeter
dans un dédale de divisions et de subdivisions aussi pué-
riles que la classification des phénomènes du râle. En effet,
l'observation des lésions anatomiques vient confirmer ce
que j'avance : rien n'est plus facile que de le vérifier : la
choroïde est très-souvent enflammée consécutivement dans
les fièvres éruptives ; celles-ci sont malheureusement funestes, dans un grand nombre de circonstances, et la nécropsie de l'œil est bien facile à entreprendre. Nous sommes à l'époque si désirée par Boerhaave, celle où l'a-
natomie et la pathologie des animaux a été étudiée avec
soin et au grand soulagement de l'humanité. Examinez l'œil
d'un cerf, d'un daim qui viennent d'expirer devant une
meute infatigable; considérez avec la même attention un
cheval qui vient d'être surmené et qui expire de *morfon-
dure :* les vaisseaux sanguins veineux et artériels de l'œil,
sont rouges, injectés, gorgés d'un sang rutilant, fibri-
neux ; le système vasculaire de l'œil participe à l'état an-
giothénique de tous les vaisseaux du corps ; phénomène

qui se propage même dans les *vasa vasorum.* Peut-on isoler les lésions des artères de celles de veines? Non, mille fois non! et il serait aussi impossible d'assigner à l'inflammation aiguë de la choroïde une localisation fixe que de dire si, dans une pneumonie franche, l'inflammation se borne aux vaisseaux artériels ou aux veineux. Maintenant que nous avons exprimé notre opinion, abordons la série des symptômes qui font reconnaître que la choroïde est enflammée : ils sont de deux espèces : les uns se traduisent par des phénomènes physiques appréciables à la vue, les autres se révèlent par des signes rationnels, fruits de l'expérience et de l'observation.

Symptômes. Rarement l'inflammation de la choroïde est primitive, si ce n'est dans les affections traumatiques ou lorsque le malade est sous l'influence d'affections congestives simples ou complexes. Ainsi c'est presque toujours après des conjonctivites simples ou compliquées, que les phénomènes choroïdiens commencent à se manifester; ce sont, en général, la contraction de la pupille dans la période d'acuité, la projection bombée de l'iris, et partout la diminution notable de la chambre antérieure : symptômes d'autant plus évidens que la maladie peut se rattacher à des causes rhumatismales ou goutteuses. Quand l'inflammation est due à des violences externes ou traumatiques, l'iris se porte plutôt en arrière en forme de cuvette, comme chez les individus qui sont privés de cristallin, ce qui imprime à la chambre antérieure une forme tout opposée à celle dont nous avons parlé plus haut. Aussitôt que l'inflammation fait des progrès, la cornée s'entoure d'un cercle livide dans sa région précornéo-sclérotidienne. Ce signe, que quelques ophthalmo-pathologistes allemands ont décrit comme un symptôme pathognomonique de la présence de la complication arthritique, existe chez tous *les enfans nouveaunés*, et il tient à des conditions anatomiques que nous expliquerons plus tard. La photophobie arrive brusquement:

quelquefois elle est le premier symptôme apparent : elle est presque toujours accompagnée de photopsie , de larmoiement , de douleur pongitive dans le globe de l'œil , et d'élancemens infra et supra-orbitaires.

Le malade est pris de vomissemens et plus souvent encore de fièvre gastrique ou synoque. Reste maintenant l'appréciation de l'état de la pupille et des anomalies dont elle est susceptible. Diagnostiquerons-nous d'après elle la nature de l'inflammation ? Les pupilles en forme d'œil. de chat , celles qui sont coupées transversalement , comme celles des ruminans , indiquent-elles des affections spécifiques? Cette grande question a été résolue par la négative par le plus grand nombre des concurrens pour le prix de la société médico-pratique.

N'est-il pas plus convenable d'admettre avec Walther (1) une déformation sympathique de l'altération du plexus et des nerfs ciliaires , ou des sécrétions morbides de la face postérieure de l'iris comme je l'ai prouvé dans mon mémoire couronné , et ainsi qu'en rapporte des exemples anatomiques Charles Klemmer (2) dans sa dissertation inaugurale intitulée *de Iridoncosi*. Ce n'est pas ici le lieu d'examiner la manière dont se passent ces déformations ; je renvoie au mémoire du professeur de Walther.

L'humeur aqueuse se trouble, et prend quelquefois une teinte sanguinolente, d'autres fois le fond de l'œil apparaît rouge vineux. A cette époque la vue a subi une diminution. notable : les douleurs internes de l'œil se propagent au cerveau. Le malade voit tout en rouge ou tout en feu : la vue se suspend brusquement, par accès, l'iris se décolore dans son grand cercle , l'inflammation se propage au cristallin, à la

(1) *Des maladies des nerfs ciliaires* , tom. II , édition italienne des Œuvres de P.-F. Walther.

(2) Klemmer, Dissert. *de Iridoncosi , comment. academ.* Lipsiæ, 1834.

rétine ; alors le malade est affecté d'une ophthalmie gé: nérale.

Nombreuses sont les causes qui peuvent faire naître une inflammation aiguë de la choroïde, les unes se rattachent à des causes mécaniques ou externes, telles que les blessures, les contusions, les plaies pénétrantes de la sclérotique, les incisious pour extraire le cristallin par la sclérotique (méthode de Bell et de Quadri) l'opération de la cataracte par abaissement, enfin les tentatives pour pratiquer une pupille artificielle dans la sclérotique par la méthode d'Emden.

Les autres dépendent de violentes et constantes congestions sanguines vers la tête, d'une insolation long-temps prolongée, les travaux littéraires excessifs, le travail au microscope, les conjonctivites violentes qui se transmettent à la sclérotique, comme dans l'ophthalmie dite égyptienne, et dans celle des nouveau-nés, enfin la brusque suppression des exanthèmes aigus ou chroniques, de la goutte ou du rhumatisme, la suspension des flux hémorroï. dal et menstruel.

Traitement. Pour peu que l'on réfléchisse à la construction vasculaire de la choroïde, il sera facile de se rendre raison combien les évacuations sanguines doivent avoir promptement action sur la stase du sang dans le tissu propre de cette membrane. Aussi, de toutes les affections de l'œil, la choroïdite est celle qui demande le plus impérieusement des saignées abondantes, répétées, pratiquées aux pieds de préférence, et poussées sans crainte jusqu'à la défaillance.

J'ai soigné dans le courant de l'année, un homme de treute-six ans, atteint de choroïdite aiguë, avec épanchement sanguin, qui, dans quatre jours, eut quatre saignées, poussées jusqu'à la défaillance, et qui à chaque saignée, voyait disparaître les phénomènes inflammatoires douloureux, et surtout la vision en rouge. Je suis donc convaincu que dans un grand nombre de maladies aiguës de l'œil , on doit saigner beaucoup plus qu'on ne le fait généralement.

Aux saignées générales il faut souvent adjoindre les saignées locales , parmi lesquelles il faut placer en première ligne les ventouses scarifiées à la méthode anglaise et au moyen desquelles on tire la quantité de sang désirée.

On peut aussi employer les sangsues , mais leur action est plus lente , moins sûre et plus irritante.

Dans plusieurs occasions j'ai employé, avec des résultats fort avantageux , les scarifications dans l'intérieur des narines, à l'aide de l'instrument de Savigny.

Pour aider ce traitement anti-phlogistique énergique, il faut faire prendre des bains de pieds , chauds , aiguisés avec de la soude caustique , car la moutarde a l'inconvénient d'envoyer aux yeux des vapeurs sinapiques qui irritent les organes et provoquent un larmoiement très-fatigant.

Pendant que le malade est dans le pédiluve , il faut lui faire des affusions d'eau froide sur le front et les tempes ; quand il rentre dans son lit , il faut lui tenir la tête et le tronc très-élevés comme dans les affections des gros vaisseaux intra-thoraciques.

Si le canal intestinal est sain , on peut agir assez vigoureusement sur lui avec des purgatifs huileux et salins.

En même temps, l'on peut soumettre le malade à l'usage des pilules de jusquiame noire, prise à doses assez élevées, même jusqu'à la production d'un narcotisme léger, qui est sans inconvénient danger et dont on retire ensuite d'excellens effets. Il est bien entendu que par tous les moyens possibles, l'on cherchera à rappeler les exanthèmes, les accès de goutte, les flux supprimés, l'on croit attribuer à leur cessation les accidens choroïdaux : à ce traitement l'on ajoutera les frictions mercurielles à hautes doses, sur le front , les tempes , la nuque. Dans quelques cas très-graves , je fais raser le cuir chevelu à la partie supérieure de la tête ; on peut aussi donner le calomel à l'intérieur, en l'unissant à l'opium.

Il est, du reste, une foule d'indications qu'il faut savoir remplir selon l'occurrence et que tout médecin praticien est à même de saisir.

DE LA CIRSOPHTHALMIE.

La persistance de l'inflammation et de la congestion dans un œil y déterminent souvent une augmentation de volume, une varicosité générale ou locale que l'on a nommée cirsophthalmie, quand elle est locale, télangiectasie de l'œil. Dans la varicosité générale des vaisseaux de l'œil le bulbe oculaire devient non seulement plus volumineux, mais encore prend une forme conoïde analogue à celle des oiseaux du genre Stryx. A mesure que la maladie augmente, l'œil se meut avec difficulté, on aperçoit sur la conjonctive et la sclérotique une grande quantité de vaisseaux flexueux, noueux, distendus par un sang noirâtre ; et comme rarement la maladie est externe, les vaisseaux de la choroïde participant au même état phlébectasique, ils distendent et amincissent la sclérotique, et lui donnent cet aspect bleuâtre, gris d'ardoise, qui distingue cette maladie. Dans quelques cas, l'on voit surgir çà et là dans la sclérotique, de petites tumeurs mamelonées, séparées les unes des autres par des brides sclérotidiennes qui lui donnent la ressemblance d'un chapelet. La maladie se complique presque toujours du staphylome du corps ciliaire, dont nous avons parlé plus haut, l'iris participe à la varicosité générale de la pupille, devient immobile, anguleux, dilaté, à moins qu'il n'ait contracté antérieurement des adhérences avec la capsule ou que ses bords se soient soudés entre eux ; la cornée s'obscurcit légèrement et se couvre de vaisseaux sanguins. Rarement le malade éprouve des souffrances, il ressent plutôt un sentiment de gêne , et ce n'est que lorsque la maladie a atteint un certain degré d'intensité qu'il se manifeste des douleurs ; mais par contre, la vue est presque toujours abolie dès le début , soit par la compression que le sang apporte sur la rétine, soit par la destruction de celle-ci, souvent le malade croit avoir recouvré la vue à raison des symptômes photopsiques qu'il a éprouvés. La cirsophthalmie est presque toujours le résultat d'une iritis ou d'une choroïdite dont on n'a pu entraver la marche. Cette maladie peut rester stationnaire pendant quelques années , mais elle augmente presque toujours, en raison de la difficulté qu'éprouve l'œil de se mouvoir et par suite de l'irritation mécanique des paupières, la maladie augmente brusquement et dégénère en affection cancéreuse, alors l'œil se rompt spontanément et donne lieu à une hémorrhagie abondante. Du sein de la solution de continuité s'élèvent des bourgeons charnus , variqueux et noirâtres, qui saignent au moindre attouchement, alors le malade est en proie à des douleurs extrêmes. Il y a quelques années je fus consulté par le docteur Streech de Londres, pour une dame atteinte de cirsophthalmie partielle, située à l'angle externe ; j'engageai cette dame à se faire opérer, mais elle ne voulut point y consentir. Je lui parlai d'une dégénérescence prochaine, rien ne put la décider à se soumettre à l'opération : peu de mois après, la tumeur prit un caractère cancéreux, et M. le professeur Sanson pratiqua l'extirpation du globe de l'œil. Comme on le voit, la cirsophthalmie est une maladie grave, puisque tous les remèdes dirigés contre elle ne peuvent pas la guérir, et qu'il faut tôt ou tard recourir à une opération.

Toutes les fois que la cirsophthalmie a de la tendance à augmenter, il faut se hâter de vider l'œil ; en enlevant le segment antérieur, l'hémorrhagie momentanée est fort abondante, elle est toute veineuse, et s'il faut la modérer, des lotions d'eau saturée de sulfate d'alumine suffisent. On active la suppuration du bulbe en le cautérisant fortement sur ses bords avec du nitrate d'argent ; par ce moyen j'ai réduit à l'état de moignon inerte des cirsophthalmies générales que l'on avait crues cancéreuses. Le malade peut plus tard porter un œil artificiel, on en peut juger par le cas suivant.

OBSERVATION.

Cirsophthalmie ancienne de l'œil considérée comme un cancer ; excision ; guérison.

M. le marquis de ***, âgé de soixante-dix ans, reçut dans sa jeunesse un coup d'épée dans l'œil gauche, il perdit la vue de ce côté, à la suite d'une inflammation violente et qui laissa une cirsophthalmie antérieure très-apparente. Pendant plus de trente ans, la maladie resta stationnaire (1832), tout à coup l'œil s'enflamma, la varicosité fit des progrès effrayans. Appelé en consultation par le docteur Benolli, son médecin ordinaire, je n'eus pas de peine à les convaincre tous deux de la nécessité d'enlever le segment antérieur de l'œil. Cette opération fut faite dans les premiers jours de février de la même année, l'opération fut facile ; mais qu'elle fut mon étonnement de ne point voir l'affaissement immédiat de l'œil. Je portai le doigt dans la solution de continuité et trouvai l'œil envahi à la partie postérieure par une tumeur fibreuse. J'agitai même sur le moment la question de l'extirpation totale. Je cautérisai fortement le pourtour de la solution de continuité, il se détermina une suppuration de bonne nature, suivie de bourgeons charnus si abondans que je proposai de nouveau l'extirpation du bulbe. Le malade refusa opiniâtrément. Nous nous adjoignîmes alors M. Marjolin, dans l'espoir de décider le malade ; nous découvrîmes alors dans le duodénum une tumeur énorme qui parut à M. Marjolin être de nature cancéreuse, et par conséquent un motif de ne point pratiquer d'opération. Il fut convenu qu'avec des cautérisations réitérées on chercherait à réprimer les bourgeons luxurieux. Cinq ou six attouchemens un peu énergiques les firent entièrement disparaître, la plaie se cicatrisa, le moignon devint inerte, et quelques mois après M. le marquis de ***, parfaitement guéri, portait un œil artificiel qui a corrigé sa difformité première. La tumeur du duodénum est restée stationnaire et il jouit d'une bonne santé.

Quand l'extirpation partielle de l'œil ne peut avoir lieu, il faut extirper le bulbe en entier, en suivant les règles et les précautions indiquées pour cette opération.

STAPHYLOME DU CORPS CILIAIRE.

C'est au professeur Walther de Bonne, que l'on doit la première description de cette maladie qu'il nomma staphylome du corps ciliaire, en raison de son siége et de son origine. Elle est toujours due à la varicosité des vaisseaux verticaux qui augmentent tellement de volume qu'il m'est arrivé d'en rencontrer qui avaient plus de cent vingt-trois fois leur volume. Ces vaisseaux suivent dans leur développement variqueux la même marche que les autres veines, à mesure qu'ils augmentent ils refoulent la sclérotique, écartent ses fibres, les usent et les amincissent au point que cette membrane est réduite à la ténuité d'une aponévrose transparente ; c'est par ce mécanisme que l'on voit se former çà et là des poches étranglées par quelques fibres plus résistantes et qui donnent au staphylome ciliaire l'apparence bosselée d'un intestin cœcum ; car le staphylome du corps ciliaire se présente presque toujours sous la forme d'une tumeur annulaire de la sclérotique, s'étendant depuis la marge de la cornée jusqu'à la fin du corps ciliaire. Cette tumeur a toujours plus d'étendue à la partie supérieure que vers l'angle interne ; sa couleur bleue n'est que le résultat de la présence des veines variqueuses derrière la sclérotique amincie, celle-ci est saine, seulement çà et là on voit quelques vaisseaux variqueux qui la serpentent en différens sens et qui forment un réseau sanguin très-fin. Benedict (1) a nommé cette maladie staphylome de la choroïde, Ammon (2) l'a considère comme une hernie de la choroïde, Rosas (3), comme le résultat d'une atonie de la sclérotique, Rau enfin, lui donne le nom de staphylome annulaire. De toutes les dénominations, celle de Walther adoptée ensuite par Helling, Fabini Lechla me paraît la plus convenable en ce que non seulement elle indique très-bien le siége du mal, mais encore son origine. Les causes de cette maladie sont dues aux violences externes exercées sur la sclérotique, ainsi qu'aux inflammations qui ont leur siége dans les vaisseaux ciliaires : Ammon pense que c'est surtout l'inflammation de l'orbicule ciliaire qui produit cet effet : Radius, raconte qu'en Angleterre l'usage du mercure et de l'opium prédisposent à cette maladie. Elle est surtout produite par les affections constitutionnelles qui modifient le système sanguin, les syphilis, les scrofules et le scorbut jouent un grand rôle dans la production de cette maladie.

Cette affection est souvent confondue avec une affection cancéreuse de l'œil, lors même que la cornée n'a point perdu sa transparence que l'iris n'est pas très-malade et que l'individu atteint y voit encore un peu, elle est très-fréquente chez les enfans à la suite d'ophthalmie scrofuleuse, et c'est surtout chez eux qu'on la considère comme une affection cancéreuse. J'ai raconté ailleurs (4) l'histoire de deux petites demoiselles, dont l'une fut confiée à mes soins et l'autre à ceux de M. Sanson, toutes deux avaient été vues par MM. Dupuytren, Roux et Boyer, toutes deux

(1) Benedict, doctrine citée.
(2) D'Ammon, Journal de Grœff et de Walther, cité.
(3) Rosas, *Lehre von den Augenkrankheiten*, p. 587.
(4) *Kératite scrofuleuse* citée.

enfin avaient été considérées comme affectées de cancer
de l'œil, qui, en réalité, n'était qu'un staphylome annulaire
du corps ciliaire.

Le staphylome annulaire du corps ciliaire est toujours
une affection grave, en ce que elle a la tendance à augmenter et que cette augmentation produit presque toujours la
perte de la vue : l'augmentation peut aussi produire la cirsophthalmie.

Il y a bien peu de chose à faire pour le traitement de
cette maladie ; dès l'instant que le staphylome du corps
ciliaire est formé il ne rétrograde jamais : tous les efforts
du médecin doivent donc tendre vers la prolongation du
statu quo. C'est pour cette raison qu'il faut éloigner les
causes générales et locales, appliquer souvent à la nuque
et aux tempes des ventouses scarifiées et même des sangsues. Rau (1) rapporte l'histoire d'un staphylome de
cette espèce sur lequel une sangsue mordit par mégarde,
il y eut une hémorrhagie considérable, suivie de l'affaissement du staphylome : tirant parti de ce fait, je pensai
qu'en combinant la ponction et la compression, l'on pourrait en obtenir quelques résultats, mais j'ai complétement
échoué. Janin et Beer, dans des cas analogues, qu'ils
considéraient comme des staphylomes de la sclérotique,
employèrent quelquefois avec succès la cautérisation avec
le beurre d'antimoine. Walther, Demours, Frédérick, Fabini, pensent que l'extirpation du segment antérieur de
l'œil est le seul moyen applicable, et les insuccès que m'a
fournis la ponction m'autorisent à peu compter sur ce moyen
recommandé par Matelend, Wardrop et Leclha. Quoique Rosenmüller (2) considère cette opération comme sans
danger et devant toujours précéder l'extirpation : nous

(1) W. Rau, *Staphylome des menschl. auges.* Leipzick, 1828,
pag. 17.

(2) Rosenmuller, *Dissert. de staphylomate,* pag. 39.

préférons, avec Walther, enlever la cornée, l'iris et le cristallin ; nous avons indiqué en parlant du staphylome de la cornée, les règles et les indications à suivre pour pratiquer cette opération. En cherchant à extirper la tumeur seulement, on fait beaucoup plus souffrir le malade, on le guérit moins facilement et on lui laisse un globe trop volumineux, qui non seulement empêche de porter un œil artificiel, mais qui est encore susceptible de dégénérer plustard.

OBSERVATION.

Staphylome du corps ciliaire à la partie supérieure ; extirpation partielle ; guérison incomplète.

M. B. ***, Basque, étudiant en médecine, fut atteint, il y a quelques années, d'une iritis, à la suite de laquelle il se manifesta un staphylome partiel du corps ciliaire : cette maladie ayant augmenté tout à coup, je lui indiquai la rescision du globe de l'œil comme le seul moyen de guérison ; il était décidé à subir cette opération lorsqu'il me fit connaître le désir d'entrer dans le service de M. Sanson, afin d'éviter les dépenses que pourrait lui occasioner cette maladie : M. Sanson le reçut avec sa bienveillance ordinaire ; mais quelques personnes l'engagèrent à quitter le service de ce professeur pour se confier aux soins de M. Sichel. Ce médecin, ne partageant pas mon opinion ni celle de M. Sanson, soumit ce jeune homme à l'extirpation partielle du staphylome ciliaire : cette opération fut longue, laborieuse, suivie d'accidens traumatiques assez graves ; elle n'enleva pas entièrement le mal qu'il fallut détruire par plusieurs cautérisations successives. Tout cela offrit pour résultat une difformité du globe de l'œil, l'impossibilité de porter un œil artificiel, et la persistance d'un foyer d'inflammation, produisant de temps en temps des phénomènes de réaction tels, qu'ils compromi-

rent l'autre œil, au point de forcer ce jeune homme à
quitter l'étude de la médecine, pour occuper un modeste
emploi, qu'il doit à la bienveillance d'un poète célèbre,
M. Victor Hugo.

INFLAMMATION DU CORPS VITRÉ, HYALITE, HYALITIS ACUTA.

Il est bien difficile qu'une choroïdite aiguë, mal combattue ou résistant à un traitement convenable, ne se transmette
pas à la rétine ou au corps vitré. Voici la raison pour laquelle
il est presque impossible d'isoler l'inflammation du corps
vitré de celle de la rétine et de la choroïde. Selon la plupart
des auteurs, cette maladie est caractérisée par les symptômes suivans : Opacité verdâtre, glaucomateuse du fond de
l'œil, immobilité et turgescence de l'iris, altération de la
couleur de cette dernière membrane, trouble de la cornée,
gonflement sympathique des paupières, tension dans le
globe oculaire, douleur s'irradiant dans les parties qui environnent cet organe, photophobie, altération dans la faculté visuelle, etc. (1).

Benedict, qui a étudié avec un soin tout particulier les altérations du corps vitré, lui reconnaît les mêmes symptômes.

De même que M. Sichel, je n'ai jamais rencontré sur le
vivant aucun symptôme qui pût me faire reconnaître une
hyalite aiguë, indépendante de toute autre affection. La
plupart des symptômes décrits sur cette maladie présumée
à l'état aigu se trouvent dans la description de la choroïdite,
tandis que ceux qui ont rapport à l'hyalite se trouvent
complétement identiques avec ceux du glaucome, nous les
traiterons dans le chapitre suivant consacré à cette maladie.

(1) Sichel, ouvrage cité, pag. 112.

GLAUCOME, GLAUCOSIS, GLAUCEDO.

Qu'est-ce que le glaucome ? telle est la première question que l'on doit se faire avant d'aller plus avant. La réponse n'est pas facile; car, en consultant la plupart des écrits publiés sur cette affection, depuis Woolhouse jusqu'à nos jours, on est frappé de leur discordance. Les uns attribuent uniquement la maladie à l'altération de l'humeur vitrée, les autres croient que l'affection est due à une dégénérescence de la rétine. Jüngken dit que cette maladie consiste en une exsudation qui trouble la clarté et la transparence du corps vitré, et qui est la suite d'une hyalite chronique. Il admet aussi l'inflammation de la rétine, à laquelle il attribue les phénomènes d'amaurose qui accompagnent presque toujours le glaucome. Quant à nous, nous pensons avec Guthrie, qu'il consiste essentiellement dans l'altération d'une des parties constituantes de l'humeur vitrée, accompagnée d'un dérangement de structure de la membrane hyaloïde et de la choroïde, dont les vaisseaux sont toujours plus ou moins variqueux. En effet, dans un grand nombre de dissections pratiquées sur les hommes et les animaux, je n'ai jamais trouvé le glaucome formant une altération unique, mais bien une désorganisation complexe des diverses membranes qui constituent le globe de l'œil. Ces recherches, qui s'éloignent du sujet qui nous occupe aujourd'hui, formeront une publication particulière.

Le glaucome est caractérisé ordinairement par une décoloration des milieux transparens de l'œil, que l'on pourrait croire à une grande profondeur, dans tous les cas : si les expériences du professeur Panizza n'avaient pas prouvé jusqu'à l'évidence que quand le cristallin est intact il, produit des illusions optiques telles, qu'une tache immédiatement posée derrière la fossette hyaloïdienne paraît très-profonde lorsqu'on laisse le cristallin en place, tandis qu'en

enlevant ce corps diaphane on reconnaît la véritable position de l'opacité. C'est cette illusion d'optique qui a fait
croire à plusieurs auteurs, entre autres à Jüngken, que
cette opacité du glaucome était située immédiatement derrière la pupille, tandis qu'elle existe ordinairement dans le
fond de l'œil. Ainsi que l'a fait observer M. Canstatt, rien
n'est moins sûr que le diagnostic des obscurcissemens des
profondeurs de l'œil : c'est surtout au début de la maladie
qu'il est difficile de porter un diagnostic assuré ; car le
malade y voit encore un peu, sa pupille est encore mobile,
très-peu déformée et l'on aperçoit dans l'intérieur de l'œil
un obscurcissement douteux, dont on ne saurait préciser le
siége. La pupille, au lieu d'être d'un beau noir, paraît terne,
et il semble que l'on voit derrière elle une concavité qui a un
reflet légèrement jaunâtre, tirant sur le vert : lorsque les
symptômes augmentent, la pupille se dilate de plus en plus,
devient immobile et l'iris se décolore. Ce qu'il y a d'extraordinaire, c'est que la diminution de la rétine n'est point en
rapport avec la nature de l'opacité ; car la vue est presque
totalement abolie, que l'opacité est peu développée ; aussi
les glaucomateux ont-ils ce regard terne qui caractérise
quelques amauroses organiques : cet aspect est d'autant
plus marqué que la cornée elle-même a perdu de sa
transparence, quoiqu'en aucun point elle ne soit opaque.
La sclérotique subit aussi des altérations notables dans sa
couleur et dans sa résistance, en raison du développement
extraordinaire qu'ont pris les anastomoses veineuses qui
communiquent avec les plexus de la choroïde : c'est surtout
dans l'arc précornéo-sclérotidien que cette déformation a
lieu ; la lentille cristalline s'altère généralement la dernière.
L'on doit prendre cette marche en considération pour ne
point s'exposer à regarder cette opacité comme une cataracte et pratiquer ainsi une opération inutile. Il arrive cependant quelquefois que l'opacité cristalline coïncide avec
celle des profondeurs de l'œil : alors le diagnostic est plus

difficile ; pour le rendre plus facile , il faut se rappeler que
l'iris n'offre pas sa couleur naturelle. Ceux qui étaient bleus
prennent une couleur gris sale , tandis que les noirs et les
bruns deviennent couleur de rouille ou de terre de Sienne.
Les altérations de forme de la pupille ne sont point uniformes, je partage l'opinion de Guthrie, qui n'attribue aucune valeur pour le diagnostic à telle ou telle déformation.
Les ophthalmologistes allemands attribuant le glaucome à
une affection rhumatismale ou arthritique, la pupille prend
toujours une forme ovale transversalement , comme dans
les animaux ruminans. Cette opinion est tout-à-fait exagérée ; car on rencontre tous les jours sur des individus atteints de glaucomes aux deux yeux , la pupille ovale transversalement à droite et verticalement à gauche. Guthrie a
si bien senti le ridicule de ces idées préconçues, qu'il s'exprime ainsi (1) : « Il paraît que le bon peuple de l'Angleterre et de l'Irlande n'a pas les yeux construits d'une manière convenable pour que l'on ne puisse voir toutes les
belles choses que rapportent les chirurgiens allemands. »
Quoi qu'il en soit, j'ai vu plusieurs fois le glaucome exister
congénialement sur les enfans et les fœtus de brebis (2).
Dans ces cas appartenant à des hommes et à des animaux
la pupille avait des caractères qui n'étaient point uniformes
dans les deux yeux. Pourrai-ton ici admettre une cause
rhumatismale ou arthritique.

Le glaucome est presque toujours accompagné de douleurs profondes dans le front, dans les tempes, elles re-
viennent à certains intervalles, c'est ce qui a surtout fait
croire à la présence de la goutte. M. Jüngken (2) dit positivement que le glaucome est, dans le plus grand nombre des
cas , la suite d'une inflammation goutteuse. Cependant cette
maladie se montre chez des individus qui n'ont jamais eu
aucune trace d'affections rhumatismales : force a été aux

(1) Guthrie, ouvr. cité, p. 224.
(2) Jüngken, ouvr. cité, p. 557.

ophthalmologistes allemands d'admettre non seulement que l'inflammation idiopathique pouvait être la cause du glaucome, mais encore que l'on rencontrait chez des sujets goutteux au suprême degré, une inflammation de bonne nature, sans aucune apparence de caractères dits arthritiques ; c'est que, pour faire coïncider leur manière de voir avec les faits, ils ont dû admettre deux classes d'individus, les uns d'un tempérament irritable, les autres d'une fibre flasque et relâchée, auxquels ils ont donné le nom de pastose (*pastosis individualis*). Chaque classe ayant des symptômes qui lui sont propres, en parcourant le chapitre que Weller (1), a consacré au développement de cette théorie, il est facile de se convaincre qu'elle est bien loin de l'exactitude des faits.

Le prognostic du glaucome est toujours funeste, car rien n'a pu jusqu'aujourd'hui en borner la marche. Les moyens les plus énergiques, même les mercuriaux, sont infructueux. Jüngken insiste sur l'action des cautères placés derrière les apophyses mastoïdes, ainsi que sur celle de la pommade stibiée.

L'usage des bains, des minéraux thermaux peut quelquefois retarder la maladie, mais peu à peu elle marche et le malade perd la vue.

INFLAMMATION DES TISSUS FIBREUX, OPHTHALMIE DITE RHUMATISMALE.

L'inflammation des tissus fibreux de l'œil a son siége non seulement dans la sclérotique, mais encore dans les tendons des muscles de l'œil, et dans les revêtemens fibreux de l'orbite. Ces inflammations sont très-fréquentes, c'est ce qui leur a fait donner le nom de rhumatismales, moins à cause de leur coïncidence avec le rhumatisme général ; car elles peuvent exister sans lui qu'à cause de leur

(1) Weller, ouvr. cité, édition anglaise.

ressemblance avec les tissus fibreux qui avoisinent les articulations. En effet, ces inflammations se montrent chez des individus qui n'ont jamais eu aucune atteinte ni aucune trace de rhumatisme. M. Bourjot Saint-Hilaire a présenté à l'Académie un mémoire fort intéressant sur les affections dites rhumatismales de l'œil, et qui coïncide parfaitement avec les opinions que nous professons depuis long-temps, et que nous avons exposées dans notre enseignement. En effet, l'œil ne recevant que des vaisseaux du sixième et huitième ordre, est d'autant plus disposé aux états congestifs et aux embarras circulatoires, que ces vaisseaux sont renfermés par des canaux ou hiatus fibreux, dont la plus légère sur-excitation produit des étranglemens qui rendent de plus en plus la circulation locale difficile.

Nous n'avons point séparé l'inflammation rhumatismale de la goutteuse, car nous sommes convaincu que c'est la même affection avec des degrés d'intensités variables, dû aux fréquences des récidives et aux modifications organiques qui en sont la suite. En effet, dit M. Bourjot Saint-Hilaire, les signes pathognomoniques qui différencient l'ophthalmie rhumatismale ou *sui generis* et celle de cause constitutionnelle, sont plus spéciaux que réels, plutôt subjectifs qu'objectifs; car à peu près dans les deux cas, sauf la persistance et l'intensité, ces signes sont :

« La douleur locale lancinante pongitive, s'exacerbant par moment, surtout la nuit. Il y a lors des exacerbations, émission de larmes chaudes, âcres, brûlantes, la douleur a surtout pour caractère de se propager aux tissus de même nature, vers la région sus-orbitaire, et particulièrement vers la pommette, indiquant les trajets des rameaux de la cinquième paire, et du rameau de l'ophthalmique qui pénètre par le trou malaire. C'est exactement le même genre de souffrance que dans le rhumatisme articulaire et dans l'entorse; elle est quelquefois insupportable, et comme l'on dit térébrante, les signes objectifs sont la rougeur violacée ou vineuse de la sclérotique, formant un cercle intérieur du ganglion ciliaire à la sclérotique. C'est en effet en cet endroit que les artères ciliaires longues pénètrent dans le globe ; mais c'est en ce point surtout que toutes les veines efférentes de l'iris, du cercle et des procès ciliaires émergent de l'œil. Il y a donc là un lacis vasculaire plutôt veineux qu'artériel, qui traverse l'enveloppe fibreuse pour se former en rameaux et branches veineuses, et l'on pense que si ce tissu fibreux est lui-même saturé, gonflé de fluides, comme nous voyons que ces tissus se comportent après la mort en absorbant beaucoup d'humidité, nous trouverons que chacune de ses veinules sera à l'état de compression, et qu'il y aura une stase mécanique des globules du sang dans ces veines. A ces circonstances est due la rougeur du cercle sclérotidien, qu'à tort les ophthalmologistes allemands désignent sous le nom de *circulus artriticus* et que d'après l'analyse des phénomènes d'injection on pourrait appeler plus exactement et plus simplement le cercle sclérotidien, car il se rencontre dans toute ophthalmie un peu profonde de l'œil, quelle qu'en puisse être la cause. C'est ainsi que l'irritation, par l'effet de vapeurs âcres, amenerait le même signe (1).

Nous avons vu qu'un coup d'air sur la tête, qu'un refroidissement général ou partiel, que toute exposition à l'humidité peut produire chez une personne jusqu'alors vierge aux rhumatismes ou à l'arthritisme une sclérotite avec tous les signes ci-dessus énumérés ; lesquels peuvent disparaître assez promptement après la cause qui les a produites.

Mais, si à cette circonstance d'une première invasion, il se joint une prédisposition aux affections rhumatismales vagues ; si les influences variables du froid et du chaud sont sensibles à toute constitution, si, les aponévroses d'enveloppes, si les revêtissemens fibreux des os sont fré-

(1) *Revue médicale.*

20*

quemment le siége de douleurs rhumatismales, ou si la crase
du sang et celle de la goutte, ou de l'arthritisme existe,
l'œil pourra entrer dans cette solidarité générale pour le
compte de sa fibreuse, et même pour le compte de ses
sacs séreux intérieurs. Souvent l'affection rhumatismale est
fixée à la tête; c'est alors que l'œil, par ses nerfs et la
continuité de son tissu fibreux, s'enveloppe avec le périoste épicranien et facial, participe le plus souvent au
rhumatisme cranien, et l'on sait que cette nature de rhumatisme n'est pas rare.

Nous ne pouvons qu'applaudir aux principes émis par
M. Bourjot St-Hilaire, parce qu'ils sont tout-à-fait rationnels et qu'ils tendent à dégager l'ophthalmologie d'une
foule d'idées abstraites, préconçues, dont on l'a entourée.
Leurs influences seraient sans contredit destinées à faire
perdre les efforts que l'on a faits pour éclairer le diagnostic
en classant les maladies de l'œil, selon le tissu qui est le
premier ou le plus particulièrement affecté.

INFLAMMATION DE LA SCLÉROTIQUE.

Sclérotite simple, sclérite. L'inflammation de la sclérotique est très-fréquente; mais elle est presque toujours secondaire à une autre inflammation des membranes éminemment vasculaires de l'œil, telles que l'iris, la conjonctive et la choroïde: cette membrane s'enflamme cependant
primitivement sous l'influence de causes traumatiques,
physiques et chimiques. Nous avons beau interroger nos
souvenirs et nos observations; ils ne nous mettent pas à
même de relater le cas d'une inflammation primitive de la
sclérotique. Cette affection se reconnaît aux caractères
suivans : la sclérotique se couvre de petits vaisseaux très-
déliés, formés de troncs épars çà et là : ils n'affectent
pas la forme vasculaire, mais ordinairement ils produisent
une zone toujours moins complète de petits vaisseaux ca-

pillaires que l'on distingue par leur direction rectiligne et leur concentration uniforme vers la cornée (1).

La sclérotique rougit peu à peu, ou subitement et prend une teinte qui varie du rose œillet (pinck color) au rouge incarnat ou foncé. Les vaisseaux conjonctiviens se dessinent sur elle par une coloration plus prononcée et par une direction plus flexueuse : ces symptômes objectifs sont bien moins évidens quand l'inflammation se transmet de la conjonctive à la sclérotique ; car les symptômes chémosiques de celle-là empêchent presque toujours de voir l'état réel de cette dernière. Travers (2) considère la sclérotique comme le résultat presque constant et secondaire d'une autre affection des membranes internes ou externes de l'œil ; il observe cependant un ou deux cas qui lui parurent primitifs.

La sclérotique s'accompagne de douleurs lancinantes, pongitives dans l'œil, et suivies d'épiphores très-abondantes, de photophobie et de tous les symptômes communs à la kératite, à l'iritis et à la choroïdite.

Une fois que la sclérotite est développée, il est difficile de la détruire rapidement et surtout complétement : il faut donc l'attaquer par une méthode antiphlogistique franche et vigoureuse, dont les saignées générales et locales abondantes font les premiers frais. On leur associe le tartre stibié à haute dose, et les médicamens qui portent activement à la peau, tels que les poudres de Dower, et les boissons sudorifiques. Travers a observé que dans la sclérctite le mercure avait une action moins énergique que dans les autres inflammations de l'œil. Lorsque l'état inflammatoire a été enrayé, on peut administrer avec beaucoup d'avantages la teinture de semence de colchique automnale à haute dose : lorsque ce médicament est convenablement préparé, il est très-héroïque.

(1) Vetch, ouvrage cité, pag. 27.
(2) Travers, ouvrage cité, pag. 289.

Lorsque la sclérotite a coïncidé avec la suppression d'une inflammation fibreuse articulaire, il faut révulser vivement sur les extrémités et chercher à y ramener une attaque critique.

J'ai obtenu dans ce cas de très-grands avantages des douches, et des applications sinapiques sur les articulations anciennement ou primitivement affectées.

Il faut insister sur ces divers traitemens ; car la tenacité des inflammations de la sclérotique influe singulièrement sur le développement des obscurcissemens profonds de l'œil, et sur les dégénérescences des tissus fibreux, parmi lesquels il faut placer en première ligne, le staphylome ciliaire, la cirsophthalmie et le staphylome de la sclérotique.

STAPHYLOME DE LA SCLÉROTIQUE.

Le staphylome de la sclérotique est une déformation de cette partie des tuniques de l'œil, et qui est due à son hypertrophie ou à son ramollissement. Cette tumeur se présente tantôt sous une forme globuleuse, bleuâtre, veineuse : tantôt sous celle d'une tumeur blanchâtre nacrée, et qui est multilobée. Il y a plusieurs espèces de staphylomes qui recoivent une désignation variée en raison de leur siége. Ce sont le staphylome antérieur, le staphylome latéral et le postérieur : les diverses variétés du staphylome sont même susceptibles de sous-division ; ainsi, à la partie antérieure, le staphylome rameux (aciniformis), le staphylome annulaire, le staphylome latéral : celui de la partie postérieure (posticum) peut être simple ou multiple, mais il est assez rare de le rencontrer ainsi.

De quelque nature que soient les staphylomes de la sclérotique, et quel que soit leur siége, ils sont accompagnés des symptômes généraux suivans :

L'œil devient plus saillant dans un point quelconque de sa circonférence, les paupières sont gênées dans leurs mouvemens, elles éprouvent un frottement désagréable, et, pour peu que la maladie augmente, elles recouvrent diffi-cilement l'œil.

La sclérotique est le siége d'une ou plusieurs tumeurs grises bleuâtres, un peu nacrées, qui sont recouvertes de vaisseaux veineux, variqueux et sinueux. A mesure que la maladie augmente, les traces de la structure [fibreuse de la sclérotique disparaissent pour faire place à une mem-brane transparente qui recouvre des tumeurs d'un beau bleu indigo, bleu vineux ou bleu nacré.

Le malade éprouve des douleurs assez vives dans l'œil, et elles augmentent en raison du développement des tu-meurs. Les staphylomes peuvent rester long-temps indo-lens et stationnaires; mais tout à coup ils s'enflamment, deviennent douloureux, et ils se crèvent en donnant lieu à des hémorrhagies et à des tumeurs de mauvaise nature.

Les staphylomes son dus à diverses causes ; les unes sont le produit de l'inflammation, les autres sont traumati-ques et agissent mécaniquement. La plupart des staphy-lomes sont le résultat de l'augmentation des tissus vei-neux sous-sclérotidiens, et leur développement agit sur la sclérotique, comme les anévrysmes et les varices sur les os, par compression, dédoublement et usure.

Staphylome aciniforme ou en grappe. Cette espèce de sta-phylome se montre sous la forme de petites tumeurs bleuâ-tres entourées d'un cercle nacré, et ayant leur siége dans le pourtour du cercle précornéo-sclérotidien. Dans le début, les tumeurs sont dures; peu à peu elles se ramollissent et on les refoule facilement avec les doigts. L'œil paraît plus saillant, la pupille est ou large et immobile, ou étroite et obstruée par des pseudo-membranes. La vue est abolie et le malade est souvent en proie à des douleurs atroces.

Staphylome cutané. Cette espèce de staphylome se présente à son début sous la forme d'un petit anneau nacré qu'enchâsse la cornée. Peu à peu il augmente de volume, et alors il reprend une couleur bleue et forme le staphylome du corps ciliaire, que nous avons décrit plus haut.

Staphylome latéral. Nous donnons ce nom au staphylome qui se forme à la partie externe de l'œil, et que Molinari et moi nous avons décrit les premiers. Ce staphylome est le résultat de la piqûre de la sclérotique dans l'opération de la scleroticonyxis. Dans le cas dont j'ai rapporté l'histoire, la tumeur parut quelques jours après l'opération et persista jusqu'à la mort.

Staphylome postérieur, *staphyloma posticum.* Cette espèce de staphylome est moins rare qu'on ne le croit, les observations de Scarpa, de Demours, de Lechla le prouvent assez ; mais il est difficile de le diagnostiquer pendant la vie, puisque rien ne peut le faire différencier d'une tumeur intra-orbitaire, d'une hydropisie postérieure ou d'une tumeur vitreuse du fond de l'œil. Ce diagnostic sera d'autant plus obscur que la sclérotique sera plus saine à la partie antérieure et que l'iris sera moins difforme. *Del resto,* dit Scarpa, *perveranno forse i chirurgi, per via d'ulteriori osservazioni, a stabilire i segni diagnostici di codesto stafiloma; ma, avuto riguardo alla sede profonda del male ed alla natura di esso, dubito grandemente che l'arte poscia giammai somministrare dei mezzi efficaci per arrestarne i progressi e meno ancora a guarirli* (1).

C'était en 1801 que Scarpa espérait que d'ultérieures investigations pourraient rendre le diagnostic plus clair : mais les choses en sont encore au même point : c'était à la même époque qu'il doutait que la chirurgie fût assez puissante pour arrêter le mal, sinon le guérir ; rien n'est changé.

Le staphylome postérieur de la sclérotique reconnaît les

(1) Scarpa, ouvr. cité, édition de 1801.

mêmes causes que les autres , les traumatiques exceptées :
la plus fréquente est l'inflammation de la choroïde , la
varicosité de ses vaisseaux , et la récolte d'une humeur
quelconque entre la choroïde et la sclérotique ; ce qui est
plus commnn qu'on ne le croit en général.

C'est donc par compression et par dédoublement que
cette maladie se produit plus ordinairement. M. d'Ammon
a observé que cette tumeur coïncidait presqne toujours
avec une scléroticomalacie (1) : il se forme alors une
union, un mélange des divers tissus auquel le même auteur
a donné le nom d'amphiblestrodomalacie.

Quoi qu'il en soit, les diverses espèces de staphylome de la
sclérotique sont au dessus de toutes ressourcés , leur extirpation partielle n'amène pas une guérison ; elle laisse sub-
sister une difformité fâcheuse , il vaut mieux , quand on le
peut, évacuer l'œil et le faire suppurer : lorsque le staphylome postérieur a acquis un développement notable, il nécessite l'extirpation complète de l'œil.

(1) D'Ammon , journal de Grœff et de Walther, tom. XIII , p. 144
et suiv.

AFFECTIONS CANCÉREUSES

DE L'OEIL.

Les affections cancéreuses de l'œil sont le cancer proprement dit, le fongus médullaire, le fongus hématode
et la mélanose dégénérée : en parlant des maladies des
paupières, nous avons déjà parlé de leur dégénérescence
cancéreuse : nous ne parlerons ici que des maladies du
globe.

CANCER DE L'ŒIL.

Sous le nom de cancer de l'œil, nous entendrons la dégénérescence cancéreuse du globe de l'œil ; car nous avons
déjà parlé des altérations cancéreuses de l'œil ; et nous
consacrerons un article spécial au fongus médullaire, au
fongus hématode et à la mélanose du bulbe.

Le cancer de l'œil que Fabini (1) nomme *exophthalmie
fongueuse*, est, selon le professeur Scarpa et la plupart des
chirurgiens contemporains, la suite et la terminaison du
squirrhe du globe : en effet, l'observation journalière prouve
que ce sont des indurations de mauvaise nature, qui finissent par revêtir des formes cancéreuses, et se terminent

(1) Ouvr. cité.

par de véritables cancers. Il faut convenir cependant qu'il est certaines affections cancéreuses qui débutent sans être précédées du squirrhe ; ce sont celles qui surviennent à la suite des ulcérations, des végétations consécutives du globe, à des inflammations suppurantes, à l'abcès de l'œil incomplétement évacué, au rhexis de l'œil à la suite de l'ophthalmie égyptienne, de l'hydrophthalmie et des hypopyons sanguins. Dans un grand nombre de circonstances, la cirsophthalmie et le staphylome du corps ciliaire se terminent par le cancer.

Les affections cancéreuses sont presque toujours suivies de symptômes subjectifs particuliers ; rarement la maladie existe sans douleurs : c'est presque toujours par elles que l'on reconnaît qu'il se passe quelque chose d'extraordinaire dans l'organe. Le malade éprouve des élancemens, des coups qu'il compare à des coups de canif, reçus dans les profondeurs du globe ; peu à peu ses douleurs s'irradient à tout le sourcil, à l'orbite, aux tempes ; elles deviennent quelquefois horribles, et arrachent au malade des cris perçans. Lorsque la maladie dure depuis quelque temps, la peau prend une couleur particulière d'un jaune plombé, que les nosologistes considèrent comme un symptôme pathognomonique de l'affection cancéreuse. La circulation, la digestion et les autres fonctions ne tardent pas à s'altérer ; la diarrhée se manifeste quelquefois, lors même que la maladie n'est pas fort avancée : c'est alors une contre-indication à l'opération. Dans d'autres circonstances, le malade succombe sous l'influence d'une résorption purulente ; mais avant d'en arriver là, il a d'horribles épreuves à subir ; car souvent l'orbite et une partie de la face sont détruites par la maladie ; les diverses cavités qui environnent l'orbite sont confondues, et il s'échappe de cette vaste destruction une sanie tellement fétide que le malade appelle de tous ses vœux la terminaison de toutes ses souffrances.

En raison de ces diverses origines , il est facile de comprendre pourquoi le cancer de l'œil revêt tant de formes diverses. Tantôt c'est une tumeur fibreuse, indolente, dans le principe, qui s'enflamme, se gerce, se boursouffle et se transforme en un ulcère fongueux livide, donnant passage à un ichor variant de forme et de couleur, et presque toujours fétide ; tantôt le globe de l'œil est le siége de petites tumeurs variqueuses qui usent la sclérotique et au travers desquelles s'échappent les humeurs de l'œil. Tout autour de ces crevasses s'élèvent des végétations de mauvaise nature qui semblent surgir avec une nouvelle force quand on les réprime. Quelquefois ces végétations tombent spontanément et sont remplacées par une ulcération multiple qui paraît se cicatriser d'un côté, tandis qu'elle s'aggrandit de l'autre : cette solution de continuité donne quelquefois lieu à des hémorrhagies assez graves pour faire succomber le malade. Le professeur Scarpa a vu dégénérer en cancer beaucoup d'excroissances développées sur la partie antérieure de l'œil, dans la cornée ou sur la conjonctive environnante, à la suite du staphylome dégénéré et continuellement irrité par le bord des paupières , ou exposé à l'air parce qu'ils débordent les cartilages tarses. Souvent une de ces tumeurs acquiert un volume énorme et sort de l'œil comme un champignon qui , dans plus d'une circonstance, a acquis le volume du poing d'un adulte : à mesure que la tumeur s'avance au dehors, elle envahit aussi en dedans le globe de l'œil , le transforme en une matière dans laquelle on ne retrouve plus aucune de ses parties constituantes ; dans d'autres circonstances, la maladie débute par la forme ulcéreuse, rougeâtre , qu'elle conserve jusqu'à la fin , qui marche avec une grande rapidité ; elle détruit alors non seulement toutes les parties molles voisines, mais encore les substances cartilagineuses et osseuses. La masse cancéreuse fait alors éruption dans les fosses nasales, dans les sinus frontaux, dans l'antre d'Hygmore, et même dans le cerveau. J'ai vu une tumeur cancéreuse qui avait pénétré dans tous ces divers points.

Le cancer de l'œil se rencontre plutôt chez les gens âgés que chez les adultes et les enfans. Pendant long-temps l'on a cru que ceux-ci y étaient plus sujets, parce que l'on considérait comme cancers les fongus médullaires et hématodes, si communs chez les enfans, ainsi que l'avaient observé Desault, Bichat, et surtout le professeur Scarpa qui prétendait que, sur vingt-quatre individus opérés du cancer de l'œil, il y avait au moins vingt enfans au dessous de douze ans; plus tard, l'illustre professeur réforma son jugement, après avoir commenté les travaux de Wardrop, de Maunoir, de Panizza et de quelques autres écrivains modernes. Quelle que soit la forme ou la nature du cancer de l'œil, ses causes sont nombreuses : les vices constitutionnels, tels que la syphilis, le scrofule, le pian, jouent un grand rôle dans son développement : l'inflammation est aussi une des causes les plus fréquentes de sa genèse; c'est surtout lorsque cette inflammation n'a pas été suffisamment combattue, ou lorsqu'on lui oppose un traitement peu convenable. Scarpa avait observé que la dégénérescence cancéreuse était fort fréquente à la suite des ophthalmies violentes traitées à l'état aigu par des topiques astringens ou irritans. Quand il se forme dans l'œil ou dans ses annexes un travail de suppuration, si celle-ci n'est pas évacuée en temps utile, elle peut produire une maladie cancéreuse : il en est de même de toutes les causes qui produisent l'éclatement de l'œil, quelle qu'en soit la source, la terminaison cancéreuse sera d'autant plus probable que les vaisseaux sanguins de l'œil seront plus développés et auront plus affaibli la sclérotique. Aussi, à la suite d'affections glaucomateuses, compliquées de choroïdites vasculaires, rien n'est plus commun que de voir l'œil se rompre brusquement et dégénérer en cancer.

Le cancer de l'œil est toujours une affection grave,

parce qu'il offre rarement un état stationnaire, qu'il augmente presque toujours par la nature des douleurs qu'il provoque, autant que par les ravages qu'il fait, il entraîne promptement le malade à la mort. Le pronostic sera donc basé sur la nature de la maladie, sur son étendue présumée, sur l'importance des organes envahis, enfin sur l'influence qu'elle aura exercée sur l'état général de la santé.

Lorsque l'affection cancéreuse est développée il serait inutile de chercher à la guérir. L'extirpation du globe oculaire est le seul moyen qui puisse arracher le malade à une mort certaine ; encore faut-il que cette extirpation soit faite dans des conditions convenables ; ce sont les suivantes :

1° L'œil doit avoir conservé un certain degré de mobi'ité, afin que l'on puisse se convaincre que l'affection ne pénètre point dans le cerveau.

2° Lorsque les sinus maxillaires et frontaux ne sont pas envahis par la maladie.

3° Quand les glandes cervicales et sous-maxillaires ne sont pas engorgées.

4° Enfin lorsqu'il n'existe pas de tumeurs cancéreuses dans un autre organe, ce qui indiquerait une affection générale cancéreuse.

L'extirpation de l'œil peut être partielle ou générale, c'est-à-dire que dans quelques cas l'on peut enlever le segment antérieur lorsque la maladie se borne à cette partie. Cette opération d'une partie de l'œil ne doit être employée qu'avec réserve et à la suite d'un mûr examen, dans la crainte de laisser une portion du mal. Lorsqu'on s'est assuré qu'elle est possible, il faut suivre le procédé indiqué pour l'ablation du staphylome de la cornée (voyez ce mot).

L'extirpation du globe de l'œil n'est connue que depuis Bartisch, oculiste allemand, qui l'a mise en pratique pour la première fois, en se servant d'une espèce de cuiller tranchante qu'il introduisait entre le globe et l'orbite pour dé-

truire les adhérences des parties entre elles et extirper ensuite la partie malade.

Lavauguyon est le premier chirurgien français qui ait
pratiqué cette opération ; la plupart de ses confrères re-
poussaient cette opération comme cruelle et inutile ; il
fallut les succès authentiques et brillans de Saint-Yves ,
pour détruire les répugnances de ses contemporains.
La plupart de ceux qui pratiquèrent l'extirpation du
globe de l'œil, ne tardèrent pas à reconnaître que
l'instrument de Bartisch était incommode et dangereux
pour pratiquer cette opération , parce que d'un côté il était
trop large pour pénétrer au fond de l'orbite, qu'il exposait
ainsi des parties malades au fond de cette cavité, et que
de l'autre on avait des craintes fondées de briser les parois
de la cavité orbitaire. C'est pour ces raisons que Fabrice de
Hilden et Bidloo se servaient d'un bistouri pointu et de
ciseaux ; Heister et Bell proposèrent des bistouris particuliers : mais tous ces opérateurs n'agissaient en raison d'au-
cuns principes fixes : il était réservé à l'illustre Louis
de poser des préceptes basés sur des connaissances anatomiques précises. Ce travail de Louis est un des plus beaux
monumens de l'ophthalmologie française : l'on a changé
bien peu de chose à son procédé , quelques chirurgiens le
suivent encore complétement aujourd'hui.

De toutes les modifications que l'on a fait subir au procédé de Louis , celle qui a offert les résultats les plus avantageux est celle de M. Lisfranc, et que nous décrirons plus
tard. Pour pratiquer cette opération, l'on a besoin des instrumens suivans : plusieurs bistouris droits, une érigne simple,
des pinces de Museux droites, des ciseaux courbes sur leur
plat, un bistouri boutonné, un couteau lenticulaire , des
pinces à disséquer , celles à torsion de M. Amussat et à
valet de Patin.

*Procédé opératoire pour enlever le segment antérieur de
l'œil.* Cette opération, que l'on nomme aussi amputation

partielle de l'œil, a pour but de n'enlever que la partie antérieure lorsque le reste est sain , afin de pratiquer la prothèse. C'est une opération un peu plus sérieuse que l'ablation du staphylome de la cornée à laquelle elle ressemble.

La cicatrice qui survient à la suite de l'enlèvement de la cornée est très-sensible, souvent mamelonée et susceptible de s'ulcérer sous l'influence de l'œil artificiel. Je me suis servi avec avantage du procédé suivant, pour lequel j'emploie le bistouri courbe de Pott , non boutonné , dit bistouri à fistule. Après avoir fait relever les paupières , je saisis cet instrument en troisième position et je l'enfonce dans l'œil , à trois ou quatre lignes de l'insertion de la cornée avec la sclérotique. A la partie externe, le tranchant tourné en haut, puis, faisant décrire à la lame un quart de cercle, je fais sortir la pointe de l'instrument à égale distance du grand angle , aussitôt que la lame a dépassé la sclérotique de quelques lignes j'abaisse vivement le poignet en achevant la section de dedans en dehors en retirant la lame. De cette manière l'œil se trouve divisé en deux parties dans le centre de la cornée ; saisissant alors les deux lambeaux l'un après l'autre , je les excise avec des ciseaux , courbes sur le plat, de manière à avoir une perte de substance semi-elliptique très-allongée ; l'iris se trouve compris naturellement dans cette section , et lorsque l'œil est revenu sur lui-même , on obtient une cicatrice régulière qui soutient sans inconvénient un œil d'émail.

On peut quelquefois enlever la moitié de l'œil ; mais lorsque la maladie est arrivée à ce point , il vaut mieux l'enlever en entier. J'ai vu de graves accidens survenir à la suite de cette opération , et ce qui reste de l'œil malade ne peut servir à mettre un œil artificiel.

Quand on veut enlever la partie antérieure de l'œil, M. Lisfranc recommande de se servir du procédé suivant qu'il a plusieurs fois employé avec succès. L'opérateur saisit l'œil avec une érigne. Pour le faire avec plus de sûreté et de facilité, on tient l'érigne de la manière suivante ; tous les doigts sont fléchis sur le manche de l'instrument qui appuie la paume de la main, à l'exception de l'indicateur qui est parallèle, et dont la pulpe repose sur la convexité de la tige. Le poignet fortement abaissé, on vise de très-près le point de l'œil que l'on veut percer, et on le traverse par un coup sec et brusque, en ayant soin d'élever le poignet de manière à faire décrire au manche de l'instrument la même courbure, mais en sens inverse que celle que la pointe de l'érigne décrit dans l'intérieur de l'œil pour en ressortir ; puis on retranche avec des ciseaux courbes sur leur plat la partie malade.

J'ai fait construire pour cette opération une paire de pinces érignes qui ressemblent à deux ténaculums qui se croiseraient. Par ce moyen, on saisit l'œil à droite et à gauche, et l'on peut alors réséquer avec les ciseaux plats ou avec un bistouri la partie que l'on veut sacrifier.

M. Demours se servait pour cette opération de l'instrument de Dumont, grandi et au travers duquel l'on engage la partie malade. Ce procédé, quoique très-ingénieux, offre tous les inconvéniens attachés aux méthodes mécaniques opératoires, et ne peut être appliqué que lorsqu'il ne faut enlever que la cornée, et chez les personnes extrêmement pusillanimes, que l'on trompe au moyen de cette petite guillotine.

Il ne s'agit que d'examiner avec soin l'instrument pour se convaincre qu'il faudrait autant d'instrumens que de cas.

Il est des cas où l'œil a été tellement compromis qu'il faut le sacrifier en entier. Cette opération douloureuse, et en général assez grave, ne doit pas être entreprise légèrement ; mais toutes les fois que l'on aura acquis la certitude qu'elle est indispensable, il faut y recourir avant que les paupières soient compromises, pour rendre cette opération plus facile, et afin de conserver ces voiles mobiles de l'œil qui recouvrent alors l'énorme vide occasioné par l'extirpation de l'œil, et rendent la difformité moins dégoûtante.

Malheureusement on est appelé à faire l'extirpation de l'œil dans des circonstances moins favorables, quand les paupières participent à l'état cancéreux, ou qu'étant saines, elles donnent passage à un énorme champignon cancéreux ou médullaire. Ces diverses complications réclament des modifications au procédé opératoire à mettre en usage pour l'extirpation de l'œil.

Procédé opératoire pour l'extirpation totale du globe de l'œil. Divers procédés ont été proposés, on n'oserait aujourd'hui recourir à la cuiller tranchante de l'oculiste de Dresde. Le plus généralement employé consiste à saisir l'œil avec une érigne, et à en pratiquer l'extraction avec un bistouri et des ciseaux. Pour être pratiquée avec aisance et promptitude, cette opération demande des règles particulières qu'il est important de ne pas transgresser. Voici le procédé de M. Lisfranc, qui me paraît, sans contredit, bien supérieur aux autres.

Quand l'œil doit être emporté en totalité, et si les paupières, quoique saines, sont adhérentes à l'œil ; il faut les disséquer préalablement ; mais soit qu'elles n'adhèrent pas ou qu'adhérentes elles aient été détachées par la dissection, l'écartement qu'on peut leur faire éprouver n'est pas toujours suffisant pour qu'on puisse faire avec le bistouri la circumduction de l'œil sans blesser les paupières ; aussi a-t-on conseillé d'inciser l'angle externe de ces yeux, dans l'étendue de trois à quatre lignes. La plupart des chirurgiens pratiquent cette incision de dehors en dedans, et, eu égard à la mobilité des parties, il leur faut trois ou quatre coups de bistouri pour l'achever ; de là plus de douleurs et une perte de temps qui doit être prise en considération, surtout lorsqu'on peut faire mieux et plus vite. M. Lisfranc les pratique de dedans en dehors et d'un seul coup : il glisse la lame du bistouri qu'il tient en troisième position sous l'angle externe de l'œil jusqu'à la profondeur voulue, en relève alors le tranchant, traverse les tissus par la pointe, et incise vers lui en attirant l'instrument et lui faisant décrire une courbe dont la concavité regarde la main : cela fait, on doit procéder à l'extirpation de l'œil. Quelques chirurgiens recommandent, après avoir fait écarter les paupières par un aide, de pratiquer deux incisions semilunaires, qui, longeant, l'une la paupière supérieure et l'autre l'inférieure, se réunissent par leurs deux extrémités, aux deux angles de l'œil. M. Lisfranc rejette cette indication pour la raison suivante :

1° Il est évident que si l'on écarte les deux paupières à la fois, on éloigne moins chacune d'elles de l'instrument que si on les écartait successivement.

2° L'œil étant plus solidement fixé du côté interne de l'orbite, par les deux muscles obliques : c'est de ce côté qu'il faut commencer l'incision. Aussi ce chirurgien à qui nous empruntons ce précepte, recommande-t-il de commencer toujours l'incision au côté dont nous venons de parler. L'opérateur après avoir saisi l'œil avec l'érigne, en suivant les règles indiquées pour l'extirpation partielle de l'œil, la passe dans la main gauche, fait saillir l'œil autant que possible, et plonge son bistouri qu'il tient de la main droite et en première position, dans l'angle externe et supérieur de l'orbite : il le fait marcher lentement et avec la précaution de ne pas le faire pénétrer trop profondément, d'abord le long de la paupière inférieure, puis le long de la supérieure ; en venant terminer au point où il a commencé. Pendant cette manœuvre, un aide intelligent écarte chaque paupière, au moment où l'instrument passe devant elle : l'œil ne se trouvant plus uni aux parties environnantes que par une espèce de *pédicule* formé en grande partie par le nerf optique et les muscles droits, dont il reste à pratiquer la section : on pourrait à la rigueur se servir d'un bistouri et le plonger entre la paroi supérieure et l'œil, pour trancher ce pédicule de haut en bas ; mais on courrait le risque de pénétrer dans le cerveau à travers la fente sphénoïdale, ou de perforer la partie inférieure de l'orbite. Il est préférable d'employer des ciseaux courbes sur leur plat, dont la convexité est mise en rapport avec la voûte orbitaire, et on achève la section. Le doigt indicateur de la main gauche est promené dans l'orbite, pour rechercher s'il existe encore quelques points indurés que l'on retranche aussitôt : on le dirige encore vers la fosse orbitaire externe qu'occupe la glande lacrymale, et lorsqu'on l'a rencontrée, on glisse sur elle l'érigne tenue, comme nous l'avons déjà dit, afin de la saisir et d'en pratiquer l'extirpation avec des ciseaux courbes sur leur plat. Il peut arriver aussi que, les paupières étant très-tuméfiées, on ne puisse pas les écarter assez pour en prévenir la lésion, lors même que l'on a incisé leur angle externe. Pour obvier à cet inconvénient, M. Lisfranc conseille de faire tenir l'érigne par un aide et de faire marcher le bistouri contre le doigt indicateur de la main gauche, dont l'angle est mis en rapport avec le tranchant de l'instrument et qui écarte successivement les points de la paupière que le bistouri doit friser.

Il arrive souvent que la maladie cancéreuse a produit un énorme champignon qui surgit à travers les paupières et qui, lorsqu'on le saisit avec l'érigne, se déchire et donne lieu à une hémorrhagie qui entrave l'opération : j'ai souvent vu mon ami, le professeur Panizza, pratiquer l'extirpation de l'œil sans se servir d'érigne : après avoir incisé les paupières à la partie externe, il saisit le champignon cancéreux ou fongueux avec une compresse de linge fin, puis il cerne la tumeur par deux incisions et termine l'opération à la manière accoutumée.

Beer, procède autrement; toutes les fois qu'il s'agit de l'extirpation de l'œil, c'est par la partie inférieure qu'il commence et qu'il porte ensuite des ciseaux courbes sur leur plat, pour exciser le nerf optique et les divers mus-

cles de l'œil : mais, selon ce procédé, l'opération est plus
longue et plus laborieuse ; car le professeur de Vienne
dit lui-même, qu'il faut cinq ou six coups de ciseaux pour
détruire les adhérences de l'œil à la partie postérieure de
l'orbite : ensuite, il faut du temps et des efforts pour faire
exécuter à l'œil ce mouvement de bascule nécessaire pour
terminer l'opération selon ce procédé, temps de l'opération auquel Beer, attachait une grande importance et qui
a fourni à M. Delpech le sujet d'une polémique contre un
de nos célèbres chirurgiens. Les opérateurs allemands recommandent en général de diriger continuellement sur
l'œil que l'on veut extirper un jet d'eau froide, pour arrêter l'hémorrhagie et déterger la voie que l'opérateur
doit parcourir. Je ne saurais assez blâmer les chirurgiens
qui introduisent les ciseaux courbes sur leur plat par le
grand angle de l'œil, le peu de résistance des parois osseuses de l'orbite sont des raisons plus que suffisantes
pour faire proscrire cette méthode, qui peut être suivie de
graves accidens.

Quand les paupières sont envahies par l'affection cancéreuse, on saisit en même temps les paupières et l'œil, et
on pratique l'opération comme nous l'avons indiqué ci-
dessus. Il arrive souvent que la maladie a envahi le rebord
orbitaire, il faut alors cerner tout ce qui est malade par
deux incisions semi-elliptiques : on disséquera en haut et
en bas jusqu'au rebord orbitaire, puis la paupière et les
tissus disséqués étant ramenés en avant on saisit le tout
avec des pinces de Museux, et on termine l'extirpation
comme nous l'avons indiqué plus haut. S'il existe des
duretés ou des engorgemens squirrheux fortement adhérens au périoste de l'orbite, Benjamin Bell conseille de les
enlever avec le couteau lenticulaire, mis en usage pour le
trépan : ce procédé convenable pour la partie supérieure
et externe de l'orbite, est très-dangereux, appliqué à la
partie interne, parce que la paroi osseuse que les anato-

mistes nomment *laminam papyraceam* s'enfonce sous la moindre pression.

Aussitôt que l'œil est extirpé il faut porter le doigt dans l'orbite pour reconnaître s'il existe d'autres tumeurs ou des morceaux du tissu cellulaire induré : le cas échéant, il faut procéder à leur ablation, dans le cas contraire, il faut s'occuper alors de l'extirpation de la glande lacrymale. Cette petite opération est si facile que je ne sais pas comment on a pu mettre en doute la nécessité de son enlèvement, je l'ai toujours vu extirper, et je crois que tout opérateur prudent fera de même, c'est aussi l'opinion exprimée par M. Velpeau au nom de MM. Lisfranc et Demours sur un mémoire de M. Rognetta, qui propose de laisser la glande lacrymale en place quand elle est saine. Mais je pense que, pour peu que le cancer soit avancé, la glande est toujours malade, surtout quand on a affaire à une orbitocèle cancéreuse ou à une dégénérescence du coussinet graisseux qui soutient le globe de l'œil. Je suis d'autant plus convaincu de la nécessité d'enlever cet organe sécréteur, que jamais je n'ai vu son enlèvement compliquer l'opération, et que les observations de Guérin, Tood et les miennes prouvent que lorsque cette glande dégénère, ou devient squirrheuse sans que l'œil participe à cette maladie, on peut enlever cette glande sans compromettre en rien l'appareil oculaire.

Après avoir extirpé le globe de l'œil, on a souvent affaire à une hémorrhagie formidable qui, non seulement est due dans quelques cas à l'artère ophthalmique, mais encore à l'artère orbitaire et aux circonflexes palpébrales : il faut lier avec soin tous les vaisseaux qui sont à portée et mieux encore pratiquer la torsion.

Quant à l'artère ophthalmique, il n'est pas aussi facile de s'en rendre maître ; elle échappe aux recherches, résiste au tamponnement et à la compression : d'ailleurs, la compression et le tamponnement ne sont pas sans inconvénient : il n'y a pas long-temps qu'un enfant opéré par M. Roux,

et demeurant au marché des Jacobins, fut atteint de sphacèle des paupières, à la suite d'un tamponnement forcé,
dirigé contre une violente hémorrhagie intra-orbitaire.

Quand on peut saisir l'artère avec la pince de M. Amussat, une ou deux torsions suffisent pour arrêter le cours
du sang déjà deux fois ce moyen m'a réussi.

Dans un cas très-grave où les moyens hémostatiques devenaient de la dernière urgence, M. Lisfranc plaça sur
l'artère au fond de l'orbite une pince Valet-à-Patin, qu'il eut
soin de maintenir dans un état d'immobilité parfaite avec
des boulettes de charpie et un bandage convenable : c'était
en 1843 : combien de personnes ignorent encore ce fait.

Quant à la cautérisation avec un fer chaud, de récens
sinistres me confirment dans la conviction que c'est un
moyen dangereux.

FONGUS MÉDULLAIRE.

Le fongus médullaire de l'œil est une variété du cancer, auquel M. Maunoir (1) a donné ce nom pour
le distinguer du fongus hématode, dont nous nous occuperons plus tard. Wardrop, qui l'a décrit le premier,
observa qu'il siége sur diverses parties, et c'est pour
cette raison que je me suis abstenu de lui donner le nom
de fongus médullaire de la rétine, que lui assigne Weller (2);
parce que, si on le rencontre souvent sur la rétine, l'expérience du professeur Panizza (3) a prouvé qu'il pouvait aussi partir des corps fibreux de l'œil. Cette maladie a été décrite par MM. Maunoir, Panizza (4), Bauer (5),

(1) *Mémoire sur le fongus médullaire*, couronné par la société de
Bordeaux. Genève, 1820, pag. 30.

(2) Weller, ouvrage cité, tom. II, pag. 63.

(3) B. Panizza, *Annotazioni sul fongo midollare dell'occhio*. Pavia,
1821.

(4) Idem, *Supplemento*. 1822.

(5) *Dissertation sur le fongus médullaire de l'œil*. Paris, 1830.

Canstatt (1), Lusardi (2) et Mürhy (3). Ce dernier, de même que la plupart des ophthalmo-pathologistes allemands, la considère comme un parasite : c'est d'après ces auteurs et nos propres observations que nous en ferons la symptomatologie.

Le fongus médullaire se présente ordinairement chez les enfans au dessous de l'âge de douze ans, Bauer l'a cependant observé sur des adultes : cette maladie est cependant plus fréquente chez les enfans en bas-âge ; on peut s'en convaincre en lisant les histoires de ces maladies rapportées par Wardrop, Panizza, Donegana, Scarpa et Lusardi ; pour mon compte, je ne l'ai vue que sur des enfans. Elle se manifeste souvent sans cause apparente ; quelquefois cependant la conjonctive est légèrement injectée, le malade éprouve des douleurs dans la tête et dans l'orbite : dans le plus grand nombre des cas, la douleur ne se manifeste que lorsque la maladie est déjà avancée ; elle débute presque toujours par des phénomènes d'amblyopie amaurotique, avec dilatation de la pupille : l'enfant est atteint d'un strabisme léger, et au fond de son œil on aperçoit une coloration légèrement jaunâtre obscure, incertaine dans le commencement, qui finit par se dessiner nettement. Dans un cas analogue, je pris pour une cataracte citrine une tache de ce genre ; je ne reconnus mon erreur qu'au momoment où je portais l'aiguille sur elle pour la déprimer : c'était dans les premières années de ma carrière ; je puis me consoler aujourd'hui de cette erreur de diagnostic, puisque M. Lusardi (4), malgré sa longue expérience, a été lui-même victime d'une erreur pareille. Tantôt l'on aperçoit une masse homogène couleur jaune d'œuf, tantôt

(1) Canstatt, *Ueb. Markschwamm des augès*, etc. Würtzburg, 1831.

(2) Lusardi, *Répertoire de médecine et de chirurgie.* 1830.

(3) Mühry, *Ad parasitorum malignorum in primis fungi medullaris oculi historiam symbolæ aliquot.* Gœttingue, 1833.

(4) Lusardi, *Sur le fongus médullaire.* Épernay, 1831, pag. 23.

c'est un amas rougeâtre veiné, qui paraît situé immédiatement derrière la pupille. La cécité augmente toujours en raison de l'accroissement de la tache : peu à peu celle-ci pousse le cristallin en avant, celui-ci l'iris, ce qui détruit la chambre antérieure : dans cette période de la maladie, il se manifeste quelquefois des douleurs fort vives ; dans d'autres cas, elle est indolente : quand l'affection est arrivée à ce point, l'œil commence à changer de forme ; il devient conique, bosselé sur les côtés et garni de vaisseaux variqueux dans la région précornéenne : la cornée ne tarde pas à devenir opaque, à s'amincir ; elle crève alors et donne passage à une matière jaunâtre, placentaire, qui après quelques jours d'exposition à l'air, ressemble à du foie de raie. Cette masse, qui forme d'abord un petit champignon, augmente rapidement ; elle fait éclater la coque scléroticale en plusieurs points de sa circonférence, fait hernie à travers les paupières, les écarte et arrive quelquefois à la grosseur d'une tête d'enfant. Je possède plusieurs dessins de cette maladie, arrivée à ce degré d'accroissement : les ouvrages de Panizza et de Bauer, en offrent des exemples analogues. Quoique parvenu à ce degré de développement, la tumeur reste toujours molle, friable, placentaire : elle est parsemée de petites taches jaunâtres et rougeâtres, d'où suinte un ichor jaune citron un peu sanguinolent ; quand on presse sur la tumeur, cette exsudation s'échappe comme d'une éponge ; alors se prononce d'une manière remarquable le caractère spongieux qu'Allan Burns avait assigné à cette affection, qu'il nommait inflammation spongieuse, *spongoid inflammation* (1).

Il est difficile de voir rien de plus affreux que cette maladie, lorsqu'elle est arrivée à un aussi grand degré de développement : le malade est en proie à des douleurs atroces, il tombe dans un état de marasme qui finit par l'en-

(1) Allan Burns, *On the inflammation*. Edimb., 1801.

traîner : dans quelqnes circonstances la maladie se propage
au cerveau ; le malade est souvent atteint de surdité, de
paralysie, et il meurt sous l'influence des ravages cérébraux. Nous ne considérons donc point comme un fongus médullaire de l'œil celui qui prend son origine dans le cerveau,
et qui se propage peu à peu à l'œil ; c'est alors un fongus
de l'encéphale ou du nerf optique : il diffère de l'autre en
ce qu'il se complique plutôt d'exophthalmie, de paralysie,
et que l'œil commence à être chassé de l'orbite, avant qu'il
n'ait en aucune manière perdu sa forme ou sa transparence.

Quant aux causes, il n'est pas toujours facile de les reconnaître : la plupart des auteurs s'accordent à considérer
l'inflammation latente, obscure, insensible, comme une
des causes principales du développement du fongus médullaire : les coups sur l'œil, les chutes sur le crâne, les inflammations du cerveau influent singulièrement sur leur développement. Panizza (1), Weller (2), Lusardi pensent avec
juste raison que les scrofules jouent un grand rôle dans la
production du fongus ; ce qu'il y a de sûr, c'est que tous
les individus atteints de fongus portaient au plus haut
point les caractères distinctifs d'un tempérament éminemment scrofuleux. Quand on a fait l'autopsie des individus
qui ont succombé à cette maladie, on trouve de nombreuses
altérations indiquant la présence des scrofules, amincissement des os du crâne, friabilité des os longs, engorgement
des ganglions cervicaux, mésentériques. Cette influence
scrofuleuse se prononce surtout, par des hypersécrétions
anormales, ce qui lui a fait donner le nom d'exsudation
pseudoplastique : *fungus medullaris est parasitus sive pseudo-
plasma; parasitus verò est tumor qui ex perverso nisu forma-
tivo, noviter ortus est, corpori integro alienus, non quidem vera*

(1) Panizza, ouvr. cité.
(2) Weller, ouvr. cité, 67.

— 473 —

*corporis pars, sed partis instar apparens. Antecedat necesse
est inflammatio quæ dicitur plastica* (1). Il se passe ici pour
la formation du fungus ce que l'on observe dans une foule
de productions pathologiques, telles que celles des tubercules, des exanthèmes pustuleux.

La syphilis peut aussi jouer un grand rôle dans la production du fongus médullaire, syphilis dégénérée, transmise à l'enfant par son auteur : je suis d'autant plus fondé
à admettre la fréquence de cette cause génératrice, que, dans
deux cas de tumeur fongueuse, développée au fond de
l'œil, j'ai trouvé des caractères physiques et anatomiques,
en tout semblables à ceux de quelques tumeurs syphilitique ; elles contenaient une matière semblable à celle des
syphilides pustuleuses crustacées.

La valeur des causes spécifiques syphilitique et scrofuleuse sera d'autant plus grande, que l'observation a prouvé
que le fongus se développe presque uniquement chez des
enfans, et dans les pays où la prédominance du système
lymphatique est très-prononcée, comme en Angleterre, en
Hollande, en Belgique et dans la Lombardie. Panizza, en
émettant son opinion sur la genèse du fongus médullaire,
dit que cette cause est d'autant plus probable, que, chez les
sujets qui étaient morts à l'époque de la puberté, on aperçut
dans les organes internes des désordres scrofuleux relevés
par l'autopsie, lors même qu'il n'existait aucune trace d'affection scrofuleuse au cou, aux aines et aux aisselles.

M. Maunoir se demande si le fongus médullaire est un
cancer : « Certes, dit-il, si une marche funeste, destruc-
» tive, rebelle à tous les rémèdes, si des tumeurs, des ul-
» cères du plus mauvais caractère et de l'aspect le plus
» repoussant, suffisaient pour caractériser une affection
» cancéreuse, les droits du fongus médullaire à cette classe
» nosologique ne seraient que trop bien fondés. Mais :

(1) Mürhy, ouvr. cité, pag. 19 et 1.

1° « Nous trouvons dans la structure pathologique des
» parties affectées un guide certain, et qui nous dévoile
» des différences sur lesquelles il n'est guère possible de
» se tromper. Quel rapport, en effet, peut-il y avoir entre
» ce tissu fibreux, lardacé, dur, incompressible, qui con-
» stitue le squirrhe ou la base de l'ulcère cancéreux, et
» cette substance pulpeuse, cérébriforme, élastique et
» presque fluctuante, que nous avons vue former le carac-
» tère distinctif du fongus médullaire. »

Le cancer et le fongus médullaire varient encore par
leur marche : le premier est précédé par un avant-cour-
reur qui confond les tissus divers en une masse homogène,
c'est le squirrhe : le fongus au contraire envahit peu à peu
les tissus, les détruit comme le cancer, mais en s'y insi-
nuant, en les divisant et les comprimant.

Jusqu'aujourd'hui la médecine est restée impuissante
contre une maladie aussi obscure. Lorsque la maladie
commence à paraître, Weller (1), se fondant sur la nature
strumeuse de la maladie, recommande l'usage fractionnée du calomel, uni au jalap et à la rhubarbe : si ce moyen
ne peut être continué il fait passer à l'éthiops antimonial,
uni à la ciguë. M. Maunoir (2) guérit un fongus recidi-
vant après l'opération, au moyen des frictions de mercure ; mais il est généralement reconnu que l'on ne peut
arrêter les progés du mal. La nature fait quelquefois
toute seule les frais de la guérison : Weller (3) raconte que
cette maladie se termina chez un enfant par une hydropisie de l'œil. D'Ammon (4) a fait connaître un fait analogue : Schoen (5) la vit dégénérer en atrophie du globe :
M. Maunoir rapporte un cas semblable. Mais dans tous les

(1) *Hecker's Annalen*, B. **XIII**, s. 32.
(2) Maunoir, *Mémoire sur le fongus*, pag. 40.
(3) Weller, ouvr. cité, édit. allemande de Berlin. 1830, s. 414.
(4) D'Ammon, journal cité, tom. II.
(5) Schoen, *Anat. pathol. de l'œil.* Hamb., 1828.

cas ne peut-on pas se demander avec M. d'Ammon : avait-on affaire à un véritable fongus ? M. Maunoir, si connu par la droiture de son caractère, pose lui-même la question en ces termes : « Quel nom donner à cette maladie, et » comment se garer de l'erreur qui pourrait la faire pren-» dre pour un fongus médullaire (1) ? »

Le moyen le plus sûr est l'extirpation du globe, et encore faut-il que cette opération soit praticable, ou tout au moins offre des chances de guérison. Toutes les fois que l'on soupçonne que la maladie provient du cerveau, du corps du nerf optique, comme dans le cas décrit par Panizza (2), il faudra s'abstenir d'opérer : on n'agira pas autrement lorsque l'on aura des craintes que la maladie ait gagné de l'œil au cerveau.

Chaque fois au contraire que la maladie paraît bornée à l'œil, et avant que celui-ci ne se soit rompu ou immédiatement après, il faut extirper l'œil. Wardrop assure que c'est le seul moment où cette opération offre des chances : Donegana la fit ainsi plusieurs fois avec succès : M. Lusardi (3) réussit six fois sur vingt : Wishart (4) obtint un succès complet sur un enfant de neuf ans. Je l'ai moi-même pratiqué deux fois avec succès en suivant le précepte donné par Panizza (5), qui recommande de recourir à cette opération, toutes les fois que la tache du fond de l'œil commence à s'approcher de l'iris. Un enfant que lui adressa Donegana, et que les parens ne voulurent point laisser opérer, périt misérablement par le développement de la maladie.

(1) *Journal des connaissances médico-chirurgicales*, tom. III, pag. 166 ; Maunoir, ouvr. cité.
(2) Panizza, I, Supplém. cité, pag. 6.
(3) *Sur le fongus médullaire de l'œil.* Épernay, 1831, p. 16.
(4) Wishart, *Edimburg medic. surgical journal*, n° 74, p. 51.
(5) Panizza, ibid.

Analyse chimique du fongus médullaire d'après Wishart

Le fongus médullaire qui servit aux expériences chimiques de M. Wishart, avait été conservé dans l'esprit de vin, pendant l'espace de dix mois ; malgré ce séjour dans le véhicule conservateur, M. Mühry pensa que l'on pouvait faire quelques expériences : c'est pour cette raison qu'on le coupa en diverses tranches afin de le soumettre à des essais variés. Ces tranches ayant été exposées dans un lieu sec, elles durcirent, et prirent une teinte brune et transparente comme de la corne.

La première tranche, exposée au feu, se comporta exactement comme les matières animales que l'on brûle, elle se gonfla, repandit une vapeur épaisse et fétide, et en poussant le feu, on le convertit en cendre : celle-ci, traitée chimiquement, donna du phosphate de chaux, du charbon, du phosphate de magnésie, du natrum muriatique et du natrum sulfurique.

La seconde tranche, broyée dans un mortier de pierre, avec de l'eau, forma une mixture émulsive qui contenait une matière charnue, cohérente, flottante dans un liquide lacté. On sépara ces deux matières par le filtre. Ce qui resta sur le filtre ayant été lavé avec de l'eau froide, celle-ci ressortit presque pure : ce résidu ayant été traité par l'acide acétique, se transforma en une masse gélatineuse transparente, gonflée, que des expériences firent reconnaître pour une matière fibreuse (faser stoff). La matière blanche que l'on avait laissée reposer, se précipita sous la forme de flocons subtils ; l'analyse chimique démontra que c'était de l'albumine animale. Le restant de la liqueur, filtré et séparé de l'albumine, était transparent ; ce liquide était peu sensible à l'action des acides, des sels métalliques à base alcaline ou acide, à l'exception de l'acétate de plomb, mélangé à une légère infusion de noix de gale, qui occasiona un précipité jaune, sale, et qui, après l'évaporation, devint rouge-brun. Celui-ci, traité en deux parties par l'alcool et soumis aux réactifs, fut reconnu pour de la gélatine animale et de l'osmazome végétale. Restait enfin la matière grasse à examiner : celle-ci, ayant été bouillie pendant quatre heures dans de l'alcool, fut dissoute, produisit un liquide gélatineux, et se précipita ensuite au fond du vase, sous forme de flocons blancs : ceux-ci, sortis de leur véhicule, et exposés à la chaleur, se fondirent sous la forme de gouttes transparentes, huileuses et coulant avec peine. Leurs caractères étaient ceux propres aux graisses, d'une odeur rance et de cire : elles se combinaient parfaitement avec la potasse caustique. Par les réactifs on prouva la présence du phosphore, de telle façon qu'en les joignant aux autres produits, ou put poser, comme suit, les bases constituantes, de la masse analysée :

Matière fibreuse (base de la tumeur).

Albumine animale,

Graisse contenant du phosphore,

Gélatine animale
Osmazome animale } ãã petite quantité.

Phosphate de chaux,
Carbonate de chaux
Carbonate de magnésie
Sulfate de soude
Muriate de soude } Vestiges.

D'après ce qui précède, l'on peut déclarer que, le fongus médullaire a une grande ressemblance avec la chair des muscles : il eût été à désirer que cette substance eût été analysée à l'état frais.

FONGUS HÉMATODE.

D'après la classification établie par M. Maunoir, nous réservons le nom de fongus hématode pour des tumeurs véritablement sanguines, quels que soient leur origine et leur mode de développement. Que ce soient des tumeurs sanguines congéniales, dégénérées (*nœvi materni*), des anévrysmes par anastomoses, des anévrysmes spongieux et autres tumeurs de ce genre : Puis, après avoir groupé ces différentes affections, il faut cependant les distinguer en tumeurs congéniales et accidentelles.

Le fongus hématode est une tumeur éminemment sanguine et dont le nom indique suffisamment la construction; car, ainsi que le dit M. Maunoir, cette maladie ne se borne point à un seul ordre de vaisseaux, puisque les capillaires veineux et artériels y concourent simultanément. La désignation des tumeurs sanguines emporte avec elle trop de vague, puisqu'on peut appeler ainsi un anévrysme, une tumeur variqueuse et un épanchement sanguin. M. Maunoir prétend que le fongus hématode a constamment son siége sous la peau, et que, s'il se développe dans les autres tissus, ce n'est que par son envahissement progressif. Ici, nous l'avouons, nous ne pouvons partager les opinions de notre illustre ami ; car à plusieurs reprises nous avons observé des fongus hématodes développés dans d'autres tissus que le cutané, et il n'y a pas encore long-temps que nous avons vu des individus atteints de fongus hématodes très-évidens, et dont le point de départ était le fond de l'orbite.

C'est sous ce point de vue que le fongus hématode diffère du *nœvus maternus* qui a toujours son siége sous la peau. Le fongus hématode a cela de propre qu'il ne reste jamais stationnaire, qu'il marche, qu'il envahit les parties voisines, les use et les détruit quelles que soient leur nature et leur résistance : enfin la tumeur hématode se développe dans les canaux osseux destinés à donner passage aux vaisseaux sanguins, ce qui n'arrive pas pour les *nœvus*.

Le fongus hématode est une affection grave ; car souvent, par son siége dans les profondeurs de l'orbite, elle ne permet pas d'établir un diagnostic convenable : mais quand la maladie envahit les paupières, il est plus facile d'en connaître l'étendue et l'origine.

On lui opposera le même traitement que celui des *nævus maternus :* l'ulcération, l'atrophie, par le feu ou les acides :
Cette dernière méthode se nomme coagulante : elle consiste à injecter dans la tumeur de l'acide sulfurique étendu : ce procédé a fourni de nombreux succès à M. Lloyd (1), son inventeur ; mais il n'est pas sans danger ; car le liquide peut aller plus loin que la tumeur, et déterminer des accidens graves : c'est ce qui m'est arrivé chez une petite fille de Verdun dont la tumeur palpébrale envoyait un prolongement dans l'orbite, ce qui produisit une extravasation acide dans cette cavité, suivie de suppuration et d'atrophie du bulbe.

M. Bérard jeune a pensé qu'en implantant des aiguilles dans la tumeur, et en les y laissant quelques jours, l'on pourrait en les retirant, profiter de leurs ouvertures pour rendre l'injection plus facile : je n'ai point encore pu comparer ce procédé à l'ancien : je m'abstiens de le juger. Lorsque les paupières sont entièrement envahies par le mal, il devient inutile de les extirper, mieux vaut lier l'artère carotide : les succès obtenus par M. Dupuytren (2) pour la disparution d'un fongus hématode de la tempe, autorisent à tenter cette grande opération. Si la tumeur naît dans le fond de l'orbite, il n'y a pas à hésiter à la pratiquer : plusieurs succès obtenus par MM. Travers, Dalrymple, Pauly de Landau ont fixé la pratique sur ce point.

Voici les deux faits qui ont les premiers ouvert la voie que doivent suivre en pareilles circonstances les hommes de l'art.

(1) *Gazette médicale.* Paris, 1837, p. 41.
(2) Répertoire d'anatomie et de physiologie, tom. I, p. 54.

1re OBSERVATION.

Fongus hématode dans l'orbite, ligature de la carotide, par Travers (1). Guérison.

Une femme, âgée de trente-quatre ans, bien constituée et enceinte de quelques mois, après avoir éprouvé pendant quelques jours une violente douleur de tête, ressentit tout à coup, le 28 décembre 1804, un craquement douloureux du côté gauche du front, qui fut suivi par l'œdème des paupières, du même côté; une ophthalmie violente survint, et la malade s'aperçut à la fois d'une saillie du globe de l'œil avec diminution de la vue, et d'une tumeur circonscrite à peu près grosse comme une noisette, paraissant au bord inférieur de l'orbite; une autre tumeur plus molle et plus diffuse parut en même temps au dessus du tendon de l'orbiculaire.

De ces tumeurs, l'inférieure présentait des pulsations semblables à celles des grandes artères, et la supérieure, un frémissement vibratoire très-marqué; elles étaient molles, compressibles, élastiques : l'inférieure pouvait être refoulée dans l'orbite; mais la douleur était alors insupportable; l'agitation de l'âme ou un violent exercice en augmentaient les pulsations. La malade avait dans la tête la sensation continuelle d'un bruit qu'elle comparait à celui d'un soufflet. Mais ce qui la tourmentait le plus, était une douleur obtuse, avec un sentiment de froid au sommet de la tête, douleur s'irradiant quelquefois par élancement au front et aux tempes. Le globe de l'œil était poussé en haut et en dehors, et ses mouvemens considérablement gênés.

Peu à peu, la maladie faisant des progrès, lents à la vérité, le sourcil gauche se rétrécit et s'éleva de deux ou trois lignes au dessus de celui du côté opposé ; la base de l'orbite fut dépassée par les paupières projetées en avant

(1) *Transactions médico-chirurgicales*, vol. II, pag. 1.

et constamment fermées : les veines de la supérieure devinrent variqueuses, celles du côté du nez, toutes injectées, et
la peau de cette région épaisse et ridée. La compression
du tronc de la carotide commune faisait entièrement cesser
les pulsations, et reduisait le frémissement à un être presqu'insensible.

Une telle réunion de symptômes ne laissait aucun doute
sur l'existence de la maladie désignée par M. John Bell,
sous le nom d'anévrysme par anastomose. La nature et
l'issue funeste de cette affection, bien connue par des
exemples précédens, ne permettaient pas de l'abandonner à elle-même, et de tous les moyens de l'attaquer le
plus rationnel, parut être la ligature de la carotide, qui
devait au moins être suivie d'une diminution considérable
et permanente dans l'abord du sang destiné à la tumeur.

Cette opération fut exécutée le 23 mai 1809, quatre ans
et demi après la première apparition de la maladie. L'artère carotide gauche, mise à découvert par une incision
de deux pouces et demi sur le bord interne du sterno-mas-
toïdien, fut disséquée, entourée de deux ligatures placées
à un quart de pouce de distance l'une de l'autre, et laissée
entière entre les ligatures ; la plaie fut réunie ensuite par
des bandelettes agglutinatives. L'effet immédiat de cette
ligature fut la cessation complète du bruit, une diminution
de la douleur et la pulsation des tumeurs.

Après diverses alternatives de mieux et de plus mal, la
plaie fut cicatrisée sans accident au bout d'un mois : l'a-
mendement des symptômes locaux continua d'une manière
lente et graduelle ; mais ce fut seulement sur la fin d'octobre, qu'à l'occasion d'une fausse couche, suivie d'une hémorrhagie abondante, le battement des tumeurs cessa
complétement, et que celles-ci parurent s'avancer rapidement vers une disparition totale, avec le rétablissement
proportionnel de l'œil dans sa situation naturelle. Enfin la
santé de cette femme, fort affaiblie par ces diverses cir-

constances, et le chagrin qu'elle éprouva de la perte d'un enfant, ne fut complétement rétablie qu'au mois d'août 1840, après un séjour de deux mois à la campagne.

Au mois de mai 1841, deux ans, par conséquent, après l'opération, il ne restait d'autre trace de cette fâcheuse maladie qu'un tubercule de la grosseur d'un pois, situé dans le grand angle de l'œil au dessus du tendon de l'orbiculaire.

Il est peu parlé de l'état de la vue avant l'opération; mais quelques jours après, la malade commencait, dit-on, à distinguer les objets plus grands qu'ils n'étaient réellement, et obscurs; ce défaut se sera-t-il corrigé par la suite, et la faculté de voir aura-t-elle été rétablie au degré où elle était avant la maladie? C'est ce dont il n'est fait aucune mention.

2ᵉ OBSERVATION.

Fongus hématode dans l'orbite, ligature de la carotide, par Dalrymple (1).

Une femme âgée de quarante-quatre ans, d'une constitution délicate, au commencement du huitième mois de sa sixième grossesse, fut tout à coup saisie, dans la nuit, d'une violente douleur à l'œil gauche, accompagnée d'un bruissement très-incommode dans la tête; bientôt l'œil s'enflamma, les paupières se gonflèrent extraordinairement, la douleur fut intolérable dans le fond de l'orbite et le sourcil gauche, et s'étendit à tout ce côté de la tête; le globe de l'œil semblait à la malade comme irrésistiblement poussé en avant et en haut.

La violence de ces premiers symptômes, à l'exception du gonflement des paupières, se calma un peu et resta stationnaire jusqu'à l'époque de l'accouchement. Pendant

(1) *Transactions médico-chirurgicales*, vol. VI, pag. 3.

le travail, qui fut pénible, il parut entre les paupières une tumeur rouge, polie, oblongue, qui s'étendit rapidement et couvrit presque tout le nez de ce côté, et l'extrémité du bord sourcilier. Un chirurgien fit à cette tumeur plusieurs ponctions, dont le résultat constant fut une hémorrhagie abondante et sa diminution momentanée.

La vue était encore intacte lorsqu'on déprimait la tumeur et qu'on soulevait la paupière, dont le muscle élévateur avait perdu toute faculté contractile; mais les progrès de la maladie ne tardèrent pas à amener la cécité de ce côté.

Tel était le rapport de cette femme et l'état de sa maladie au cinquième mois depuis les premiers accidens. Quatre mois après, tout avait empiré, et la santé générale était sensiblement altérée; la douleur, quoique constante et aiguë, était pour la malade un tourment moindre que la sensation d'un bruit continuel, qu'elle comparait à celui du bouillonnement de l'eau. La tumeur présentait au tact et quelquefois à la vue lorsque la circulation était accélérée, des pulsations isochrones à celles de la radiale; elle faisait alors saillie sous la peau de l'extrémité interne de la paupière supérieure, du sourcil et de la base du nez d'une part, et s'étendait de l'autre, tout le long de toute la demi-circonférence intérieure de l'orbite, en renversant la paupière inférieure et descendant jusqu'au dessous du trou sous-orbitaire; sa surface était tuberculeuse, sa consistance ferme, compacte, et la plus légère pression sur elle causait des douleurs insupportables.

Ce globe de l'œil était immobile, habituellement recouvert par la paupière supérieure paralytique, et poussé en avant, en dehors et en haut; la cornée avait conservé sa transparence; mais l'iris dilaté avait perdu toute espèce de mouvement; le fond de l'œil au-delà du cristallin offrait une teinte fauve; une multitude de vaisseaux dilatés passaient de la partie inférieure de la tumeur sur la conjonctive.

Les veines superficielles de la face étaient pareillement
très-injectées , et donnaient à ce côté une coloration très-
sombre.

Une forte pression , exercée sur le tronc de la carotide
gauche , faisait cesser les battemens dans la partie inférieure de la tumeur, mais les diminuait seulement, dans la
supérieure.

L'ensemble de ces signes ne laissait pas de doute sur
l'existence de cette affection des artères que l'on a appelée
anévrysme par anastomose, dénomination dont la justesse
est peut-être douteuse.

En conséquence, le 7 avril 1813, je procédai à la ligature
du tronc de la carotide gauche ; l'artère, mise à nu, séparée de la paire vague , tandis que la veine jugulaire était
maintenue écartée au dessous du bord du muscle mastoï-
dien par l'indicateur de la main gauche, fut isolée, em-
brassée par deux ligatures rondes , placées à la distance
d'un pouce et quart l'une de l'autre , et coupée entre
les deux ligatures. Les lèvres de la plaie furent ensuite
rapprochées par des bandelettes agglutinatives. Aussitôt
que les ligatures furent serrées ; tout battement cessa dans
la plus grande partie de la tumeur ; la supérieure seulement conservait un léger frémissement , qui même avait
disparu le lendemain ; la portion placée entre la paupière
inférieure et l'œil, pâlit et se flétrit ; la malade fut aussi
dans peu de minutes délivrée complétement de la douleur
et du bruit qui la tourmentaient depuis si long-temps.

La cicatrisation ne fut complète que le cent treizième
jour après l'opération ; l'œil reprit sa situation normale ;
mais la vision fut perdue pour toujours de ce côté.

MÉLANOSE.

On donne le nom de mélanose à un épanchement d'une
matière noire dans les tissus de l'œil et de ses annexes.

Cette déposition accidentelle a été considérée à tort comme un cancer, car ce n'est qué lorsqu'elle dégénère qu'elle revêt une physionomie cancéreuse.

Cette maladie fut décrite pour la première fois par Brugnone (1), qui l'avait observée au haras royal de la Mandria de Chivasso : cette affection s'est non seulement perpétuée dans cet établissement, mais encore dans le Bugey, où elle est importée par des étalons provenant du Piémont. J'ai eu le rare bonheur d'étudier la mélanose dans la même localité où elle apparut à Brugnone : elle est exclusivement le partage des chevaux gris et blanc : elle siége sur les paupières, les narines et la peau des organes de la génération externe. Les pathologistes modernes (1) la condèrent comme le produit d'une déposition des élémens constitutifs du sang et que les veines charient dans quelques organes, où ils s'infiltrent dans les tissus. Quant à moi, je la considère uniquement comme une déposition des principes colorans de Malpighi, analogue à celui sécrété par la choroïde, la partie postérieure de l'iris et le chorion des nègres. Cela paraît d'autant plus probable, que jamais l'on n'a vu cette maladie se reproduire chez les poulains à poil coloré, encore qu'ils fussent fils du même père qui avait procréé des produits blancs mélanosés.

Je dois à l'obligeance d'un homme que l'on regrettera long-temps, M. le professeur Alibert, d'avoir observé des taches mélaniques chez des semi-albinos de races nègres, et dont la blancheur éblouissante de la peau contrastait avec les taches noires mélanées.

En outre, cette affection existe congénialement et à moins de causes traumatiques accidentelles, elle ne dégénère pas. Je connais à Paris et à Passy deux cas fort remarquables de mélanose des paupières de nature congéniale, et qui n'ont subi aucun changement, quoique les in-

(1) Rosenmüller, ouvr. cité, p.

dividus soient âgés, l'un de soixante-six, et l'autre de trente-deux ans.

Il faut donc admettre une mélanose congéniale produite par l'épanchement de la matière noire, et une accidentelle, dont l'étiologie est douteuse, et qui peut participer de plusieurs sources.

J'ai observé souvent des hommes atteints de mélanose oculaire, j'ai pu vérifier les symptômes suivans observés aussi par Savenko (1), Noack (2), Zimmermann (3), Fawdington (4) : l'œil est envahi par une matière noire qui commence par se manifester dans ses parties externes; quand elle est congéniale, et plus rarement dans celles internes : le contraire a lieu pour les mélanoses accidentelles. Ainsi que l'a bien fait observer Rosenmüller, les tégumens, ou les tissus sont envahis peu à peu par une humeur noire, analogue au fluide sécrété par la sèche, qui s'agglomère, soulève les tissus et les boursouffle. Quand la maladie dégénère, les mailles des tissus s'enflamment, se rompent, et donnent issue à une humeur noire, graisseuse comme de l'encre lithographique (5), et qui par son contact avec l'air, s'altère et finit par donner une odeur nauséabonde. L'envahissement progressif de la matière noire, produit des orbitocèles mélanés, des tumeurs des paupières : et lorsqu'elle a envahi le globe, la maladie prend alors sa véritable physionomie ou cancer.

(1) Savenko, *Tentamen pathologicum de melanosi*. Petrop., 1825.

(2) Noack, *Comment. veterinario medica de melanosi*, etc. etc. Lipsiæ, 1826.

(3) *Dissert. inaug. de melanosi*. Strasbourg, 1828.

(4) *A case of melanosis*, etc. London, 1826.

(5) Cette matière, prise sur les chevaux de Chivasso, se tient en suspension dans l'eau gommée, et peut servir à dessiner. J'ai eu pendant long-temps en ma possession des dessins de mélanose-congéniale exécutés d'après nature avec cette substance par un de mes amis, feu M. Brunet, vétérinaire, élève de l'école royale de la Vénérie.

Quand, au contraire, la sécrétion de la matière noire **a** lieu dans l'intérieur du bulbe, peu à peu celui-ci augmente de volume, se gerce dans plusieurs points, et l'on voit filtrer au travers de ces crevasses de la matière noire qui s'infiltre dans la conjonctive oculaire. Arrivée à ce point, **la** maladie dégénère, et forme alors un cancer mélané.

La mélanose congéniale peu développée est une affection, désagréable, mais non dangereuse : ce n'est que sa dégénérescence qui peut la rendre grave.

Il ne faut rien faire pour la combattre à son début : quand elle augmente, on doit alors procéder à l'extirpation de la partie malade : cette affection est susceptible de récidiver, et j'ai vu M. Lisfranc revenir à quatre extirpations successives sur un individu. On suivra pour cette opération les procédés indiqués pour l'ablation des parties sur lesquelles elles sont situées.

HÉMÉRALOPIE.

L'héméralopie ou cécité diurne est l'opposé de la nyctalopie, considérée, comme nous le dirons plus bas, dans le sens de la cécité nocturne : cette signification est la plus convenable, quoiqu'un grand nombre d'auteurs lui aient donné une signification toút opposée. Cette affection est moins commune que la nyctalopie : le docteur Hillary n'en a rencontré que deux cas dans le royaume de Siam : cependant il rapporte que dans les Indes et en Afrique, il est une classe d'individus qui est aveugle pendant le jour, et qui recouvre les facultés visuelles à la tombée de la nuit. Sauvages, **qui** appelait cette maladie amblyopie crépusculaire, rapporte qu'elle était très-commune dans les environs de Montpellier, surtout chez les soldats qui couchaient en plein vent. Mon père en rencontra un grand nombre pendant la campagne de 1793, parmi les soldats piémontais qui bivouaquaient jour et nuit sur les montagnes couvertes de neige. L'héméralopie ou cécité nocturne n'est pas rare chez les Lascares employés sur les vaisseaux de la compagnie des Indes. « Cette maladie, dit Scarpa (1), n'est à proprement parler qu'une espèce d'amaurose périodique et imparfaite, le plus ordinairement sympathique de l'état de l'estomac.» Les paroxysmes se manifestent vers le soir et disparaissent le matin : elle est endémique dans quelques pays et dans d'autres elle est épidémique pendant certaines saisons de l'année.

Vers le coucher du soleil, les personnes affectées de cette maladie voient les objets comme couverts d'un voile cendré qui se convertit peu à peu en un nuage épais qui s'interpose entre les yeux et les objets environnans : elles ont le jour et la nuit la pupille plus dilatée et moins mobile, qu'elle ne l'est ordinairement lorsque les yeux sont sains. Cependant la plupart des malades ont pendant le jour, la pupille plus ou moins mobile tandis que, pendant la nuit elle est toujours frappée d'immobilité et de dilatation : lorsqu'ils sont conduits dans une chambre faiblement éclairée, dans laquelle tous les assistans peuvent voir assez bien, ils ne voient ou ne discernent que très-faiblement les objets : ils distinguent la lumière des ténèbres ; ils voient moins encore à la clarté de la lune : à la pointe du jour ils recouvrent la vue, qu'ils conservent dans toute sa plénitude jusqu'au coucher du soleil (1).

Les malades observés par mon père offraient les mêmes résultats ; ils étaient tellement aveugles à la tombée de la nuit qu'on les réunissait par escouades pour les faire conduire par un individu sain : chez tous la maladie siégeait sur les deux yeux. Bampfield (2) avait déjà fait la même ob-

(1) Scarpa, ouvr. cité.
(2) Bampfield, *medico-chirurgical transact.*, tom. V, pag. 40.

servation , mais chez les individus sur qui il la fit la maladie vint peu à peu, tandis que les soldats piémontais en furent brusquement atteints.

Les malades, dont il rapporte l'histoire, étaient en même temps affectés de douleurs de tête périodiques, s'exaspérant à la tombée de la nuit.

Quelques praticiens ont observé que les malades pouvaient voir distinctement les objets pendant la nuit quand on leur fournissait une lumière artificielle très-intense. Cependant les malades observés par Samuel Cooper (1) ne se trouvaient point dans ce cas, et Lasserre rapporte (2) l'histoire d'une jeune fille qui pendant la nuit n'apercevait pas une lanterne allumée qu'elle voyait parfaitement pendant le jour.

Cette maladie s'est manifestée très-souvent parmi les militaires : les exemples les plus remarquables sont : l'épidémie de 1787 qui attaqua la garnison de Strasbourg et celle qui sévit à Béfort en 1832. Les Européens qui vont habiter les régions équatoriales y sont fort sujets de même que les habitans des pays marécageux. On ne connaît pas d'une manière précise les causes de l'héméralopie : c'est dans l'Inde une croyance vulgaire que de l'attribuer à l'usage du riz chaud , c'est pour cette raison que les Indous ne le mangent qu'après l'avoir laissé complétement refroidir : Bontius (3) semble accréditer cette opinion.

Le docteur Pye (4), l'ayant observée si souvent compliquée de fièvre intermittente, l'attribua aux mêmes causes qui produisent les fièvres périodiques : l'air froid, la suppression des exanthèmes : la présence des vers dans les intestins peuvent aussi produire cette maladie. Une lumière trop vive peut occasioner, comme nous l'avons vu, la même ma-

(1) Samuel Cooper, *Dict. de chirurgie*, tom. I, pag. 573.
(2) Lasserre, *Ephem. curios. natur.*, tom. II; ann. 6, obs. 79.
(3) Bontius, pag. 73.
(4) A. Pye, ouvr. cité, tom. I.

II.   22

ladie, et ce qu'il y a de plus remarquable c'est qu'elle produisit en même temps dans l'armée piémontaise, deux effets bien opposés l'héméralopie et la nyctalopie. Lassus (1) observe que ceux qui naviguent pendant les nuits humides le long des côtes orientales de l'Afrique, du Malabar, de la côte de Coromandel y sont fort sujets : M. Telfort, au rapport de sir Blane (2), a observé que l'héméralopie accompagnait souvent le scorbut : ce que Bampfield (3) confirme aussi. Le professeur Scarpa a conseillé pour guérir cette maladie de diriger contre elle le même traitement que pour l'amaurose, c'est-à-dire, dans le début et chez les hommes forts et vigoureux, la saignée générale, les ventouses, puis l'usage du tartre stibié en doses fractionnées, associant à ce traitement les boissons sudorifiques, les poudres de Dower, afin de rétablir la transpiration. Sur la fin du traitement, il donnait à l'intérieur le quinquina et la valériane et faisait exposer les yeux à la vapeur du carbonate ammoniacal, auquel il adjoignait quelquefois les vésicatoires et les sétons. Fournier employa (4) un traitement analogue chez un grand nombre de soldats atteints d'héméralopie. Quelquefois une diarrhée qui se manifeste spontanément, guérit l'héméralopie : Celse avait déjà fait cette observation que l'expérience de Scarpa et de Pye a confirmée. Bampfield, qui avait observé un grand nombre de ces malades, les traitait fort simplement : il faisait placer de petits vésicatoires dans le pourtour de l'orbite et il les promenait successivement en différens points : cinq ou six applications suffisaient pour faire disparaître la maladie : il secondait l'action du vésicatoire par l'usage du calomel ou de quelque autre purgatif : dans quelques cas l'électricité fit merveille.

(1) Lassus, ouvr. cité, tom. II, pag. 542.
(2) Blane, *Treatise of deaseas of seamen*.
(3) Fournier, dans le *Mercure de France*, février 1756.
(4) Bampfield, ouvr. cité, pag. 45.

De même que pour la nyctalopie , les anciens ont beaucoup vanté les fumigations de foie de bœuf bouilli : ce moyen fut employé avec succès dans l'épidémie qui affecta la garnison de Strasbourg (1), et Meissner (2) rapporte que les habitans de la Podolie affectés d'héméralopie, se guérissaient en mangeant du foie de porc.

L'héméralopie en général guérit dans l'espace de quinze jours à six semaines : les malades observés par mon père guérirent de même : Bampfield rapporte que 300 héméralopes qu'il avait observés recouvrèrent facilement la vue.

Cette maladie est quelquefois héréditaire : le docteur Riss cite un exemple dans lequel, elle se manifesta chez deux enfans appartenant à la même famille : mon ami le docteur Cunier possède un arbre généalogique fort curieux dans lequel on établit que depuis deux cents ans l'héméralopie n'a pas cessé de se transmettre aux individus de la même famille : enfin le docteur Parham rapporte avoir vu des cas d'héméralopie congéniale, que l'âge n'a point modifiée.

DE LA NYCTALOPIE.

On entend par nyctalopie une affection de la vue, pendant laquelle le malade ne peut pas voir pendant le jour , tandis que la nuit il jouit des facultés visuelles des plus étendues : cette maladie est nommée communément vue de chat-huant, vue de hibou. Je n'entrerai point ici dans des discussions qui ont été soulevées depuis Hippocrate, jusqu'à Paul d'Egine , Boerhaave et Haller, sur la véritable désignation du mot nyctalopie : avec tous les modernes, je la désignerai, la suspension des facultés visuelles pendant le jour et leur réintégration pendant la nuit. C'est surtout parce que cette maladie n'est pas uniforme dans ses symptômes et dans sa

(1) Weller, ouvr. cité , pag. 60.]
(2) *Bemerckungen ,* etc. Halle , 1819.

marche, qu'est venue l'incertitude sur la valeur réelle du mot nyctalopie : déjà Callisen (1) et Ricther (2) avaient fixé l'attention de leurs contemporains, en appelant cécité diurne la nyctalopie, et cécité nocturne l'héméralopie.

Je n'ai jamais vu de nyctalopes parfaits, c'est-à-dire complétement aveugles pendant le jour ; mais par contre, j'ai vu un assez grand nombre de personnes qui ne voyaient très-bien que la nuit ; c'étaient des albinos européens dont j'ai consigné l'histoire dans un travail qui fut inséré dans le bulletin médical belge (3). Par la nature de leur construction, ces individus étaient plutôt des héliophobes, parce que dans la journée, en les plaçant dans une obscurité moyenne, ils voyaient très-bien, tandis qu'au soleil, leur vue était vague et incertaine, mais non suspendue : je n'ai jamais ouï dire à mon père, qui avait vu un grand nombre de nyctalopes, que l'on puisse les faire voir immédiatement en les mettant dans l'obscurité. Il paraît que tous ceux qui ont observé la nyctalopie dans ces dernières années, s'accordent à reconnaître que l'iris est en général assez dilaté, et que c'est en raison de cette dilatation, que la vue est interrompue pendant le jour, par rapport de la grande quantité de rayons lumineux qui pénètrent dans l'œil. Cette maladie est aussi le résultat de la réverbération des neiges, c'est pour s'y soustraire que les Esquimaux et les Lapons portent des lunettes de corne qui garantissent complétement l'œil, et qui sont pourvues au centre d'une fente horizontale. Dans les dernières guerres que le roi de Sardaigne eut à soutenir contre la France (1793), plusieurs régimens étaient restés cantonnés sur le mont Cénis, et au petit St-Bernard, des compagnies entières furent frappées de nyctalopie : cette affection fut généralement attribuée, à la blancheur ébouissante du sol augmen-

(1) Callisen, *Systema chirurgiæ hodiernæ*, vol. II, pag. 382.
(2) Richter, ouvr. cité, tom. III, pag. 479.
(3) *Bulletin médical belge.* Mars 1838.

tée par la réverbération du soleil : mon père, qui examina avec soin ces soldats, trouva que le plus grand nombre était atteint de resserrement extraordinaire de la pupille. Cette maladie disparut chez le plus grand nombre, mais quelques uns restèrent atteints d'une myosis incurable qui modifia singulièrement leur vision. J'ai eu occasion d'examiner après vingt-cinq ans quelques unes de ces myosis accidentelles et persistantes, entre autres chez un de mes oncles, le colonel de V***, qui avait succombé à une apoplexie foudroyante ; la mort ne produisit aucune dilatation. La nyctalopie est endémique dans quelques pays chauds, le docteur Hillary (1) raconte, que l'on trouve beaucoup de nyctalopes à Siam, aux Indes orientales et même en Afrique. C'est, dit-il, une classe d'individus qui ont des espèces d'yeux de chat, et qui sont affectés d'une maladie dans laquelle on est aveugle pendant le jour, tandis qu'ils y voient très-bien la nuit. Il est des nyctalopies intermittentes, il en est d'autres qui n'offrent aucun type régulier : ainsi que l'ont observés Lassus (1), Pye (2) et Ricther (3), la nyctalopie peut être aussi le résultat du séjour prolongé dans un lieu obscur. Tout le monde se rappelle l'histoire de ces infortunés détenus pendant tant d'années dans les prisons de l'inquisition de Séville, et qui, au moment où ils furent arrachés par les Français à leurs cachots, ne pouvaient supporter la lumière du jour, qui les aveuglait complétement. M. le baron Larrey (4) rapporte l'histoire d'un vieillard, détenu pendant trente-trois ans dans un cachot du bagne de Brest, sa vue avait acquis un tel degré de puissance qu'il distinguait la nuit les objets les plus ténus, tandis que le jour il était complétement aveugle. Lassus enfin raconte l'histoire

(1) Hillary, *Med. univ. hist.*, vol. VII.
(1) Lassus, *Pathologie chirurgicale*, tom. II, pag. 540.
(2) Pye, *Medical observation*, vol. I.
(3) Richter, ouvr. cité, tom. II, pag. 482.
(4) Larrey, *Mémoire de chirurgie militaire*, tom. I, pag. 6.

d'un jeune homme qui devint nyctalope, à la suite d'une surexcitation cérébrale résultant d'excès vénériens.

De tout ce qui précède, l'on peut considérer la nyctalopie comme une espèce d'ambliopie amaurotique, congestive ou nerveuse. Lorsqu'elle est le résultat de l'insolation sur la neige, elle se dissipe en général, en soustrayant les malades aux causes qui l'ont produite : mon père parvint à garantir par la suite les soldats cantonnés sur les Alpes, en leur faisant faire des lunettes avec des coquilles de noix percées au centre d'une petite ouverture, comme celle que l'on emploie pour la guérison du strabisme. Quant à ceux chez lesquels la maladie persista, on les soumit à différens moyens, entre autres à celui-ci recommandé par Buzzi, et qui jouissait dans l'antiquité d'une haute réputation d'après Hippocrate (2), Galien (3), Oribase (4), Paul d'Egine (5); c'était d'exposer les yeux à la vapeur du bouillon de foie de bœuf ou de mouton : j'ai entendu le professeur Borda assurer que ce moyen était très-bon. Lorsque la nyctalopie sera le résultat de congestion, il faudra diriger contre elle le traitement des ambliopies congestives : s'il existe une contraction de la pupille ou une surexcitation de la rétine, il faudra les combattre par l'usage interne et externe de la belladone ; s'il existe des phénomènes torpides, on peut leur opposer tous les moyens excitans décrits ou recommandés pour l'amaurose avec torpeur.

(1) *Non est melius præstantiusque remedium ad nyctalopiam curandam, quàm hepar bovinum coctum, in tres partes divisum et tribus diebus à nyctopis jejuno æsum.*

(2) Hipocrates, *Livre des épidemies*, édition de Foës. Genevæ, 1657, pag. 1140.

(3) Galien, *De usu part.*

(4) Oribase, *Medicinæ principia post Hipocratem*. Pag. 130.

(5) Paul d'Égine, *De re medica*, lib. 6, ch. 6.

DE L'AMAUROSE.

L'amaurose (*amaurosis*), goutte sereine (*gutta serena, suffusio nigra, schwarzer staar* des allemands) consiste dans une cécité provenant d'une affection de la rétine ou du nerf optique. C'est la définition la plus généralement acceptée; mais ainsi que l'a très-bien observé M. Wardrop on doit y rattacher les désordres accidentels survenus dans quelques autres parties de l'œil, tels que l'hydrophthalmie, la cirsophthalmie, le glaucome et les diverses altérations de la choroïde. Il faut encore y ajouter les altérations des centres nerveux cérébraux et rachidiens qui agissent non seulement en raison de leurs symptômes, mais encore au moyen de leurs anastomoses. D'après ce que nous venons de dire, l'on peut généralement définir l'amaurose une perte complète ou incomplète de la vision, se manifestant par des symptômes variés et ayant des causes et des siéges divers.

L'amaurose n'attaque pas toujours les deux yeux à la fois, le plus souvent elle commence par l'un et finit par l'autre; d'autres fois elle débute à la fois sur les deux yeux. Beer avait observé qu'il n'était pas rare de voir un œil rester sain tandis que son compagnon était complétement perdu. Wardrop crut devoir établir en thèse générale, que lorsque l'amaurose était le résultat d'une affection organique d'un œil, la vue du côté opposé ne tardait pas à être sympathiquement atteinte, tandis que l'on voyait souvent une amaurose monocle, sympathique d'une affection étrangère à l'œil, n'apporter aucune altération sur son congénère. L'amaurose ne détruit pas toujours complétement la vision; on l'appelle alors amaurose incomplète; malheureusement cet état ne reste pas stationnaire et finit par conduire à une cécité absolue. En raison de quelques phénomènes divers que manifeste l'amaurose à son début, on a créé des désignations particulières différentes pour les désigner. Ainsi lorsque la vue est vague, incomplète, on la nomme ambliopie amaurotique : lorsque la vue s'interrompt brusquement, c'est le *visus interruptus ;* la vision incomplète ou partielle des objets dont les parties supérieures, latérales ou inférieures disparaissent, est connue sous le nom de *visus dimidiatus, amaurosis dimidiata, hemiopia, hemiopsia :* la vision incomplète mais double, prend le nom de *visus duplicatus* ou diplopsie.

D'après les diverses dénominations indiquant toutes une seule et même maladie à des degrés différens, il est facile de se convaincre que la symptomatologie de l'amaurose doit être excessivement variée de même que les divisions.

Symptômes. Comme nous l'avons dit, l'amaurose peut débuter spontanément, mais dans le plus grand nombre des cas, elle annonce sa présence par des symptômes tellement légers, que le malade ne s'y arrête que lorsqu'ils prennent une certaine consistance. Ces symptômes sont une exaltation dans la sensibilité de la vue, au point que le malade ne peut supporter la lumière qu'avec peine, l'aspect d'une simple bougie les fatigue, un corps brillant leur donne des vertiges : lorsqu'ils ont fermé les yeux après avoir considéré des corps lumineux, ils conservent la sensation de leur brillant ; d'autres voient les corps entourés de rayons diversement colorés, ce que l'on nomme *chropsie.* Il est des individus qui acquièrent la possibilité de voir dans la nuit, ce qui constitue *l'oxyopie* ou *galleropie.*

Chez d'autres malades, au contraire, la sensibilité de l'œil diminue, l'action du nerf optique est languissante, les objets leurs paraissent entourés comme d'un nuage ou d'un filet *visus nebulosus, visus reticulatus.* Ces malades recherchent en général la lumière, ils semblent recouvrer dans les lieux fortement éclairés, une vue qui s'enfuit ; on les surprend parfois à considérer le soleil. Dans d'autres circonstances où la maladie débute par des symptômes de faiblesse ou d'exaltation, les malades sont en proie à des illusions optiques, à des hallucinations fantasmagoriques , nommées par le professeur Beer métamorphosies, visions fantastiques ; c'est ainsi que quelques uns aperçoivent en lisant, ou en considérant des objets éloignés , des taches à formes variées, fixes ou mobiles, connues sous le nom de mouches volantes , *scotomie*. Les chandelles leurs apparaissent comme des globes lumineux entourés d'auréoles ou de rayons flamboyans : pendant long-temps les malades sont dupes de leurs propres illusions, ils cherchent à faire disparaître les fantômes volans qui les fatiguent ; il sont tellement convaincus de leurs réalités, qu'ils les dessinent avec soin : le professeur Beer (1) considère ces hallucinations comme un symptôme d'une affection cérébrale. Il est des cas où l'amaurose ne se manifeste qu'à quelques instans de la journée, au soleil par exemple ; c'est la cécité diurne. Au contraire la vue est très-bonne dans le jour, mais elle se perd la nuit ; c'est la cécité nocturne. (Voyez ces mots.) Tous ces symptômes que nous avons indiqués peuvent exister simultanément ou isolés, leur durée peut varier à l'infini sans augmentation pendant des années, c'est ce que l'on observe surtout par rapport aux mouches volantes, à *l'héméralopie* à la *nyctalopie* et à la diplopsie. Je connais des hommes qui depuis plus de vingt ans sont affectés de symptômes de cette nature, sans augmentation ni diminution dans leur intensité : il faut cependant toujours les considérer comme de véritables prodromes de la cécité. Lorsqu'ils augmentent plus ou moins vite, la vue suit presque toujours une marche décroissante, les malades ne perçoivent plus que les gros objets, sans distinction de forme ni de couleur ; le regard prend alors

(1) Beer, ouvr. cité.

une forme particulière que le professeur Beer et Jünkgen (1) ont considérée comme une hébétude de la vue. L'œil ne se fixe plus sur aucun corps ; il est vague et souvent atteint de mouvemens rotatoires, analogues à ceux que nous avons indiqués, en parlant des enfans atteints de cataractes congéniales : c'est sans doute encore pour chercher comme eux un peu de lumière. Dans son introduction des maladies des yeux, le professeur Jüngken dit que l'on peut reconnaître à distance un individu amaurotique, parce qu'il marche en chancelant et en tâtonnant, la tête haute et élevée, cherchant le soleil, tandis que les cataractés marchent avec précaution, la tête basse afin d'éviter les rayons lumineux qui augmentent chez eux la difficulté de voir. Ainsi que l'observe très-bien M. Sichel, ce n'est point un symptôme pathognomonique, on ne le trouve jamais au début de la maladie, mais bien dans les affections anciennes. Tandis que la vue se perd ainsi, on n'aperçoit nul autre symptôme ; le malade jouit d'ailleurs d'une bonne santé, sans que l'on puisse assigner aucune altération. Dans d'autres circonstances la maladie se lie à des symptômes locaux ou généraux, tels que la faiblesse des membres, l'embarras de la langue, la chute de la paupière, le bruissement des oreilles et les symptômes de congestions cérébrales ou oculaires. Quant à l'état de la pupille, il est varié ; tantôt elle est fort dilatée, immobile, tantôt ressérée et fortement contractile : ces deux symptômes si opposés d'une même maladie, sont dus à des causes encore inconnues ; ils sont loin d'être des symptômes caractéristiques d'amaurose. C'est avec raison que M. Sichel (1) a observé que l'on avait l'habitude en France d'indiquer comme caractère général de l'amaurose les dilatations de la pupille ou *mydriase*, ce qui n'appartient qu'à un second degré de l'amaurose, ou tout au moins à une espèce particulière

______

(1) Sichel, ouvr. cité, pag. 647.

d'amaurose, connue sous le nom de torpide. Il faut cependant convenir, que dans un grand nombre de circonstances, surtout chez les enfans ou les adultes sujets aux affections vermineuses graves, la pupille est fortement dilatée, sans qu'il existe aucun symptôme de faiblesse ou de torpeur. Ce symptôme est indépendant de l'état de la rétine, de même que la contraction, car chez des hommes amaurotiques depuis vingt ans, j'ai pu constater qu'il n'y avait jamais eu de dilatation, de même que dans des cas analogues, l'iris avait conservé tous ses mouvemens. Il est encore une foule de sympathies de l'iris, avec les organes encéphaliques qui ne sont point encore expliquées et qui attendent d'ultérieures expérimentations. D'après tout ce que nous venons de dire, il faut d'abord admettre avec Beck (1), Fabini (2), Jüngken (3) trois caractères différens dans l'amaurose; l'amaurose irritative, la torpide et l'organique.

Amaurose irritative. Celle-ci peut-être sanguine congestive ou résultant d'irritations nerveuses.

Amaurose congestive. Cette maladie se montre ordinairement chez les hommes pléthoriques, violens, adonnés aux excès de tables ou de travail, ayant le col court, la face animée, les yeux saillans, gris foncés ou bruns. Cette affection débute toujours par une légère phtotophobie, accompagnée de douleurs obscures dans les yeux, le front, l'orbite; le malade est fatigué par la lumière, par le bruit, il évite le soleil et les lieux fortement éclairés : il se frotte souvent les paupières qui lui paraissent pesantes : c'est surtout après le repas, l'usage du vin de Champagne et le travail, que ces symptômes acquièrent une certaine intensité : la diète, la privation de lumière, le repos absolu, amendent la maladie. C'est dans cette espèce d'amaurose que se [présentent en général les hallucinations dont nous

(1) Beer, Fabini, Jüngken, ouvr. cités.

a vous signalé les généralités : dans ce cas la paupière est presque toujours resserrée , très-contractile , ses mouvemens sont lents, parce que les vaisseaux de l'iris sont gorgés de sang qui gênent ses contractions. Le fond de l'œil est parfaitement noir, et je ne pense point que dans une amaurose, dite congestive, la rétine puisse devenir blanche, quand c'est à un afflux de sang que M. Sichel attribua cette coloration, ne serait-ce pas plutôt un commencement de désorganisation de quelques feuillets de l'hyaloïde? symptôme déjà noté par Haller (1). Les malades atteints d'amauroses congestives voient souvent en rouge de sang, et ce symptôme est souvent suivi d'une apoplexie oculaire ou d'une apoplexie cérébrale.

Parmi un grand nombre de cas que j'ai observés, je me borne à relater celui-ci. M. le chanoine de L***, âgé de quarante-sept ans, fort et pléthorique, gastronome et joyeux convive, était depuis quelques jours sous l'influence d'une amaurose congestive à son début, se manifestant par les symptômes accoutumés , auxquels se joignait une vision en rouge de tous les objets quelconques. Pendant trois jours je lui fis sentir la nécessité de recourir à une saignée abondante : il s'y refusa obstinément. Quelques phénomènes apoplectiques étant venus se joindre à ceux de l'amaurose , il se fit poser quelques sangsues au siége, huit ou dix environs ; elles coulaient depuis une demi-heure à peu près, quand il s'écria, je ne vois plus que du sang! et il tomba sans connaissance : appelé aussitôt, je m'empressai de lui faire une large saignée au bras , sous l'influence de laquelle il reprit connaissance : mais la vue ne revint point à l'œil droit, dont l'humeur aqueuse était troublée par un épanchement sanguin. Dans la nuit, il se manifesta une seconde attaque, qui fut combattue par une nouvelle saignée; la bouche se déforma légèrement et la

(1) Haller, *Elementa physiologiæ*, tom. V, pag. 409.

langue fut embarrassée. Tous ces symptômes se dissipèrent avec le temps et un traitement convenable ; le sang épanché s'est resorbé et les autres symptômes amaurotiques avec lui : M. de L*** voit seulement un peu moins de l'œil droit que du gauche.

Amaurose irritative. L'amaurose irritative nerveuse, *éréthlstique de Fabini.* Dans cette espèce d'amaurose, de même que dans la sanguine, les symptômes se traduisent en généraux et en locaux : les locaux seuls varient, l'iris est très-irritable, contractile, la lumière se fait ressentir considérablement et provoque en même temps du nystagme et blepharospasme; on n'y observe aucun symptôme d'injection sanguine. Cette maladie attaque les individus nerveux, blonds, les femmes hystériques, débiles : les yeux gris-bleu et jaunâtres y sont très-sujets. Dans cette affection les malades supportent mieux la lumière, et la maladie augmente toutes les fois qu'il y a des accès nerveux ou des pathèmes d'âme : le repos et la tranquillité d'esprit ramènent le calme : la masturbation et le coït jouent un grand rôle dans l'aggravation des symptômes morbides. L'amaurose nerveuse irritative passe facilement à l'état torpide, sans causes appréciables, sans caractère tranché ; elle a aussi des retours à l'état éréthistique au moment où on y pense le moins, pour reprendre ensuite la forme torpide.

Amaurose torpide. L'amaurose torpide est rarement primitive, elle est presque toujours le résultat d'amauroses sanguine et nerveuse dégénérées, en cet état : cependant, il faut le reconnaître, il se manifeste des symptômes de torpeur, sans qu'ils aient été en aucune manière précédés de phénomènes congestif ou arthritique. Cela arrive surtout chez les individus faibles ou épuisés et portant des vices constitutionnels : c'est dans cette maladie que se présentent en général la décroissance progressive de la vue, l'obscurité, les nuages, la vision des gazes, les filets entrecroisés. L'œil est langoureux, l'iris a presque disparu sous

l'influence d'une mydriase excessive, qui ramène, l'iris
au bord adhérent de la cornée (1). Dans le commencement
de la maladie, la dilatation est uniforme, régulière ; plus
tard, la forme change : lorsqu'un seul œil est malade, son
iris, qui est insensible à la lumière, reprend quelque mouvement, lorsque l'on produit une brusque contraction de
la pupille de l'œil sain, phénomène que l'on explique très-
bien en raison de l'appareil nerveux de l'œil et surtout de
l'iris. Schmucker (2) raporte l'histoire d'une femme qui
avait une paralysie complète de l'iris, et qui, malgré cela,
y voyait assez bien, surtout à la tombée de la nuit. Du
reste malgré la cécité amaurotique la plus complète, l'iris
peut rester impressionable à la lumière : Samuel Cooper (3) dut à l'obligeance d'un chirurgien de l'hôpital
d'Yorck, de voir trois cas d'amaurose complète, dans lesquels les iris se contractaient et se dilataient très-facilement.

Quoi qu'il en soit dans la plupart des amauroses torpides, primitives ou secondaires, l'iris est immobile et dilaté : les malades recherchent la lumière et marchent alors,
comme le dit M. Jüngken, la tête haute : lorsque la vue
commence à s'éteindre, ils s'entourent de lampes, ils
vont dans les lieux fortement éclairés, comme s'ils avaient
besoin de profiter de la lumière.

Amaurose organique. On donne le nom d'amaurose organique, à celle qui est résultat d'une altération des formes
et des principes constitutfs de l'œil : on doit voit facilement combien il pourrait y avoir d'espèces d'amauroses
différentes, eu égard aux parties diverses de l'œil, qui
jouent un rôle plus ou moins marqué dans les fonctions
visuelles. Les caractères de l'amaurose organique ne sont
point tous identiques, bien loin de là : il en est que l'on

(1) Beer, ouvr. cité, tom. II, pag. 438.
(2) S. L. Schmucker, ouvr. cité, tom. II, pag. 13 et 14.
(3) Cooper, *Dict.*, cité, pag. 13.

peut apercevoir à la première vue ; il en est d'autres qui
échappent à l'investigation la plus sévère : les uns sont
propres à l'œil lui-même , les autres affectent ses dépen-
dences. Dans les premiers, il faut classer les changemens
de forme de l'œil , de l'iris , de la lentille cristalline , de
la choroïde , du pigment noir, de la retine et de la sclérotique : a la même classe se rapportent l'opacité des
milieux refringens de l'œil, l'altération de l'humeur vitrée,
les tumeurs de la sclérotique : la propulsion de l'œil par
des tumeurs intra-orbitaires ou cérébrales , enfin les déformations internes qui agissent sur l'œil et le nerf optique. Les causes non appréciables sont la paralysie du nerf
optique , de la retine , une affection cérébrale , etc.

L'altération dans la sécrétion et la nature du pigment
noir peut aussi jouer un rôle dans l'amaurose organique,
mais pas assez pour en faire, à l'exemple de Beer, une espèce à part, dite amblyopie sénile. M. Sichel (1) a aussi
fait observer, avec raison , que M. Mackensie avait pris
pour un glaucome la coloration jaune qu'imprime au fond
de l'œil le reflet jaunâtre qui imprime le cristallin , des
tecillans qui prennent presque toujours une teinte hyaline
ombrée.

J'engage ceux qui veulent s'occuper de l'amaurose organique à lire un mémoire fort intéressant du docteur Rognetta (2), et surtout celui que l'on doit à la savante plume
du professeur Beck de Fribourg (3).

Causes de l'amaurose. Les causes de l'amaurose sont dis-
tinguées en prédisposantes , en efficientes ; quant à la prédisposition , elles concernent tout le monde en général
puisque cette funeste maladie attaque tous les âges , au
point que des enfans l'apportent en naissant, que les
femmes et les hommes y sont sujets jusqu'à la vieillesse la

<hr>

(1) Sichel, ouvr. cité, pag. 658.
(2) Rognetta, *Revue médicale.*
(3) Beck, dans le journal d'Ammon, tom. IV, cah. v.

plus avancée. Il faut avouer cependant qu'il est une espèce
de prédisposition qui se rattache à l'hérédité : l'expérience
de tous les jours venant confirmer les observations du professeur Beer (1) qui vit une famille chez laquelle cette maladie s'était succédée pendant plusieurs générations : le même
praticien pense que cette maladie est beaucoup plus fréquente chez les jeunes gens que chez les viellards. Dans
les prédispositions, il faut aussi classer les tempéramens
pléthoriques, nerveux et hypochondriaques : les maladies
qui ébranlent les divers systèmes prédisposent aussi à l'a-
maurose : ce sont les fièvres nerveuses typhoïdes. Le typhus qui régna épidémiquement en Italie, en 1817, produisit un grand nombre d'amauroses. Le rhumatisme, la
goutte, les maladies de la veine-porte, sont aussi des
causes prédisposantes à cette maladie ; il en est de même
des névroses, telles que l'hystérie, l'épilepsie et la mi-
graine. Parmi les causes efficientes il faut placer en première ligne les coups portés sur la tête, les blessures
avec des commotions du cerveau, les tumeurs intra-orbitaires de diverses espèces, la lésion des divers nerfs se
rendant directement à l'œil, les congestions cérébrales,
l'inflammation des méninges, les collections purulentes ou
lymphatiques, la suppression des règles, des exanthèmes,
des ulcères et du flux hémorrhoïdal. Beer (2) raconte
avoir soigné vingt-cinq amaurotiques à la suite de suppression d'ulcères aux jambes et qui guérirent en rappelant
l'écoulement. La grossesse produit très-souvent l'amaurose
qui dure autant que la gestation : on a vu des femmes en-
treprises à chaque nouvelle grossesse, guérir et rester dans
cet état jusqu'à une nouvelle imprégnation, quoique plusieurs années se fussent écoulées depuis leur dernier
accouchement. Tout ce qui porte violemment le sang à la
tête, les vomissemens violens, les marches forcées par

(1) Beer, ouvr. cité. p. 430.
(2) *Ibid.*, p. 572,

l'exposition au soleil (Shmucker), l'abus des liqueurs fortes, les passions violentes, la colère, la constipation suivie d'efforts violens pour aller à la garde-robe, les irritations des premières voies, la présence de vers dans les intestins, jouent un grand rôle dans la production de l'amaurose. L'usage des poisons stupéfians, tels que la belladone, la jusquiame, la pomme épineuse, l'abus de l'opium en fumée, produisent souvent la cécité : c'est pour cela qu'en Chine l'entrée et la vente de ce médicament sont interdites sous des peines très-graves. Les violentes hémorrhagies produisent aussi l'amaurose : on trouve dans Trinquart de Karnowitz l'histoire d'un grand nombre d'amauroses survenues pendant des saignées abondantes ou immédiatement après : j'ai vu un cas analogue où M.***, atteinte d'un cancer utérin, devenait aveugle pour huit ou dix jours après chaque hémorrhagie : lorsqu'elle mourut, elle était complétement aveugle depuis plusieurs semaines : ce fait est très-connu de MM. Lisfranc et Pariset, qui voyaient la malade en même temps que moi. C'est probablement les symptômes amaurotiques développés à la suite des évacuations sanguines qui font croire généralement que les saignées très-abondantes et répétées altèrent la vue, croyance que je partage du reste sous quelques rapports. Il en est de même de quelques autres évacuations lorsqu'elles sortent des bornes de la nature : l'hypersécrétion du lait est une cause très-fréquente de cécité amaurotique : il en est de même de la spermatorrhée volontaire ou involontaire. Tissot et Deslandes (1) en rapportent des cas bien curieux. L'insolation, la réverbération du soleil sur la neige, l'abus des microscopes et des condensateurs lumineux, les commotions produites par la foudre sont tout autant de causes qui produisent l'amaurose. Il est une espèce d'amaurose que l'on nomme saturnine parce qu'elle attaque les individus

____

(1) Tissot, *Onanisme*. Deslandes, *Recherches sur l'onanisme*.

qui emploient ou fabriqu ent diverses préparations de
plomb : il en est de même de ceux qui emploient le mercure en vapeur.

Il est certaines professions qui prédisposent singulièrement à l'amaurose, ce sont celles où l'individu est exposé
à un feu violent produisant une grande clarté, les verriers,
ceux qui dirigent les fours à Podeler, les porcelainiers,
ceux qui soudent les tuyaux de cuivre, opération dans laquelle ils sont forcés d'appliquer leur œil à l'extrémité des
tubes pour suivre et diriger la fusion de la soudure. Il est
enfin une foule d'autres causes dont nous nous occuperons
en parlant de quelques espèces particulières d'amaurose.

Le pronostic de cette maladie est en général désavantageux ; car, il faut l'avouer malgré tout ce que l'on a écrit
jusqu'à ce jour, il est bien des faits relatifs à l'amaurose,
qui sont entourés d'une grande obscurité , circonstance qui
a fait nommer cette maladie le tourment des médecins et
l'opprobre de l'art. Cependant le pronostic peut varier selon la diversité du caractère de la maladie et surtout sur
son ancienneté : Beer (1) avait déjà observé que l'amaurose
ancienne ou complétement formée guérissait rarement ; il
en est de même de celles qui tiennent à des lésions organiques , oculaires , nerveuses ou cérébrales. Le pronostic
sera moins grave lorsque l'on pensera que la maladie est le
résultat d'une congestion sanguine des vaisseaux du cerveau ou de ceux de l'œil produisant seulement une compression sur les couches optiques de la rétine, parce
qu'il est beaucoup plus facile de détruire la cause. L'amaurose torpide est plus grave que la congestive, parce qu'elle
est presque toujours plus ancienne et qu'elle est fréquemment le résultat d'une autre maladie ou de la mutation
d'une amaurose primitivement congestive ou arthritique.
Ce pronostic deviendra tout-à-fait fâcheux lorsqu'à la ma-

(1) Beer, ouvr. cité.

ladie se joint une prédisposition héréditaire ou une complication d'un virus constitutionnel. Si les causes qui ont produit la maladie, ont profondément lésé les nerfs propres à
l'œil et à ses annexes, on peut à coup sûr aggraver son pronostic ; il en sera de même lorsque la cécité est complète ,
quand la constitution est détruite par la misère ou par une
autre maladie. Enfin lorsque la maladie est due à la suppression d'une hémorrhagie habituelle, d'un exanthème ,
d'un ulcère , on aura beaucoup de chances heureuses de
guérir les malades , lorsqu'on sera parvenu à rappeler l'é-
coulement , la suppuration ou les fonctions de la peau.

Toutes les fois que l'on a à pronostiquer sur le caractère
d'une amaurose, il faut tenir compte de ses complications
ou de la maladie qui l'a produite. Lorsqu'elle se lie à une
affection profonde du cerveau ou de la moelle épinière, il
reste peu d'espoir : cependant j'ai vu des inflammations aiguës du prolongement rachidien , suivies d'amaurose consécutive, disparaître complétement , tandis que l'amaurose
persistait , et d'autres fois l'amaurose guérir tandis que la
miélite avait persisté.

Traitement. C'est dans le traitement de l'amaurose qu'il
est nécessaire que le médecin fasse jouer tous les ressorts
de son génie pour guérir une maladie dont les causes sont
si variées , l'existence si opiniâtre et le traitement si incertain : c'est surtout en tenant compte de l'individualité
des malades et surtout de la forme que revêt la maladie,
que le praticien peut espérer.

Ainsi toutes les fois que l'on aura à traiter une amaurose
de nature congestive siégeant sur un individu pléthorique,
soumis à des causes qui font porter le sang vers la tête,
l'indication la plus naturelle, est évidemment de diminuer
non seulement l'afflux du sang au cerveau , mais encore la
masse du sang dans cet organe que des congestions réitérées et une irritation vasculaire pourrait y avoir accumulé.
C'est pour cette raison que l'on insistera sur les saignées ,

snrtout sur la saignée du pied ; il faut en général que l'é-
vacuation soit abondante : on réitérera selon l'occurrence.
J'ai vu grand nombre d'amauroses congestives céder sponta-
nément à ce moyen : Richter (1) raconte qu'une femme atteinte d'amaurose à l'époque de la suppression des règles,
recouvra spontanément la vue après une saignée de pied.
Les saignées générales ne sont pas toujours suffisantes pour
faire disparaître la maladie ; il faut alors leur adjoindre la
saignée locale ; on appliquera les ventouses scarifiées à la
nuque, aux tempes, derrière les apophyses mastoïdes;
des sangsues le long du trajet de la veine jugulaire : mais
pour que les saignées locales offrent quelque avantage, il
faut, ainsi que l'observe judicieusement Samuel Cooper (2),
que l'on ait produit une évacuation suffisante avec la lancette. Le professeur Scarpa retirait de très-grands avantages de l'application de sangsues dans les narines : il avait
été mis sur la voie de cette médication par l'observation
d'un certain nombre de guérisons d'amaurose congestive,
guéries spontanément à la suite d'une épistaxis abondante.
J'ai observé plusieurs cas analogues, en raison desquels
j'ai appris à compter beaucoup sur la saignée des veines
du nez : Richter (3) avait observé de même un grand nombre de guérisons résultats d'hémorrhagies nasales : la plus
remarquable est celle d'une jeune femme aveugle depuis
plusieurs semaines, qui recouvra immédiatement la vue à
la suite d'une hémorrhagie nasale spontanée. Chez les individus d'une mauvaise santé, les évacuations sanguines
sont mal supportées, et comme il est cependant nécessaire
de combattre la congestion cérébrale, il faut alors révulser
fortement sur les extrémités inférieures, y déterminer une
congestion permanente qui puisse contrebalancer celle du
cerveau. Ici donc, trouvent leur place les ventouses sèches,

(1) Richter, ouvr. cité, pag. 442.
(2) Samuel Cooper, Dict. cité, pag. 20.
(3) Richter, ouvr. cité, pag. 443.

larges et multipliées, que l'on peut toujours remplacer avec avantage et avec un effet plus durable par l'instrument pneumatique du docteur Junod. On peut activer cette dérivation inférieure, par l'application de sacs enduits de caoutchouc, qui élèvent la température des membres inférieurs et y provoquent ainsi une concentration sur eux : on peut même appliquer de grandes compresses trempées dans l'alcool sinapique avec la précaution de les enlever avant que l'épiderme ne soit soulevé. Les purgatifs drastiques jouent un grand rôle dans l'ensemble du traitement annticongestif, toutes les fois que l'état du canal intestinal p ermet de lesadministrer.

Lorsque l'amaurose est produite par la suppression des règles ou des hémorrhoïdes, il faut chercher à les rappeler : dans le premier cas il faut appliquer des ventouses scarifiées aux cuisses, des sangsues aux grandes lèvres. Richter (1) rapporte ungrand nombre de guérisons produites par ce moyen ; il insiste surtout sur celle d'une femme aveugle depuis six mois, et qui recouvrait la vue chaque fois que l'on appliquait des sangsues aux parties externes de la génération, ce qui rappelait le flux menstruel : pendant deux heures environ que cette évacuation reparaissait la malade recouvrait la vue, pour la perdre aussitôt après la cessation de l'écoulement. Lorsqu'il s'agit de la suppression des hémorrhoïdes , il faut de temps en temps poser quelques sangsues au siége : depuis quelques années l'on emploie avec de très-grands résultats pour remplir le flux hémorrhoïdal, des ventouses sur l'anus lui-même ;leur action est plus rapide , et souvent pendant leur application on voit les vaisseaux hémorrhoïdaux se crever et donner passage au sang noir plus ou moins abondant. Ce moyen est surtout convenable pour les individus qui redoutent la morsure des sangsues, moins sous le rapport de la douleur

(1) Richter, ouvr. cité, pag. 443.

que sous celui d'une éruption furonculaire dont elles sont quelquefois suivies. A ces moyens, Scarpa (1) ajoutait parfois des fomentations sur les veines hémorrhoïdales. Comme ce célèbre praticien avait observé qu'un grand nombre d'amauroses, suites de suppression hémorrhoïdaires, étaient presque toujours accompagnées d'un état saburral des premières voies, il avait pour habitude de faire suivre l'application des sangsues aux veines hémorrhoïdales, d'un émétique qu'il réitérait au besoin. Il traitait de la même manière les amauroses dépendant seulement d'un embarras du canal intestinal, et il avait soin de recommander à ses élèves de ne pas perdre de vue cette pratique, qui lui avait fourni de si heureux résultats.

On peut souvent accélérer les effets du traitement anticongestif en pratiquant des ablutions d'eau froide sur la tête et spécialement sur les parties qui avoisinent les yeux. Richter vante excessivement ce moyen, et le recommande ainsi que Beer : tous deux veulent, outre les affusions, que le malade prenne des bains d'yeux dans l'eau froide avec la précaution de ne pas pencher la tête en avant.

Traitement de l'amaurose torpide. Lorsque l'amaurose torpide est primitive ou secondaire, elle réclame un traitement stimulant; celui-ci doit être non seulement externe, mais encore interne, il faut alors porter sur l'œil et ses annexes des topiques stimulans, au moyen desquels on cherche à réveiller la sensibilité éteinte, en commençant par des stimulans légers et en passant graduellement à des plus forts, les frictions avec l'éther sulfurique, phosphorique, l'esprit de la corne de cerf. On verse un peu de ces diverses substances simples ou combinées dans la paume de la main, on la frotte contre celle de l'autre côté, et on les rapproche vivement des yeux; l'évaporation se fait avec rapidité, et l'œil devient immédiatement larmoyant. Dans

(1) Scarpa, ouvr. cité, chap. xix.

quelques cas, l'on frictionne les sourcils, les tempes, le pourtour de l'orbite avec des huiles essentielles, des pommades excitantes, dessiccantes même, l'huile d'olive aiguisée avec quelques gouttes de Croton tiglion, de Cajeput. Lorsque ces moyens ne sont point suffisans, il faut recourir à une excitation plus forte, les vésicatoires volans promenés sur le front, les tempes : cette méthode a fourni de nombreux succès : c'est du reste une médication qu'il faut employer pendant fort long-temps et ne point s'en lasser.

M. Gondret a depuis quelques années ramené l'attention des praticiens sur l'ustion sincipitale, sur le vertex dénudé : on applique la pomme ammoniacale, avec la précaution de procéder avec méthode et de ne pas produire les réactions dangereuses assez fréquentes dans cette espèce de traitement. J'ai vu MM. Sanson et Dupuytren employer souvent avec succès l'application du fer rouge. Dans la Revue médicale, on trouve consignées un grand nombre de guérisons, obtenues en Russie par l'application du cautère actuel derrière les apophyses mastoïdes : M. Larrey a retiré de très-grands avantages de l'application de quelques moxas dans le pourtour de l'orbite.

Depuis quelques années l'on a profité des nouvelles expériences faites sur la propriété excitante de la strychnine pour l'employer contre l'amaurose torpide : on a commencé par la donner à l'intérieur en doses fractionnées, puis on lui a associé l'usage des collyres de la même substance, très-vantés par Heyfelder : enfin M. le docteur Schortt d'Édimbourg l'a combiné avec la méthode endémique. Après avoir dénudé le derme dans les environs de l'orbite sur le front ou sur les tempes, on applique soir et matin sur le derme, avec un pinceau à miniature, un sixième de grain de strychnine.

Mon ami le docteur Miguel, qui a employé concurremment cette méthode avec Bennati, préfère de panser le vé-

sicatoire avec une pommade de garou contenant une quantité suffisante de médicamens. La strychnine ayant la propriété de dessécher le vésicatoire, de le faire recouvrir
immédiatement d'une espèce de pseudo-membrane, la
pommade dessiccante entretient la peau dans les conditions
suffisantes pour que l'absorption puisse avoir lieu : malgré
cette précaution, il faut encore avoir soin de râcler le vésicatoire avec une petite spatule d'ivoire.

Lorsque la strychnine commence à agir, elle produit des
soubresauts dans les tendons, l'œil devient le siége de
tremblemens convulsifs : le malade y éprouve des coups,
des secousses; le malade voit des étincelles : ce médicament a besoin d'être employé avec précaution, car il peut
produire des accidens tétaniques. Afin d'en accélérer l'action, on peut placer sur le vésicatoire dénudé des disques
de pile voltaïque que l'on met en rapport.

Richter, Beer, Ware, Scarpa ont vu de très-grands résultats de l'application de l'électricité, surtout dans les
amauroses avec dilatation de la pupille. Il y a quelques
années que M. Magendie retira de beaux succès de l'électroponcture, et M. Fabré-Palaprat rendit par ce moyen, la
vue à un homme qui ne pouvait pas même voir la lumière
du soleil.

On sait que Taylor guérissait les amauroses en friction-
nant la cornée avec une petite pierre ponce, ou une lime
en or : partant de ces faits, dont on ne pouvait révoquer
l'authenticité, M. Serre d'Uzès proposa d'employer contre
les amauroses torpides avec *mydriase*, la cautérisation de
la cornée transparente avec la pierre infernale. Voici comment on procède : avec un crayon de nitrate d'argent très-
aigu l'on fait à la partie inférieure de la cornée transparente, une petite friction dont le résultat immédiat est de
blanchir les tissus : aussitôt que cet effet est produit avec
une affusion d'eau froide, l'on enlève l'excédant du caustique. La douleur est assez vive, et dans un grand nombre

de cas, suivie d'envies de vomir et même de défaillance. La cornée s'enflamme légèrement, le sang y afflue, la tête devient douloureuse et l'œil larmoyant : le lendemain tous les symptômes de congestions ont disparu, mais quelquefois ils persistent et nécessitent l'emploi des saignées : la pupille revient sur elle-même à la deuxième ou troisième cautérisation.

Classifications des amauroses. Après avoir énuméré les causes et symptômes généraux de l'amaurose, il tombe immédiatement sous les sens qu'une affection aussi variée dans ses effets, dans ses formes, doit avoir aussi des origines diverses. L'amaurose n'est point une, et sa classification est encore entourée d'un vague vraiment désespérant, malgré les efforts de Richter et surtout ceux de l'illustre professeur Beer, qui est de tous les ophthalmologistes, celui qui a le plus éclairé l'histoire de cette funeste affection.

M. Sichel vient à son tour de tenter une classification qui a une grande analogie avec celle de Beer, mais qui, selon moi, n'a fait que multiplier des espèces, sans que cette multiplication soit basée sur des caractères assez tranchés pour former des genres nouveaux et leurs divisions subsidiaires. Pour articuler un fait à l'appui de mon opinion, je demanderai seulement comment il est possible de séparer l'amaurose rétinienne de l'amaurose du nerf optique, en les supposant toutes deux d'origine congestive ou inflammatoire. Si, pour la plupart des anatomistes contemporains, la rétine n'est que l'expansion du nerf optique, comment cette expansion pourrait-elle être enflammée sans que le nerf lui-même y participât ? Comment enfin séparer l'amaurose congestive de l'inflammatoire et de la nerveuse ? C'est tout-à-fait irrationnel, surtout quand, comme M. Sichel, on dit en parlant de cette troisième sous-espèce : « elle se caractérise par les symptômes généraux » de l'amaurose irritative, nerveuse ; leurs causes sont les

» mêmes, de sorte qu'il ne nous reste presque rien à dire
» sur cette espèce (1). »

L'esprit qui a dirigé M. Sichel dans cette classification
est sous l'influence de la proposition qui est en tête de son
ouvrage, ainsi conçue : « Il serait à désirer qu'on parvînt
» en médecine à fonder un système semblable à celui qui
» est généralement adopté en histoire naturelle. »

Cette proposition trouve une réfutation péremptoire, dans
les entraves qu'éprouvent les naturalistes pour légitimer
leurs systèmes : au point qu'après avoir rassemblé dans un
genre très-vaste, des familles qui n'ont aucune ressemblance, ils sont forcés pour s'entendre, de défaire aujour-
d'hui, ce qu'ils ont fait autrefois : je citerai un seul exemple,
celui de la famille des passereaux (2). Jusqu'à ce que l'on
ait fait une classification de l'amaurose exempte de ces inconvéniens, nous préférons suivre les grandes divisions
tracées par le professeur Beer.

« Beer reconnaît quatre espèces d'amauroses ; il appelle
» vraie celle qui existe sans complication, et dont le sym-
» ptôme pathognomonique consiste particulièrement et ex-
» clusivement dans un affaiblissement ou dans la perte to-
» tale de la vue, sans aucune altération morbide dans le
» tissu organique de l'œil.

» Dans la seconde, outre la diminution ou la perte totale
» de la vue, il existe des symptômes manifestes de la ma-
» ladie organique de l'œil.

» Dans la troisième on observe à la fois les principaux
» symptômes mentionnés ci-dessus, c'est-à-dire l'affai-
» blissement ou la perte totale de la vue ; de plus, des al-
» térations dans la forme, dans la texture de l'œil, et spé-
» cialement dans les fonctions des parties sensibles de cet
» organe.

(1) Sichel, ouvr. cité, p. 682.

(2) Dorbigny, *Recherches sur la classification du genre Passereau.*
Paris, 1838.

» Enfin, Beer dit qu'il rencontre souvent des amauroses
» dans lesquelles il retrouve, plus ou moins combinés,
» tous les caractères morbides qu'offrent les trois espèces
» précédentes (1). »

Première espèce d'amaurose. Le célèbre professeur de
Vienne observe que, l'amaurose vraie, sans complication,
avec absence de toute complication visible, est très-rare,
parce qu'il n'y a dans cette amaurose que lésions des propriétés vitales, le nerf optique et la rétine sont altérés ; ce
qui le prouve, c'est que les autopsies les plus minutieuses
n'ont fait rencontrer aucune altération, soit au dedans, soit
au dehors du globe. Suivant Beer, il faut encore diviser l'a-
maurose vraie en amaurose par excès de vitalité et en
amaurose par excès de faiblesse. Ces deux affections se
caractérisent par les symptômes généraux suivans : 1° Absence de tout symptôme indiquant un changement dans
l'organisation, la forme, la couleur et l'aspect de l'œil malade ; 2° strabisme léger produit par le vague de la vision,
surtout lorsqu'un œil est sain ou moins malade que l'autre :
Fischer (2) considère ce signe comme le plus sûr de l'a-
maurose ; 3° le malade est tourmenté par diverses abé-
rations visuelles telles que vision de mouches, de filets,
de nuages, mais ces symptômes n'existent qu'au début de
la maladie ; 4° photopsie continuelle, même lorsque les
yeux sont fermés, phénomènes persistant après que la cécité est devenue complète ; 5° accroissemens journaliers et
non interrompus de l'affaiblissement de la vue ; 6° enfin,
lorsqu'il s'agit d'une amaurose *monocle*, la pupille de
l'œil malade se dilate et reste immobile, insensible à la
lumière aussitôt que l'on recouvre l'œil sain (3).

A. *Amaurose vraie et non compliquée avec excès de sensibilité.* Cette espèce d'amaurose a deux périodes : dans la

(1) S. Cooper, diction. cité.
(2) Fischer, d'après Fabini.
(3) Beer, ouvr. cité.

première, jamais le malade ne devient aveugle, ce n'est que dans la seconde période qu'il perd la vue ; il est fort difficile toutefois de bien saisir l'époque intermédiaire qui les distingue. La première se caractérise par les symptômes suivans : Plénitude et tension du globe de l'œil, photopsie, mal de tête opiniâtre dont la persistance produit toujours un affaiblissement gradué dans les fonctions visuelles ; la face est rouge et injectée, le malade croit avoir devant les yeux des mouches flottantes, des réseaux, des bandes qui paraissent lumineux dans l'obscurité, tandis qu'au soleil ou à la lumière leur aspect est complétement noir. Ces phénomènes augmentent sous une influence congestive, le mal de tête est parfois intermittent : la constipation opiniâtre, les efforts de garde-robe aggravent la maladie ; peu à peu le malade perd la faculté de voir, ses maux de tête prennent une telle intensité que le malade dit que sa tête éclatera tant elle lui semble gonflée et distendue.

Cette maladie existe ordinairement chez les hommse forts et pléthoriques, dont le col est court et les yeux saillans ; elle est produite par toutes causes qui tendent à porter le sang vers la tête : le professeur Beer pense que l'action de coucher la tête basse y prédispose singulièrement.

Cette maladie se montre aussi fort souvent pendant le cours des fièvres typhoïdes.

Cette affection est toujours grave dès qu'elle résiste à un traitement convenable : l'espoir de guérison, ne peut guère se conserver, que lorsqu'elle est prise à son début. Beer n'a jamais vu guérir celle qui survenait dans le typhus : par contre, il a observé un grand nombre de guérisons, lorsque la maladie était produite par une idiosyncrasie, qu'il était parvenu à détruire ; dans quelques cas elle n'est souvent que le signe avant-coureur de l'affaiblissement des facultés mentales, qui dégénère en véritable folie.

Traitement. La première indication a remplir consiste à

combattre la congestion, par les moyens que nous avons indiqués en parlant des généralités, on leur associera le repos absolu des yeux, l'immobilité du corps, mis dans la supination : chez les malades affectés du typhus on interceptera la lumière au moyen d'une visière ou d'un voile. Dans la seconde période, il faut remplacer le traitement antiphlogistique, par des applications topiques éthérées, des rubéfians promenés sur le front, on ajoutera à ces moyens un régime fortifiant, une exercice modéré ; on terminera le traitement par l'usage des toniques et des eaux ferrugineuses.

B. *Amaurose simple sans complication avec affaiblissement de la sensibilité du nerf optique.* Cette maladie débute tout autrement que celle dont nous venons de nous occuper. Celle-ci se développe peu à peu sans phénomènes congestifs, sans douleurs dans les yeux ; seulement le malade s'aperçoit que sa vue diminue, les symptômes de cet affaiblissement se traduisent par la scotomie, le visus réticulatus, sans photopsie. Cette maladie débute souvent par une cécité nocturne, avec des phénomènes intermittens d'accroissement, ou de diminution des facultés visuelles : les malades recherchent la grande lumière, rien dans l'œil n'annonce la maladie, pas même le léger strabisme dont nous avons parlé plus haut. Cette maladie augmente brusquement, sous l'influence des peines de l'âme, des excès de tous genres, et elle est presque toujours liée à une détérioration de la constitution : voici, selon le professeur Beer, les causes qui produisent le plus souvent cette maladie :

1° Les commotions physiques, et surtout morales du cerveau ;

2° L'affaiblissement produit par des pyorrhées ou des spermatorrhées excessives, les hémorrhagies et l'allaitement prolongés ;

3° L'habitation dans des lieux obscurs, avec inaction absolue de l'œil, des excès de travail faits dans la jeunesse, les grossesses coup sur coup et la décrépitude : l'ébranlement de tout l'organisme par les fièvres typhoïdes et les diarrhées colliquatives ;

4° Enfin, la misère et l'abstinence prolongée.

Le pronostic de cette espèce d'amaurose est peu favorable en général. Il est bien difficile de pouvoir reconnaître avec exactitude les causes diverses qui pourraient faire venir cette maladie, il est bien plus difficile encore de soustraire les malades à ces causes, lorsqu'elles sont connues. A la suite de la disette de 1817, un grand nombre d'individus épuisés par la faim, et les privations de toute espèce, perdirent la vue, et lorsque l'abondance fut revenue, bien peu la recouvrèrent. Beer avait déjà observé que dans les hôpitaux et chez les individus pauvres cette maladie était incurable : le même praticien recommande de diriger contre cette maladie le même traitement que dans la seconde période de l'amaurose, qui précède. Lorsque la maladie est attribuée aux conséquences de la misère et de l'abstinence, il faut surtout insister sur un régime réparateur : en 1817 mon père combattit avec beaucoup d'avantages des amauroses de ce genre, en faisant boire aux malades une bière composée avec l'écorce d'hippocastane, la racine de gentiane et les baies de genièvre.

C'est dans cette espèce d'amaurose que l'on peut recourir à la méthode excitante active, sans craindre les phénomènes de réaction.

Seconde espèce de Beer. OEil de chat amaurotique, ou absence du pigment noir de l'œil. Le professeur Beer a donné le nom d'amaurose, ou œil de chat, à une maladie avec diminution de la vue, dans laquelle on voit au fond de l'œil une tache à reflet chatoyant, offrant quelques uns de ces phénomènes d'irisation, si fréquemment observés, chez quelques animaux du genre félis, lorsque leurs yeux se trouvent dans des conditions particulières et dans des lieux peu

éclairés. La tache dont nous venons de parler se trouve
plus ou moins profondément dans l'œil : dans la première
période de la maladie la pupille conserve sa forme ordinaire ; l'iris, sa mobilité : à mesure que la maladie augmente, les mouvemens de l'iris deviennent paresseux , in-
certains, le fond de l'œil paraît gris, jaune-ambré, quelquefois rougeâtre. Il est bien difficile d'assigner une place
fixe à l'opacité : lorsque le cristallin est sain, il modifie
par sa présence les effets lumineux et fait paraître très-
profondément ce qui est très-près de lui et *vice versâ* :
c'est ici l'occasion de rappeler quelques expériences faites
par le professeur Panizza , et que j'ai soin de répéter dans
mes cours, afin de mettre les jeunes médecins en garde
contre les illusions optiques dont ils peuvent être victimes.

D'après ces expériences, il est facile de se convaincre
que le diagnostic des profondeurs de l'œil est soumis à de
grandes difficultés , circonstance qu'un jeune oculiste allemand du plus haut mérite, le docteur Canstatt (1), a examinée avec beaucoup de soin dans un mémoire uniquement
consâcré à l'étude de ces diverses colorations. L'anatomie pathologique m'est venue plusieurs fois en aide pour
me prouver la justesse des observations du professeur Panizza ; je me bornerai à rappeler ici sommairement trois
faits : Le premier eut lieu sur l'œil d'une vieille femme ,
qui succomba en 1820 , dans le service du professeur An-
fouri , à l'hôpital Saint-Jean de Turin : pendant sa vie
j'avais observé un œil de chat amaurotique très-bien développé : après sa mort les mêmes phénomènes existaient,
j'examinai son œil avec beaucoup de soin et je ne trouvai
rien d'extraordinaire, si ce n'est, une teinte légèrement citrine du cristallin avec transparence parfaite, la capsule
postérieure était légèrement opaque et la partie postérieure de l'humeur vitrée complétement saine , le pigment
noir existait partout en aussi grande abondance qu'à l'état

(1) *Bulletin de la Société de médecine de Gand* , 1835.

normal : toutefois, quand on mettait le cristallin en place sur la capsule, le chatoiement reparaissait à une grande profondeur, phénomène qui disparaissait chaque fois que le cristallin était enlevé.

Le second fait analogue me fut offert sur l'œil d'un jeune enfant qui succomba à une fièvre cérébrale, à la suite d'une répercussion de rougeole, et chez lequel la maladie se présenta avec les mêmes circonstances que le précédent. Enfin le troisième a été rencontré sur les deux yeux de [madame la marquise de M***, que j'avais examinée avec soin de son vivant et qui portait sur les deux yeux des reflets d'œil de chat amaurotique. Cette dame avait été atteinte d'un commencement de cécité amaurotique et fut traitée par M. Lattier de La Roche, comme affectée de cataracte : la malade ayant succombé plus tard à une affection du bas-ventre, il me fut permis d'examiner les yeux assez sains, comme dans les deux cas qui précèdent. Le cristallin était jaune-ambré, toute la capsule était saine, l'humeur vitrée intacte, la rétine normale ; mais, par contre, la choroïde était singulièrement décolorée au fond de l'œil surtout. Ce cas cependant n'avait dans ses lésions, de l'analogie avec les autres, que par la couleur citrine du cristallin, et cependant les mêmes phénomènes de chatoiement se présentaient avec une identité parfaite à celle des cas où la capsule était légèrement malade.

Revenons maintenant à la maladie qui nous occupe. Lorsque l'affection est tout-à-fait avancée, l'iris devient complétement immobile : quand on examine l'œil dans un lieu médiocrement éclairé, la tache prend une teinte plus métallique, et le professeur Beer affirme que l'on voit au fond de l'œil un plexus veineux : ce professeur a donné dans son livre (1) un admirable dessin de cette amaurose, pris d'après nature, mais qui peut bien être le résultat d'une illusion optique.

(1) Beer, ouvr. cité, tom. II, pl. iv, fig. 1.

Quelques auteurs ont cru voir dans les phénomènes
chatoyans du fond de l'œil, un commencement de fongus
médullaire, ce qui me paraît tout-à-fait exagéré : c'est ce
que je pense avoir prouvé en parlant de cette maladie. Il est
bien difficile d'assigner à l'amaurose chatoyante une cause
précise : l'absence du pigment noir n'est pas suffisante
pour la produire, puisque les albinos, qui en sont complétement dépourvus, voient très-bien, toutes les fois
qu'ils sont placés dans un jour très-modéré. Le professeur
Beer observe que cette maladie existe surtout, chez les
phthisiques, chez les individus atteints de marasme ou de
dépérissement extrêmes, circonstance existant chez les
trois individus dont j'ai examiné les yeux.

Le traitement que l'on doit diriger contre cette maladie
se ressent de l'incertitude où l'on est sur les causes qui la
produisent. Le professeur Beer recommande d'employer
tous les moyens capables de fortifier la constitution ; mais
il avoue que jamais il n'a vu cette maladie guérir ou même
rétrograder (1).

Troisième espèce d'amaurose et ses variétés.

A. *Amaurose produite par l'abus des amers, par l'empoi-
sonnement avec les substances métalliques ou végétales.* Cette
espèce d'amaurose présente deux périodes distinctes, celle
d'apparition et celle de développement. Tenant à des causes tout-à-fait accidentelles, leur persistance ou leur
brusque soustraction peut influer sur la durée de la maladie et sur son intensité. Au début on observe des symptômes congestifs, non seulement dans les vaisseaux de la
conjonctive, mais encore dans ceux de la sclérotique, avec
sentiment de plénitude dans l'œil, dilatation considérable
dans la pupille, immobilité de l'iris. Je n'ai jamais observé
un changement de couleur dans les profondeurs de l'œil

(1) Beer, ouvr. cité, tom. II, pag. 498.

signalé par Beer : à l'exemple de Weller (1), de Tanquerel
des Planches (2) , j'ai toujours remarqué que l'œil était
d'un beau noir ; il existe presque toujours un tremblement
dans les membres. Dans la seconde période, la cécité est
complète, l'iris déformé, ovale dans la direction du diamètre bi-temporal , ayant une forme pareille à celle des
animaux ruminans : il existe dans les membres quelques
mouvemens cloniques et plus souvent des paralysies : il
n'est pas rare de voir simultanément quelque autre sens
aboli : cette maladie peut exister avec la colique des peintres ou sans elle.

Cette affection est produite par l'abus des substances
amères , telles que la chicorée torréfiée (3) , le quassia
amara et la fève Saint-Ignace ; la belladone, la stramoine et la
jusquiame peuvent produire cette maladie. Le professeur
Borda rapportait dans ses cours, que plusieurs enfans qui
s'étaient empoisonnés en mangeant du bois de belladonne
et d'if (*taxus baccata*) restèrent complétement amaurotiques. Plusieurs individus empoisonnés par les endormeurs,
avec du vin contenant de la pomme épineuse, furent pendant
long-temps privés de la vue : un homme encore vivant et
que je connais, ayant voulu s'empoisonner avec la noix vo-
mique, fut paralysé complétement des extrémités inférieures et amaurotique du côté droit ; depuis dix ans ces organes n'ont point recouvré leurs fonctions. Chaque jour l'on
voit à la Charité, des peintres en bâtimens , des fabricans
de céruse et autres produits du plomb, arriver à cet hôpital avec des amauroses saturnines : enfin les individus
soumis à l'usage des vins frelatés par les oxydes de plomb,
éprouvent les mêmes accidens.

Lorsque les substances délétères n'ont pas agi trop

1) Weller, ouvr. cité, p. 28.

(2) Tanquerel des Planches, expérience 1838.

(3) En Belgique, où l'on fait un grand usage de chicorée , l'amaurose n'est pas plus fréquente qu'ailleurs.

long-temps, ou que leurs doses n'étaient pas trop considérables, on peut espérer de guérir ; mais si la persistance de l'afflux du sang vers l'organe a déterminé des altérations organiques, la maladie est au dessus des ressources de l'art.

Dans le traitement, il faut toujours avoir égard aux phénomènes prédominans : combattre la congestion par les moyens sur lesquels nous avons si souvent insisté : chercher à neutraliser l'action des remèdes stupéfians, par l'emploi de quelques excitans, dits fusibles, tels que le camphre, le musc et le vin de quinquina. La paralysie saturnine ainsi que l'ileus doivent être attaqués, selon l'indication, par les antiphlogistiques, ou le traitement, dit de la Charité, que M. Gendrin (1) a remplacé en beaucoup de circonstances, et avec de grands avantages, par l'usage de la limonade sulfurique concentrée. C'est en me dirigeant d'après ces indications, que, dans l'amaurose saturnine, je soumets les malades à des bains généraux et à des douches d'hydro-sulfure de potasse dissout dans l'eau, avec excès d'acide.

B. *De l'amaurose symptomatique, de l'épilepsie, des convulsions et de la chorée.* Les personnes sujettes aux attaques d'hystérie, d'épilepsie, sont souvent en proie à des phénomènesamaurotiques, qui se présentent sous deux aspects différens : tantôt l'amaurose précède les accès et disparaît avec eux, tantôt elle se manifeste pendant l'attaque ou immédiatement après : cette maladie se représente tantôt sur un œil, tantôt sur les deux yeux : la pupille reste dilatée et très-noire, lors même que la maladie est devenue incurable et suivie d'une cécité complète. Le plus ordinairement les phénomènes amaurotiques persistent ; seulement, quelques jours après l'accès, ils sont accompagnés de douleurs de tête, de pesanteur dans la région des sourcils.

(1) Traitement de la colique de plomb par les sulfures et hydro sulfures.

L'œil ne se meut pas facilement dans sa cavité, il est quelquefois atteint d'un léger strabisme qui augmente pendant les accès convulsifs : la pupille est tantôt dilatée, tantôt oscillante : les paupières sont affectées de nystagme : cette espèce d'amaurose amène rarement la cécité complète. A la même espèce d'amaurose se rattache celle qui est sympathique d'une affection aiguë ou chronique de la moelle épinière : j'ai vu plusieurs individus atteints de myélite qui furent complétement amaurotiques, pendant toute la durée de la maladie, la cécité disparut en même temps que l'inflammation intra-vertébrale, souvent dans le cas de déviation, de ramollissement des vertèbres, l'on voit apparaître des phénomènes amaurotiques qui suivent la marche de la maladie. Lorsqu'on soupçonne la présence d'une amaurose spinale, il faut examiner avec soin la colonne vertébrale et promener sur tout son trajet des corps très-chauds ou très-froids, qui déterminent presque toujours une douleur ou ou tout au moins une sensation désagréable dans le point malade : cette dernière espèce est beaucoup plus grave que les autres. Le traitement de ces diverses variétés est subordonné aux symptômes prédominans. Quand il existe un état aigu très-prononcé après les évacuations sanguines générales, l'on fera très-bien de poser des sangsues le long du rachis. MM. Serre et Lisfranc ont obtenu des résultats très-satisfaisans de cette médication dans la chorée et l'épilepsie (1). Bergamaschi et Borda (2) faisaient appliquer des ventouses scarifiées tout le long de la colonne vertérale : quand la maladie a passé à l'état chronique, on emploie avec avantage les vésicatoires et les moxas.

C. *Amaurose symptomatique des maladies de l'estomac et des viscères abdominaux.* Cette espèce d'amaurose, que quelques auteurs nomment abdominale, se lie toujours à un dérange-

(1) *Annuaire médico-chirurgical*, 1829.
(2) Bergamaschi, *Della mielitide stenica*, Milano, 1821.

ment du canal intestinal, ainsi que l'a observé Beer. Le caractère principal de cette variété consiste dans la marche excessivement lente de cette maladie, qui met quelquefois dix ou quinze ans à parcourir ses périodes : la pupille est presque toujours d'un noir transparent, mais pâle : l'iris n'est impressionnable, que sous l'influence d'une certaine lumière, et il est un peu bombé en avant : la sclérotique est terne et entourée de vaisseaux variqueux. Cette amaurose se termine rarement par une cécité absolue, les malades voient comme à travers un réseau : elle est presque toujours accompagnée de maux de tête et de dérangement des facultés digestives. Cette maladie fut très-commune en 1817, après l'espèce de famine qui força les habitans de quelques contrées à manger de mauvais herbages et des céréales avariées : elle est souvent produite par la présence des vers dans le canal intestinal. Dans certains localités, où le tænia est commun, comme sur les bords du lac de Genève, par exemple, cette amaurose est très-fréquente : quelques grossesses et surtout la suppression des règles la produisent fréquemment.

Le traitement de cette affection consiste dans l'éloignement des causes qui l'ont produite, dans les moyens qui peuvent rétablir dans son état normal le canal intestinal, tels qu'une bonne nourriture chez ceux qui ont souffert de la faim. Si ce dérangement a lieu par des entozoaires, on les attaquera par des moyens connus, et surtout par l'huile de foie de morue, sur laquelle nous avons tout récemment appelé l'attention des praticiens (1). C'est dans des amauroses de cette espèce, que l'on obtient de grands résultats de l'emploie du tartre stibié : s'il existe des congestions, on les combattra par une médication convenable. On rappellera les règles supprimées : les expériences de M. Furnari, les miennes et celles de M. Sellier, ont prouvé

(1) *Bulletin thérapeutique.*

l'action éminemment emménagogue de la solution alcoolique de cyanure d'or (1).

D. *Amaurose dépendante d'une éruption cutanée, d'une attaque de goutte, d'un rhumatisme ou d'une suppuration habituelle.* Cette maladie se montre fréquemment chez les individus atteints d'un exanthème aigu qui n'a point accompli ses périodes habituelles : c'est surtout à la suite de la répercussion, de la scarlatine, de la rougeole et des miliaires qu'elle se montre le plus souvent. Rarement la cécité est complète, l'iris est immobile et excessivement dilaté : les mêmes phénomènes se présentent lorsque la maladie coïncide avec la suppression d'une éruption habituelle et d'un écoulement muqueux des narines : j'ai vu plusieurs amauroses dues à cette dernière cause.

Lorsque la maladie est le résultat d'une affection goutteuse et rhumatismale, la pupille est quelquefois ovale, mais ce phénomène est loin d'être constant ; l'on observe plutôt une teinte jaunâtre de la sclérotique, accompagnée d'un état variqueux de ses vaisseaux : cette espèce d'amaurose est moins grave que les autres, parce qu'il est plus facile de combattre ses causes. Les principales indications à remplir consistent à rappeler les éruptions supprimées, à rétablir la suppuration et à porter le rhumatisme ou la goutte sur les membres. Lorsque les muqueuses des narines antérieures et postérieures ne sécrètent plus le mucus nécessaire, c'est le cas de recourir aux poudres sternutatoires et à l'inspiration des vapeurs aromatiques.

Quatrième espèce d'amaurose et ses variétés. Amaurose traumatique. Nous appelons avec Beer amaurose traumatique celle qui est causée par une blessure grave du globe de l'œil, du cerveau et des nerfs de la face. Cette maladie est excessivement fréquente : les faits rapportés par Petit de Namur, Demarchi, se retrouvent journellement, et j'en ai cité un assez grand nombre en parlant des blessu-

(1) *Lancette française.*

res des nerfs sourciliers. Cette espèce d'amaurose est toujours très-grave, il faut diriger contre elle le même traitement que contre les blessures des sourcils et de l'orbite. MM. Magendie et Fabré-Palaprat ont retiré dans cette espèce d'amaurose de très-grands avantages de l'électroponcture : Beer et Veller regardent comme un symptôme très-défavorable le strabisme et la déformation qui l'accompagne (1).

On pourrait étendre à l'infini la classification des amauroses ; mais je me suis renfermé dans un cadre aussi étroit que possible. Espérons que l'intéressant travail de Blasius (2) jettera un jour nouveau, sur cette affreuse maladie.

(1) Beer et Veller, cité par Guthrie, p. 102.
(2) Blasius, *Handwort. der gesamt chirurg. and augenheilkunde.*

AFFECTIONS SYPHILITIQUES

DE L'OEIL.

Dans les grandes villes l'on rencontre si souvent la syphilis, que les hommes de l'art ont pour habitude de considérer et de traiter comme syphilitiques beaucoup d'affections douteuses.

J. Cloquet, *Leçons cliniques*, 1837.

A l'exemple de Lawrence (1), nous avons préféré consacrer un article spécial aux affections syphilitiques de l'œil, afin que d'un coup d'œil le praticien pût les embrasser. Protée insaisissable, la syphilis vint compliquer, agraver les affections les plus simples en apparence. Après dix, quinze, vingt ans, elle apparaît tout à coup et imprime à une maladie ordinaire les stigmates caractéristiques de sa présence.

Les affections les plus fréquentes de l'œil, sont l'iritis syphilitique, l'ophthalmie gonorrhoïque, les ulcérations des paupières et les dartres syphilitiques ou syphilides.

DE L'IRITIS SYPHILITIQUE.

Parmi les iritis dues à des causes spécifiques, il faut placer en première ligne celle qui reconnaît un principe vénérien, parce que cette cause occasionelle de l'iritis est très-fréquente, et qu'elle porte avec elle des caractères si

(1) Lawrence, *On the venereal diseases of the eye.* London, 1830.

tranchés, qu'il est presque impossible de les méconnaître, ce qui est d'autant plus important, que, pour arrêter une affection promptement désorganisatrice de l'organe de la vision, il est de toute nécessité de recourir à un traitement spécifique.

Plus que toute autre espèce d'iritis, la vénérienne a été long-temps inconnue en France, et à peine en trouve-t-on des traces dans le grand Dictionnaire des Sciences médicales de Panckoucke. En 1820, un médecin allemand, Muller, y consacra quelques pages dans un excellent recueil qui n'a eu que quelques mois d'existence (1), et qui était destiné à rendre de très-grands services à la science. Depuis le concours ouvert par la société médico-pratique, plusieurs thèses ont été soutenues sur ce sujet.

Ceux qui ont nié l'influence de l'action spécifique des virus sur les ophthalmies, n'ont qu'à suivre avec soin les phénomènes de l'iritis syphilitique; car, sans contredit, et de l'avis de tous les ophthalmologues modernes, c'est la maladie de l'œil qui mérite le mieux cette qualification, et qui offre les caractères les plus tranchés de l'affection vénérienne. Ces caractères deviendront d'autant plus évidens, que rien n'est plus rare qu'une iritis syphilitique exempte de toute affection générale; car c'est presque toujours à la suite d'une infection constitutionnelle que la maladie de l'iris se présente.

Il faut cependant admettre deux espèces d'iritis syphilitiques, la primitive et la secondaire. Ces deux divisions sont basées sur ce que la première affection offre à un oculiste ou à un médecin exercé des caractères tellement tranchés, qu'il peut les reconnaître à la première vue; quant à la seconde, elle n'arrive que peu à peu, consécutivement à des symptômes inflammatoires simples, rhumatismaux ou catarrhaux.

(1) Guillié, *Bibliothèque ophthalmique* citée.

En effet, il n'est pas rare de voir une iritis se développer spontanément chez un individu portant avec lui des signes évidens de diathèse vénérienne générale, dans ces cas, sans recourir aux signes commémoratifs, ou diagnostiques de la maladie à la première vue : dans d'autres circonstances, plus rares à la vérité, l'iritis se présente seule et comme unique indice de l'affection spécifique.

Parmi les médecins de la capitale qui ont acquis au plus haut point la puissance du diagnostic des complications vénériennes des maladies de l'œil, il faut placer M. Biett : ce dermatophile distingué a souvent reconnu *ab ovo* des iritis syphilitiques, que des chirurgiens de Paris n'avaient considéré que comme de simples ophthalmies.

Rien n'est plus commun, au contraire, que de voir l'iritis se développer chez des individus qui sont depuis long-temps affectés d'affection vénérienne, plus ou moins grave, plus ou moins rebelle, et qui souvent a disparu trop vite par un traitement palliatif, pour reparaître ensuite. Nouveau protée, dont chaque transfiguration sacrifie quelquefois un organe, ou le modifie, en lui imprimant le stigmate indélébile de sa spécificité.

Caractères généraux de l'iritis syphilitique. Lorsqu'on réfléchit à la nature intime de la membrane qui tapisse les chambres de l'œil, à l'activité avec laquelle elle sécrète et absorbe continuellement un fluide hyalin, l'on ne peut ni méconnaître son analogie intime avec les autres membranes séreuses, ni le rapport extrême qui existe dans les maladies qui leur sont propres. Ne savons-nous pas malheureusement, que l'inflammation des séreuses se révèle quelquefois par des signes bien tardifs, bien obscurs, et que les désordres rendus évidens par l'autopsie sont souvent en rapport inverse des phénomènes perçus pendant la vie. D'un autre côté, le caractère le plus tranché de l'inflammation des séreuses n'est-il pas l'exsudation d'une lymphe albumineuse, floconneuse, plastique ou coagulable, selon le degré de l'inflammation.

J'ai dû faire précéder ces réflexions pour pouvoir ensuite dire que l'on ne découvre pas toujours dans l'iritis syphilitique des caractères assez tranchés de l'état inflammatoire, pour expliquer la nature et l'abondance des produits sécrétés. Mais ce que l'on observe dans l'iris, ne le rencontre-t-on pas tous les jours dans l'inflammation lente, obscure du péritoine, du péricarde, de l'arachnoïde et des enveloppes du testicule, etc. ?

Si dans quelques circonstances l'iritis syphilitique s'annonce par des caractères inflammatoires communs aux autres iritis, tels que rougeur du cercle sclérotico-cornéen, photophobie, larmoiement aigu, douleur pongitive dans l'organe, état de gonflement de l'œil, teinte rosacée de la sclérotique, qui s'évanouit à mesure qu'elle s'éloigne de l'anneau vasculaire du pourtour de la cornée, il en est d'autres, où rien de semblable ne se présente. Il existe à peine une légère zonule précornéenne, que l'iris commence à s'obscurcir, à se couvrir d'exsudations, qui se font jour au travers des vaisseaux de l'iris, et qui pour tout praticien exercé, forment un type réel d'affection vénérienne.

Cette sécrétion morbide, que Lawrence ne croit point devoir être nommée coagulable, cette exsudation, dis-je, a lieu tantôt à l'intérieur, tantôt à l'extérieur de l'iris : dans tout cas, elle modifie la forme, les mouvemens, les fonctions de l'iris, de la pupille, et peut apporter un obstacle majeur à la vision.

Symptômes particuliers de l'iritis syphilitique. Dans le plus grand nombre de circonstances, l'iritis syphilitique s'annonce par des symptômes généraux d'ophthalmie rhumatismale ou catarrhale : le petit cercle précornéen, dont nous avons signalé l'existence, s'agrandit, et forme une couronne vasculaire composée de vaisseaux fins et rayonnans, qui s'agrandit, s'éclaircit et disparaît à mesure qu'elle s'avance vers la périphérie du globe.

Peu à peu la conjonctive prend une couleur rouge vineux, ses vaisseaux s'injectent ; mais, en portant à droite ou à gauche cette membrane par le refoulement de la paupière, on distingue facilement le réseau vasculaire de la sclérotique vers le cercle précornéen, qu'il est facile de reconnaître à la forme, à la couleur, à la finesse, enfin à la brusque terminaison des vaisseaux, ainsi que nous l'avons indiqué aux caractères généraux de l'iritis simple ou idiopathique. Cette double couronne rosée des tissus sclérotidiens et conjonctiviens persiste quelquefois toute la vie, même après guérison radicale des symptômes spécifiques, et augmente sous la plus légère variation atmosphérique, ou après un petit écart de régime.

A mesure que les symptômes inflammatoires s'aggravent, comme nous l'avons dit plus haut, les rapports intimes qui existent entre l'iris, la cornée et la sclérotique deviennent aussi évidens à l'état pathologique, qu'ils le sont peu à l'état sain, ce qui rend si marqués les effets de l'inflammation de l'iris sur ces parties, et *vice versâ*. En effet, les vaisseaux sclérotidiens s'enfoncent dans la cornée, le sang s'y accumule, et cette membrane perd de sa fermeté, à laquelle elle doit son nom, et qui lui donne sa pellucidité (1).

Or comme cette pellucidité n'est due qu'à la circulation d'une humeur extrêmement tenue dans la texture intime

(1) Ainsi que nous l'avons dit plus haut, c'est dans les belles préparations du professeur Scarpa qu'il faut étudier les modifications apportées à la cornée par l'inflammation. C'est surtout dans les yeux d'un soldat ayant succombé à une arachnitis sympathique de l'ophthalmie égyptienne qu'il faut voir la marche des vaisseaux injectés à l'essence de térébenthine : l'œil droit n'était presque pas malade, et l'injection s'arrêta à l'iris et au cercle précornéen ; dans le gauche, au contraire, atteint de kératite très-aiguë, l'injection traversa la cornée en tous sens et y forma d'admirables anastomoses.

interlamellaire de la cornée, celle-ci commence à se ternir aussitôt que les globules sanguins s'accumulent dans les vaisseaux : cette diminution de la diaphanéité cornéenne est uniforme et non tachetée, comme dans l'inflammation de la membrane de Descemets.

Ainsi que Beer (1), j'admets, contrairement aux opinions de Walther et de Lawrence (2), l'obscurcissement de l'humeur aqueuse, pour en avoir vu des cas très-évidens dans ma pratique praticulière et à l'hôpital des Vénériens dans le service de M. Cullerier oncle, en 1821 et 1822. Si les faits ne venaient point à l'appui de cette opinion de Beer, n'en trouverait-on pas une raison théorique dans la richesse des tissus vasculaires de l'iris, si bien étudiés par Muller (3), Panizza (4) et D'Ammon ?

A cette époque de la maladie, la mobilité de l'iris cesse graduellement pour s'interrompre tout à coup ; la pupille se retrécit ; aussitôt que l'état aigu persiste, elle quitte le centre de la circonférence irienne pour se porter en dedans, et en haut, et non point, comme le prétend Muller (5), invariablement en dedans. Le changement de direction est aussi accompagné de déformation de la pupille elle-même, qui affecte diverses configurations selon la gravité, la durée de la maladie, et que nous avons indiquée à l'article des fonctions de l'iris. La substance de l'iris elle-même se modifie, se boursoufle et se couvre de villosités assez apparentes qui diminuent le diamètre antéro-postérieur de la chambre antérieure : la belle couleur noire de la pupille commence à s'obscurcir, à devenir nébuleuse, variée, chatoyante ; puis l'iris se couvre peu à peu ou subitement

(1) Ouvr. cité, Vienne, 1813.
(2) Lawrence, Ouv. cité, pag. 144.
(3) Muller, *Exposition anatomique et physiologique de l'œil humain.* Vienne, 1819.
(4) Panizza, *Della depressione della cataratta.* Pavie, 1821.
(5) Muller, *Bibliothèque ophthalmologique* citée.

d'une couche de lymphe tantôt jaunâtre, tantôt verdâtre clair. Dans d'autres cas l'iris prend une couleur jaune d'autant plus prononcée que l'œil était d'un bleu clair et vif : lorsque l'iris est gris ardoisé, il revêt une teinte rougeâtre dans toute sa circonférence : la membrane perd son éclat naturel; elle revêt alors une teinte obscure qui fait disparaître à la vue l'admirable lacis de vaisseaux et de fibres qui constituent le caractère distinctif de l'iris. Quand les deux yeux sont atteints, ils se ressemblent en général par l'harmonie de leurs lésions; mais quand un œil est sain, l'effet disparate des deux organes produit un coup d'œil fatigant. Au début de l'exsudation, on ne la rencontre que sur les rebords de la pupille; puis elle gagne graduellement la grande circonférence de la membrane.

Les divers phénomènes sont accompagnés de douleurs dans l'orbite vives, pongitives, ostéocopes ou névralgibues. Les douleurs augmentent à la tombée de la nuit, en forme d'accès, qui durent toute la nuit et qui sont suivis de photophobie, de photopsie et surtout d'un larmoiement très-incommode, qui ne permet pas aux malades de dormir un instant; le calme et l'apyrexie reparaissent avec le jour.

Pour peu que la maladie persiste, il se forme au rebord de la pupille un bourrelet qui fait saillie, et qui est produit par un épanchement dans le tissu même de l'iris. Cet état est presque toujours compliqué d'une sécrétion de lymphe qui se place dans l'espace pupillaire, et qui gêne plus ou moins la vision.

Si les moyens employés pour combattre l'iris syphylitique ne sont pas suffisans, ou si la maladie n'a pas été prise en temps utile, il ne tarde pas à se former au rebord libre de l'iris et dans l'espace pupillaire de petites élévations frangées, digitées, que Muller nomme crista-galli (1), **et**

(1) Muller, ouvr. cité.

que le professeur Beer considère comme de véritables con-
dylomes. J'en ai vu réunis en grappe comme des choux-
fleurs (cawoli-flower), qui refoulaient l'iris en avant, et le
mettaient en contact avec la cornée : quelquefois ils jettent
l'iris de côté, le détachent de la zonule ciliaire et font
irruption dans la chambre postérieure, où ils exercent des
ravages notables : quand ils se projettent de côté, ils
amincissent la sclérotique et la font bomber en dehors.

On observe souvent sur la surface de l'iris des kystes
purulens, qui se rompent et forment alors un faux hypopyon : c'est ce qui a fait croire dans ces cas à la suppuration
de l'œil, chose qui est assez rare à la suite de l'inflammation vénérienne de l'iris, dont les résultats sont, en général,
des produits végétans. Le docteur Monteath (1) croit que
ces kystes proviennent de la partie postérieure de l'iris et
qu'ils se font jour à travers les fibres éraillées de l'organe.
Arrivée à ce point d'intensité, la maladie se propage au
cristallin, à la capsule, à la choroïde et à la rétine, la vue
s'abolit et souvent l'œil s'atrophie : c'est à cette époque
que la cornée se ramollit et que l'on y voit paraître des
ulcérations profondes, lardacées, à bords renversés, qui
ne tardent pas à faire vider l'œil.

Les causes sont les mêmes en général que pour l'iris idiopathique ; mais il en est une inhérente à l'individu et qui
consiste dans une infection ou une diathèse syphylitique
souvent constitutionnelle, et qui, sous une influence excitante quelconque, passe à l'état inflammatoire dans le tissu
de l'iris. Cette affection se manifeste le plus ordinairement
à la suite des maux de gorge vénériens, des syphylides,
des pustules et des eczéma cuivreux : les brusques variations atmosphériques, les répercussions imprudentes, l'habitation dans les lieux humides, les excès en tout genre
sont les causes occasionelles.

(1) Monteath, traduction anglaise de Weller (notes).

Je n'irai pas plus loin sans m'élever avec force contre l'opinion de ceux qui croient que le mercure peut produire sur l'iris des accidens qui ne sont que le résultat de la vérole : j'ai visité avec soin les établissemens où on emploie le mercure en grande quantité : j'ai vu les symptômes généraux les plus effrayans produits par l'action de ce métal, et jamais je n'ai vu d'iritis : je suis descendu dans les mines de mercure de la Carinthie et de la Carniole, j'ai examiné les mineurs qui naissent, vivent et meurent dans des vapeurs mercurielles ; je me suis entretenu avec des médecins attachés depuis vingt ans à ces exploitations, et jamais on n'a pu me donner un seul fait à l'appui de l'action du mercure sur l'iris.

Pronostic. De toutes les iritis, la syphilitique serait sans contredit la moins dangereuse, si on parvenait toujours à la traiter à temps ; car l'action du mercure est ici tellement évidente, que sous son influence on voit disparaître les symptômes les plus graves et les plus alarmans. Il faudra donc prendre en considération l'état constitutionnel du malade, la nature des désordres de l'œil, et si l'iris n'est pas détruit par des ulcérations ou des fontes purulentes, il faut espérer que la vue ne sera pas complétement abolie. Quand on a arrêté les effets spécifiques de la maladie, la chirurgie peut fournir encore bien des ressources.

Traitement. Quoique l'iritis syphilitique ne soit pas accompagnée de symptômes d'irritation très-prononcés, il est cependant nécessaire de surveiller le mouvement inflammatoire ; car il peut se déceler, au milieu du travail végétatif et ulcéreux qui est le caractère de l'affection vénérienne : il est important cependant de le combattre convenablement avant de recourir aux mercuriaux. Sans partager l'opinion exagérée de Richon des Brus, Devergie et autres, qui ne voient dans la syphilis qu'une inflammation, je crois que les évacuations sanguines modérées peuvent faciliter, accélérer l'action du mercure, ainsi que le faisaient Fabre , Hunter, Pearson , et comme le font encore aujourd'hui avec succès , MM. Biett, Ricord , Lisfranc et Broussais. Dans ce cas, la saignée doit être plutôt révulsive que déplétive, et l'on combat les localisations par les ventouses scarifiées , rarement par des sangsues dans le voisinage de l'œil , où elles produisent parfois des érysipèles ou des ulcérations vénériennes consécutives.

On passe ensuite aux moyens capables d'arrêter les symptômes fatigans et qui réagissent sur les nerfs et la constitution. On cherchera donc à calmer les douleurs vives et profondes qui occasionent l'insomnie : pour interrompre promptement les accès et exacerbations nocturnes, il faut pratiquer sur le front et le pourtour de l'orbite des frictions avec de l'onguent napolitain uni à la belladone ou à la jusquiame : le soir on admiuistre au malade un quart de lavement avec de l'extrait gommeux d'opium.

En même temps on fomente l'œil avec de l'eau distillée de laurier-cerise dans laquelle on a fait dissoudre un quart de grain de cyanure de mercure, pour quatre onces de liquide. Je me suis convaincu de l'efficacité de cette fomentation : quoique Beer et Muller recommandassent de ne rien mettre sur l'œil pendant que la maladie est à l'état aigu.

On doit combattre l'insomnie par des lavemens opiacés , des juleps anodins , des applications narcotiques sur les tempes, et souvent quand les malades ne peuvent'pas garder les lavemens hypnotiques, on les remplacera par des suppositoires de beurre de cacao opiacé.

Aussitôt que l'état inflammatoire est enrayé, on doit immédiatement recourir à l'usage du mercure sous diverses formes, et selon l'état général des organes destinés à le recevoir.

Comme dans l'iritis simple l'on peut employer le calomel à dose fractionnée ainsi que le font les oculistes allemands, MM. Biett, Cazenave et Schedel, ou à doses perturbatrices comme le font les anglais Lawrenve, Mackensie et Middlemore. Le moyen agit alors comme révulsif intestinal et comme excitant la salivation, sur laquelle les praticiens anglais ont compté pendant si long-temps, comme indice d'action thérapeutique, tandis que les autres praticiens la redoutent.

On ne saurait disconvenir que le mercure ne soit, dans les maladies syphilitiques de l'iris, un remède souverain: mais la saine médecine nous recommande cependant de ne pas détruire les organes par l'action de ces médicamens. C'est pour cette raison que, chez les individus dont le canal intestinal est malade ou très-irritable, il faut en user avec d'excessives précautions. Le deuto-chlorure sublimé est sans contredit un des plus puissans sels mercuriaux, mais que de modération ne faut-il pas pour ne pas abîmer l'estomac! on le prescrira en pilules de $\frac{1}{10}$, $\frac{1}{8}$, $\frac{1}{6}$, $\frac{1}{5}$ et $\frac{1}{4}$ de grain, selon la force, l'âge et la santé de l'individu. En même temps on fera sur le front des frictions avec l'onguent mercuriel double, employé à la dose d'un gros et demi once chaque soir, uni à l'opium ou aux extraits de jusquiame et de belladone.

Chaussier, Borda, Parent de Picpus ont constaté l'action du cyanure de mercure, pris en pilule ou en solution : je possède plusieurs observations remarquables de guérison obtenue par ce moyen. Mais dans tout traitement mercuriel, de quelque nature que ce soit, il faut insister sur la continuation des remèdes, pour guérir radicalement la maladie, et ne point s'en tenir, comme font quelques personnes, au traitement palliatif, qui expose presque toujours à une récidive fâcheuse.

Dans les affections de peau compliquées d'iritis, il faut voir avec quel avantage MM. Biett, Cazenave et Schedel, emploient le proto-iodure de mercure : les succès obtenus par le premier de ces médecins dans son service à l'hôpital Saint-Louis sont trop connus, pour que je les rapporte ici, et plus d'un juge du concours sur l'iritis a été à même de le voir.

Qu'est-il besoin de parler de mon expérience en présence de tels faits ?

Il en est d'autres sur lesquels je l'invoquerai parce qu'ils me sont propres et parce qu'en général les moyens sur lesquels ils sont basés ne sont que peu ou pas employés. Je veux dire le traitement par les bains de vapeurs par encaissement à demi-corps.

Ayant séjourné aux eaux d'Aix, à plusieurs reprises, j'ai eu de fréquens entretiens avec le respectable docteur Antoine-Humbert Despines, que je m'honore de compter au nombre de mes amis. Ce praticien avait observé à Aix-les-Bains, que lors même que l'on pousse le mercure à des doses fort élevées, les malades n'éprouvent pas de salivation; ce fait remarquable ne pouvait être expliqué que par l'abondance des sueurs provoquées par les bains, qui, ne permettant pas à ce métal de séjourner long-temps dans l'économie, l'empêchent d'y exercer une action délétère. Le docteur Constant Despines (1), dans un ouvrage récemment publié sur les eaux d'Aix, pense que l'action chimique des eaux qui transforment en sulfure le mercure et le soufre absorbés est un obstacle à la salivation. Par analogie, je conçus l'idée d'apporter aux traitemens des maladies des yeux de nature syphilitique les modifications suivantes :

1° Remplacer les eaux minérales naturelles par celles factices ou les bains dits de vapeurs ;

2° Administrer le mercure en vapeurs au moyen d'appareils convenables sur toute l'économie ou partiellement.

Les faits sont venus rapidement corroborer la théorie. Ainsi, après avoir arrêté les phénomènes inflammatoires, je fais prendre des bains de vapeurs humides à mi-corps

(1) Despines fils, *Manuel de l'étranger aux eaux d'Aix en Savoie*, pag. 158.

par encaissement : aussitôt que la peau a été convenablement préparée, je fais faire des fumigations, de poudre mercurielle de Lalouette (1), employée à la dose d'un demi-gros à deux gros. M. Rapou (2), de Lyon, a pu constater bon nombre de guérisons obtenues par ce moyen, et le docteur Monnet, qui a long-temps dirigé un établissemeut de bains de vapeurs, m'a assuré que ce moyen lui a parfaitement réussi. Au moyen d'un appareil qui lui est propre et dont on trouve le dessin annexé à ce travail, il dirige aussitôt que l'état chronique s'est prononcé, il dirige, dis-je, sur l'œil même les vapeurs du mercure : dans d'autres circonstances il emploie celles de cinabre ou de sulfure noir. J'engage donc les praticiens à employer ces divers moyens, ne fût-ce que pour épargner aux malades les effets pernicieux que le ptyalisme exerce sur la cavité buccale et spécialement sur la membrane alvéolaire.

Deux mots encore. Je ne puis passer sous silence l'action miraculeuse des préparations d'or justement vantées dans les syphilis dégénérées par Chrétien, et que les expériences de Bourquenod de Montpellier, Duhamel et Legrand de Paris rendent tout-à-fait concluantes. Dans les cas rebelles la tisane de Felts, de Zittmann et la solution de Fowler, unies aux bains de mer, peuvent produire des merveilles.

Nous regrettons que le manque d'espace ne nous permette pas de rapporter quelques beaux cas de guérison d'iritis syphilitique.

(1) La poudre de Lalouette n'est autre chose que le mercure éteint dans l'argile par une longue trituration.
(2) Rapou, *Traité de la médecine par la vapeur.*

OPHTHALMIE GONORRHOIQUE.

L'ophthalmie gonorrhoïque, par la nature de son siége, se rattache aux conjonctivites purulentes; mais, en raison de sa cause, nous l'avons placé dans les affections vénériennes de l'œil.

L'ophthalmie gonorrhoïque est, selon nous, le résultat de l'inoculation du virus gonorrhoïque sur l'œil et ses annexes, et j'ai observé dans ma vie plus de cent cas d'ophthalmie qui n'avaient pas d'autre cause, souvent chez les individus qui n'ayant aucun écoulement génital l'avait contractée par contact avec des individus atteints : la thèse inaugurale de M. Julliard de Genève, renferme un certain nombre d'observations d'ophthalmie gonorrhoïque que j'ai faites, soit dans ma pratique, soit dans les hôpitaux. Chez quarante-cinq individus que j'ai vus depuis, l'écoulement urétral existait dans toute son intégrité, par conséquent, l'on ne pouvait admettre sa métastase : les cinq autres individus avaient contracté la maladie par inoculation directe, sans écoulement aux organes génitaux. Wardrop, Dupuytren, Delpech, Watson, Velpeau considèrent la doctrine de l'inoculation comme la seule admissible. Cette doctrine acquerra une certitude d'autant plus grande, qu'en interrogeant les malades avec soin, on pourra, dans tous les cas, constater qu'ils ont porté les doigts à leurs yeux, et que l'expérience a prouvé que cette maladie est très-rare chez les femmes, parce que, par la nature de la construction de leurs organes et de leurs fonctions, elles ne sont pas appelées, comme les hommes, à y porter les mains. MM. Sanson et Lawrence (2) affirment n'avoir jamais ren-

(1) Sanson Julliard, dans sa *Thèse sur l'excision et la cautérisation combinées pour le traitement de l'ophthalmie blénorrhagique.* Paris, 1835, pag. 12.

(2, Lawrence, ouvrage cité, pag. 187.

contré dans leur nombreuse pratique *un seul* cas d'ophthalmie blennorhagique, dans lequel l'écoulement urétral fût complétement supprimé : enfin la maladie inoculée n'affecte presque toujours qu'un seul œil, et j'ai observé que chez les individus gauchers, c'était le gauche qui était atteint, et *vice versa;* pourquoi une métastase se fixe-t-elle sur un œil seul?

Il ne faut point cependant rejeter la métastase comme cause efficiente du développement de l'ophthalmie gonorrhoïque, mais restreindre son action à des cas fort rares, et entourés encore d'une certaine obscurité.

Le siége de l'ophthalmie gonorrhoïque est sur la conjonctive oculo-palpébrale : les autres tissus ne sont que secondairement atteints. La maladie débute avec les mêmes symptômes que ceux que nous avons assignés aux diverses périodes de l'ophthalmie catarrhale : seulement la marche est plus rapide, et accompagnée de symptômes plus graves, tels que la photophobie, le boursoufflement et l'extrophie de la muqueuse. Dans cette maladie tout est brusque, tout est instantané, développement, augmentation des symptômes, chémosis, suppuration et fonte de l'œil : tandis que les ophthalmies catarrhales simples et catarrho-rhumatismales ont toutes le *principium morbi, stadium incrementi, acme, stadium decrementi.* Enfin il existe entre elles une dernière différence, c'est que presque toutes les affections catarrhales de l'œil, prises au début, se guérissent complétement; tandis que l'ophthalmie gonorrhoïque est presque toujours suivie d'accidens formidables, et malheureusement bien difficiles à arrêter : cette opinion est du reste celle de Lawrence (1).

Cette espèce d'ophthalmie étant promptement [désorganisatrice il importe de lui opposer un traitement excessivement énergiques : tous les auteurs sont d'accord sur ce

_____
(1) Lawrence, ouvr. cité, pag. 193 et 194.]

point, comme sur les dangers de la maladie : Jüngken (1) , Weller (2) , Lawrence (3) le disent positivement : Beer a peu d'espoir lorsque l'on ne parvient pas à rétablir l'écoulement urétral ; quand il n'existe pas, pourrait-on en provoquer un ? Tous sont d'accord qu'il faut arrêter, enrayer les phénomènes de la suppuration.

Il faut débuter par attaquer vigoureusement les symptômes inflammatoires, et porter les évacuations sanguines même jusqu'à la lipothymie comme le recommandent Vetch et Pearry pour l'ophthalmie égyptienne. Ces moyens suspendent l'affection mais ne l'arrêtent pas ; le chémosis et l'étranglement local persistent, et c'est à eux qu'il faut attribuer la mortification de la cornée et la fonte de l'œil : il faut donc recourir aux moyens locaux, et ceux-ci doivent être de nature telle qu'ils arrêtent le mal désorganisateur. C'est ici le lieu de porter sur les tissus un astringent assez fort pour arrêter la pyorrhée et faire affaisser le chémosis : le nitrate d'argent fondu en nature, l'eau de Bathes, l'eau saturée de sulfate d'alumine, qui tient l'inflammation au début (4) ; mais ces moyens échouent eux-mêmes, c'est ce qui a engagé M. Sanson à combiner l'excision avec la cautérisation : cette méthode, déjà employée avec timidité, il est vrai, par Vetch (5), prit dans les mains du savant professeur de Paris une énergie extrême et a produit des résultats fort avantageux. Voici comment il procède :
« Le malade étant couché dans son lit, un aide le maintiendra fixement sur les oreillers : un autre aide écartera l'une de l'autre les deux paupières. Les choses étant ainsi disposées, le chirurgien situé au devant du malade, saisissant, à l'aide de pinces à disséquer, les parties saillantes de la

(1) Jüngken, ouvr. cité, pag. 352.
(2) Weller, ouvr. cité, pag. 1.
(3) Lawrence, ouvr. cité, pag. 190 et 192.
(4) Julliard, thèse citée, pag. 21.
(5) Wetch, ouvr. cité.

conjonctive, excisera avec des ciseaux courbes sur le plat, aussi complétement que possible , toutes les parties bour-soufflées et saillantes de cette membrane jusque dans le point qui se réfléchit sur l'œil : mais il sera le plus souvent impossible d'y parvenir, comme nous le dirons bientôt. Cette première partie de l'opération terminée, le chirurgien laissera couler une quantité de sang plus ou moins considérable, et lorsqu'il aura donné lieu à un dégorgement local suffisant, il abstergera avec beaucoup de soin le pus mêlé de sang qui baigne les parties et promènera un crayon de nitrate d'argent sur toutes les surfaces internes de l'une et de l'autre paupière maintenues renversées (1). »

⁋ Pour pratiquer cette opération avec fruit , il ne faut pas abandonner les paupières avant que le caustique ait pénétré ; puis, avec un courant d'eau tiède , l'on enlève tout le caustique qui ne s'est pas combiné avec les tissus.

Le succès principal de la méthode de M. Sanson réside dans le soin extrême que l'on prendra pour cautériser toutes les parties malades jusque dans les replis les plus reculés.

J'ai employé plusieurs fois cette méthode avec succès, et j'ai pris l'habitude, aussitôt que l'œil est lavé, d'introduire entre les paupières de l'huile d'olive fine , afin de préserver la cornée des atteintes du nitrate d'argent, infiltré dans les villosités conjonctiviennes : je réitère cette application toutes les demi-heure.

Je crois que si cette médication a été infructueuse dans les mains de M. Sichel (2), c'est qu'il l'a employée avec trop de timidité.

L'excision et la cautérisation sont suivies de douleurs excessivement vives, qui alarment les personnes peu habituées à employer cette méthode : mais ces résultats ne sont

(1) Julliard, tnese citée , p. 73.
(2) Ouvrage cité, pag. 227.

que passagers, et M. Sanson a fini par ne plus les combattre, laissant au temps seul le soin de les calmer.

On ne compte plus guère aujourd'hui sur le rétablissement de l'écoulement urétral, puisqu'il est rarement supprimé dans le cas échéant ; on pourrait introduire une bougie chargée d'un corps irritant, ou même de la matière sécrétée par l'œil. Freteau et Plenck racontent que des malades préférèrent rappeler la maladie par un moyen moins douloureux (1).

MM. Roux et Velpeau ont pensé devoir traiter cette ophthalmie comme un écoulement urétral : c'est pour cette raison qu'il lui ont opposé le poivre cubèbe à haute dose, ainsi que le copahu. M. Roux surtout a retiré de très-grands avantages de ce moyen (2).

Dans la thèse de M. Julliard on trouvera quelques cas de guérison obtenue par moi au moyen de l'excision combinée avec l'injection d'eau styptique de Bathes.

Dupuytren retira de grands avantages de l'insufflation du calomel : c'est la seule manière dont le mercure puisse être administré avec succès à l'état aigu : employé comme le recommandait Ricther (1), Swediaur (2), Plenck (3) pour détruire la spécificité de ce médicament, n'a point arrêté les progrès de la maladie : ce n'est que lorsqu'elle est enrayée que l'on doit recourir au mercure.

(1) Freteau , *Traité de la gonorrhée*, pag. 151.
(2) Plenck, *Doctrina de morbis venereis*, p. 80.
(3) Roux, *Archives générales de médecine*, tom. X, p. 525.
(4) *Chirurgus, qui me hac re consuluit ægroto gonorrhœam ope candelulæ infectæ inoculare tentavit ; at ægrotus id non admisit, dicens se leviori via revocaturum esse gonorrhœam* (Plenck, *Doctrin. de morbis venereis*, pag. 83.)

ULCÉRATIONS SYPHILITIQUES DES PAUPIÈRES ET SYPHILIDES.

Les ulcérations syphilitiques des paupières sont bien plus fréquentes qu'on ne le croit en général : cette fréquence est due, ainsi que l'observe judicieusement Lawrence (1) à la prédilection du virus syphilitique pour la peau et les muqueuses qui sont les principes constituans des paupières. C'est pour cette raison aussi que les paupières sont aussi très-souvent affectées de pustules, de tubercules qui s'ulcèrent, dégénèrent et forment les diverses espèces de syphilides.

La bande muqueuse qui recouvre le bord interne des paupières est presque toujours le siége de l'ulcération. Ces affections sont rarement primitives, si ce n'est dans le cas d'infection directe.

La maladie se montre ordinairement sous l'aspect d'une ulcération grisâtre, recouverte çà et là de points sanguinolens, et répandant un fluide ichoreux et bourbeux : la solution de continuité est coupée à pic, et entourée d'un cercle inflammatoire, qui rend la plaie et ses contours très-douloureux, au point de priver le malade de repos et de sommeil : lorsque la maladie n'est pas arrêtée, elle peut détruire la paupière en entier et envahir même la joue et la caroncule lacrymale.

L'ulcération primitive des paupières n'est accompagnée d'aucun symptôme général : la première fois que Lawrence (2) observa cette espèce d'ulcération, il en méconnut les caractères, et ce ne fut que l'insuffisance du traitement qui lui fit soupçonner la présence de la syphilitique. Lorsque l'ulcération existe en même temps que d'autres symptômes d'infection, le diagnostic est bien moins obscur. Cette ulcération paraît souvent à la suite de l'ophthalmie

(1) Lawrence, ouvr, cité, 308 et seq.
(2) Lawrence, ouvr. cité. *Id.*

gonorrhoïque, ou bien elle coïncide avec des iritis veni-
meuses et des syphilides.

Il n'est pas rare de voir sur le rebord tranchant des paupières une fissure calleuse, à bords renversés, qui sécrète
une humeur analogue à celle renfermée dans les syphilides
pustuleuses crustacées (*corona Veneris*) : cette matière
s'accumule sur les cils, les colle, et y forme des agglomérations croûteuses très-désagréables : souvent les croûtes
tombent et laissent apercevoir une crevasse à bord renversé, qui fait de jour en jour des progrès.

Enfin il est une troisième espèce d'ulcération des paupières ; c'est l'ulcération phagédénique. Celle-ci débute avec
tous les symptômes de l'ulcère phagédénique du gland :
rougeur vive des paupières avec teinte vineuse, gonflement très-douloureux, étranglement partiel : l'ulcère est
rouge, enflammé, parsemé de points rougeâtres saignant
et recouverts de matière purulente, ayant la même odeur
que le pus du gland : les bords de la solution de continuité
sont durs, frangés, semi-calleux. Le malade éprouve des
douleurs très-vives, accompagnées de chaleurs brûlantes,
dans toute la paupière : dans d'autres cas, enfin, l'ulcération est accompagnée de végétations saignantes, et qui
croissent rapidement.

« On ne doit pas, dit Lawrence (1), confondre les ulcé-
» rations syphilitiques des paupières, avec celles qui sont
» de nature cancéreuse. Les ulcères cancéreux ont pour
» la plupart leur origine dans les tégumens, ils y séjournent
» long-temps, et ils n'envahissent le rebord ciliaire et la
» muqueuse que lorsque la maladie a fait des progrès.
» L'affection cancéreuse commence presque toujours par
» une petite tumeur tuberculeuse, à peine visible et située
» sur la peau : la forme ulcéreuse ne s'y détermine que
» lorsqu'ils ont plusieurs mois d'existence, et même plu-

(1) Ouvrage cité, p 316.

» sieurs années. Ils marchent lentement, la paupière est
» dure et bosselée, l'ulcère est à la surperficie et sécrète
» une matière qui se concrète sur la peau en forme d'é-
» cailles : ces ulcérations cancéreuses n'existent que chez
» des personnes déjà un peu avancées en âge. La marche
» des ulcérations syphilitiques, jointe aux caractères que
» nous avons tracés et aux autres symptômes concomitans,
» suffisent pour empêcher toute erreur de diagnostic. »

On dirige contre ces affections le même traitement que
contre l'iritis syphilitique : il devient quelquefois nécessaire
d'y ajouter un traitement local, tel que des pommades
mercurielles, les préparations d'or, les fumigations, etc.

Il n'est pas rare que l'on soit obligé de cautériser les
parties, avec le nitrate acide de mercure ou l'eau régale.

Voici quelques observations fort intéressantes extraites
de l'ouvrage de Lawrence.

1re OBSERVATION.

Ulcère au front, mettant à nu l'os frontal ; ulcération de la paupière
gauche inférieure, et pharynx ; éruption scabieuse au front.

Lydia Page, femme publique, âgée de dix-neuf ans,
vint à l'hôpital le 19 avril 1827. Elle avait eu plusieurs
maladies vénériennes et avait été à l'hôpital deux mois
avant avec une gonorrhée et un bubon à chaque aîne. Cinq
mois auparavant elle avait eu un petit bouton au visage, lequel, n'étant pas douloureux, elle n'y avait pas fait attention.
Ayant en même temps des ulcérations à la gorge elle avait
pris des doses mercurielles qui lui avaient affecté la bouche
pendant trois semaines : elle s'était guérie de la gorge, mais
les boutons au front persistaient. Le 1er mars, à la suite
d'un rhume, elle resta malade pendant trois semaines
avec des douleurs aux membres et gonflement au genou et
pour lequel, on lui avait appliqué des sangsues et donné
d'autres remèdes. Depuis cette époque le bouton au front,

qui était resté stationnaire, devint gros, rouge et douloureux, au point qu'elle y avait mis un cataplasme : il y a
quatre jours qu'il s'est ouvert et a laissé échapper une quantité considérable de matière.

Le 19 avril, un ulcère d'un pouce et demi de diamètre
paraît au milieu du front, avec bords enflammés et surface
bourbeuse : dans son milieu l'os frontal est dénudé de la
grandeur d'un écu : la paupière inférieure de l'œil gauche,
se trouve presque détruite par un ulcère malin syphilitique,
qui en occupe tout le volume et menace de l'agrandir. Cet
ulcère avait commencé une semaine après qu'elle était sortie de l'hôpital, par un petit point enflammé, qui passa
bientôt à l'état d'ulcération. Un autre petit ulcère superficiel se trouve encore sur la ligne ciliaire de la paupière
supérieure, et un autre encore derrière le pharynx avec
de petites taches rougeâtres scabieuses sur la face. (Médecine apéritive; une pinte de décoction composée de salse-
pareille avec deux dragmes d'extrait, et trois huitièmes de
de grain d'oximuriate de mercure chaqne jour. Cataplasme
au front, onguent de précipité rouge sur linge fin à l'ulcère de la paupière.)

Le 27, une petite plaie avec surface blanchâtre se montre depuis trois jours, sur la membrane muqueuse de la
paupière supérieure. Douleurs aux épaules et grande sensibilité à l'épine dorsale. Point d'appétit, un peu de fièvre.
L'ulcère du front est en voie de guérison, la granulation
ayant commencé, et l'os frontal se trouvant en grande partie couvert. La plaie de la paupière est presque guérie.

Le 30, elle se plaint de fortes douleurs aux membres et
de ne pouvoir dormir; les parties affectées s'améliorent.
(Continuation du même traitement; cinq grains de pilules
de sap. c. opium tous les soirs.)

Le 12 mai, l'ulcération de la paupière est entièrement
cicatrisée ; mais, quoique la paupière même soit détruite,
la perte en est à peine visible. Lorsqu'elle veut fermer les

yeux, les paupières supérieures les ferment entièrement.
L'os frontal est entièrement couvert par la granulation,
et le volume de la plaie considérablement réduit. Tous les
autres symptômes ont disparu, l'appétit et le sommeil sont
revenus. (Discontinuation du traitement.)

Le 1er juin, renvoyée en bonne santé, l'ulcère du front
s'était cicatrisé sans aucune exfoliation.

2e OBSERVATION.

Ulcère phagédénique de la paupière supérieure, sans autre symptôme
syphilitique, guéri par une administration copieuse de mercure.

Louisa Williams, jolie et fraîche jeune femme, de vingt-
cinq ans, fut admise à l'hôpital dans la clinique de M. Earle,
le 14 mai 1829 : un ulcère phagédénique occupait toute la
surface de la paupière droite supérieure, et s'étendait aux
deux angles : il avait détruit l'angle externe et la ligne
ciliaire de la paupière. La surface de l'ulcère était couverte d'une croûte brunâtre et sèche, les bords enflammés
avec grande douleur à la paupière et sur les cils. La malade disait qu'elle n'avait jamais souffert de maladie syphilitique, et attribuait la cause de sa maladie à un rhume qu'elle
avait eu, quinze jours auparavant et suivi d'un bouton, qui
s'était ouvert par degrés et était devenu une plaie. Après
que l'éruption galeuse eut cessé par des fomentations et des
cataplasmes, on cautérisa la plaie avec du nitrate d'argent.

Le 17, la plaie se trouve dans le même état. (Lavement
noir, hydrarg. oximur. gr. 5. 8 in essent. salseparcille
55, trois fois par jour.)

Le 21, l'ulcération a pris de l'étendue, sa surface est
couleur de cendre, surtout au bord, avec des points sanguinolens. (Acide nitrique détrempé appliqué aux parties
susmentionnées.)

Le 23, je visitai la malade avec M. Earle : nous la trou-
vâmes avec un grand ulcère phagédénique à la paupière

avec les bords enflammés : inflammation générale de la conjonctive et douleurs très-vives. J'ai jugé la maladie décidément syphilitique et conseillé le mercure comme le seul remède qui pût agir efficacement. (Deux grains de calomel avec un tiers de grain d'opium toutes les quatre heures.)

Le 26 , salivation de la bouche ; l'ulcère change de caractère et ses progrès sont arrêtés.

Le 31, la cicatrisation s'opère et la malade sort de l'hôpital parfaitement guérie.

Les syphilides sont trop connues, grâce aux travaux de M. Biett , Rayer, Cazenave et Schedel, pour que j'en fasse ici l'histoire : je me bornerai seulement à observer que ces diverses affections sont presque toujours suivies d'ulcérations profondes des tégumens externes des paupières , et qu'en se cicatrisant , les tissus tendent à modifier la forme des paupières et à produire des ectropium , des trichiasis et des extropium ; pour empêcher cette funeste terminaison de la maladie , il faut employer les moyens que nous avons indiqués en parlant des brûlures et plaies par perte de substance des paupières.

MYOPIE.

On entend par myopie une anomalie de la vue, qui ne permet point aux individus qui en sont affectés de voir les objets aussi loin que dans une vue normale : ainsi le myope ne perçoit les objets de petites dimensions , que quand il peut les approcher très-près de lui ; cette maladie est l'opposé de la presbytie : à une distance relative, le myope a une bonne vue, c'est-à-dire que la perception s'exécute d'une manière aussi nette que dans l'état naturel. Selon Weller on peut facilement reconnaître les personnes qui sont myopes à leur regard , à leurs manières, et à leurs goûts ou habitudes ; ainsi elles écrivent toujours très-fin, préfèrent les livres imprimés en petits caractères : elles approchent les objets très-près, et ne se servent souvent que d'un seul œil, mais cette habitude est occasionée par l'inégalité de perception dans les organes, ce qui trouble la division quand ils se servent des deux organes à la fois. Aussi l'œil qui est le moins exercé, est souvent atteint de strabisme et peut devenir amaurotique : les myopes clignotent et ont l'habitude quand on leur parle de tenir les yeux baissés.

Outre que les myopes ne voient les objets qu'à une distance très-rapprochée, c'est qu'ils préfèrent une faible lumière à un grand jour ; il n'est pas rare d'en voir qui lisent à la clarté de la lune avec plus de facilité que par une belle et vive lumière, qui du reste les fatigue extrêmement.

La cause de la myopie, selon la plupart des auteurs, est due à ce que les rayons lumineux se trouvent rassemblés avant d'être en contact avec la rétine ; et que quand ils arrivent sur cette membrane, ils sont réfractés de nouveau trop brusquement, ce qui occasione une image plus ou moins confuse. Voici comment on explique ce phénomène ; la cornée étant trop saillante et le cristallin trop convexe ou l'humeur aqueuse trop abondante, toutes ces circonstances réunies donnent aux individus atteints de cette difformité un œil très-saillant, qui l'a fait appeler *œil de bœuf.* M. Demours a guéri des myopies très-prononcées, en abaissant le cristallin ; on a pensé aussi que la myopie, tenait à ce que le cristallin, la rétine, ou même la totalité du globe oculaire, étaient trop denses.

La myopie peut aussi avoir pour cause l'habitude de regarder des objets trop près ou avec beaucoup d'attention, et de fixer souvent des objets très-ténus. On peut faire contracter cette affection aux enfans en approchant trop près d'eux des choses avec lesquelles on fixe leur attention. J'ai connu un jeune homme qui s'était épris de belle passion pour ce défaut de la vue ; pour lui il était de très-bon ton de faire le myope ou de l'être : aussi au bout de quelques mois ce fashionable eut-il recours à mes conseils en m'avouant avec franchise la cause de la maladie.

D'autres défauts de la vue peuvent causer la myopie, c'est pour cela qu'elle marche souvent accompagnée du strabisme. L'hydrophthalmie peut produire une myopie symptomatique par l'accumulation de l'humeur aqueuse. Les vices de conformation du globe oculaire, des travaux assidus à l'aiguille ou à tricoter, ou tout ouvrage vétilleux, sans distraction à l'air libre, sont aussi des causes bien connues de la myopie; les veilles prolongées peuvent produire cette maladie même dans une seule nuit pour rester incurable.

Un médecin remarquable par ses vastes connaissances et son talent comme écrivain, M. Réveillé-Parise, pense que la cause de la myopie tient à une maladie de la rétine ou à une atonie de cette membrane : nous ne pouvons admettre cette opinion d'une manière générale, mais nous ne pouvons nous refuser à la ranger parmi les causes que nous avons énumérées. Les myopies congéniales, ou celles produites par un excès de vitalité dans les organes de la vision, ne sont pas très-rebelles à un traitement bien dirigé.

Cette maladie quand elle ne tient pas à une désorganisation, d'une des parties de l'œil peut diminuer, à mesure que l'individu avance en âge, surtout s'il ne s'est pas servi constamment de ses lunettes, ou si les verres n'étaient pas trop concaves. Ainsi il est clair d'après ce que nous venons de dire que cette maladie se rencontre plus souvent sur des jeunes gens et des adultes, puisque, chez l'homme déjà d'un certain âge, l'organe visuel perdant naturellement sa convexité, les rayons lumineux sont réfractés directement sur la rétine.

Le traitement de la myopie doit varier, comme dans toutes les maladies, suivant les causes qui l'ont produite. Dans les congestions sanguines on emploiera la saignée, un régime doux, l'on défendra sévèrement les spiritueux. Recommander aux malades d'avoir des verres de lunettes parfaitement en rapport avec leur vue ; ces verres seront inégaux quand les yeux ne seront pas de la même portée, ils seront assez concaves pour que le myope puisse voir à dix-huit ou vingt pouces de distance ; car, s'ils fatiguaient les malades par une trop grande concavité, ils pourraient par la suite amener une cécité complète : il sera nécessaire de recommander de ne point trop se servir de lunettes, d'exercer modérément la vue sans elles : et quand la myopie a pour cause de longs et sérieux travaux, recommander le repos, l'exercice à l'air libre, des voyages sur mer, si cela est possible : enfin si la myopie est l'effet de l'atonie du nerf optique, on emploiera les stimulans.

LA PRESBYTIE.

Si la myopie est le partage de la jeunesse, la presbytie, comme nous l'avons déjà dit en parlant de la première de ces affections, atteint les individus avancés en âge. Chez les vieillards elle est très-commune à cause de la diminution des humeurs de l'œil, l'affaissement du cristallin ou sa disparition après l'opération de la cataracte. Il y a presbytie chez un individu quand il ne peut voir les objets ordinaires qu'à une distance dépassant vingt pouces : alors les lunettes à verres convexes sont utiles ; cependant il faut que ceux-ci le soient d'une manière modérée, afin de pouvoir les augmenter tous les quatre à cinq ans en suivant le retrait du globe oculaire. Ces verres seront également convexes et parfaitement polis.

Si dans la myopie une faible lumière suffit, dans la presbytie au contraire une lumière vive est recherchée.

Cette maladie est incurable ; car l'âge, en affaiblissant tous nos organes, ne peut qu'aggraver la presbytie, d'après les raisons que nous en avons données plus haut.

OBLIQUITÉ DE LA VUE, LUSCITÉ, LUSCITAS.

Cette affection consiste en une mauvaise direction de l'œil, et diffère du strabisme dans la fixité. Ainsi dans la luscité un des muscles de l'œil est paralysé, tandis que dans le strabisme leur action n'a pas l'uniformité convenable. Cette maladie peut être subite; elle produit alors une double vue, ou diplopie, à moins cependant que la vue ne soit abolie dans l'œil affecté.

Parmi les causes de la luscité, on a signalé, chez les sujets arthritiques, le refroidissement, puis dans les causes mécaniques celles qui blessent soit le muscle interne, soit le muscle externes, et dont les conséquences amènent la paralysie de l'un ou de l'autre, au nombre des causes spécifiques et interne; les tumeurs de l'orbite, les exostoses, les squirrhes de la glande lacrymale. Elle peut être symptomatique des maladies de l'encéphale, de l'amaurose, et des vers intestinaux.

Le pronostic de la lucité doit être établie d'après la cause qui l'a produite. Ainsi pour les refroidissemens la guérison a lieu facilement au moyen de remèdes convenables. On peut aussi espérer la guérison lorsquelle est le résultat d'un changement de forme de l'orbite ou due à des végétations osseuses de nature spécifique, ou à une exubérance du tissu cellulaire qui peuvent disparaître sous l'influence d'un traitement approprié. On ne peut pas en dire autant lorsqu'il y a destruction des muscles qui régissent le globe. Si l'on est en droit d'attribuer la maladie à une cause cérébrale, il faut attaquer celle-ci par les mêmes moyens que l'amaurose cérébrale, au nombre desquels il faut placer en première ligne les saignées, les vésicatoires et l'électricité.

STRABISME.

On donne ce nom à une direction vicieuse du bulbe oculaire qui détruit le parallélisme de son axe; cette maladie est très-fréquente, et défigure plus d'un joli visage.

Bien que l'œil puisse se diriger dans divers points, et exercer au besoin des mouvemens de rotation, il revient toujours à son axe parallèle, lorsqu'une cause quelconque n'entrave point le retour. Mais si les attaches qui maintiennent cette sphère dans son état normal, sont altérées dans leur force, leur place, leurs insertions, ou leur action, le parallélisme est détruit à l'instant, au point que j'ai vu des blessures des muscles de l'œil produire instantanément un strabisme complet.

Quand le strabisme n'a lieu que sur un seul œil, on le nomme monocle, binocle pour les deux yeux, convergent lorsque les deux yeux sont tournés vers le nez, et divergent lorsqu'il s'en éloignent; enfin strabisme mixte quand un œil est divergent et l'autre convergent. Non seulement le strabisme est un vice quant à la forme, mais encore quant à la fonction; car il est des yeux tellement déviés que non seulement ils ne peuvent servir à la vision, mais encore ils produisent sur l'autre œil des symptômes de diplopie et d'amblyopie. C'est ce qui oblige un grand nombre d'individus atteints de strabisme à un seul œil, de fermer complétement l'œil dévié; par ce moyen ils voient bien, mais l'œil dévié le devient de plus en plus.

Il n'est pas de maladie qui ait des causes plus diverses et plus opposées les unes des autres que le strasbisme. On peut produire le strabisme chez les enfans nouveau-nés, en les allaitant toujours avec la même mamelle, et en les plaçant dans leur berceau de manière à ce que les yeux, étant toujours tournés du même côté, contractent une direction vicieuse. Souvent le strabisme se contracte par imitation, et il suffit d'un enfant qui louche pour faire loucher toute une classe : dans quelques pays de l'Inde le strabisme est endémique et considéré comme une beauté. L'habitude de froncer le sourcil fait aussi dévier les yeux : cela arrive souvent chez les hommes faux et dissimulés,

ainsi que l'a observé un de nos plus grands poètes contemporains quand il dit :

Où la ruse a faussé le regard.

Cette forme de strabisme est très-prononcée dans la race
malaise, et chez les populations juives de la côte occiden-
tale d'Afrique, réduites à un état d'avilissement et de dupli-
cité qu'enfante toujours l'oppression qui les a réduites à un
état cent fois pire que l'esclavage.

Le strabisme est souvent dû à une affection cérébrale
primitive ou sympathique : M. Lallemand (1), de Montpellier, a tiré parti de la direction anormale que prenait l'œil
dans quelques inflammations du cerveau, pour indiquer le
siége de l'affection. La réaction sympathique produite sur
le cerveau par les accidens qui accompagnent la dentition
occasionent souvent le strabisme, et j'ai souvent suspendu
des accidens de strabisme convulsif en incisant très-pro-
fondément les gencives.

Les adultes contractent aussi une direction vicieuse de
l'axe visuel, en regardant de travers, en faisant des efforts
pour regarder leur nez, et j'ai vu un de mes amis d'enfance
devenir strabique en jouant à une espèce de *jeu de la drogue*,
dans lequel l'on devait enfiler sur le nez une petite fourche
trouée.

Dans un excellent mémoire présenté à l'Académie de médecine et inséré dans la *Gazette médicale* de Paris, M. Pra-
vaz a prouvé par les faits, qu'un grand nombre de personnes n'étaient atteintes de strabisme, que parce que la vision des deux yeux était trop inégale, et que c'est toujours
l'œil faible qui se dévie en raison de ce qu'il ne peut voir
au même foyer, et qu'il perd l'habitude de fixer. Les blessures de la face, la présence des vers dans les intestins,
enfin les taies sur la cornée peuvent produire une déviation

(1) *Lettres sur l'encéphale.*

de l'axe visuel, par le même mécanisme qui produit la rotation de l'œil chez les cararactés de naissance.

En face de tant de causes qui peuvent exister simultanément, il est difficile de faire un pronostic assuré : cependant lorsque la maladie existe chez les jeunes enfans, sans complications de maladie cérébrale ou spinale, on peut espérer de la guérir.

Plus elle est ancienne, plus elle est difficile à corriger. Lorsque le strabisme est le résultat d'une discordance dans les forces visuelles, on a l'espoir de le guérir en combinant des verres, qui fassent *chasser les yeux du même pied*. Le strabisme qui est dû à une affection cérébrale récente, idiopathique ou sympathique, disparaît souvent avec la maladie.

Ceux qui par leur position sont à même de voir des enfans nouveau-nés, doivent recommander à ceux qui sont chargés de les soigner, de les placer toujours dans un jour convenable. Si la maladie est récente, il faut placer dans la direction opposée au strabisme un corps brillant, qui attire leur regard, et qui puisse leur faire vaincre la déviation en sens inverse. Quand les enfans sont un peu grands, on leur fait porter des lunettes dites *louchettes*, en cuivre, en baleine, en carton : en même temps on les soumet à des gymnastiques oculaires qui suffisent pour redresser l'œil.

Lorsque la maladie est à son début, un simple bandeau placé sur l'œil sain suffit pour guérir l'œil malade.

M. le docteur Cavara (1) a employé avec beaucoup de succès la galvano-puncture que Boyer avait déjà préconisée.

Lorsque l'on soupçonne la présence de vers dans le canal intestinal, il faut les combattre par les moyens indiqués plus haut.

(1) *Journal hebdomadaire,* 1836.

CONSOMPTION DU BULBE.

On nomme consomption du bulbe, son atrophie, qui, comme cette dénomination l'indique, consiste dans la diminution uniforme de toutes les parties qui composent cet organe.

Cette affection offre différens degrés ; quand l'atrophie n'est pas encore très-avancée, les paupières peuvent encore s'ouvrir ; mais quand le bulbe est retiré dans le fond de l'orbite, elles restent pendantes, j'entends les paupières supérieures. Dans cette période de la maladie, la cornée est fort petite, oblique ; la sclérotique très-resserrée, la chambre antérieure est très-peu large, l'iris, qui est considérablement diminué, manque de pupille ; enfin la paupière supérieure ne se relève plus de son propre mouvement.

La diminution considérable du bulbe est une maladie incurable : cependant, quand on apporte des remèdes convenables aux causes qui la précèdent, on peut espérer de guérir cette affection.

On a essayé de remédier à cette affection par des yeux artificiels ; ce moyen n'est pas sans danger, en ce qu'il peut hâter de beaucoup la consomption du bulbe, mais encore produire de très-fortes douleurs qui ne seraient pas sans gravité.

PHTHISIE DU BULBE.

Cette maladie est toujours consécutive à une ophthalmie qui s'est terminée par suppuration. Quand elle a été considérable, on ne voit plus quand on écarte les paupières qu'une masse informe, raccornie au fond de l'orbite : la paupière supérieure ne se relève plus : lorsque la suppuration a été moins étendue, l'organe n'en est pas moins perdu ; mais la paupière peut encore conserver les mouvemens. On lui reconnaît pour causes des ophthalmies négligées ou mal

traitées. On peut appliquer un œil artificiel quand la phthisie est considérable ; dans le cas contraire, on ne trouve
pas assez de place pour le loger entre les paupières, et si
le malade le désire on vide l'œil.

HÉMIOPIE, DIPLOPIE, OXYOPIE, ACHROMATOP-
SIE, BERLUE, CHRUPSIE.

On dirait que les ophtalmologistes anciens et modernes
augmentent à plaisir le vocabulaire ophthalmologique pour
des symptômes de maladie.

Hémiopie est une affection dans laquelle l'individu ne
voit les objets que par moitié. Quand le malade ne voit que
le centre des objets, c'est une hémiopie centrale ; la vue
de la périphérie des objets se nomme hémiopie sphérique ;
enfin elle peut être inférieure, supérieure ou latérale, selon
que l'on voit en côté, en hautou en bas. L'hémiopie peut
exister par cause nerveuse, traumatique ou par l'obscurcissement des milieux réfringens : elle accompagne souvent l'amaurose.

Cette affection réclame le traitement destiné à combattre
la cause connue ou présumée.

Diplopie vue double. Cette maladie n'est encore qu'un
symptôme d'un défaut de puissance dans la faculté visuelle
des deux yeux. C'est souvent un premier degré de strabisme : elle accompagne souvent l'amaurose congestive et
doit être traitée comme elle.

Oxyopie ou galéropie. Cette affection est l'accroissement
des facultés visuelles qui se manifeste souvent après les
opérations de cataractes et les fièvres cérébrales. Avec le
temps, des remèdes calmans, et des verres convenablement colorés, l'on ramène la vue à son état normal.

Achromatopsie. Affection par laquelle on ne peut distinguer les couleurs, et dont les causes sont aussi douteuses
que les symptômes.

Berlue. Rien de plus vague que cette maladie ou plutôt que ses symptômes : on entend en général par berlue, les vues vagues, accompagnées de mouches volantes, de symptômes dont le siége est encore bien incertain malgré le mémoire de Demours, et les ingénieuses suppositions de M. Nordmann.

Chrupsie ou chromopsie est une altération des fonctions de la vue, qui se traduit par la vision de corps diversement colorés. Ce n'est en général qu'un symptôme d'amaurose commençante, ou d'une altération dans la diaphanéïté de l'humeur vitrée ou du cristallin.

AFFECTIONS INTERMITTENTES DE L'ŒIL.

Un grand nombre de maladies de l'œil peuvent offrir un type intermittent, régulier ou irrégulier. Celles qui révêtent le plus souvent cette marche, sont diverses espèces d'ophthalmies, les névralgies primitives ou consécutives à des causes traumatiques, des opérations de cataractes, etc., l'héméralopie, la nyctalopie et l'amaurose. Ces diverses maladies sont affectées d'intermittence sur des sujets isolés, mais il n'est pas rare de les voir régner épidémiquement.

Nous avons indiqué sommairement en parlant des généralités des ophthalmies le traitement des ophthalmies intermittentes.

Les névralgies, l'amaurose, la nyctalopie, etc., guérissent bien plus difficilement : il faut toujours commencer par leur opposer le sulfate de quinine, non seulement en potion, mais encore en frictions et en lavemens.

Quand ce moyen échoue, on tente le carbonate de fer, le musc, la valériane et les autres moyens connus, et que j'ai énumérés longuement dans mes recherches sur la cataracte (1).

(1) Recherches citées. (Article *Névralgie*).

II.   25

ENTOZOAIRES DE L'ŒIL.

Il est bien reconnu aujourd'hui qu'il peut exister des vers non seulement dans les paupières, sous la conjonctive, mais encore dans l'œil lui-même. Les observations de Lejeune (1), de Daniel Leclerc (1), Pechellini (3), Wendelant (4), Garmaan (5), J.-B. Helmont (6), Guersin (7), Bajon (8), Sœmmering (9), Nordmann (10), Logan (11), Geischeit (12), ont mis cette vérité hors de doute, et nous espérons en donner la preuve dans un travail qui ne tardera pas à paraîtra à ce sujet.

Voici d'après M. Geischeit la classification de ces vers :

1. *Filaria medinensis*, sous la conjonctive.
2. *Filaria oculi humani*, dans le cristallin.
3. *Monostoma lentis*, dans le cristallin.
4. *Distoma oculi humani*, dans le cristallin.
5. *Cystercus cellulosæ*, dans les chambres de l'œil.
6. *Echinococcus hominis*, entre la choroïde et la rétine.

Tous ceux qui ont voyagé dans l'Orient, savent combien sont fréquentes les affections oculaires produites par le *fila-*

(1) Lejeune, *Histoire naturelle et médicale des vers*, *journal des savans de Leipsick ; septembre*, année 1715, pag. 110.

(2) Danielis Leclerc *Historia medica lumbricorum*, in-4. Genevæ, chap. 13, pag. 273 et 311.

(3) Pechellini, *journal de Leipsick*, cité année 1691, pag. 234.

(4) Georges Wendelant, cité par Gramaan.

(5) Gramaani *Miracula mortuorum*. Dresdæ, 1739, in-4. Lib. III. § 94 pag. 883.

(6) J.-B. Helmont, *Traité des tumeurs pestilentielles*, pag. 884.

(7) Guersin et Bajon, cité par Lassus. Mémoire présenté à l'Académie des Sciences, 1759.

(8) Sœmmering. *Isis*, 1830, pag. 747.

(9) Nordmann d'Odessa, *Michrographische beitrage, etc.* Berlin, 1832.

(10) Logan, *Lancette anglaise*, 1833. V. 2. p. 5 (voy. *Lancette* 1838).

(11) Geischeit, *Essais sur les entozoaires de l'œil. Journal d'Ammon*, Tom. III, p. 405.

ria medinensis, plus connu sous le nom de *petit dragonneau*.

Mais les vers qui produiront sans contredit les désordres les plus graves, sont ceux qui naissent entre la choroïde et la rétine : ils occasionent presque toujours la perte de la vue et souvent celle de l'organe.

Ne pourrait-on pas admettre très-raisonnablement, avec M. Nordmann, qu'un grand nombre de visions de mouches, de fantômes, de spectres peuvent être attribués à des parasites nageans dans l'humeur aqueuse? ce que l'on observe chez les chevaux et les cochons, autorise à cette supposition.

Tous les vers qui existent sous la conjonctive sont assez facilement extraits, ainsi que le rapportent Bajon, Guersin, Mongin et Clot-Bey : quant à ceux qui existent dans la chambre antérieure, on pourra, à l'exemple de Sœmmering, en pratiquer l'extraction.

MEMENTO

THÉRAPEUTIQUE ET PHARMACEUTIQUE.

———

DE LA POSE DE L'ŒIL ARTIFICIEL OU PROTHÈSE OCULAIRE.

Tout ce qui concerne la fabrication de l'œil artificiel n'étant pas de ma compétence, je le passerai sous silence.

Paris conserve encore le monopole de cette fabrication ; car les émaux faits à Venise, en Allemagne, en Angleterre, ne peuvent pas être mis en parallèle avec ceux qui sortent des mains de MM. Boissoneau, Miraud, Desjardin, ou de Noël. C'est donc à Paris que s'adressent, de tous les pays du monde, ceux qui veulent jouir dans toute leur étendue des bénéfices de la prothèse oculaire. Voici les précautions nécessaires pour pouvoir, malgré l'éloignement, se procurer des pièces artificielles. Il est très-difficile de trouver dans les collections d'yeux artificiels de pacotille, ou tout faits, des pièces qui puissent assortir parfaitement l'œil sain ; mais ces pièces offrent le précieux avantage de pouvoir être essayées, et de fournir à l'artiste un modèle exact pour la forme de l'œil à confectionner ; en joignant à cette pièce une peinture exacte de la couleur de l'œil, on est sûr de la réussite : cette peinture, autant que possible, doit être faite sur ivoire, en miniature, ou bien aquarellée avec beaucoup de soin : j'ai essayé à plusieurs reprises de faire peindre sur verre, et l'essai a été assez heureux pour m'engager à y revenir : on aura soin d'indiquer si l'œil doit s'adapter à gauche ou à droite ; enfin, il faut prévenir l'artiste si le modèle envoyé n'occasione pas un peu de strabisme ; dans ce cas, indiquer avec un trait de plume ou de lime fine, le point central de correspondance avec l'œil sain, regardant à l'horizon.

Si l'on n'a pas la facilité d'essayer des émaux tout faits, il faut faire confectionner de petites **cuvettes en plomb** bien fin et en lames très-minces. Ces cuvettes se fabriquent très-facilement, et on peut alors envoyer à l'ouvrier une forme certaine ; puis avec un compas, on figure le centre pupillaire et le pourtour iridien. Cette pièce ainsi **confectionnée**, accompagnée d'une peinture bien exacte, peut mettre à même l'ouvrier de remplir sa commande.

Voici un moyen que j'ai essayé **deux fois** avec succès ; il consiste à prendre une once environ de la matière plastique composée selon la formule de Straffort : on la fait fondre au bain-marie, puis, quand elle est fondue, on la laisse refroidir peu à peu jusqu'au moment où elle est prête à se coaguler ; dans cet instant on fait coucher le patient sur une table en maintenant la tête sur un plan uniforme ; on saisit chaque paupière par les cils et ou verse dans leur anfractuosité la matière plastique ; aussitôt elle se coagule, et en y implantant une tête d'épingle ou un petit crochet mousse, on retire l'empreinte fidèle que doit avoir l'œil. Ce moyen m'a été suggéré par les expériences que j'ai faites d'après Straffort, en coulant de la matière plastique dans les ulcères profonds, pour en obtenir la cicatrisation : ce moulage, du reste, n'occasione aucune douleur ; car le malade croit qu'on lui instille de l'eau tiède entre les paupières.

Il arrive bien souvent que les malades ne veulent pas se dessaisir du seul œil qu'ils aient de disponible ; dans ce cas, il faut en faire confectionner un petit modèle sn ivoire, en cire ou en corne : on pourrait aussi en tirer une empreinte en plâtre, ainsi que le conseille M. Hazard Mirault.

Dans la plupart des cas, l'on est appelé à poser un œil artificiel sur un moignon qui s'est formé naturellement, par les évacuations des humeurs de l'œil au travers d'une solution de continuité, suite d'une ulcération ou d'une ponction : alors il n'y a aucune opération consécutive à pratiquer. C'est cependant la crainte d'une opération qui empêche un grand nombre de personnes, de profiter des avantages de la prothèse oculaire. Mais si l'on a affaire à un staphylôme de l'iris ou à des altérations désignées sous le nom générique d'*hypercératoses* congéniales ou accidentelles, il faut alors recourir à une opération, soit d'évacuation, soit de résection, ainsi que nous l'avons indiqué plus haut.

Voici comment on doit s'y prendre pour placer l'œil artificiel; nous empruntons cette description à l'ouvrage de M. Mirault, dont l'expérience sur ce point est reconnue par tout le monde. L'inspection de l'intérieur de l'orbite et des paupières ayant convaincu de la possibilité d'y introduire l'œil artificiel, c'est-à-dire la cavité orbitaire n'étant pas remplie par un globe aussi saillant que l'œil naturel, ce globe n'étant plus le siége d'aucune maladie, et enfin la cicatrisation étant bien terminée, l'oculiste saisit l'œil d'émail avec le pouce et l'index de la main droite; il le trempe dans un verre d'eau, relève avec le pouce gauche la paupière supérieure, et glisse sous cette paupière ainsi relevée la partie la plus bombée de l'œil artificiel; quand elle y est introduite, il la dirige un peu vers le petit angle ou l'angle externe, laisse alors descendre la paupière supérieure; abaisse vivement avec le doigt médius la paupière inférieure qui se trouve encore cachée sous la plus faible partie de l'œil artificiel, toujours soutenu par les doigts de la main droite, dont le pouce appuie légèrement, et l'œil est introduit.

Il faut moins de temps pour exécuter cette petite manœuvre que pour la décrire. Le malade acquiert lui-même dans peu de temps une grande habitude de ce manuel opératoire. Mais il est des principes qu'il ne faut jamais perdre de vue, et qui sont:

1º De tenir l'émail bien perpendiculairement entre les doigts, pour l'introduction, la partie la plus bombée en haut et la plus pointue en bas.

2º De le faire glisser de dessous la paupière inférieure sous la supérieure, relevée ainsi que nous l'avons dit.

3º De n'abandonner cette paupière qu'après y avoir engagé la partie la plus bombée de l'œil artificiel.

4º De ne pas la quitter précipitamment.

5º Et enfin d'abaisser au contraire la paupière inférieure avec la plus grande promptitude, le pouce de la main droite appuyant légèrement sur l'œil artificiel.

Quand c'est le malade qui opère, il y a un léger changement dans la manœuvre, c'est-à-dire que c'est le doigt médius gauche qui doit relever la paupière supérieure, et le médius droit qui exerce une légère pression sur l'œil artificiel au moment où celui de la main gauche abaisse la paupière inférieure.

Pour extraire l'œil artificiel, on se sert d'un petit crochet en ivoire ou en argent; on tient ce petit instrument comme une aiguille à cataracte ou une plume à écrire, en renversant légèrement le dos de la main, qui opère en dehors; puis, en abaissant légèrement la paupière inférieure avec les doigts de la main gauche, il introduit le petit crochet, agit sur le rebord de l'œil en forme de levier, et fait basculer la pièce, qui n'étant plus contenue par la paupière inférieure, tombe dans la main gauche, qu abandonne rapidement la paupière inférieure pour recevoir l'émail.

Chaque fois que l'œil est extrait, il faut le placer dans un petit vase contenant de l'eau fraîche, afin qu'il se débarrasse des mucosités dont il est entouré. S'il est possible, le vase qui contient l'eau doit être tapissé avec un linge fin et mieux encore avec une éponge fine, creuse, dans laquelle on place l'émail pour empêcher le frottement de la pièce contre les parois, ce qui le dépolit très-vite.

Il est bon de laver quelquefois la pièce avec une eau légèrement savoneuse, ou mieux encore miellée pour dissoudre les matières animales qui s'agglomèrent sur les rebords de la cornée et que l'eau ne dissout pas.

Lorsque la pièce commence à se dépolir sur la cornée, on peut facilement la mettre à neuf : pour cela, il faut la fixer sur un morceau de linge en forme de globe et garni de cire à modeler. Ensuite, avec la paume de la main humectée d'alcoolet de rouge d'Angleterre, l'on repolit en frottant, comme s'il s'agissait d'un bouton métallique.

Aussitôt que l'œil est introduit, il occasione les premières fois une sensation assez désagréable ; la glande lacrymale s'irrite, sécrète une grande quantité de fluide ; les vaisseaux dé la conjonctive palpébrale s'injectent, et les paupières se gonflent légèrement. C'est pour cette raison qu'il faut accoutumer graduellement la partie à l'usage de l'œil d'émail, et commencer par quelques minutes, puis augmenter peu à peu la durée de son séjour. De même que le canal de l'urètre s'accoutume à la présence de la sonde ; de même aussi les paupières deviennent tout-à-fait insensibles à l'action du corps étranger. Il n'est pas rare de voir les paupières sécréter une grande quantité de mucus ; mais cette bléphopyorrhée se supprime sans aucun traitement en peu de jours.

Quelques personnes ne peuvent jamais s'accoutumer à la présence de l'œil artificiel. Il sera donc important d'en prévenir le malade chaque fois que l'on sera demandé pour vider un œil, afin de recourir à la prothèse.

Quand l'on ne peut la tolérer, quelques chirurgiens conseillent d'abaisser la paupière supérieure et de la maintenir ainsi fixée au moyen d'une légère compression. Par ce moyen, on obtient une chute constante de la paupière, ou blépharoptopsis permanent moins désagréable à la vue qu'une anfractuosité rouge et difforme. M. Cullerier avait préféré ce moyen pour lui-même à la prothèse.

S'il est des prrsonnes qui ne peuvent pas supporter l'œil artificiel, il en est d'autres par contre à qui il est impossible de s'en passer quelques heures sans être en proie à des douleurs dans le moignon, dans le sourcil et dans la tempe ; douleurs qui cessent comme par enchantement aussitôt que l'œil est replacé. Les bornes de ce journal ne me permettent pas de m'étendre plus au long sur cette partie. Pour plus amples renseignemens, je renvoie le lecteur aux ouvrages de M. Burrhut (François), Epist de artif. ocul. in-4°, Bernstein, dans son exposition systématique des appareils, à la dissertation de Manchart, et surtout au traité pratique de M. Hasard Mirault, auquel, ainsi que je l'ai dit, j'ai emprunté pour cet article et pour mon manuel tout ce qui concerne la partie mécanique de la prothèse.

DES LUNETTES ET DE LEUR USAGE.

C'est au seizième siècle que Bacon, cordelier d'Oxfort, inventa les lunettes en découvrant que les verres convexes grossissaient les objets, et que les verres creux ou concaves les rappetissaient. Les lunettes, par leur fabrication, appartiennent exclusivement à la mécanique, mais, par leur application, elles tombent dans le domaine de l'oculiste. M. Rognetta s'est évidemment trompé en disant qu'excepté l'ouvrage de Weller, on n'a rien écrit sur l'usage et l'application des lunettes. Beer, Williams Kitchiner, Chevalier, ont donné des préceptes très-sensés pour l'application et l'usage des lunettes.

Les lunettes ont pour but :

1° De conserver la vue ;

2° De corriger des imperfections de la vue ;

3° De suppléer à l'absence ou à la perte d'une des parties constituantes l'appareil visuel.

A. *Conserver la vue.* On a cru qu'en portant certaines espèces de verres l'on conservait la vue, et pour cela les opticiens de tous les temps et de tous les pays se sont mis en frais pour trouver ce précieux meuble : et sans contredit nous aurons un de ces jours des lunettes homœopathiques.

Rien n'a été funeste à la vue comme la recherche de cette nouvelle espèce de pierre philosophale, et les vendeurs de lunettes, dites conserves, ont fait autant de mal que la petite-vérole. Où trouver en effet un verre qui vous mette à l'abri des excès de travail, des appartemens chauffés, de l'intempérence, etc. ? A peine pouvez-vous espérer qu'un verre légèrement coloré puisse amoindrir les effets d'une trop forte lumière et la photophobie qui accompagne presque toujours les congestions de l'œil et de ses annexes.

L'expérience seule a conduit les Orientanx et les Lapons à employer des moyens semblables pour diminuer l'intensité des rayons solaires reflétés par les terrains sabloneux ou les neiges du pole Nord.

Quelques personnes, en se servant avant le temps de verres à grossissement, dits menesmes convexes, fatiguent leur vue, et accélèrent la presbytie, résultant de l'âge.

B. Les lunettes corrigent les défauts de la vue, en modifiant ou rectifiant les aberrations visuelles que la myopie et la presbytie entraînent après elles. Les presbytes et les myopes doivent porter des lunettes plutôt faibles que fortes, et en changer rarement. Je connais des myopes et des presbytes qui se sont rendus presque aveugles en faisant le contraire.

C. Lorsque, par une chûte, par tout autre accident, ou par une opération, l'œil ou les yeux ont été privés du cristallin, l'individu y voit ; mais sa vue est vague comme celle que l'on obtient en voyant avec une lunette privée d'un objectif. On rend la vue plus nette, plus longue en faisant porter au malade des verres dits à cataracte. Mais il faut attendre que plusieurs mois se soient écoulés depuis l'opération ; car, leur action exaltant l'image des objets sur la retine encore surexcitée, l'amaurose peut s'ensuivre.

Pour être à son aise, un opéré de cataracte doit avoir des lunettes pour voir de près et lire, et des lunettes pour marcher et voir de loin. Je crois observer que lorsque l'on a opéré un œil par l'abaissement, et l'autre par l'extraction à succès égal, l'œil opéré par abaissement y voit mieux que l'autre, ce dont on peu s'assurer en essayant pour lui un verre bien moins convexe que celui qui est nécessaire à l'œil dont le cristallin a été extrait.

Alun (*sulfate d'alumine et de potasse pur*), employé en solution très-concentrée pour terminer quelques œdèmes subaigus. On en fait des collyres en dissolvant de deux à vingt-quatre grains par once de liquide, selon la sensibilité du malade et de la partie. L'alun calciné sert à réprimer les végétations fongueuses de la conjonctive.

Ammoniaque. Remède mis en usage en liniment après les piqûres d'insectes venimeux, scorpions, abeilles, guêpes, etc. Ces linimens servent aussi pour dissiper les paralysies légères de la paupière. Uni au baume de Fioraventi, il est employé en vapeur dans quelques cas, où il faut porter une légère excitation sur l'œil ; sous forme de carbonate et uni à quelques autres substances, il forme la poudre anti-amaurotique de Peysson. Combiné avec le suif de mouton et l'axonge, il constitue la pommade de Gondret, escharotique puissant. Le muriate d'ammoniaque (sel ammoniaque du commerce) en solution concentrée a été employé par Guérin pour les taies ; on a renoncé à son usage, parce qu'il échoue.

ARNICA MONTANA (*Arnique des montagnes*). Plante alpine très-vantée dans les affections traumatiques de l'œil, en application externe, en infusion. Le professeur Scarpa avait retiré de grands avantages de son alcoolat, dans les amauroses légères et nerveuses.

ARGENT. Ce métal est très-employé dans les maladies des yeux : son nitrate forme la partie active des collyres et des pommades : quand il est réduit à l'état de pierre infernale, il est bien plus actif et d'un usage usuel.

AZAREUM EUROPEUM, uni au muguet, *convallaria maïalis*, et forme la base de la poudre sternutatoire de Saint-Ange, recommandée comme révulsif sur la membrane pituitaire dans quelques affections, suites de suppression des sécrétions pituitaires, ou d'un saignement de nez habituel. On l'emploie pur ou mêlé au tabac.

BELLADONE (*Atropa belladona*). Substance dont on fait en ophthalmologie un grand usage sous forme d'extrait, de solution aqueuse, et en cataplasme. La belladone jouissant de la propriété de dilater la pupille, on s'en sert pour examiner les profondeurs de l'œil en augmentant le champ pupillaire. Pour obtenir ce résultat, l'on instille plusieurs fois dans la journée quelques gouttes de solution aqueuse (voir sa formule), ou bien on en fait prendre quelques grains en pilules ou en lavemens. Les frictions sur les paupières ayant moins d'action, toutes les fois que l'on peut mettre en pratique l'instillation, il faut le faire, ce moyen étant plus sûr et plus prompt. Il ne faut jamais oublier de prévenir la personne que cette substance produit quelquefois des vertiges ou des tournoiement de tête, qui alarment, et qui sont même suivis d'un aveuglemens momentané : cette dilatation peut durer plusieurs jours. On ne doit pas considérer comme de l'atropine, mais bien comme un extrait plus pur et plus concentré de belladone, la préparation que M. OEhler a consignée dans les bulletins ophthalmologiques d'Ammon (1).

(1) Tom. II, pag. 223.

Voici comment il faut la préparer : on prend une certaine quantité de feuilles de belladone que l'on fait digérer dans de l'alcool aiguisé avec un peu d'acide sulfurique : après huit ou dix jours de digestion, l'on filtre l'alcool, et on le distille. Le résidu est dissout dans l'eau et filtré à son tour : on précipite par le sous-acétate de plomb liquide : on chauffe ensuite la liqueur et l'on filtre ; on ajoute de nouveau de l'acide sulfurique, et l'on précipite le plomb en faisant passer dans la solution un courant d'hydrogène sulfuré.

La liqueur étant filtrée de nouveau, on l'incorpore à la magnésie, et quand le tout est en consistance d'extrait, on dissout celui-ci dans l'éther sulfurique alcoolisé. Ce dernier liquide est encore reporté de nouveau à son résidu dans l'eau distillée, opération qui est suivie d'une nouvelle évaporation.

BIGNOGNIA CATALPA. Substance récemment introduite dans la matière médicale oculaire, par D'Ammon, et que l'on emploie avec succès dans les affections scrofuleuses en extrait et en boisson.

BEURRE ORDINAIRE, non salé, base de la plupart des pommades ophthalmiques. Comme il rancit facilement, les Anglais lui substituent avec avantage l'huile, le beurre de cacao et la cire.

BEURRE DE CACAO. On s'en sert pour rendre l'onguent napolitain belladoné moins liquide, et comme base de quelques onguens.

BORAX (*sous-borate de soude*). On le dissout dans l'eau à la dose de 10 grains à un gros par once d'eau pour des colyres.

COLCHIQUE (*colchicum autumnale*). On a beaucoup vanté et avec raison l'usage de la semence de colchique dans le traitement des affections de l'œil compliquées de rhumatismes et d'affections goutteuses : M. Künn de Strasbourg a publié à ce sujet un travail fort intéressant, et que l'Athénée de Paris a récompensé d'une médaille. Si, dans un grand nombre de circonstances, le colchique a été sans action, il peut se faire que le médicament ait été mal préparé. C'est parce que pareil inconvénient m'est arrivé, que je crois devoir donner ici la formule de préparation de M. Deleschamps, pharmacien, à Paris ; sa teinture de colchique préparée ainsi est excessivement active.

Semences de colchique, séchées avec soin, 4 onces.

Alcool absolu, 1 livre.

Il faut moudre les semences avec un moulin à poivre ; ensuite on les mélange avec l'alcool dans un flacon bouché à l'émeri, et on les soumet à la digestion pendant quinze jours à la température de 20°. Agitez de temps en temps, filtrez et conservez dans des flacons bouchés à l'émeri.

Cette teinture étant fort active : on commence à en prendre huit à dix gouttes deux fois par jour dans une infusion.

Le colchique est la base d'une teinture anti-goutteuse que fabrique M. Piron, pharmacien à Bruxelles. Je l'ai employé avec beaucoup de succès dans les affections rhumatismales de l'œil.

Extrait de colchique. (Formule de M. Deleschamps.)

Semences de colchique moulues, 1 livre.

Alcool anhydre, suffisante quantité.

Opérez à l'aide de la méthode de déplacement jusqu'à ce que l'alcool ne se charge plus d'aucun principe.

Distillez pour retirer l'alcool, et faire évaporer le résidu en consistance d'extrait. On le donne de 1 à 6 grains en pilules (1).

CHAUX (*Calx*). Eau seconde de chaux, employée pure ou unie au lait, dans quelques affections ulcéreuses du bord des paupières. L'eau seconde forme la base de différens collyres, de l'eau noire de Græff, de Scarpa, de l'eau céleste., etc.

CHLORURE D'OXIDE DE SODIUM (*Oxide liquide*), employé en application sur les paupières brûlées (Lisfranc), en cérat dans les mêmes cas, en injection dans quelques blennorrhées. Il faut prendre le chlorure d'oxide de sodium au 10° degré du chloromètre de Gay-Lussac pour point de départ ; avec l'addition de l'eau on lui donne différens dédoublemens.

(1) Et en potions. Pour la teinture éthérée, mêmes proportions que pour la teinture alcoolique.

Cuivre. Ce métal ne s'emploie que lorsqu'il est combiné chimiquement avec les acides acétique, sulfurique, nitrique, et l'oxigène. L'acétate de cuivre, verdet, vert de gris (ærugo) forme le principe actif d'un grand nombre de collyres et de pommades : le sulfate de cuivre sert à cautériser quelques ulcérations, c'est un astringent très-actif dans quelqnes hypercrises de la conjonctive, suivies de sécrétion : dissout dans l'eau il forme des collyres, les eaux astringentes de Bathes, de Scarpa, etc. Le nitrate de cuivre fondu moulé en cylindre est plus actif que le sulfate mais moins caustique que le nitrate d'argent : on s'en sert pour détruire les granulations.

Eau de roses. Léger astringent : celle des pays chauds l'est beaucoup plus que celle d'Europe. On en fait à Alger de parfaite.

Eau de laurier-cerise. Lorsque cette eau provient des pays chauds, elle est très-active : on l'emploie seule ou combinée avec d'autres substances. Je me suis fort étendu sur son action dans un mémoire couronné par l'Athénée de médecine de Paris (1).

Huile de noix. (*Nux juglans*). L'huile vieille et rancie de la noix est employée contre les taies et nuages de la cornée. Marc-Antoine Petit de Lyon la rendait plus active en y ajoutant une grande quantité de tartre stibié.

Huile de foie de morue. (*Oleum jecoris azelli*). Substance récemment introduite dans la thérapeutique oculaire. Elle est produite par l'expression du foie de la morue; il y en a de trois espèces, la blonde, la brune et la noire. Nous sommes le premier qui l'ayons employée, pour guérir les taies et nuages de la cornée. On commence par employer la blonde en touchant le nuage avec un pinceau imbibé. Cette application produit un léger sentiment de chaleur et de larmoiement, de peu de durée il est vrai. Après quelques semaines d'emploi l'on

(1) Mémoire sur l'emploi de l'eau distillée de laurier-cerise, *Cours médical*, 1830.

passe à un mélange égal d'huile blonde et brune, puis à la brune pure, enfin à la noire dont l'action est excessivement vive et âcre. Ce remède doit être employé fort long-temps.

A l'intérieur on l'a prescrite pour combattre les ophthalmies scrofuleuses et rhumatismales.

HUILES ESSENTIELLES employées pour les mêmes usages que l'ammoniaque. Dans quelques paralysies des paupières l'on se sert avec succès d'un liniment contenant de l'huile de croton tiglium dont l'action est fort vive et qui produit immédiatement un érysipèle phlycténoïde.

IODE. Cette substance et ses combinaisons chimiques jouent un grand rôle dans la thérapeutique des affections oculaires entachées d'une complication spécifique. On l'emploie en collyres, en pommades, en frictions, à l'intérieur : sous forme escharotique, telle que la solution caustique de Lugol, etc.

JUSQUIAME. Cette substance, de même que la belladone, s'emploie, intérieurement en pilules ou en potion, extérieurement en solution, ou frictions seule ou unie à quelques autres médicamens.

En la traitant comme la belladonne, par le procédé d'OEltsen, l'on obtient un extrait concentré très-actif. Giuntini de Florence avait observé qu'en combinant l'extrait de belladonne et celui de jusquiame on obtenait plutôt la dilatation de la pupille, que lorsqu'on employait l'un ou l'autre isolément.

MERCURE. Cette substance et ses diverses préparations chimiques forment la base d'un grand nombre de formules très-usitées et fort actives. Le mercure éteint dans l'axonge forme l'onguent napolitain, que l'on emploie si souvent en frictions, seul ou combiné avec diverses autres substances. Il est important de choisir pour sa fabrication la méthode où l'on emploie la graisse la moins oxygénée ; car elle fatigue alors très-facilement la peau. Dans quelques cas l'on remplace avantageusement l'onguent napolitain par un onguent dont l'axonge récent est la base, et où le mercure est représenté par le calomel lavé à la vapeur, ou par l'oxide blanc ammoniacal.

Le calomel est un médicament héroïque dans un grand nombre de maladies des yeux ; on l'emploie pur ou combiné à l'intérieur et à l'extérieur. Uni à l'eau seconde de chaux, il forme l'eau noire des Anglais et de M. le professeur Græff.

Le sublimé corrosif s'emploie à l'intérieur, à l'extérieur en lotion, friction, et application : il forme la base d'un grand nombre de collyres. Uni à l'eau de chaux, il forme l'eau phagédénique employée dans quelques affections dégénérescentes de l'œil et de nature vénérienne.

Le mercure éteint dans l'argile donne la poudre de Lalouette, que l'on emploie en fumigations.

Les oxides, deuto-oxides et sulfures de mercure distincts entrent aussi dans la matière médicale oculaire et sont le principe actif d'un grand nombre de pommades.

Muriate de soude. Cette substance s'emploie intérieurement et extérieurement. A l'intérieur on la donne à la dose d'une cuillerée à café matin et soir dans du bouillon ou tout autre véhicule dans les affections scrofuleuses.

J'ai pu me convaincre par ma propre expérience, que c'était un excellent remède (1) et que MM. Coindet et Odier n'avaient pas exagéré ses propriétés. Serait-ce parce que dans la plupart des cas il contient de l'iode ?

A l'extérieur, le professeur Rust de Berlin s'est servi avec avantage du chlorure de sodium en solution aqueuse pure ou combinée avec l'opium ; il prend avec un pinceau une petite quantité de cette solution et l'applique sur les taies de la cornée. Dans d'autres circonstances on humecte le pinceau avec de la salive, on l'imprègne, avec de la poudre très-fine, du médicament et on s'en sert de la même manière.

On fait décrépiter au feu le chlorure de sodium pour le priver de son humidité, et après l'avoir pulvérisé avec soin, on l'enferme dans un bocal à l'émeri pour le préserver du contact de l'air : cette substance est très-active : son action se fait sentir dans toute l'étendue de la cornée.

Non seulement M. Rust, mais encore M. Guillié (2) ont

(1) *De la kératite scrofuleuse* (*Bulletin clinique*, 1836), par Carron du Villards.

(2) Guillié, *Bibliothèque ophthalmologique*, pag. 190.

par ses applications successives sur la cornée , fait disparaître
un grand nombre de taies fort anciennes.

L'eau de mer naturelle, s'emploie également avec avantages
en lotions et en douches dans une infinité de maladies de l'œil
et de ses annexes.

Opium. Cette substance joue un grand rôle dans les affections oculaires : on l'emploie sous diverses formes et à l'état de
diverses combinaisons chimiques. Uni au calomel, il rend le
ptyalisme moins prompt. Combiné à l'axonge, à la salive, à
l'huile, il s'administre en frictions. A l'état d'acétate ou d'hydrochlorate de morphine, il entre dans les collyres, et on l'introduit dans l'économie par la méthode endermique ou par
celle de M. Lafargue de Saint-Émilion. Dissous dans le vin, il
forme les vins d'opium de Rousseau, de Sydenham, de Jæger,
etc. Ces vins servent pour les collyres , les applications directes
ou indirectes, purs ou unis à des collyres.

L'eau distillée d'opium de la pharmacopée prussienne, est,
au rapport de quelques ophthalmogistes allemands, un excellent calmant.

Pierre divine. Remède fort vanté par les anciens oculistes : c'est Saint-Yves qui lui a donné son nom. Voici comme
il recommande de le préparer :

℞ Vitriol de cypro
   Nitri et aluminis
         āā libram 1
      contrit. et pulv. in vaso vitreo, cal. arenæ liquefactis
                        adde
   Camph. trit.

Cette substance forme le principe actif d'un grand nombre
de collyres et de pommades.

Or (*Aurum*). *Préparations.* Depuis quelques années, j'emploie le stannate d'or contre les affections scrofuleuses et syphilitiques de l'œil, surtout lorsqu'il s'agit de fistules orbitales ou
préorbitales. Je m'en suis très-bien trouvé, et je crois que ce

médicament justifie les éloges qu'en ont faits MM. Chrétien et Legrand.

Le cyanure d'or a été introduit tout récemment par nous dans le traitement des affections de l'œil : nous l'employons en frictions, autour de l'orbite et à l'intérieur en pilules.

La solution alcoolique ammoniacale de cyanure d'or, à la dose de quatre grains pour dix onces de liquide, est un excellent emménagogue. C'est mon ami le docteur Furnari qui a découvert la propriété que j'annonce. Plusieurs médécins, entre autres M. Sellier de Paris, ont vérifié la valeur de cette médication, et en ont obtenu de nombreux succès.

Plomb. Le plomb fournit par des préparations, au formulaire ophthalmique, le sous-acétate de plomb liquide (extrait de saturne), le sous-acetate concret ou cristallisé (bleu de saturne) et l'oxide blanc (céruse).

Potasse caustique (*Pierre à cautère*). Cette substance, dont l'énergie est extrême, doit être employée avec les mêmes précautions que la pierre infernale. Pour rendre son emploi plus facile on la réduit en cylindres. Mais comme ceux-ci tombent facilement en déliquescence, j'ai pour habitude, aussitôt qu'ils sortent du moule, de les faire plonger dans de la cire à cacheter, fondue au bain-marie ; par ce moyen, non seulement on peut les tenir avec les doigts, mais encore tailler leur extrémité en forme de crayon. La potasse caustique s'emploie aussi en collyres à la dose d'un demi-grain à un grain par once d'eau, et en ajoutant quelques grains à l'onguent digestif ordinaire, on forme une pommade très-active, employée avec succès contre quelques tumeurs des paupières ou des pourtours de l'orbite dont la suppuration est lente et incertaine ou irrégulière.

Unie à la chaux dans des proportions convenables, la potasse constitue le caustique de Vienne dont on se sert avec beaucoup d'avantage, en ce que l'on peut calculer et borner son action, et enlever par son moyen des tumeurs dont l'extirpation serait très-difficile ou impossible.

Suie (*Fuligo*). C'est à nous que l'on doit d'avoir introduit la suie dans la thérapeutique des maladies oculaires (*Gazette médicale*, 183). Pour rendre son action plus sûre, nous l'employons sous forme d'extrait aqueux , préparé comme tous les extraits ordinaires. Nous l'employons à la dose de 6 à 24 grains par once de liquide ; dans les mêmes proportions elle s'unit à l'axonge et forme une excellente pommade contre la gratelle et les démangeaisons des sourcils. Combinée avec le sucre candi , le charbon et la pierre infernale , le tout réduit en poudre impalpable, elle forme un collyre sec que nous employons avec succès contre les pannus charnus de la conjonctive et de la cornée.

Sumac vénéneux (*Rhus toxicodendrum*). Le sumac vénéneux ainsi que l'annonce son nom est une substance fort active, ce qui n'a pas empêché de l'employer avec avantage dans le traitement des affections scrofuleuses. On le donne sous forme de suc à la dose de 24 gouttes dans une potion de huit onces dont on prend trois cuillerées dans la journée. M. Baudelocque a entrepris à ce sujet une série d'expériences, qu'il est bon de consulter.

Tartre stibié (*Tartrate de potasse antimonié*). Vasani est le premier (1) qui ait introduit l'usage externe du tartre stibié, sous forme de collyre, dans l'ophthalmie égyptienne d'Ancône ; il l'a employé de dix à quinze grains par once d'eau. J'ai eu l'occasion d'éprouver toute la puissance de ce moyen et c'est vraiment une tache pour la mémoire du professeur Scarpa de l'avoir tourné en ridicule sans l'avoir expérimenté. Cette conduite d'un homme aussi judicieux ne peut être expliquée que par l'horreur qu'il éprouvait pour Rasori et sa doctrine :

On prépare avec le tartre stibié non seulement la pommade d'Autenrieth, mais encore l'emplâtre stibié dont voici la formule,

(1) Vasani storia, ouvr. cité,

♃ Tartre antimonié de potasse ı gros,
  Emplâtre citrin (1) 3 gros.

Cet emplâtre, qui produit de très-bons effets, doit se renouveler tous les jours, jusqu'à ce qu'il apparaisse sur la peau des
vésicules noires. Quant à la pommade, sa formule est indiquée
dans toutes les pharmacopées. Nous nous bornerons seulement
à dire que M. le professeur Broussais père y fait ajouter un
scrupule par once de sulfure rouge de mercure : l'expérience
m'ayant prouvé que cette addition rendait l'éruption moins
douloureuse.

Thé noir, et thé vert. L'infusion de thé noir est un des
meilleurs astringens légers que l'on puisse employer contre
l'inflammation légère du bord libre des paupières. Elle peut
servir de véhicule à un grand nombre de collyres et d'injections. L'infusion de thé vert est plus active et plus excitante,
on l'emploie en fomentation chaude dans quelques affections
des paupières accompagnées de spasme et de faiblesse. Elle
peut servir de véhicule à un grand nombre de collyres exci-
taus.

Thérébenthine de Venise. Depuis quelques années l'on
emploie avec succès la térébenthine à l'intérieur dans quelques affections profondes de l'œil, à la dose de un à plusieurs
gros dans un excipient convenable.

Vésicatoires. Ils s'emploient comme révulsifs directs ou
indirects : ceux que l'on applique derrière les oreilles se
nomment oreillons. La pharmacie Leconte à Paris possède
une formule, qui a l'immense avantage d'être très-active, de ne
jamais couler, et de ne point laisser de substance sur la peau,
pour les enfans j'emploie de préférence la pommade dite vési-
cante de Lausanne. Cette pommade est un secret. M. Calloud

(1) *Emplastrum citrinum pharmacopϙœ Vindebonensis.*

    Terebinthin. venet.
    Sebi ovis
    Resinæ   } ana æqualem partem.
    Ceræ flavæ
      M. F. S. act em.

qui habite les frontières de la Suisse, s'est livré à de très-grandes recherches à ce sujet ; j'ai une formule que je dois à l'obligeance de ce pharmacien distingué et qui, soumise avec celle de Lausanne à des expériences comparatives, a constamment donné des résultats analogues.

Vératrine. (*Alcali végétal du vératrum sabadilla*). La vératrine s'emploie ordinairement à l'extérieur à la dose de dix grains sur une once d'axonge. On en fait des frictions autour de l'orbite dans quelques affections amaurotiques et dans les cataractes commençantes. Il paraît que M. Turnebul de Londres a obtenu quelques guérisons par ce moyen. Ne serait-ce pas parce que les secousses et vomissemens produits par ce médicament ont amené le décollement du cristallin, ainsi que mon ami le docteur Cunier vient de le constater dans ces derniers temps (1), et que l'a observé plusieurs fois mon père sous l'influence des éternuemens convulsifs provoqués par la poudre de St-Ange, dans laquelle il entre aussi de l'ellébore.

Zinc. Comme nous l'avons vu au commencement de ce livre, le zinc existe dans la matière médicale opthalmique dès la plus haute antiquité. Les fleurs de zinc (oxide de zinc) s'emploient sous forme de collyre à la dose de un à quinze grains par once d'eau; unies à la graisse, elles forment des pommades ophthalmiques.

La tutie, qui est un oxide de zinc, uni au même métal, a les mêmes usages. Mais de toutes les préparations de zinc la plus employée c'est le sulfate de zinc, nommé aussi vitriol blanc, et descendu dans la médecine populaire sous le nom de couperose blanche. Pour un collyre, on commence d'un à six grains par once d'eau; pour les pommades, de deux à dix grains par gros d'axonge.

Les anciens oculistes employaient beaucoup de cadmie (2). De nos jours on a beaucoup vanté le sulfate de cadmium : il est beaucoup plus actif que le sulfate ordinaire ; j'engage M. Stœber (3) et ceux qui comme lui contestent cette action, non

(1) Cunier, *Bulletin médical belge*, juin 1837.
(2) Conrad Walroth, ouvr. cité.
(3) Ouvrage cité, pag. 482.

seulement à faire des expériences comparatives, mais encore à consulter à ce sujet un des membres de l'académie royale de médecine, M. Chevallier, qui l'a experimenté sur lui-même.

CONSIDÉRATIONS SUR L'APPLICATION ET LA MANIPULATION DE QUELQUES MÉDICAMENS OPHTHALMIQUES.

Caustiques. Toutes les fois que l'on veut porter un caustique sur l'œil, il faut non soulement prendre des précautions pour ne les porter que sur la partie à cautériser, mais encore pour s'opposer à ce qu'il ne se combine pas avec les tissus, ne tombe pas sur les parties environnantes. C'est pour cette raison qu'aussitôt que les caustiques auront produit leur effet, il faut en absterger les parties avec une étoupe de charpie, ou injecter du lait tiède. Toute les fois que l'on veut employer du nitrate d'argent fondu, il faut le tailler en crayon excessivement fin, excepté toutefois lorsqu'on en veut badigeonner la muqueuse palpébrale. Il est assez difficile d'aiguiser un cilindre de nitrate d'argent en pointe un peu aiguë ; le meilleur moyen est de l'émoudre sur une petite meule tournante en le maintenant légèrement sur la meule au moyen du doigt garni d'un morceau de peau.

M. Trousseau (1) avait proposé de se servir pour cautériser les ulcérations d'un petit diamètre, de mettre un stylet d'argent rougi que l'on présenterait à du nitrate d'argent fondu reduit en poudre ; par cette opération la tige métallique se charge à son extrémité d'une parcelle de caustique que l'on peut aussi appliquer au fond des ulcérations infondibuliformes.

Dans tous les cas, je supplée à ce moyen en me servant d'un petit pinceau à miniature très-fin qu'après avoir imbibé d'un peu de salive je promène sur un cylindre de nitrate d'argent fondu, et afin qu'il ne s'écoule aucun intervalle entre la cautérisation et l'injection détersive, j'emploie un petit appareil dont j'ai donné la description plus haut (2).

Collyres. Dans les pharmacopées modernes on n'a conservé

(1) *Bulletin thérapeutique*, tom. I, pag. 188.
(2) Voyez *Ophthalmie des nouveau-nés*.

la désignation de collyres que pour ceux fabriqués avec des substances liquides. Autrefois on nommait collyres secs des substances destinées à des insufflations qu'aujourd'hui nous désignerons par le nom de poudres ophthalmiques. Dans l'application des collyres, il ne faut jamais perdre de vue que la sensibilité des malades n'est point la même, et que tel individu n'éprouve aucun sentiment désagréable, d'un collyre qui en irrite excessivement un autre ; il est surtout raisonnable et rationnel de commencer par des doses très-légères, que l'on peut augmenter à mesure que la tolérance s'établit. Il est même des substances dont il faut amoindrir l'action par l'addition de mucilages de différentes espèces. Il est des collyres que l'on emploie froids ; il en est d'autres qui doivent être tièdes ou chauds : autant que possible , il faut élever la température au bain-marie. Toutes les fois que l'on emploie un collyre, il faut agiter le mélange afin de remettre en suspension les substances qui se précipitent : toutes les fois qu'on le peut, il faut employer les collyres par instillation : dans tous les établissemens ophthalmiques. On emploie à cet effet un petit meuble connu sous le nom de *compte-goutte.* Pour pratiquer cette opération avec fruit, il faut que le malade renverse la tête en arrière et entre-ouvre légèrement les paupières : pour les enfans, on est quelquefois forcé d'employer une certaine force pour les leur écarter, et quelque peu douloureuse que soit cette opération, la plupart d'entre eux s'y refusent avec une certaine opiniâtreté.

Quelquefois, mais plus rarement, on emploie le collyre en application sur les paupières au moyen de petites compresses imbibées de ce liquide, ou mieux encore avec des petites tranches d'éponges trempées dans le collyre. Lorsque le médicament est excessivement actif, on se sert d'un pinceau pour le porter sur la partie ; c'est de cette manière que l'on applique l'huile essentielle d e citron, l'huile de grillon, etc.

La première sensation que l'on éprouve dans l'œil après l'introduction d'un collyre, même le plus léger, ressemble à celle de tout corps étranger introduit dans les paupières ; l'œil rougit, devient larmoyant, puis il rentre peu à peu dans son état antérieur. C'est par la gravité et la durée des phénomènes consécutifs, à l'introduction du collyre que l'on calcule son action et que l'on doit l'augmenter ou le diminuer, selon qu'il produit plus ou moins d'effet. En général, lorsque la douleur, la rougeur et le larmoiement durent plus de dix minutes, le médicament est trop actif, il est convenable de le dédoubler avec l'eau distillée : si au contraire le malade éprouve peu de sensation sous l'influence de l'instillation il faut augmenter la dose.

Poudres ophthalmiques. Les poudres ophthalmiques, plus connues autrefois sout le nom de collyres secs, doivent être broyées et porphyrisées avec un soin extrême; il faut s'assurer de cette qualité, non seulement par le tact, mais encore en examinant le corps pulvérulent avec une forte lentille : les poudres qui ne sont pas douées de ces qualités, irritent l'œil mécaniquement : il est même à désirer que l'on porphyrise à l'eau toutes les substances susceptibles de l'être par ce moyen. Toutes les poudres ophthalmiques s'emploient en insufflation ou avec un petit pinceau : pour les insuffler, on se sert d'un tuyau de plume : afin de rendre cette application plus facile, j'ai fait construire sur une échelle beaucoup moindre un instrument analogue à l'insufflateur de M. Guillon de Paris. Un des plus grands inconvéniens de l'usage des poudres, c'est de ne pouvoir se les appliquer soi-même : en ajoutant à l'instrument dont je viens de parler, une sonde de gomme élastique, le malade s'insuffle lui-même. Aussitôt après l'insufflation, le malade doit fermer les paupières pendant quelques instans, afin de retenir le médicament.

Application de la vapeur. La première, comme la plus fréquente application de la vapeur, est celle qui résulte de l'évaporation des liquides en ébullition ou de la combustion des diverses substances ; enfin de la volatilisation des substances éthérées.

Afin de mettre plus facilement l'œil en rapport avec des substances volatiles dont on provoque même le dégagement par le bain-marie, l'on a construit différens appareils. Le plus simple est celui de Carle Graeff (1); le plus commode est celui que j'ai fait construire, que l'on trouve chez M. Chevallier.

(1) Carl Græff, *Repertorium* cité.

L'on peut quelquefois mettre les substances volatiles dans la paume de la main, et l'on peut avoir les deux mains l'une contre l'autre, les approcher des yeux : dans quelques maladies où il est nécessaire de mettre l'œil en rapport avec la poudre de Lalouette, ou le cinabre en évaporation, on peut se servir de l'appareil de M. Rapou, de Lyon (1), et même de celui de M. Chevallier, qui sert indistinctement pour les vapeur sèches et les vapeurs humides. Lorsqu'on ne peut se procurer ces divers appareils, il faut se servir simplement d'une pelle à feu, convenablement échauffée pour évaporer ou brûler les substances. Les vapeurs s'emploient aussi sous forme de douches au moyen de l'appareil portatif de M. Rapou, ou avec celui de M. Chevallier : afin de concentrer davantage les effets du jet de vapeur sur l'œil, j'ai fait confectionner des embouts variés, au moyen desquels l'on bouche, ou l'on préserve la partie que l'on veut.

Sachet. C'est aussi par évaporation qu'agissent les sachets, étant composés de substances médicamenteuses diffusibles, telles que la poudre de fleurs de camomille ou de sureau, de sucre, d'arnica, d'éponge calcinée, d'iris, d'iode renfermées dans des sacs de soie ou de coton un peu serré, que l'on attache à une bande frontale, et que l'on tient ainsi flottant, en suspension sur l'œil, pour que l'organe ne soit ni échauffé ni comprimé.

Douches liquides. Ces douches liquides ont une très-grande action dans une infinité de maladies rebelles, on les emploie froides ou chaudes selon l'occurrence, en se servant de l'appareil inventé par Beer, et que M. Jüngken a jugé convenable de de s'approprier. Le professeur Himly recommande pour cet usage une pompe aspirante et foulante fort ingénieuse mais dont le prix est assez élevé et que l'on peut remplacer dans tous les cas, et avec avantage par l'appareil de M. Despruneaux. Les douches se donnent en jet unique et en arrosoir : au moyen des embouts en caoutchouc on peut concentrer le li-quide sur un point, tandis qu'on en préserve un autre. Quand l'on a la facilité de se rendre aux eaux minérales, l'on y trouve toutes les commodités possibles pour y prendre des douches

(1) *Médecine fumigatoire.*

oculaires : à Aix en Savoie et à Bourbon-l'Archambault, les malades n'ont rien à désirer sur ce point.

Pommades ophthalmiques. Pour fabriquer les pommades ophthalmiques, il faut avoir soin que les substances qui les rendent actives soient réduites en poudre excessivement fines, afin que leur mélange avec l'excipient soit dépourvu de toutes granulations, et qu'en l'étendant sur la main ou sur un verre le tact ou l'œil ne découvrent aucune particule appréciable : c'est surtout dans l'application des pommades à bases caustiques qu'il faut redoubler de précautions.

Le beurre non salé, l'axonge, la moelle de bœuf, le beurre de cacao, l'huile, la cire, forment la base de la plupart des pommades. De toutes ces substances, celle qui se conserve le mieux, c'est la moelle de bœuf, convenablement épurée : après elle vient l'axonge : le beurre est le plus mauvais de tous les excipiens par la facilité avec laquelle il s'altère. Les Anglais emploient l'huile d'olive épurée mêlée au blanc de baleine. Depuis quelques années je me sers avec beaucoup d'avantage, pour quelques affections spéciales, de l'axonge obtenu par la trituration et la fonte du foie de la raie (Raia pescatrix).

Dans quelques cas, et dans les pays chauds surtout, l'on est forcé d'ajouter à l'axonge, à la moelle de bœuf, à la graisse de foie de raie, une certaine quantité de cire, afin de donner à ces substances un degré de fermeté telle, que les médicamens que l'on y incorpore puissent y rester en suspension, sans crainte d'être précipitées.

Les pommades s'appliquent sur le bord des paupières avec la pulpe du doigt et dans l'intérieur du globe avec un pinceau ou une petite spatule en baleine. Comme les substances graisseuses provoquent quelquefois des érithèmes sur le bord des paupières des personnes dont la peau est vulnérable, il faut se borner à les appliquer le soir en se couchant : le lendemain on lave la paupière avec un peu d'eau distillée de laurier cerise ajoutée à du lait d'amande.

Electricité et galvanisme. L'électricité et le galvanisme convenablement appliqués, sont des moyens fort importans; malheureusement le charlatanisme les a exploités à son profit, ce qui a fait jeter quelque défaveur sur leurs avantages thérapeutiques. Je leur ai vu cependant produire des résultats très-avantageux dans quelques affections paralytiques : MM. Fabré-Palaprat, Monet de Lyon, en ont retiré de très-grands avantages : M Magendie rapporte des guérisons extraordinaires obtenues par ce moyen , c'est surtout la galvano-puncture qui est le plus énergique.

On doit toujours commencer par des chocs peu violens : il faut d'abord prendre quelques disques , puis augmenter graduellement leur action en dénudant la peau et en y appliquant des médicamens , l'on peut faire pénétrer plus facilement les médicamens dans l'économie. M. Maunoir s'est servi de ce moyen pour amener sur des vésicatoires une fluxion très-énergique dans quelques affections névralgiques de la face et dont j'ai parlé ailleurs. Voici comment il procède : on place sur le front ou la tempe un vésicatoire , un autre est posé sur la région sus-orbitaire : on enlève l'épiderme aussitôt que l'ampoule est formée : puis , plaçant sur la surface dénudée un disque de Volta au pôle positif dans la région sus-orbitaire , et on met un autre disque au pôle négatif dans la région sous-orbitaire , les deux plaques en rapport avec un fil de laiton. Aussitôt que le courant est établi , on ne tarde pas à observer une sécrétion très-abondante, d'une sérosité limpide transparente, qui s'échappe des surfaces dénudées.

Quand on veut augmenter l'action du galvanisme , on porte le nombre des disques jusqu'à trente , quarante, cinquante paires. M. Fabré avait un appareil avec lequel non seulement l'on pouvait graduer à volonté l'action du choc, mais encore le rendre intermittent au besoin. M. Billand a présenté à l'académie royale des sciences un appareil fort ingénieux, au moyen duquel on n'a besoin, ni de disques, ni d'acides, ni d'aucun des accessoires obligés pour la production de l'électricité.

L'électricité et le galvanisme produisent souvent des congestions cérébrales qu'il faut combattre par des moyens appropriés.

FORMULES.

CATAPLASMES.

Pulp. pomor. tostor. uncias decem.
Croci orientalis.
Camphor, ãã gr. iv.
F. S. A. cataplasm.   Cortum.
Pour appliquer sur les paupières couvertes de boutons vario-
leux et enflammés.

Autre.

Pulp. dauci carrotæ tostæ uncias quatuor.
Pulv. myrrhæ dr. j.
Vitelli ovorum, n. j.
F. cataplasm.
Pour appliquer sur les boutons cancéreux des paupières.
                                            Carron père.

Autre.

Herb. solani nigri.
Hyoscyami nig. ãã uncias duas.
Bulliant in aquâ fontis. S. Q.
Simul terant. dein adde.
Onguent. napolit. unciam semis.
F. cataplasm.
Pour placer sur l'œil affecté de cancer.   Morigci.

Autre.

Micæ panis albiss. unc. ij.
Coq. c. s. q. lactis ad consistentiam cataplasmatis, solli-
cité cavendo empyreum ; sub finem coctionis,
    Adde
Croci austriati gr. xv.
M. D. S.
Pour appliquer chaud sur les paupières entre deux linges fins.
                                            Beer.

Cataplasmes.

Micæ panis albis. unc. ij.
Flor. sambuci dr. iij.
Coq. c. s. q. aquæ ad consistent. cataplas. sollicitè ca-
vendo empyreum. sub finem coctionis.
    Adde
Croci austriaci gr. x.
M. D. S.
On l'emploie comme le précédent.

Autre.

Herb. cicutæ dr. ij.
Sem. lini unc. ij.
Coq. c. s. q. Aq. ad consistentiam cataplasmatis : sub finem
coctionis,
    Adde
Camphor. subact. gr. xv.
M. D. S.
Contre l'érysipèle des paupières.   Beer.

Cataplasme émollient ordinaire.

Farinæ sem. lini unc. ij.
Decocti foliorum malvæ s. q.

Autre.

Farinæ sem. lini unc. ij.
Decocti foliorum malvæ s. q.
Mellis communis unc. j.

Autre.

Foliorum malvæ unc. ij.
Aq. fontis s. q.
Cola et tere.
    Adde
Medull. oss. Bovin. s. q.

Autre.

Papin. micæ panis cum lact. unc. ij.

Foliorum lact. sativa q. s. ut.

F. empl.

Ces divers emplâtres sont employés pour accélérer la suppuration des orgeolets, des furoncles, des ægilops et anchylops érysipélateux ou simples.

Cataplasme résolutif de Jüngken.

Herb. malvæ.

—— saponariæ ãã unc. i. o.

—— cicutæ, unc. i.

Coq. c. s. q. aq. ad. consistent. cataplasm. sub. fin. coctionis adde : camphoræ subactæ, gr. xv.

M. D. S.

On le place pendant la nuit sur les dacryocystites indurées et douloureuses.

Autre du professeur Beer.

Farinæ fabarum unc. ij,

Aq. bullient s. q.

Coct. adde :

Foliorum malvæ
—— —— saponariæ } . ãã s. q.

F. catapl.

Pour accélérer la suppuration des engorgemens inflammatoires partiels ou généraux des paupières.

Autre du même.

Farinæ fabar.

Aq. fer. s. q.

Adde :

Foliorum belladonæ
—— —— cicutæ } ãã q. s.

Pour le même objet, quand les parties sont douloureuses.

Cataplasme émollient de Scarpa.

Micæ panis s. q.

Infunde in lactis ebullient.

S. q.

F. catapl.

Cataplasme émollient de Scarpa.

Micæ panis s. q.
Croci orientalis scrup. ij.
Lact. ferventis s. q.
F. S. A. catapl.

Ces deux cataplasmes s'emploient étendus entre deux linges fins, pour accélérer la suppuration des orgeolets et des furoncles : il est nécessaire de les renouveler souvent, parce qu'ils fermentent.

Autre du même.

Papinum micæ panis cum lacte, s. q.
    Adde
Mellis communis unc. ij.
Pulveris croci orientalis scrup. ij.
Cicutæ gr. xx.
S. S. catapl.

Pour hâter la suppuration des furoncles malins et calmer les douleurs.

Cataplasme résolutif de Scarpa.

Florum sambuci s. q.
Bulliant in aq. f. s. q.
Tere in mortario
Cum melle comm.   } āā drach. ij.
Et unguent napolit. }
F. S. A. cat.

Pour placer pendant la nuit sur les engorgemens inflammatoires chroniques du sac lacrymal.

Autre du docteur Carron du Villards.

Pulv. florum samb. }
—— chamomillæ   } āā drach. ij.
Farinæ fabar. . . . }
Bull. in aq. f.
Ad consist. cataplas.
    Adde
Unguenti napolit. drag. j.

Pour appliquer pendant la nuit sur les paupières érysipélateuses.

Autre du professeur Fabini.

Pulv. flor. arnicæ.
————— herb. menth. piper.
————— folior. rorismarini, ā̄ā d. vi.
M. D. S.
F. cataplasm.

Pour combattre l'œdème chronique des paupières par des
applications nocturnes.

COLLYRES.

Salis ammoniaci gr. x.
Aquæ distil. simpl. unc. iv.
Spirit. vini rectif. gtt. v.
M. D. S.

      ou

Alum. gr. x.
Aquæ distil. unc. iv.
Spirit. vini rectif. gtt. xv.
M. D. S.

Pour combattre l'atonie de la cornée en instillation et en
application sur les paupières,   Rosas.

Autre.

Aq. Pyrmontan. unc. iv.
Infus. Theæ viridis et dr. ij.
Parat. unc. ij.
M. D. S.

      ou

Aq. Pyrmontan. unc. ij.
Vini rubri unc. i.
Aq. coloniensis dr. i. ß.
M. D. S.

Pour fortifier la conjonctive, et réveiller l'action du siphon
lacrymal dans l'epiphora catarrhal chronique.   Graffe.

Collyres.

Mercur. solubil. Hahnemanni, gr.
    Solv. in
Aquæ lauro-cerasi unc. vj.
Employé dans les obscurcissemens de la cornée : on en fait
tomber quelques gouttes dans l'œil.   RICHTER.

Autre.

Tinctur. acetic. fuliginis unc. i.
Decoct. rosar. rubr. unc. vj.
F. S. A.
Pour injecter entre les paupières dans les ophthalmies purulentes des nouveau-nés.   CARRON DU VILLARDS.

Autre.

Aq. lauri cerasi unc. i.
Cyanur. hydrarg. gr ij.
Tinct. croci orientalis gtt. xij.
F. S. A.
Pour faire instiller de temps en temps après l'excision du
chémosis.   CARRON DU VILLARDS.

Autre.

Aq. saphirin. unc. ß.
Aq. dist. simpl. unc. i.
M. D. S.
Contre l'atonie nasale et des points lacrymaux. JUNGKEN.

Autre.

Salis ammoniaci dr. ß.
Extr. cicutæ dr. i.
    Solv. in
Aq. dist. rosar. unc. iv.
M. D. S.
Pour instiller dans les yeux.
    ou
Merc. subl. corrosiv. gr. i.

Solv. in

Spirit. flor. anthos.

Aq. comm. āā unc. i.

M. D. S.

Pour injecter dans l'œil.   BEER.

Collyres.

Minii apt. trit. liber. i.

Acet. vin. destillat. libr. ij.

Coq. in vase vitreo vel terr. spatul. lignea agitando per
    hor. j. et sem.

Si massa fit nimis spissa, adde iterum

Aceti vini libr. ij.

Liquor. frigidum filtr. et serv. ad usum.

D. S.

Tinctura. minii Salkowii.

On l'emploie contre des ophthalmies asthéniques et traumatiques, avec la précaution d'atténuer sa force avec de l'eau.

SALKOW.

Autre.

Merc. subl. corrosiv. gr. ß.
    Solv. in

Aq. distillat. unc. i ß,
    Adde

Aq. lauro-ceras. dr. ij.

M. D. S.

Pour instiller quelques gouttes dans les yeux le matin et le
soir.   JUNGKEN.

Autre.

Sacchari saturni gr. iv.

Aq. dist simpl. unc. iij.

Tinct. opii aquos. gtt. x.

M. D. S.

Pour user d'abord tiède, puis froid trois à quatre fois par
jour, en instillations et en lotions.   ROSAS.

Ou :

Alum. gr. x.

Aq. dest. simpl. unc. iij.
Spirit. vini gtt. viij.
M. D. S.
On l'emploie tiède avec des compresses toutes les deux ou quatre heures, et immédiatement après, essuyer bien les environs des yeux, avec une compresse de linge chaud. Rosas.

Collyres.

Spirit. lavend. unc. i.
Anthos. sulphur. dr. i.
M. D. S.
Pour frotter dans les environs du sac lacrymal.
FABINI.

Autre.

Alumin crud. vitell. ovi subact., n. 1. ;
Tinct. myrrh. gtt. x.
Aq. dest. rosar.
Aq. salviæ ãã unc. i.
M. D. S.
Pour baigner l'œil.   BEER.
        Ou
Lapid. infernal. gr. ij.
        Solv. in
Aq. commun. unc. ij.
M. D. S.   RICHTER ET BEER.

Autre.

Lapid. divin. gr. x.
        Solv. in
Aquæ rosar. unc. ij. filtra.
D. S.
Eau ophthalmique pour instillation.   THEEDEN.

Autre.

Extr. belladon., gr. v.
        Solv. in
Aq. destill. rosar. dr. ij.
D. S.

Pour instiller une à deux gouttes dans l'œil.

Langenbek.

Collyres.

    Merc. sublimat. corrosivi gr. i.
        Solv. in
    Aquæ distillat. unc. iv.
    D. S.

On en mouille souvent les paupières pour combattre leur prurit.

Richter.

Autre.

    Lapid. divin. subtiliss. pulverat. dr. ij.
    Aquæ rosar. sine sale unc. xxx.
    D. S.

Eau ophthalmique.

Schmucker.

Autre.

    Aq. destill. rosar. unc. iij.
    Acet. litharg. gtt. viij.
    Spirit flor. anthos. gtt. xij.
    M. D. S.

Eau ophthalmique.

Beer.

Autre.

    Mercur. sublimat. corrosivi gr. iij.
        Solv. in
    Spirit. flor. anthos. gtt. xv.
    Aquæ comm., ana unc. iij.
    D. S.

Injections contre la fistule lacrymale.

Beer.

Autre.

    Sacchar. saturn.
    Sal. amoniac. depur., ana gr. iv.
    Aq. rosar. unc. vj.
    M. D. S.

Contre les inflammations des yeux.

Plenck.

Collyres.

Mercurii gummosi unc. i.
    Coque cum
Lact. vaccin. libr. i.
D. S.
A mettre sur les yeux avec des compresses, contre l'ophthal-
mie gonorrhéique.   RICHTER.

Autre.

Ext. belladon. gr. x.
    Solv. in
Aq. destill. simpl. dr. ij.
M. D. S.
On l'instille dans l'œil.   FABINI.

Autre.

Extr. hyoscyami gr. x.
    Solv. in
Aquæ destill. unc. ß.
D. S.
Pour verser quelques gouttes dans l'œil.   HIMLY.

Autre.

Vitriol. albi drachm. i..
Irid. Florentin. drachm. ij.
    Infunde per biduum in
Aq. rosarum
— Plantag. una libr. i. bol.
D. S.
Contre les ophthalmies humides.   LIEUTAUD.

Autre.

Aquæ plantag. unc. iv.
Vitriol. gr. v.
Mucilag. semin. cydon. unc. sem.
En instillation entre les paupières 3 ou 4 fois par jour, pour
tarir les écoulemens purulens.   SCARPA.

Collyres.

Vini ophthalmici Janini.
Aq. rosar., ãã q. p.
D. S.
Contre les ophthalmies, contre les taches de la cornée et la
faiblesse de la vue.   REIL.

Autre.

Extr. hyoscyami nigri gr. xij.
      Solv. in
Aq. distill. simpl. dr. ij.
M. D. S.
Pour faire instiller deux gouttes dans l'œil plusieurs fois par
jour, pour calmer les douleurs ou dilater la pupille.   ROSAS.

Autre.

Vitriol. albi scrup. j.
Extrait. saturn. drachm. sem.
Aq. destillat. unc. x.
Spirit. vin. camphor. drachm. ij.
Alumin. crud. scrup., j.
Pour injecter trois ou quatre fois par jour, vers la fin des
ophthalmies purulentes des nouveau-nés.   SCHMIDT.

Autre.

Vitriol. alb. gr. xxiv.
Virid. ær. gr. xij.
Sacchar. alb. drachm. sem.
Radic. irid. Florent. drachm. sem.
Aq. rosarum drachm. vj.
Aq. plantaginis unc. vj.
M. F. collyr.
D. S.
Contre les ophthalmies humides chroniques.   JANIN.

Autre.

Vitrioli albi unc. j. et sem.
Sacchari canariensis.

Boli Armen. subtilis. pulver. ana. unc. iij.
Aq. distillat. libr. iv.
M. digere per triduum. subindè
Agitando , cola.
D. S.

Pour en faire des instillations dans l'œil : souvent pour mettre sur les yeux avec des compresses : contre les ophthalmies. BUCHAN.

Autre.

Æruginis, gr. iv.
Salis ammoniac. scrup. ij.
    Solv. in
Aq. calcis unc. viij.
D. S.

Eau ophthalmique , contre le taraxis et l'inflammation du bord libre des paupières. SCARPA.

Autre.

Aq benedictæ Rulandi unc. ij.
Essentiæ aloës.
Liquamin. myrrh. ana drachm. ij.
Aq. flor. sambuc. unc. vj.
M. D. S.

A faire instiller dans les yeux plusieurs fois par jour : contre des obscurcissemens légers de la cornée. SELLE.

Autre.

Vini antim. Huxham., q. v.
D. S.

Contre les taches de la cornée , et pour mettre sur la conjonctivite chronique avec un petit pinceau. PITTMAN.

Autre.

Tartari stibiati gr. vi.
    Solv. in
Aquæ distillat. unc. ij.
M. D. S.

A faire tomber quelques gouttes, de temps en temps dans les yeux, contre les taches de la cornée. WAGLER.

Lait mercuriel de **Plenck.**

Mercur. vivi depurat. drachm. j.
Gum. arabic. pulveris. unc. sem.
Syrup. diacod. q. s.
M. conterantur in mort. marmor.
    Sensim adde
Lactis vaccin. ebull. unc. viij.
Employé en instillations et en applications dans les ophthal-
mies gonorrhoïques et syphilitiques.   Plenck.

Autre.

Vitriol. cærulei , gr. iv.
    Solve in
Aquæ euphrasiæ unc. vi.
Camphoræ gr. ji — liij.
Aquæ Hungariæ drachm. ij.
M. D. S.
Eau ophthalmique , contre la purulence des paupières et les
ophthalmie schroniques.   Burserius.

Autre.

Mercur. depur. drachm. j.
Pulv. gumm. arab. unc. sem.
M. C. S.
Aquæ communis, terent., f. mucilago tenuis cui adde lact.
    vaccin.
Infus. herb. flammulæ forisanæ unc. iv.
D. S.
Contre l'ophthalmie vénérienne.   Reil.

Autre.

Mercur. sublimat. corrosivi gr. ij.
Extract. opii aquosi drachm. sem.
    Solv. in
Aquæ rosar. unc. iv.
Mucilag. semin. cydon. unc. sem.
M. D. S.

A mettre sur les yeux avec des compresses : contre le spasme de paupières des enfans. HEICHER.

Collyres.

Flor. zinci drachm. j.
Aq. rosarum unc. vj.
M. D. S.
Contre les ophthalmies humides. PLENCK.

Autre.

Lapid. infernal. scrup. j.
    Solv. in
Aquæ destillat.
Spirit. vini, ana unc. ji
On seringue ce liquide dans le sac lacrymal, ulcéré ou non, avec la précaution de commencer par de petites doses.
  JANIN, RICHTER, BEER.

Autre.

Ærugin. gr. sem.
Sal. ammoniac. gr. v.
Aquæ calc. unc. j.
M. F. collyr.
Saphyrina Taylori.
M. S.
Contre l'inflammation du bord libre des paupières, en application et en instillation. TAYLOR.

Autre.

Lapid. divin. c. ærugin. parat. gr. ij.
Aquæ rosarum drachm. vij.
Mucilag. sem. cydonior. drachm. j.
Tinct. opii crocat. drachm. sem.
M. colat.
D. S.
Contre la conjonctivite asthénique et la blennorrhée chronique de l'œil. GRÆFF.

Autre.

Vitriol. roman.

Bol. armen. , ana drachm. iiij.
Camphoræ, drachm. ji.
Infund. aquæ fervid., drachm. viij. stent.
In digestione per aliquod tempus. colat.
D. S.
Injecter avec une petite seringue entre les paupières , dans l'écoulement purulent des paupières.   SCARPA.

Collyres.

Mercur. dulcis scrup. j.
Aq. rosarum unc. j.
Aq. calcis vivæ. unc. vi.
Extr. hyoscyam. drachm. sem.
M. D. S.
Aqua ophthalmica nigra. Ex.
Employé en injections et en instillations lorsqu'il n'y a plus de douleur dans les ophthalmies gonorrhoïques. GRÆFF.

Autre.

Aquæ calc. libr. j.
Sal. ammoniaci. dep., drachm. j.
Infund. in vas cupreum per 24 horas. col.
D. S.
Aqua saphyrina (s. aq. cærulea. s. cælestis).
Employé en instillations contre l'ophthalmie chronique et la gratelle des paupières.   PLENCK.

Autre.

Vini rhenani.
Aquæ rosar.
Aquæ plantaginis , ana unc. iij.
Tut. præparat. drachm. ij.
Myrrhæ electæ drachm. j. et scm.
Coq. ad tert. partis, consumptionem, sub finem coctionis
        Adde
Viridis æris scrup. j.
Camphoræ gr. viij.
Col. sine expressione.
Collyre fortifiant et tonique employé à la suite des grandes

inflammations, pour combattre les faiblesses et l'atonie de l'appareil oculaire.

Collyres.

Lapid. divin. c. ærugine parat. **gr.** viij — xij.
Solve in aq. distillat. unc. sem. adde.
Aceti saturnini gtt. xij — scrup. j.
Tinct. opii crocat. scrup. j. drachm. j.
Aq. commun. unc. iv.
M. D. S.
Eau ophthalmique de Bénédict.

Autre.

Sacchar. saturn. gr. vijj,
Aq. plantag. unc. vi.
Spir. vin. camphor. gtt. nonnullas.
M. D. S.
Pour seringuer dans l'œil toutes les deux heures ; ou pour lui faire prendre un bain dans une petite cuvette.

Contre des inflammations chroniques après les petites-véroles.   Scarpa.

Autre.

Sacchar. saturn. gr. iv.
Sel ammoniac. gr. iv.
      Solve. in.
Aq. rosar. unc. iv.
M. D. S.
Pour baigner les yeux quelquefois dans la journée : contre l'aspérité interne des paupières.   St.-Yves.

Autre.

Sacchar. saturn. gr. viij.
Vitriol. gr. vj.
      Solve in.
Aq. distill. unc. iv.
Laudan. liquid. drag. ij.
M. D. S.
Pour baigner les yeux plusieurs fois par jour, dans la psorophthalmie.   Le Fébure.

Collyres.

Merc. sublimat. corrosivi gr. 1/6.
Laud. liquid. Sydenham. dr. i.
Aqua. dist. rosar. unc. j.
M. D. S.
Aqua ophthalmica Conradi.
Eau ophthalmique de Conradi, mal à propos attribuée à
M. Sichel, par M. Foy, dans son Formulaire.
Employé en instillation dans diverses conjonctivites.

Eau ophthalmique de Ruland.

Aquæ distillat. libr. j.
Croci metallor. dracb. sem. ebull. simul per quadrantem
   horæ. (efficacius fit si hujus collyrii, unc. ij., olei saturn. scrup. sem. admiscetur.)
M. D. S.
Contre les inflammations des yeux chroniques et scrofuleuses et contre les taches de la cornée.   RULAND.

Autre.

Croci metallor. drag. j.
Aq. rosar. unc. vj.
M. D. S.
Contre l'amblyopie et l'amaurose, loué par Quercetanus.

Autre.

Merc. dulc. gr. iv.
Gumm. arab. dragm. j.
Aquæ. destillat. unc. iv.
M. D. S.
Eau ophthalmique contre les ophthalmies chroniques, les
blennorrhées et les abcès vénériens des yeux .   PLENOK.

Autre.

Merc. dulc. drach. ij.
Tere in mortar. lapideo, affundendo
Aquæ rosarum , unc. ij.

Per quatuor dies , agitentur pistillo ferreo candente.
Toties calefacto.
D. S.
Eau ophthalmique contre les ophthalmies scrofuleuses.

Allen.

Autre.

Sacchar. saturn. scrup. j.
Alum. crud. drach. ij.
     Solv. in.
Aq. rosar. unc. viij.
D. S.
Eau ophthalmique, employée contre les inflammations vio-
entes , après les évacuations de sang répétées. Schmucker.

———

EMPLATRES RÉSOLUTIFS.

Empl. mercurialis, q. v.
D. S.
Pour mettre sur les orgeolets endurcis. Arnemann.

Autre.

Gumm. resin. ammoniaci dr. ij.
Solve lenti igne, in
Aceti vini dr. iij.
Et evapora balneo arenæ liquorem usque ad spissitudinem
    emplastri solidioris. Extende supra
Emplastrum ammoniaci cum aceto paratum.
Emplâtre recommandé par Jüngken pour résoudre les tu-
meurs chroniques des paupières.

Autre.

Emplast. cicutæ dr. j.
——— belladon. Э i.
——— ceruss. Э iv.
Pour mettre sur les paupières indurées. Graeff.

Emplâtre du docteur Carron du Villards pour résoudre les orgeolets chroniques.

Ichthyocolla gelatinosa drachm. ij.
Tincturæ iodi puri scrupul. j.
Extende super linteum.
Ext. super telam sericam (taffetas anglais gommé).
On place tous les matins un fragment de ce taffetas gommé sur la tumeur.

Autre du même.

Balsami peruviani scrupul. ij.
Tinct. iod. puri gtt. xxx.
Resina q. s. ad consistentiam emplastri.
Usage analogue à celui ci-dessus.

Autre du même.

Cyanuræ auri gr. iv.
Emplast. citrini drach. j.
Extende super linteum.
Même usage que les deux précédens, très-actifs, et bon contre les tumeurs indurées des paupières et des sourcils.

Emplâtre de Rosas contre le chalazion.

Emplastr. cicutæ.
— Hydrargyri.
— Diachyl. composit. ãã ƺ i.
M. D. S.

Emplâtre de Græff contre les diverses tumeurs des paupières.

Emplast. cicutæ.
— Belladonnæ, ãã scrup. j.
— Mercur. s. scrup. ij.

Autre emplâtre du même pour des maladies analogues.

Empl. gummosi.
Cicutæ.

Hydrarg. ãã dr. iv.
Misce malaxando.
D. S.

FOMENTATIONS.

Flor. arnic. unc. i. '
Herb. rutæ unc. 1/2.
Digere c. s. q. aquæ fervidæ in vase clauso per horam
    ad colat. unc. vi.
M. D. S.
Fomentations tièdes, pour faire résoudre les œdèmes des
paupières. GRÆFF.

Autre.

Flor. arnicæ.
Folior. roris marini ãã dr. iij.
Inf. s. quant. vini rubr. ferv. per
1/4 hor. o. c. col. lib. unius.
M. D. S.
Fomentations tièdes, pour obtenir la résolution des épan-
chemens purulens et sanguins. FABINI.

Autre.

Flor. malv. pug. i.
Coq. p. v minut. in aq. font. unc. viij.
    Colatur. adde
Acet. litharg. gtt. x.
Extr. hyoscyam. gr. iv.
M. D. S.
Fomentations tièdes, résolutives contre l'œdème sub-aigu.
JUNGEN.

Autre.

Aquæ Chamomillæ unc. iv.
Tinct. castorei.
Opii simpl., ãã scrup. i.
M. D. S.
Pour combattre le blépharospasme nerveux, ROSAS.

Fomentations.

Opii puri gr. viij.
Sacchari saturn. gr. v.
    Solve in
Aquæ rosar. unc. iv.
M. D. S.
Pour mettre sur les yeux avec des compresses, dans les blépharospasmes scrofuleux.   Conradi.

Autre.

Aquæ destill. roris marini.
Menthæ.
Melisæ ãã unc. i.
M. D. S.
Pour laver souvent les paupières dans la blépharoplégie.
        Rosas.

Autre.

Folior. arnicæ.
Folior. roris marini, ãã dr. iij.
Infund. s. q. vini rubri fervidi per 1/4 horæ vase cl.
Colat. lib. i.
M. D. S.
Fomentations tièdes, pour dissiper l'ecchymose des paupières.
        Fabini.

Autre.

Flor. Arnicæ unc. ij.
Herb. rutæ unc. i.
Digere c. s. q. aq. fervid. in vase clauso
    per horam. i. ad
Colat. unc. xij.
M. D. S.
Fomentations tièdes, pour faire disparaître l'œdème léger.
        Gioeli.

Autre.

Folior. atrop. belladon. dr. i.

II.   27

Diger. c. suf. q. aq. fervid. ad
Colat. unc. iv.
M. D. S.

Pour mettre tiède sur les yeux avec des compresses, dans
les œdèmes aigus et douloureux.   GRÆFE.

FRICTIONS.

Spirit. serpyll. unc. i.
Olei fœnicul. Ɔ ij.
Spirit. sal. ammon. caus. dr. i.
M. D. S.

Pour frotter sur les tempes et les paupières dans quelques
cas de faiblesse de ces organes.   CONRADI.

Autre.

Spirit. lavendul. unc. j.
Æther sulph.
Tinct. anodyn. simpl., ãã Ɔ i.
M. D. S.

Employé de la même manière et pour le même objet.
                                                    FABINI.

Autre.

Spiris. roris mar. unc. i.
Olei cajeput dr. i.
M. D. S.

        Ou :

Spirit. aromat., unc. i.
Olei cajeput.
— destill. fœnicul., ãã Ɔ ij.
M. D. S.

Pour frotter dans la blépharoplégie et la blépharoptose.
                                                    FABINI.

Autre.

Liquor. miner. Hoffmanni dr. i.
Pour frotter les environs des yeux.   SCARPA.

LINIMENS.

Camphor. gr. xv.
    Solve in
Ol. chamomil. coct., dr. ijj.
Ol. cajeput., gtt. xv.
M. s. linimentum.
D. S.

Auter.

Spirit. menth.
—— serpyll.
—— anthos.
—— lavendul., āā unc. i.
Liquor. ammonii. anisat. unc. i.
Bals. vii. Hoffm. unc. i.
M. D. S.
Pour frotter dans les environs de l'œil, ou pour user en vapeur sur l'œil dans l'amblyopie amaurotique.   Græfe.

Autre.

Acet. morphii gr. vi.
  Olei amygdal. dr. i.
M. D. S.
Employé dans l'entropium pour faire ramollir la paupière.
    Rosas.

Autre.

Olei olivarum uncias duas.
—— hyoscyami nigri, drach. ij.
—— nicotianæ tabaci, drach. j.
M. S.
Contre le blépharospasme aigu.

Linimens excitans.

Olei menth. piperis. Ə i.
Liquor. ammonii caus. dr. i.

Solut. adde :
Naphth. sulph. gtt. x.
M. D. S.
Employé en frictions sur les paupières dans les cas de fai-
blesse de chute ou de paralysie. GRAEFF.

Autre plus actif.

Spirit. lavendul.
——— roris marini , ãã dr. i.
Tinct. cantharidi gtt. x.
M. D. S.
Employé dans les mêmes circonstances. ROSAS.

Autre.

Spirit. lavendul.
——— serpyll.
——— formicar. ãã unc. o,
Naphth. vitriol. dr. ijj.
M. D. S.
Emploi et action analogues. BECK.

Autre.

Olei menthæ piperitis Ɖ i.
Liquor. ammonii anisat., dr.
Solut. adde :
Naphthæ sulphuric.
M. D. S.
Pour faire des frictions autour des paupières dans les hémé-
ralopies. BECK.

Autre.

Spirit. aromat. unc. i.
Olei cajeput.
— menthæ, ãã Ɖ ij.
M. D. S.
Recommandé pour faire des frictions sur le sac lacrymal
dans le cas d'atonie. JÜNGKEN.

Autre.

Olei menth. piperitis, Ɖ i.

Liquor. ammonii caus. dr. i.
    Solut. adde
Naphthæ sulphur. gtt. x.
M. D. S.
Employé de la même manière pour les mêmes indications.

GRAEFF.

Linimens.

Olei. menthæ piperitis. gtt. x.
Liquor. ammoniaci caus., dr. j.
    Solut. adde
Naphthæ sulphur. gtt. v.
M. D. S.
En frictions dans le pourtour des paupières.   GRAEFF.

Autre.

Acet. morphii. gr. vi.
Olei amygdal. dr. i.
M. D. S.
Pour frotter sur l'orbite dans quelques cas de douleurs sus-
orbitaires.   ROSAS.

Autre.

Olei amygdal. rec. dr. ij.
Tinct. opii.
Olei chamomillæ, āā gtt. xv.
M. D. S.
Pour frotter les paupières pendant les éruptions exanthé-
matiques douloureuses. j   ROSAS.

Autre.

Acet. morphii. gr. x.
Olei amygd. dr. i.
M. D. S.
Pour étendre sur les bords des abcès.   ROSAS.

Autre.

Unguent. litharg. unc. ij.
Ol. lilior. alb. drach. ij e iscm.

Tinct. præparat.
Cerussæ.
Lap. calamin., drachm. ij.
Nihili alb.
Croci metall., ana drachm. j.
M. f. liniment.
D. S.
Contre les paupières teigneuses, galeuses et grateleuses.

Purmann.

Autre.

Olei menth. piperitis. ϑ i.
Liquor. ammonii caustici dr. i.
  Solut. adde
Naphtæ sulphuric. gtt. x.
M. D. S.
Pour frotter sur les tempes et paupières.

Graeff.

Autre.

Olei amygdal. rec. dr. ij.
Tinct. opii simpl.
Olei chamomill., āā gutt. xv.
M. E.
En frictions autour des yeux.

Rosas.

PILULES CONTRE L'AMAUROSE NERVEUSE.

Pulver. folior. pulsatill. nigr. unc. j.
F. C. extr. pulsatill. nigr. suff. q.
Lege artis pillulae, n° 120.

A prendre 1 à 3 pilules trois fois par jour en augmentant successivement.

Graeff.

Nota. M. Stork, et de notre temps M. Graeff, en obtinrent un succès admirable; cependant il faut en interrompre 'usage aussitôt que des douleurs au front ou à l'orbite, avec vertiges, dérangement de l'appétit et la propension à la leucophlegmasie se présentent.

Pilules.

Extr. rhois toxicodendri gr. vi.
—— valerianæ xj.
Pulv. calami aromat., q. s.
Ut fiant pilulæ. n° xxiv.
Pulv. sem. fœniculi conspergend.
Toutes les deux heures une pilule.   Prof. de Hildebrand.

Pilules contre l'amaurose nerveuse.

Gummi ammoniaci.
Ass. fœtid.
Sapon. venet.
Extr. arnicae.
Fell. tauri insp., āā unc. ij.
Tart. emet. solut. gr. xv.
Pulv. rad. valerian. sylv. q. s. ut f. M. pill. pond. gr. ij.
Consperg. pulv. liquiritiae. M. D. S.
A prendre trois fois par jour 12 à 15 pilules.
                              Dr. Ettmuller.

Autre.

Tart. emet. in suf. q. aq. solut. gr. vi.
Castor. moscovit., drach. j.
Pulv. folior. senn. sine res.
—— rad. rhei āā, drag. j.
Extr. taraxaci q. s. ut f. pill. l. a. gr. ij.
Consperg. pulv. cinnamom. M. D. S.
A prendre deux à trois fois par jour 4 à 8 pilules.
                              Prof. Fréd. Jaeger.

Pilules contre l'onyx.

Sapon. antimon.
Extr. arnicæ spirit.
Calomel., āā, gr. x.
Camphoræ.

Croci orientalis, āā gr. iij.
Theriac. andr. gr. x.
M. F. L. A. pill. pond. , gr. ij , consperg. pulv. liquirit.
D. S.
A prendre deux fois par jour 4 à 8 pilules.

D. ETTMULLER.

POMMADES.

Pommade d'Autenrieth.

Tart. emetici, scrup. i.
Axung. porc. rec., dr. i.
M. exactissime f. ungt.
Pour frotter sur la nuque grand comme un pois toutes les trois heures, jusqu'à ce qu'il apparaisse des pustules.

Pommade du docteur Carron du Villards.

Unguent. vesicant. Lauzan. dr. ij.
Adipis suillæ, dr. i.
Olei essent. croton tigli. gtt. x.
F. S. art. pom.
Pour frotter les paupières et le sourcil dans la blépharoptose, jusqu'à ce que la peau se couvre de boutons.

Emplâtre stibié simple.

Tart. emetici scrup. i.
Emplastr. diac. comp. dr. i.
M. D. S.
Pour laisser sur la partie jusqu'à ce qu'apparaissent des ef-florescences.

ROSAS.

Autre.

Butyr. cacao unc. sem.
    Liquefacto adde :
Tutiæ præparat. drachm. ij.
Sacchar. saturni scrup. sem.

Vitriol. alb. gr. j.
Vitriol. virid. gr. vi.
Vitriol. cœrul., gr. iij.
M. F. unguentum.
D. S.

Pour étendre sur les paupières le matin et le soir, et pour en porter un peu dans les yeux. Contre l'épiphora.

LEFEBVRE.

Autre.

Hydrargyri præcipit. rubr. alcohol. gr. ij.
Axungiæ porcin. rec. dr. ij.
Ceræ alb. g. xij.
M. exactissime f. unguentum.
D. S.

JUNGKEN.

Autre.

Sacchari saturni gr. iv.
Butyr. rec. insulsi dr. ij.
Laud. liquid. Sydenh., gtt. xv.
M. F. ungt.

Pour en étendre une ou deux fois par jour sur le bord des paupières, grand comme une lentille.

ROSAS.

Autre.

Unguent. basilic. dr. i.
Pulv. cantharid. gr. vij.
M. S. A.

BECK.

Autre.

Pulv. opii puri. gr. x.
Pulv. extr. hyosc. gr. xx.
Ungt. napolit. dr. ij.
M. D. S.

Pour frotter dans les environs de l'œil, dans les ophthalmies graves et les iritis.

GRADFE.

Autre.

Tartari emetici scrup. i.
Emplast. citrin. dr. i.

27*

M. exactissime,

D. S.

On le laisse sur la nuque jusqu'à l'apparition des ampoules :
alors on y ajoute chaque jour un peu de pommade citrine.

Kimly.

Pommades.

Adipis hepatis Raja. pescat. drach. ij.
Buthyri cacao, scrup. i.
Cyanura. ferri gr. x.
Cyanur. mercurii gr. ij.
F. s. a. unguentum.
Pour mettre sur le bord des paupières quand après l'oph-
thalmie gonorrhéique, il reste des ulcérations présumées syphi-
litiques. CARRON DU VILLARDS.

Autre.

Merc. præcipit. rubr. drachm. sem.
Tutiæ præparat. drachm. i.
Camphoræ scrup. i.
Butyr. de cacao unc. sem.
M. F. unguent.
D. S.
Pour étendre sur les paupières avec un pinceau doux lorsque
les inflammations d'yeux, si les mouvemens du sang ont été
diminués par des remèdes antiphlogistiques. LE FEBURE.

Autre.

Tutiæ depur. s. q. fiat c.
Axungia viper. unguentum.
D. S.
Unguentum tutiæ.
Contre la blennorrhée des bords des paupières.

PHARMACOP. LONDINENSIS.

Autre.

Axung. porci unc. sem.
Mercur. præcipit. alb. drachm. i.

Tutiæ præparat.
Boli armen., ana drachm. ij.
M. F. unguent.
D. S.
Unguent. ophthalmicum Janini.
Contre la blennorrhée et des ophthalmies chroniques, contre les taches de la cornée et des abcès.   JANIN,

Pommade.

Ol. oliv. provinc. unc. iv.
Coq. ad ebullitionem in vase terreo novo ; adde
Cerusæ
Minii, ana drachm. iij.
Agit. c. spatula lignea usquedum unguent. colorem cas-
    taneum acquisiverit; tum remove ab igne et quando in-
    cipit refrigescere, adde
Mercurii præcip. rubr. scrup. i.
M. exact. ut f. unguentum.
D. S.
Unguentum cerusæ.
Pour panser les ulcérations sur les paupières. LE FEBURE.

Autre.

Plumb. oxidati rubri subtiliss. pulverisat. et per linteum
    cribrat., drachm. i.
Unguenti rosat. unc. sem.
M. exactissime.
D. S.
Onguent à étendre sur les joues, quand elles sont enflam-
mées et écorchées, dans les ophthalmies humides par les sé-
crétions caustiques, qui s'écoulent.   GRAEFF.

Autre.

Tutiæ præparat. drachm. i. et sem.
Camphoræ drachm. i.
M. f. c. butyr. recent. insuls. unc. i. et sem.
Unguent.
D. S.

A étendre sur les paupières deux fois par jour contre la lippitude. PLENCK.

Pommade.

Tartari emetici, gr. iv. — x.
Mell. despumati, unc. i.
M. D. S.

Onguent ophthalmique contre les taches de la cornée et les ophthalmies chroniques. HIRSCHER et WAN-GAESCHER.

Autre.

Mercur. præcipit. rubr. drachm. ij. et sem.
Tutiæ præparat. drach. j.
Camphoræ vitell. ovi subact. drachm. sem.
Butyr. recent. insuls. unc. iij.
Ceræ albæ unc. sem.
M. F. unguent. leni colore.
Balsamum ophthalm. St.-Yvesii.
D. S.

Contre les yeux purulens, abcès et taches de la cornée, à étendre sur les paupières. SAINT-YVES.

Autre.

A. Olivar. unc. xx.
Succ. solani sive belladon. unc. viij.
Ceræ alb. unc. iv.
Cerusæ unc. iv.
Plumbi ust.
Pompholygis, ana unc. ij.
Gumm. oliban. pur. unc. i.
M. F. unguent.
D. S.

Unguent. diapompholygis.

Contre la blennorrhée des yeux et l'excoriation des paupières. PHARMAC. LONDINENSIS.

Autre.

Vitriol. alb. scrup. ij.

Butyri de cacao unc. sem.
M. F. unguent.
D. S.
Contre les ophthalmies chroniques. BINNINGER.

Pommade.

Butyri recent. insuls. unc. ij.
Vitriol. alb. pulverisat. scrup. i.
M. F. unguent.
On en portera gros comme une lentille dans l'angle inté-
rieur des yeux, contre la lippitude. REIL.

Autre.

Mercur. præcipit. alb. gr. vi.
Præparat. tutiæ. gr. jii.
Butyr. de cacao
Olei amygdal. rec., ãã dr. j.
M. D. S.
Pour étendre sur la cornée grand comme une lentille, deux
fois par jour. ROSAS.

Autre.

Butyr. rec. insuls., ana drachm. ij.
Merc. præcipit. alb. gr. iv.
Pulv. opii simpl. gr. viij.
M. exactissime, f. ungt.
D. S.
Pour étendre dans l'angle intérieur de l'œil, gros comme
une lentille chaque jour. ROSAS.

Autre.

Ungt. neapolit. unc. x.
Laud. puri gr. xij.
M. D. S.
Dans l'iritis syphilitique. FABINI.

Autre.

Unguent. neapolitan. dr. ij.

Extr. bellad. gr. viij.

M. S. A.

Pour frotter aux environs des sourcils, plusieurs fois dans la journée.   JUNGKEN.

Pommade.

Axung. porcin. rec. drachm. i.

Tart. emetiq. scrup. i.

Misce exactissime.

En friction sur la nuque.   JUNGKEN.

Autre.

Axung. porci drachm. j.

Merc. solub. stann. gr. vj.

M. exactissime.

D. S.

Pour frotter le soir dans les environs du front et des tempes.

Autre.

Ungt. hydrarg. cin., dra chm. ij.

Extr. hyoscyami , gr. iv.

M. exact.

D. S.

Pour frotter une à deux fois par jour, dans les environs de la supra-orbitale.

Autre.

Ungt. hydrarg. cin. dr. ij.

Extr. hyoscyam. gr. iv.

M. D. S.

Pour frotter une à deux fois par jour dans les environs du front.   ROSAS.

Autre.

Butyr. rec. insuls. drachm. ij.

Ceræ albæ unc. sem.

Liquef. et parum refrigerat.

    Adde

Mercur. calcin. rubr. subtil. pulv. drachm. ij et sem.

Flor. zinci drachm. i.

Camphoræ in ol. olivar. solut. scrup. ij. et gr. v.

M. in mortar. lapideo ut fiat balsam.

D. S.

Balsamum ophthalm. S. D. Yvesii correctum. PIDERIT.

Pommade.

Butyr. recent. insuls. unc. sem.

Mercur. præcipit. rubr., gr. viij.

Vitriol. albi gr. x.

Tutiæ præparat. gr. x.

M. exactiss. ut fiat unguentum.

D. S.

Onguent contre la lagophthalmie des anciens. Contre les inflammations des paupières et les ophthalmies arthritiques. BEER.

Autre.

Unguent. Tutiæ unc. i. et sem.

Unguent. saturn. unc. sem.

Camphoræ drachm. sem.

M. D. S.

Unguent. ophthalmicum.   PHARMAC. EDIMBURGENSIS.

Autre.

Ungt. digital.

Hydrarg. ciner., āā dr. i.

Camphor. gr. ij.

Extr. cicutæ gr. vjii.

M. D. S.

Pour passer sur les paupières, après la desquamation des
pustules varioliques.   BECK.

Autre.

Medull. ossium bovis. dr. ji.

Opii puri gr. xij.

M. terendo invicem exactè.

Employé en frictions quotidiennes sur les lieux indurés.
                                             JUNGKEN.

Pommade.

Ungt. neapolit. dr. ij.
Opii puri gr. iv.
M. S.

Pour frotter, tous les soirs, aux environs des sourcils, gros comme un pois.   Rosas.

Autre.

Ungt. hydrarg. ciner. dragm. ij.
Opii puri gr. iv.

M. S.

Pour frotter tous les soirs aux environs des sourcils, gros comme un pois.   Rosas.

Autre.

Part. emet. scrup. i.
Axung. porc. rec. drachm. i.
M. F. ungt.
D. S.

Pour frotter sur la nuque.   Græfe.

Autre.

Butyri recent. unc. i.
Tutiæ præp. drachm. i.
Vitriol. cypr. gr. vj.
Mercur. præcip. rubr. gr. xxv.
M. exact. f. unguent.
D. S.

Pour étendre sur l'œil, gros comme la tête d'une épingle, le matin et le soir.   Nork.

Autre.

Mercur. præcipit. rubr. gr. iv.
Butyr. rec. insuls. dr. ij.
M. exactissime.
D. S.

Pour étendre avec un pinceau sur l'œil, grand comme une lentille.   Rosas.

Pommade.

Florum zinci gr. vj.
Butyr. recent., dr. ij.
M. S.
Employé en frictions dans les environs des paupières.

FABINI.

Autre.

Ungt. neapolit. dr. ij.
Laud. puri gr. iv.
M. D. S.
Pour frotter dans les environs de l'œil.   ROSAS.

Autre.

Unguent. ros. unc. j.
Flor. zinci drachm. sem.
Op. pur. gr. vj.
M. exactissime ut fiat unguent.
D. S.
Recommandé à la fin de l'ophthalmia prurigineuse et de la gratelle.   CONRADI.

Autre.

Extracti saturni.
Ceræ albæ, ana drach. ij.
Ol. olivar. unc. ij.
M. F.
Unguent.
D. S.
Onguent ophthalmique pour sécher et rafraîchir les paupières.

ARMSTRONG.

Autre.

Hydrarg. præcipit. rubr. gr. viij — xvj.
Lapid. divin. c. ærugin. parat. gr. vi. — xij.
Boli albæ scrup. j.
Butyr recent. insuls. unc. sem.
M. exactiss.

D. S.

Onguent pour les yeux.   BENEDICT.

Pommade.

Flor. zinci scrup. j.
Butyr. recent. insulsi unc. j.
M. S.

A étendre sur le bord des paupières dans les ophthalmies purulentes.   PLENCK.

Autre.

Sacchar. saturn. drach. j.
Tutiæ. præparat. scrup. sem.
Lact. human. unc. sem.
Pomor. tost. unc. j.
M. F. C.
Vitell. ov. no. ij. unguent.
D. S.

Pour soulager et apaiser les douleurs des yeux.   PURMANN.

Autre.

Mercur. præcipit. drach. j. — j et sem.
Butyr. recent. insuls. unc. j. et sem. — ij.
M. S.
Unguent. subtiliss.
D. S.

A frotter plusieurs fois par jour, gros comme un pois, sur la
paupière supérieure avec un petit pinceau : contre l'ophthalmie
idiopathique.   RICHTER.

Autre.

Merc. præcipit. rubr. drach. j.
Ceræ citrin.
Butyr. insuls. ana. unc. j.
M. F.
Unguent.   HUFELAND.

Autre.

Lapid. calamin. drach. j.

Axungiæ viperin., drach. ij.
Cerusæ drach. j. et sem.
Camphor. gr. vj.
Ol. rosar. gtt. xij.
Unguent. rosar.
Unguent. diapomphol., ana unc. sem.
M. D. S.

A étendre sur les bords des paupières : contre les suppurations et les blennorrhé es.   BOERHAAVE.

Pommade.

Butyr. recent. insuls., unc. sem.
Tutiæ præp. gr. xv.
M. D. S.

Onguent ophthalmique employé contre les ulcères et les
abcès des paupières et de la cornée.   BEER.

Autre.

Butyr. recent. insuls. unc. sem.
Merc. præcipit. rubr. gr. x.
Vitriol. cypri gr. ij.
Tutiæ præparat.. gr. viij.
M. F.
Unguent.
D. S.

Onguent pour les yeux : contre l'érysipèle des paupières ; on
en mettra gros comme une lentille entre les paupières. Contre
l'ophthalmie morbilleuse et les abcès de la cornée.   BEER.

Autre.

Butyr. recent. insulsi unc. iij.
Ceræ albæ unc. iij.
Liquefactis cum igne.
          Adde :
Merc. præcipit. rubr. drach. ijj et sem.
M. D. S.
Balsamum ophthalmicum Theden ii.
Contre les obscurcissemens de la cornée.   THEDEN.

Pommade.

Merc. dulc. gr. vij.
Unguent. nitrit. drach. j.
M. F.
Unguent.
M. D. S.
Contre les taches de la cornée.   Zang.

Autre.

Pulver. lapid. calamin. drachm. j.
Axung. viperin. drachm. ij.
M. F. unguent. subtiliss.
D. S.
Onguent ophthalmique recommandé contre les ophthalmies chroniques et ulcérantes.   Pringle.

Autre.

Balsami peruv. nigr.
Extr. cicutæ, āā dr. j.
Tinct. opii simpl.
Sacchar. saturn., āā scrup. j.
Ungt. cerat. unc. i.
M. D. S.

(Helmuad.)

Autre.

Hydrarg. præcipit. rubr. gr. iij.
Unguent. rosat., unc. sem.
M. exactiss.
D. S.
A frotter le soir gros comme un pois.
Si l'on veut dessécher et en même temps fortifier les parties, il faut ajouter Flor. zinci, gr. ij. — iv.
Contre les inflammations des yeux.   Stark.

Pommade.

Merc. præcipit rubr.

Lapid. calaminar., ana drach. j. et sem.
Lithargyr. præparat. drach. j.
Tutiæ præparat. drach. sem.
Cinnabar. nativ. scrup. ij.
M. F.
Pulv. tenuiss. misce c.
Axung. porc. unc. ij quib.
     Adde :
Balsami peruviani gtt. xv.
M. D. S.

A frotter sur la cornée le matin et le soir : contre l'inflammation et taches de la cornée.   Pellier.

Autre.

Antimon. crudi lævigat. scrup. j.
Merc. præcipit. rubr. gr. vj.
Croci pulverisat. gr. xxiv.
Cerat. unc. j.
M. D. S.

Onguent contre la gale des paupières et les blennorrhées des yeux, d'après le formulaire pharmaceutique à l'usage des hôpitaux militaires français.

Autre.

Hydrarg. præcipit. rubr. ben. trit. gr. viij. — xvj.
Æruginis bene trit. gr. iv. — vj.
Butyr. recent. insuls. unc. sem.
M. F.
Exactiss. unguent.
D. S.
Onguent pour les yeux.   Binedict.

Autre.

Acet. saturn. drach. vj.
Mercur. præcipit. rubr. drach. j.
Butyr. recent. insuls., unc. ij.
M. F.

Unguent.
D. S.
Contre les ophthalmies humides.   Fordens.

Pommade.

Butyr. unc. viij.
Aquæ fortis.
Mercur. viv. ana unc. j.
Camphoræ drach. ji.
Butyr. liquefacto et in coagulum denuo tendenti,
Injice argenti in aq. fortis soluti et camphoræ in olei oli-
    varum unc. ij; solutâ, agita.
In mortario vitreo ut f. unguentum.
D. S.
Contre les ophthalmies dans les cas où il n'y a plus d'in-
dice pour la saignée.   Dauson.

Autre.

Unguent. Janini.
Axung. porc. ana drach. i.
M. D. S.

On en met le matin et le soir dans les yeux grand comme
un demi-grain de blé: contre les yeux purulens.   Scarpa.

Autre.

Mercur. vivi.
Spir. nitri, ana unc. ij.
Digere supra arenam ut fiat solutio, quæ calidissima mis-
    ceatur cum axungiæ porc. liquefactæ et in coagulum
    denuo tendentis libr. j. Strenue agita in mortario vitreo
    ut fiat unguentum.
D. S.
Unguentum citrinum.
Contre la blennorrhée et les abcès des paupières. Ware.

Autre.

Hydrargyr. præcipit. rubr. scrup. j.

Tutiæ præparat. gr. x.
Nitri depurati.
Camphoræ, ana gr. v.
M. s. pulv.' subtiliss.
     Cui adde :
Axung. porc. drach. j.
F. S. A.
En étendre trois fois par jour gros comme une lentille dans l'angle extérieur de l'œil : contre les obscurcissemens de la cornéc.   Mursinna.

Pommade.

Unguent. de tutiâ dr. ij.
Camphoræ gr. sem.
Aloes gr. iij.
M. D. S.
Contre les abcès de la cornée.   Mauchard.

POUDRES POUR INSUFFLATION.

Sacchar. cand. drach. ij.
Aloes hepat. gr. vj.
Mercur. dulc. gr. iv.
Insufflation contre les taches de la cornéc.   Reil.

Autre.

Merc. dulc. gr. iv.
Aloes succotr. gr. iij.
Sacchar. cand. drach. ij.
M. s. pulv. subtiliss.
D. S.
Pour souffler dans les yeux ou étendre avec un pinceau : contre les obscurcissemens et les taches de la cornée.   Boerhaave.

Autre.

Vitriol, pulverat.

Ærugin. pulverat.
Alum. usti, ana gr. x.
Mell. despumat. unc. sem.
Aloes soccotrin. gr. viij.
M. D. S.

Pour l'usage extérieur contre le staphylome et les taches de la cornée.   Beer.

Poudre pour insufflation.

Pulver. carbonis ligni ⎱ ãã dragm. j.
————— fuliginis præp. ⎰
————— Aluminis calcin., drach. sem.
M. S. F. P.

Pour insuffler deux fois par jour dans les pannus commençans.   Carron du Villards.

Autre.

Limatur. stann. purior. pulv. drach. j.
Sacchari albi drach. ij.
Vitrioli commun. gr. iv.
M. f. terend. pulv. tenuis. per linteolum cribrand.
D. S.

Contre les obscurcissemens opiniâtres de la cornée.

                                        Boerhaave.

Autre.

Pulv. sacchari torrefacti (vulgo caramel), unc. ss.
—— aloetis hepat. drach. j.
—— præcipit. rubr. mercur. gr. xij.
M. F. ut fiat pulvis.

Pour insuffler dans l'œil matin et soir.   Duchelard.

Autre.

Sacchari candidi, q. v.
Tere in vase stanneo ad colorem cinereum.
D. S.

Contre les taches de la cornée.

                                        Boerhaave.

Poudre pour insufflation.

pulv. carbon. lig. unc. j.
—— testacei ostreor. drag. ij.
—— extr. opii scrup. j.
M. f. act. pulv.
Pour insufflation dans les taies très-prononcées mais recentes .

W. Adams.

Autre.

Flor zinci, drach. j , essem.
Gum. arabic. drach. sem.
Sacchar. alb. drach. j.
M. f. pulv. subtil.
D. S.
En 1774, cette formule a été publiée et recommandée contre les taches de la cornée et contre la taie.

Par le collége de santé de la Saxe.

Poudres à prendre par le nez en guise de tabac.

Mercur. vivi, drachm. i.
Sacch. alb. drachm. iiij.
Pulv. ilior. albor.
Radic. valerianæ , ana drachm. i.
M. f. terendo pulv.
D. S.
Tabac en poudre contre l'amaurose.

Richter.

Autre.

Pulv. nicoti. hispanicæ unc. i.
Asari europ. drag. i.
Convallar. maial. scrup. i.
M. F. S. P.
Poudre sternutatoire très-active contre l'amaurose.

Carron père.

Autre.

Mercur. dulc. gr. i.

II.

28

Sacchar. albi gr. x.

M. D. S.

En tabac en poudre contre l'amaurose. BOERHAVE.

Poudres à prendre par le nez en guise de tabac.

Pulv. helleb. nigr. unc. i.

Asar. europ. unc. ss.

Calomel. anglici. drach. ss.

M. S. F. P.

Poudre que l'on prend par le nez en guise de tabac dans les amauroses, et la suppression de la sécrétion pituitaire.

CARRON DU VILLARDS.

Autre.

Hydrarg. vivi.

Sacchar. albi.

Pulv. rad. valerian.

M. terendo f. pulv.

D. S.

Poudre pour faire éternuer : contre l'amaurose. SCHMUCKER.

Autre.

Mercur. dulc. gr. x.

Camphoræ.

Guaiac. ana gr. v.

Sacchar. albi drachm. sem.

Cortic. peruv. scrup. i.

M. F. pulv. divid. in xx part. æqual.

D. S.

Poudre à prendre en guise de tabac, deux fois par jour, puis quatre fois ; si le remède est trop fort, on fait renifler du lait par le nez.   KLÉBER.

FIN.

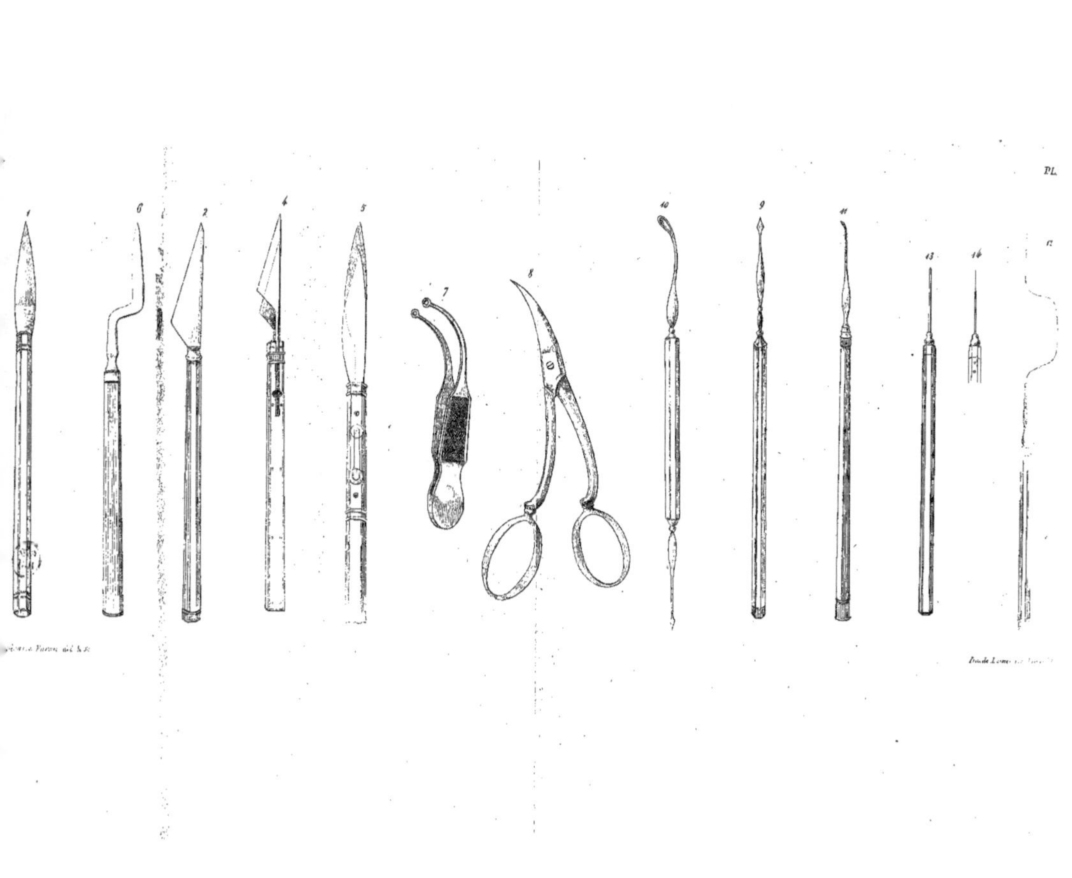

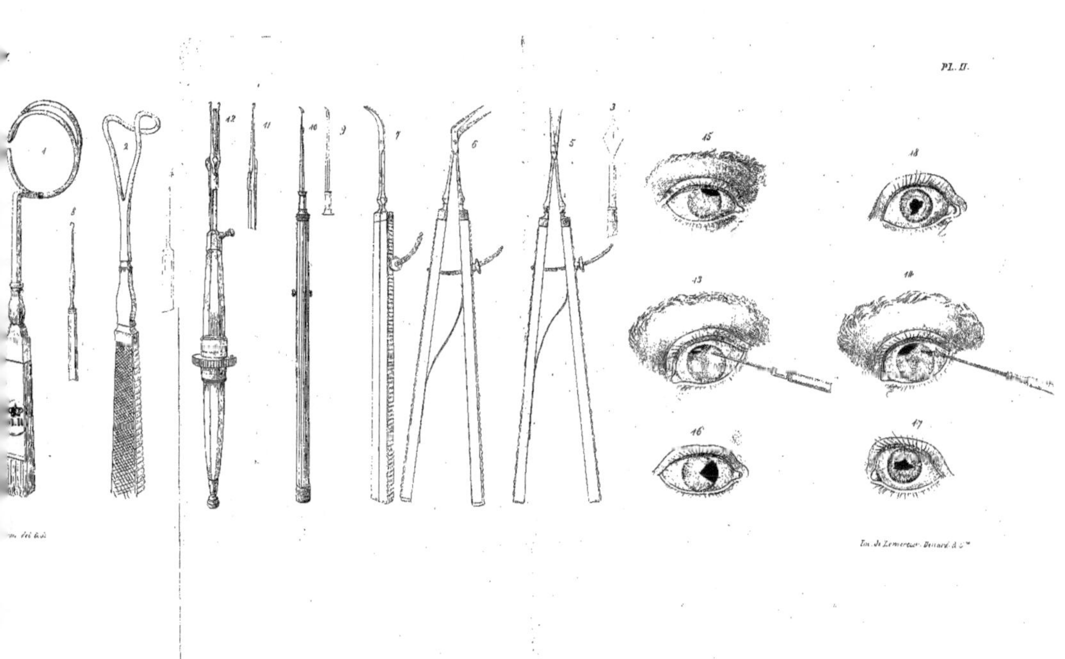

EXPLICATION DES PLANCHES.

PLANCHE PREMIÈRE.

Fig. 1. Couteau à cataracte de Wenzel, modèle exact fait sur un instrument ayant appartenu à M. le baron de Wenzel et exécuté par M. Luër.

Fig. 2. *Id.*, de Barth , modifié par Beer.

Fig. 3. Coupe pour indiquer l'épaisseur de l'instrument.

Fig. 4. Couteau à cataracte à deux lames de Jœger.

Fig. 5. *Id.*, avec une lame d'argent de Guthrie.

Fig. 6. Couteau à cataracte, coudé, de Bell, pour opérer l'œil droit avec la main droite en commençant l'incision en dedans.

Fig. 7. Pinces à lentille fenêtrée de Maunoir.

Fig. 8. Ciseaux de Daviel, modifiés par Richter.

Fig. 9. Lame de Beer pour inciser la capsule.

Fig. 10. Curette de Lafaye.

Fig. 11. Aiguille courbe de Scarpa.

Fig. 12. Aiguille coudée de Bell.

Fig. 13. Aiguille tranchante de Saunders, exécutée par M. Charrière.

Fig. 14. La même, vue en profil.

PLANCHE DEUXIÈME.

Fig. 1. Speculum de M. Lusardi.

Fig. 2. Relève paupière de M. Comperat.

Fig. 3. Lance de David , modifiée par Jœger pour la pupille artificielle.

Fig. 4. Couteau à pupille de Cheselden, perfectionné par Adams. Fait par M. Charrière.

Fig. 5, 6 et 7. Ciseaux à pupille de Maunoir, auxquels j'ai fait d'importantes modifications, exécutées par M. Luër.

Fig. 8. Crochet de Beer pour détacher l'iris à la grande circonférence.

Fig. 9. Instrument de M. Lusardi pour opérer la pupille artificielle, vu en profil et fermé.

Fig. 10. Le même, vu ouvert.

Fig. 11. Coréoncion de Græff, vu en profil et fermé, de la collection de M. Charrière.

Fig. 12. Le même, vu ouvert.

Fig. 13 et 14. Application de l'instrument de M. Lusardi.

Fig. 15. Pupille faite par moi au moyen de l'instrument de M. Lusardi. Succès complet.

Fig. 16. Pupille faite par le procédé de Maunoir ; observation que j'ai présentée à la Société royale de médecine de Toulouse.

Fig. 17 et 18. Opération faite par le procédé de Guérin. Deux succès remarquables que j'ai obtenus dernièrement.

TABLE DES MATIERES

DU TOME DEUXIÈME.

DIVISION DES OPHTHALMIES. 1

Des ophthalmies idiopathiques. 2
— spécifiques. 3
— mixtes ou composées. 6
Des signes anatomiques, considérés comme moyen de
    diagnostic différentiel des ophthalmies. 12
Conjonctivite, inflammation essentielle ou idiopathique de
    la conjonctive. 14
    Premier degré, ou taraxis. ib.
    Deuxième degré, ou épiphlogose. ib
    Troisième degré, ou métaphlogose. 15
    Quatrième degré, ou hyperphlogose. ib.
Méthode ectroctique, ou abortive. 21
Procédé de Guthrie. 22
Manière d'appliquer le nitrate d'argent en nature. ib.

OPHTHALMIE CATARRHALE. 27

Deuxième période. 29
Troisième degré. 30
Traitement des ophthalmies. 33
Ophthalmie des nouveau-nés. 40
— égyptienne. 48
Historique de cette ophthalmie. ib.
Évacuation de l'humeur aqueuse. 63
Traitement des granulations. 65
Quelques mots sur l'ophthalmie belge. 72

Ophthalmie miasmatique. 77
— des égoutiers. 78
— des vidangeurs. 81
De l'ophthalmie variolique. 84
— exanthématique. 85
— scrofuleuse. 90
Modifications organiques de la conjonctive, suite de l'inflammation.
Du ptérygion. 102
Pannus de la conjonctite. 108
Xérosis de la conjonctive. 111
Papule et pinguecula. 120
Ophthalmie cornéenne, inflammation de la cornée ké-
— ratite. 121
De la kératite scrofuleuse. 124
Ulcères de la cornée. 126
Du kératocèle. 129
Obscurcissemens de la cornée. 131
De l'albugo. 132
De l'obscurcissement purulent. 133
— sanguin. Ib.
Gérontoxon. Arc sénile, anneau sénile. 137
Staphylome de la cornée. Ib.
Blessures et plaies de la cornée. 145
Ophthalmie irienne, inflammation de l'iris, iritis. 148
Du pronostic de l'iritis. 153
Symptômes de l'iritis, simple, interne ou idiopathique. 155
De l'oblitération de la prunelle. 163
Des brides et liens anormaux qui entravent les mouve-mens de l'iris. 164
De la sécrétion de la lymphe coagulable puriforme ou sanguinolente de l'iris. Ib.
De l'iritis lymphatique, et de l'iritis traumatique. 168
Symptômes et signes diagnostiques différentiels des di-verses affections qui peuvent simuler l'iritis. Ib.

Traitement de l'iritis idiopathique symptomatique et traumatique. 172
De l'iritis rhumatismale. 177
Symptômes généraux. Ib.
Traitement de l'iritis. 180
De l'iritis scrofuleuse. 184
De l'iritis scorbutique. 187
Modifications apportées à la forme de l'iris par l'inflammation. 818
Synéchie. Ib.
Atrésie de la pupille. 192
Maladies de l'iris de nature non inflammatoire. 195
Perforation multiple. 196
Tremblement ou oscillation de l'iris. Ib.
Absence complète de l'iris. 197
Formes anormalee de la pupille. Ib.
Variations de couleur de l'iris. 198
Procidence de l'iris. 199
De l'hypopyon. 203
Hypopyou purulent. 204
Hypohæma. 206
Hypogala. 208
Hydrophthalmie ou hydropisie de l'œil. 210
Hydropisie antérieure ou précornéenne. 212
Hydrophthalmie postérieure. 213
— mixte, buphthalmie. 214
Hydropisie choroïdienne ou sous-scléroticale. 215
Traitement. Ib.
Évacuation de l'humeur aqueuse. 218
Inflammation de l'humeur aqueuse et hypercératose. 223
— de la capsule du cristallin. 224

DE LA CATARACTE. 228

Causes héréditaires. 230
— physiologiques. 231

— qui ont leur principe dans un état pathologique général
ou local de l'individu. 233

— chimiques. 235

Marche de la cataracte. 236

Symptômes. 237

Cataracte capsulaire. 239

— cristalline et lenticulaire. 241

— morganienne ou laitéuse. 243

— capsulo-lenticulaire combinée avec dépôt de matière
de la capsule antérieure. 246

— capsulo-lenticulaire enkystée. ib.

— pyramidale ou conique. ib.

— en gousse ou aride siliqueuse. id.

— accompagnée d'un kyste rempli de matière purulente. 247

— fausse purulente. 249

— sanguinolente. ib.

— dendritique de Schmid, arborescente de Richter. ib.

— secondaire. 250

— Caractères différentiels entre la cataracte et l'amaurose. 251

Symptômes caractéristiques de la cataracte au début. ib.

Complication de la cataracte. 254

Causes locales. ib.

Persistance de l'inflammation dans l'œil et ses annexes. 255

Altérations morbides. ib.

Complication de la cataracte par changemens de rapports. ib.

Cataracte compliquée d'amaurose. 256

Traitement des complications de la cataracte. 257

Pronostic de la cataracte. 258

Peut-on guérir la cataracte par des remèdes internes et
externes ? 262

Faut-il opérer la cataracte quand un seul œil en est atteint ? 263

Est-il convenable d'opérer les deux yeux le même jour ? 267

La grossesse doit-elle être considérée comme une contre-
indication à l'opération de la cataracte ? 269

La vieillesse et la décrépitude sont-elles des obstacles, et doit-on opérer des enfans?   270

Existe-t-il des cataracte noires et vertes?   271

Y a-t-il des saisons privilégiées pour pratiquer l'opération de la cataracte?   257

Préparation à l'opération.   276

Du choix des aides.   277

Tableau synoptique et division des diverses méthodes d'opérer la cataracte.   280

Histoire de l'abaissement.   284

Procédé opératoire.   289

Abaissement des cataractes molles en masse ou par broiement.   292

Abaissement des cataractes adhérentes à l'iris.   296

Règles générales pour l'abaissement de la cataracte.   300

Histoire de l'extraction de la cataracte.   305

Lieu d'élection pour pratiquer l'extraction,   307

Position du malade pendant l'extraction.   312

Procédé de Wenzel.   313

— de Barth.   317

— d'Alexandre.   324

— de Guthrie.   Ib.

Règles générales de l'opération de la cataracte par extraction.   325

Cataracte congéniale.   332

Procédé pour opérer la cataracte congéniale.   339

— de Gibson.   Ib.

— de Ware.   340

— de l'auteur.   341

Méthode Giorgi.   346

Procédé opératoire.   348

De la sclérotomie.   351

Kératonyxis, réclinaison et hyalonyxis.   355

Règles générales pour pratiquer la kératonyxis.   367

Choix du procédé opératoire.   370

Accidens consécutifs à toutes les espèces d'opération de cataracte.   374

Vomissement.   *Ib.*

Réaction inflammatoire.   375

Névralgie.   377

Accidens propres à l'abaissement.   378

Passage du cristallin dans la chambre antérieure.   *Ib.*

Décollement de l'iris.   379

Réascension du cristallin.   *Ib.*

Accidens propres à l'extraction.   380

Incision incomplète de la cornée.   *Ib.*

Ouverture irrégulière de la cornée.   381

Blessures de la sclérotique.   382

— de l'angle interne.   383

Irido-spasme.   387

Hémorrhagie.   *Ib-*

Soins consécutifs à l'opération.   391

Après l'extraction.   *Ib.*

Apres l'abaissement.   393

DE LA PUPILLE ARTIFICIELLE.   396

Procédé de Cheselden.   397

— d'Adams.   *Ib.*

— de Guérin.   401

— de Janin.   *Ib.*

— de Maunoir.   403

— de Giorgi.   *Ib.*

Méthode par décollement.   404

Procédé d'Assalini.   405

— de Buzzi.   406

— de Scarpa.   407.

— de Schimdt.   *Ib.*

— de Donegana.   *Ib.*

— de Lusardi.   410

— par hernie de l'iris.   412

Méthode par déplacement et enclavement. 416

Choroïdite, inflammation de la choroïde. 430

Cirsophthalmie. 436

Staphylome du corps ciliaire. 439

Glaucome. 441

Hyalite, inflammation du corps vitré. 443

Inflammation des tissus fibreux de l'œil. 447

Sclérotite. 450

Staphylome de la Sclérotique. 452

AFFECTION CANCÉREUSE DE L'OEIL. 456

Cancer de l'œil. *Ib.*

Extirpation partielle de l'œil. 461

— du globe oculaire. 464

Fongus médullaire de l'œil. 469

Analyse chimique du fongus médullaire. 476

Fongus hématode. 477

Mélanose. 484

Héméralopie. 487

Nyctalopie. 491

Amaurose. 495

— irritative. 501

— torpide. *Ib.*

— organique. 502

Causes de l'amaurose. 503

Traitement de l'amaurose. 507

Classification de l'amaurose. 513

Première espèce d'amaurose. 515

Seconde espèce d'amaurose. 518

Troisième espèce d'amaurose. 521

Quatrième espèce d'amaurose. 526

AFFECTIONS SYPHILITIQUES DE L'OEIL. 528

Iritis syphilitique. *Ib.*

Ophthalmie gonorrhoïque. 541

Ulcérations syphilitiques des paupières. 546
Syphilides. Ib.
Myopie. 551
Presbytie. 554
Luscité. 555
Strabisme. Ib.
Consomption du bulbe. 559
Phthisie du bulbe. Ib.
Hémiopie. 560
Diplopie. Ib.
Oxyopie Ib.
Achromatopsie. Ib.
Affections intermittentes de l'œil. 561
Entozoaires de l'œil. 562

MÉMENTO THÉRAPEUTIQUE ET PHARMA-
CEUTIQUE. 565

Formules. 589
Cataplasmes. Ib.
Collyres. 593
Emplâtres résolutifs. 606
Fomentations. 608
Pilules contre l'amaurose nerveuse. 614
Pommades irritantes et vésicantes. 616
Poudres pour insufflation. 631
Explication des planches. 635

FIN DE LA TABLE DES MATIÈRES.

www.ingramcontent.com/pod-product-compliance
Lightning Source LLC
LaVergne TN
LVHW050445060726
842526LV00001B/47